歌诀/图表版

实用全科疾病
诊疗手册

——编著——

李殊响　李凌霞

中国科学技术出版社
·北京·

图书在版编目（CIP）数据

实用全科疾病诊疗手册：歌诀／图表版／李殊响，李凌霞编著．—北京：中国科学技术出版社，2024.7

ISBN 978-7-5236-0616-2

Ⅰ.①实… Ⅱ.①李…②李… Ⅲ.①疾病－诊疗－手册 Ⅳ.① R4－62

中国国家版本馆 CIP 数据核字（2024）第 070859 号

策划编辑	延　锦　靳　婷
责任编辑	延　锦
文字编辑	方金林
装帧设计	华图文轩
责任印制	徐　飞

出　　版	中国科学技术出版社
发　　行	中国科学技术出版社有限公司
地　　址	北京市海淀区中关村南大街 16 号
邮　　编	100081
发行电话	010-62173865
传　　真	010-62179148
网　　址	http：//www.cspbooks.com.cn
开　　本	889mm×1194mm　1/32
字　　数	483 千字
印　　张	17.25
版　　次	2024 年 7 月第 1 版
印　　次	2024 年 7 月第 1 次印刷
印　　刷	北京盛通印刷股份有限公司
书　　号	ISBN 978-7-5236-0616-2／R・3232
定　　价	98.00 元

（凡购买本社图书，如有缺页、倒页、脱页者，本社销售中心负责调换）

内容提要

编者为长期从事基层医院临床工作的全科医生，根据自身长期临床实践与科学研究的心得体会及经验总结编写本书。书中不仅重点介绍了100种常见病早期的快速西医诊断方法，还归纳了高效的中医、西医、中西医结合治疗新措施及新方法。书中遴选的每一种疾病均按照治疗、诊断和心悟顺序编排，附有朗朗上口的歌诀，同时辅以简洁明了的图表。

本书内容新颖，系统全面，易学易用，可供广大基层医院临床各科医生、社区医生与全科医生阅读参考。

前　言

　　全科医学是一个面向个体、家庭与社区，具有独特医学观、方法论和系统学科理论的临床学科，集生物医学、行为科学和人文社会科学于一体，又称家庭医学，目前在世界上方兴未艾。全科医生是接受过全科医学专业培训的、具有全科医学知识结构和临床思维的医生，是社区常见健康问题的首诊医生。全科医生身兼医师、健康教育者、咨询者、健康监护人、居民健康"守护人"、卫生服务协调者等多种角色，主要在基层承担预防、保健、常见病与多发病的诊疗和转诊、患者康复及慢性病管理等一体化医疗服务重任。全科医生作为分级诊疗中基层首诊的主力军，大有可为。2010年，世界家庭医生组织将每年的5月19日定为"世界家庭医生日"。

　　中医从来都是全科、通科。中医集中药、针灸、推拿于一身，集诊断、治疗、预防、康复、保健、医教为一体，强调整体观念与辨证论治。中医全科医生能以独特的中医药知识和技能为患者及其家庭提供连续性与综合性医疗保健服务。

　　本手册全面介绍了100种常见病早期的快速西医诊断方法，与时俱进地归纳了高效的中医、西医、中西医结合治疗新措施及新方法。本手册具有三大特色，一是强调实用，二是突出精编，三是附带笔者对每种疾病的心悟、心得与体会，其中，"精编"这一特色尤为突出。

　　精编的内涵体现在以下四方面：一是直接切入100种常见病的诊断与治疗，治疗方法包括西医治疗、中医治疗与中西医结合治疗。二是笔者对书中每种疾病都清一色地编写了诊断与治疗的歌诀，共计618首，并附图示172幅，附表60个，力求图文并茂、辞约意丰、言简意赅、深入浅出，既有"诗情"又有"画意"，旨在读来朗朗上口，并便于记忆与掌握。三是对常见病进行了全面筛选与精选，共计内科病38种、神经精神科病10种、老年病4种、妇产科病5种、儿科病5种、外科病5种、五官科病10种、皮肤科病5种、传染病6种及社区急症12种。其中，内科病又包括呼吸系统常见病8种、循环系统常见病6种、消化系统常见病9种、泌尿系统常见病4种、血液系统常见病4种、内分泌系统常见病5种及风湿病2种。本手册遴选的疾病都与WHO"钦定"的世界疾病日、世界卫生日相契合。四是因病制宜、因人制宜地编撰了每种疾病的实用二联疗法，做到少而精、验便廉，便于读者了解、熟悉与掌握，利于疾病痊愈与康复。

另外，本手册的每种疾病均附有笔者的临床心悟与心得，包括全科心身病，笔者贯彻生物-社会-心理新医学模式的心理治疗体会等。笔者长期从事临床各科疾病的心理治疗，书中简明扼要地列举了一些疾病的心理行为疗法与典型病例，尤其是突出了音乐疗法。心理疗法与物理疗法、药物疗法及手术疗法并列为当今世界的四大疗法，迄今在全世界范围广泛开展，疗效明显。

本手册贯彻了以下原则：中西医结合的原则；医学理论结合临床实践、结合临床思维的原则；简约化用药，方精药简的原则；精品意识与质量意识的原则；循证医学的原则。

本手册是笔者执教高校《诊断学》《内科学》《全科医学》《急诊医学》《药理学》数十年，长期从事临床实践与科学研究心得、经验的归纳和总结，也是笔者长期从事基层医院临床工作的感悟与体会。笔者深切感受到，中医与西医、中药与西药，可分可合，殊途同归，都是防治疾病的利器和重器。"工欲善其事，必先利其器"，医者必须在临床实践中贯彻中西医结合的卫生工作方针。

总之，本手册通俗易懂，内容新颖，科学性、实用性并举，可供全国基层医院临床各科医生、社区医生与全科医生（家庭医生）参考，也可供广大医务人员、医政管理工作者、各大中专医学院校师生参考。本手册旨在强化医务工作者的综合素质与医疗质量，从而提高人民群众的健康水平与生活质量。书中若有不妥之处，欢迎广大同道批评、指正，不吝赐教。

山西省中西医结合学会前理事长、博士研究生导师陶功定教授通读了全书内容，提出了许多建设性的意见，借此机会谨致谢忱！衷心感谢中国科学技术出版社给予的鼎力支持，促成了本书的问世！

李殊响

李凌霞

目 录

内科常见病

呼吸系统常见病 ········· 001
一、急性上呼吸道感染 ········· 001
二、慢性支气管炎 ········· 007
三、阻塞性肺气肿 ········· 012
四、慢性肺源性心脏病 ········· 018
五、支气管哮喘 ········· 023
六、原发性支气管肺癌 ········· 032
七、肺炎 ········· 036
八、肺结核 ········· 041

循环系统常见病 ········· 047
九、冠状动脉粥样硬化性心脏病 ········· 047
十、原发性高血压 ········· 061
十一、心律失常 ········· 073
十二、病毒性心肌炎 ········· 085
十三、雷诺综合征 ········· 090
十四、血栓闭塞性脉管炎 ········· 093

消化系统常见病 ········· 096
十五、慢性胃炎 ········· 096
十六、消化性溃疡 ········· 099

- 十七、胃癌 ... 109
- 十八、胃下垂 ... 113
- 十九、肝硬化 ... 116
- 二十、原发性肝癌 ... 121
- 二十一、脂肪肝 ... 129
- 二十二、溃疡性结肠炎 ... 132
- 二十三、肠易激综合征 ... 137

泌尿系统常见病 ... 141
- 二十四、急性肾小球肾炎 ... 141
- 二十五、慢性肾小球肾炎 ... 144
- 二十六、肾病综合征 ... 148
- 二十七、尿路感染 ... 152

血液系统常见病 ... 158
- 二十八、缺铁性贫血 ... 158
- 二十九、急性白血病 ... 163
- 三十、特发性血小板减少性紫癜 ... 167
- 三十一、过敏性紫癜 ... 171

内分泌系统常见病 ... 175
- 三十二、甲状腺功能亢进症 ... 175
- 三十三、糖尿病 ... 180
- 三十四、肥胖症 ... 192
- 三十五、痛风 ... 197
- 三十六、更年期综合征 ... 201

常见风湿性疾病 ... 207
- 三十七、类风湿关节炎 ... 207
- 三十八、系统性红斑狼疮 ... 215

神经精神科常见病

神经系统常见病 ······ 221
 三十九、三叉神经痛 ······ 221
 四十、面神经炎 ······ 225
 四十一、偏头痛 ······ 229
 四十二、脑血栓形成 ······ 233
 四十三、脑出血 ······ 240
 四十四、癫痫 ······ 246
 四十五、帕金森病 ······ 252

常见精神性疾病 ······ 257
 四十六、抑郁症 ······ 257
 四十七、神经衰弱 ······ 262
 四十八、分离性障碍 ······ 268

老年常见病

 四十九、睡眠呼吸暂停综合征 ······ 274
 五十、阿尔茨海默病 ······ 281
 五十一、良性前列腺增生症 ······ 287
 五十二、骨质疏松症 ······ 293

妇产科常见病

 五十三、经前期综合征 ······ 301
 五十四、自然流产 ······ 306

五十五、不孕症 310
五十六、滴虫性阴道炎 314
五十七、慢性盆腔炎 318

儿科常见病

五十八、维生素 D 缺乏性佝偻病 323
五十九、支气管肺炎 326
六十、小儿腹泻 330
六十一、儿童遗尿症 334
六十二、儿童多动症 339

外科常见病

六十三、颈椎病 344
六十四、肩关节周围炎 349
六十五、慢性胆囊炎 352
六十六、急性乳腺炎 356
六十七、乳腺囊性增生病 359

五官科常见病

口腔科常见病 364
六十八、复发性口疮 364
六十九、口臭 369

耳鼻咽喉科常见病 374

七十、梅尼埃病	374
七十一、晕动病	378
七十二、变应性鼻炎	383
七十三、慢性咽炎	388

眼科常见病 ··· 391

七十四、急性细菌性结膜炎	391
七十五、沙眼	395
七十六、飞蚊症	398
七十七、老年性白内障	402

皮肤科常见病

七十八、荨麻疹	408
七十九、湿症	414
八十、痤疮	419
八十一、酒渣鼻	423
八十二、斑秃	428

常见传染病

八十三、细菌性痢疾	433
八十四、病毒性肝炎	439
八十五、流行性腮腺炎	449
八十六、流行性感冒	453
八十七、新型冠状病毒感染	458
八十八、艾滋病	469

常见社区急症

呼吸系统急症 477
- 八十九、支气管哮喘急性发作 477
- 九十、自发性气胸 481

循环系统急症 486
- 九十一、心搏骤停 486
- 九十二、急性心力衰竭 495

消化系统急症 499
- 九十三、急性胃肠炎 499
- 九十四、急性胰腺炎 502

常见理化因素所致疾病 508
- 九十五、中暑 508
- 九十六、急性有机磷农药中毒 514
- 九十七、急性一氧化碳中毒 519
- 九十八、镇静催眠药中毒 524
- 九十九、急性吗啡类中毒 528
- 一〇〇、急性酒精中毒 532

参考文献 537

内科常见病

呼吸系统常见病

一、急性上呼吸道感染

急性上呼吸道感染是指鼻腔、咽腔或喉部炎症的统称，是呼吸道最常见的一种传染病，简称"上感"，中医学称为感冒、重伤风、小伤寒等。

【诊断】

> 病因诱因鼻咽症，局症较重全身轻。
> 结合血象与胸片，临床诊断分五型。
> 病毒抗原定病因，并发有无应连通。

简注 ①外周血象：如果为病毒感染，白细胞计数正常或偏低而淋巴细胞比例增高；如果为细菌感染，白细胞总数及中性粒细胞增高，严重时可有核左移现象。② X 线检查：胸部 X 线片（胸片）未见异常，当并发急性气管-支气管炎时会出现肺纹理增粗。③分型诊断：临床有 5 种类型，即普通感冒 I 型普通感冒、II 型病毒性咽喉炎、III 型疱疹性咽峡炎、IV 型咽结膜热、V 型细菌性咽-扁桃体炎。成人多为 I 型、II 型、V 型，儿童常为 III 型、IV 型。④病因诊断：病原学检查可明确病因。一般情况下不做，必要时可进行细菌培养和病毒分离或病毒血清学检查，免疫荧光法、酶联吸附法、血凝抑制试验等可判断病毒类型。区分病毒和细菌感染，从而可确定病因诊断。本病 70%～80% 由病毒引起，包括流感病毒（甲型、乙型、丙型）、副流感病毒、呼吸道合胞病毒、腺病毒、鼻病毒等。常见的细菌为溶血性链球菌、流感嗜血杆菌、葡萄球菌等。⑤并发症的诊断：根据疾病的诊断步骤，还应注意有无并发症，常见的并发症包括急性鼻窦炎、急性中耳炎、急性气管-支气管炎、风湿热、急性肾小球肾炎、病毒性心肌炎等。总之，上呼吸道感染是多种疾病的来源，不可掉以轻心。

【西医治疗】

1. 常用疗法

保持室内气流通，休息戒烟水多饮。
对因头青病毒唑，对症解热与镇痛。
镇咳含片抗过敏，鼻塞可用滴鼻净。

简注 ①病因治疗：抗病毒感染，广谱抗病毒药利巴韦林（商品名病毒唑）主张早期使用；抗细菌感染，如第一代头孢菌素、青霉素类等。②抗过敏治疗：鼻塞流涕者可用氯苯那敏（扑尔敏）片及1%麻黄碱滴鼻液，如果对麻黄碱耐受，可选用1%萘甲唑林（滴鼻净）。③对症治疗：常用喷托维林（咳必清）、溴己新（必嗽平）、对乙酰氨基酚（扑热息痛）、去痛片、度米芬喉片（口含），常用复方制剂。

2. 偶联疗法

处方 ①青霉素、利巴韦林（注射液）；②罗红霉素、利巴韦林（胶囊）；③头孢氨苄（先锋Ⅳ）、盐酸阿比多尔（壮彤）。

解析 ①利巴韦林是病毒唑的通用名，其化学名是三氮唑核苷。本品是人工合成的一种鸟苷类衍生物，为广谱抗病毒药，对多种DNA病毒和RNA病毒都有效，主要对7种病毒有良效，包括甲肝病毒（HAV）、丙肝病毒（HCV）、腺病毒、疱疹病毒、甲型流感病毒、乙型流感病毒和呼吸道合胞病毒。青霉素是临床应用最广泛的抗生素之一，除青霉素G为主要天然青霉素外，其余均为半合成青霉素，具体来说，又分为5种类型，即窄谱青霉素类、耐酶青霉素类、广谱青霉素类、抗铜绿假单胞菌广谱青霉素类及抗革兰阴性菌青霉素类。青霉素与利巴韦林二药偶联，既抗病毒，又抗继发细菌感染。②罗红霉素是第二代半合成大环内酯类抗生素，广泛用作治疗呼吸道感染的药物，尤其是对青霉素过敏或耐药的患者。大环内酯类是一类含有十四元、十五元、十六元大环内酯环的抗生素，常用作需氧革兰阳性菌、革兰阴性球菌和厌氧球菌等感染的首选药。③头孢氨苄（先锋Ⅳ）属第一代头孢菌素，与青霉素相似；盐酸阿比多尔（壮彤）属抗病毒药，通过抑制病毒脂膜与宿主细胞融合而阻止其复制，治疗由甲、乙型流感病毒引起的上呼吸道感染时，连用5天。

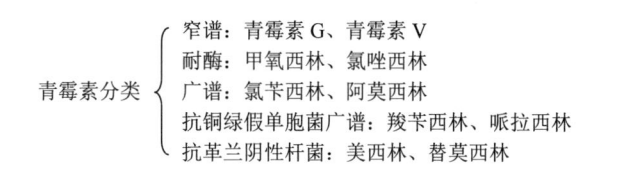

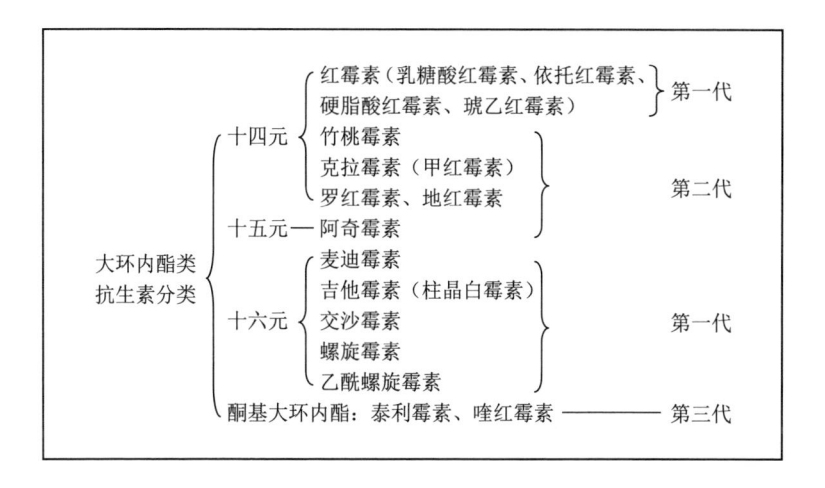

青霉素分类
- 窄谱：青霉素G、青霉素V
- 耐酶：甲氧西林、氯唑西林
- 广谱：氯苄西林、阿莫西林
- 抗铜绿假单胞菌广谱：羧苄西林、哌拉西林
- 抗革兰阴性杆菌：美西林、替莫西林

大环内酯类抗生素分类
- 十四元
  - 红霉素（乳糖酸红霉素、依托红霉素、硬脂酸红霉素、琥乙红霉素）——第一代
  - 竹桃霉素
  - 克拉霉素（甲红霉素）
  - 罗红霉素、地红霉素 ——第二代
- 十五元——阿奇霉素——第二代
- 十六元
  - 麦迪霉素
  - 吉他霉素（柱晶白霉素）
  - 交沙霉素
  - 螺旋霉素
  - 乙酰螺旋霉素 ——第一代
- 酮基大环内酯：泰利霉素、喹红霉素 ——第三代

【中医治疗】

1. 辨证论治

　　　　风寒荆防败毒散，风热银翘散加减。
　　　　暑湿新加香薷饮，表寒里热用双解。
　　　　气虚选择参苏饮，阴虚加减葳蕤显。

感冒的辨证论治 ｛ 风寒束表——荆防败毒散
风热犯表——银翘散
暑湿伤表——新加香薷饮
表寒里热——双解汤
气虚感冒——参苏饮
阴虚感冒——加减葳蕤汤 ｝

2. 中成药剂

　　　　银翘解毒板蓝根，桑菊柴胡液三金。

简注 上述成药指：①银翘解毒片；②板蓝根冲剂；③桑菊感冒片；④柴胡口服液（注射液）；⑤三金感冒片。

3. 对药疗法

组方 ①板蓝根（冲剂）、柴胡（注射液）；②麻黄、桂枝；③桑叶、菊花；④金银花、连翘；⑤荆芥、防风；⑥白前、前胡；⑦金银花（提取物）、黄芩（提取物）。

方义 ①板蓝根与柴胡皆有较强的抗病毒、抗菌作用，尤其是具有良好的抑制流感病毒的作用，且都能提高免疫功能，主要用于风热感冒者；②麻黄、桂枝伍用源于张仲景《伤寒论》中的麻黄汤，主要用于风寒感冒表实证；③桑叶、菊花伍用源于吴瑭《温病条辨》中的桑菊饮，主要用于风热感冒者；④金银花、连翘伍用源于吴瑭《温病条辨》中的银翘散，亦用于风热感冒者；⑤荆芥、防风伍用源于《摄生众妙方》中的荆防败毒散，用于四时感冒者；⑥白前、前胡组成二前汤，用于上呼吸道感染引起的咳嗽、气急等症,前胡下气祛痰,白前尤宜于久咳不愈者;⑦金银花与黄芩提取物的制剂有口服液、片剂、含化片、颗粒与注射液,金银花的主要成分绿原酸和异绿原酸,具有广谱抗菌作用与抗病毒作用,可用于上呼吸道感染,黄芩含黄芩苷、汉黄芩素等化学成分,对多种细菌皆有抑制作用,亦可用于上呼吸道感染,二药配伍,具有良好的协同作用。

4.针灸疗法

(1)常选穴位

风寒列缺二风谷,热椎曲合鱼外五。

气虚常患宜艾灸,大椎足三里肺俞。

简注 ①风寒感冒:针刺列缺、风门、风池、合谷;②风热感冒:针刺大椎、曲池、合谷、鱼际、外关五穴;③气虚感冒:艾灸大椎、肺俞、足三里。每日1次。

(2)精选对穴与方义

①大椎、束骨:精选大椎、束骨用于四时感冒。大椎为督脉经穴,诸阳之会,可疏散表邪;束骨为足太阳膀胱经腧穴,宣通太阳经气,疏风散寒。二穴配伍,调和营卫、解表退热、发汗解肌的效果更好。②风门、风池:精选风门、风池用于风寒感冒。风门属足太阳膀胱经,能解表散热;风池属足少阳胆经,能祛除一切风寒。③大杼、曲池:精选大杼、曲池用于风热感冒。大杼属足太阳膀胱经,主治遍身发热;曲池属手阳明大肠经,能清热祛风且有强壮作用。④后溪、通里:精选后溪、通里用于流行性感冒。后溪属手太阳小肠经俞穴且为八脉交会穴之一,具有清热、止痛、祛风的功能;通里属手少阴心经络穴,主治流行性感冒。

【中西医结合治疗】

处方 ①大青叶(煎剂)、头孢菌素;②阿莫西林、双黄连(口服液);③罗红霉素、维C银翘片;④头孢克洛、银黄口服液;

⑤苦甘冲剂、萘甲唑林。

简注 ①大青叶是十字花科植物马兰的叶,其根为板蓝根。大青叶具有良好的抑制流感病毒的作用,与头孢菌素合用,能增强后者的抗菌效果;头孢菌素与青霉素有着相似的理化特性、生物活性、作用机制和临床应用,具有抗杀菌力强,对β-内酰胺酶较稳定及变态反应少等特点,本类药物发展极快,目前已发展到第四代。②双黄连由金银花(双花)、黄芩与连翘组成,清热解毒、疏风解表,用于风热感冒。③维C银翘片由山银花、连翘、维生素C、氯苯那敏与对乙酰氨基酚等组成,亦用于风热感冒。④头孢克洛、银黄口服液均见前述。⑤苦甘冲剂、萘甲唑林合用于急性上呼吸道感染鼻塞重者,前者用于治疗风热感冒,后者常选用1%萘甲唑林(滴鼻净)。

临床常用的头孢菌素				
给药途径	第一代	第二代	第三代	第四代
供口服	头孢氨苄(先锋Ⅳ)	头孢克洛	头孢布烯	
供口服与注射	头孢拉定(先锋Ⅵ)			
供注射	头孢噻吩(先锋Ⅰ) 头孢噻啶(先锋Ⅱ) 头孢唑林(先锋Ⅴ) 头孢乙腈(先锋Ⅶ) 头孢匹林(先锋Ⅷ) 头孢硫脒(先锋18)	头孢呋辛	头孢曲松(菌必治) 头孢噻肟 头孢他啶 头孢哌酮(先锋必)	头孢达罗 头孢吡肟

上感诸病之源渊,不应小觑视等闲。
并发五官气管肺,风湿热与肾球炎。
甲状腺炎脊髓炎,内外妇儿各科全。

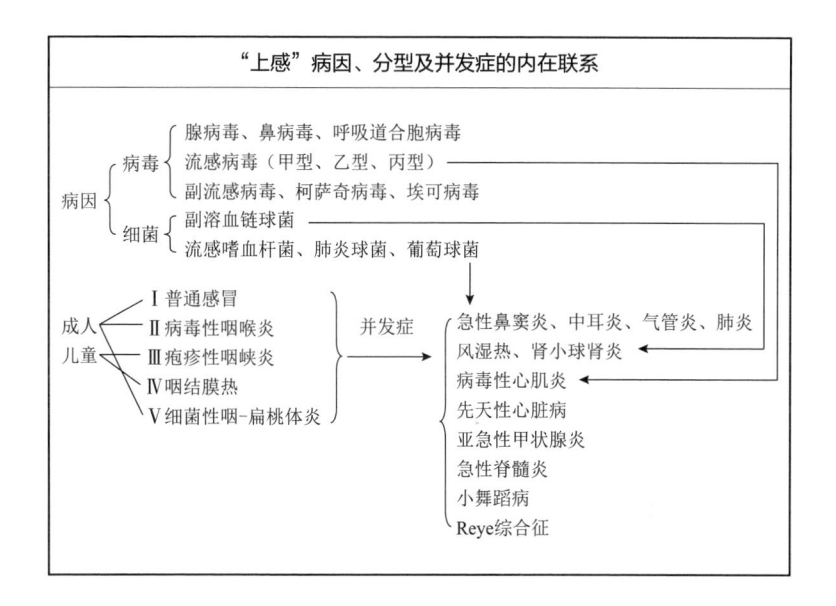

```
"上感"病因、分型及并发症的内在联系

病因 ┬ 病毒 ┬ 腺病毒、鼻病毒、呼吸道合胞病毒
     │     ├ 流感病毒（甲型、乙型、丙型）
     │     └ 副流感病毒、柯萨奇病毒、埃可病毒
     └ 细菌 ┬ 副溶血链球菌
            └ 流感嗜血杆菌、肺炎球菌、葡萄球菌

成人 ┐  Ⅰ 普通感冒
     ├─ Ⅱ 病毒性咽喉炎     并发症   急性鼻窦炎、中耳炎、气管炎、肺炎
儿童 ┘  Ⅲ 疱疹性咽峡炎    ────→   风湿热、肾小球肾炎
        Ⅳ 咽结膜热                 病毒性心肌炎
        Ⅴ 细菌性咽-扁桃体炎        先天性心脏病
                                   亚急性甲状腺炎
                                   急性脊髓炎
                                   小舞蹈病
                                   Reye综合征
```

二、慢性支气管炎

慢性支气管炎是指气管、支气管黏膜及其周围组织的慢性非特异炎症，临床特征为咳嗽、咳痰、哮喘，以及反复发作的慢性过程，本病归属于中医学"久咳""喘症"等范畴。

【诊断】

咳痰喘息三二喻，纹理多网肺功低。

血痰总中酸增高，排除其他心肺疾。

二型三期要明确，四菌五毒需牢记。

简注 ①三二喻指每年发病累计3个月并连续2年以上者；②总中酸指白细胞总数、嗜中性粒细胞、嗜酸性粒细胞；③二型指单纯型、喘息型；三期指急性发作期、慢性迁延期与临床缓解期；四菌指奈瑟球菌、绿色链球菌、肺炎球菌及流感嗜血杆菌；五毒指鼻病毒、腺病毒、流感病毒、黏病毒与呼吸道合胞病毒。

【西医治疗】

1. 常用疗法

　　　　治疗要分急缓期，镇咳平喘痰雾去。
　　　　必嗽平与氨茶碱，雾化吸入蛋白糜。
　　　　抗炎头青红氨沙，耐寒锻炼增免疫。

简注 ①蛋白糜指α糜蛋白酶；②头青红氨沙指头孢菌素、青霉素类（如阿莫西林）、罗红霉素、氨基糖苷类如阿米卡星（丁胺卡那霉素）、氟喹酮类如左氧氟沙星（左克）等；③免疫增强药（免疫佐剂）如核酪注射液、胸腺肽注射液、左旋咪唑及卡介苗等。

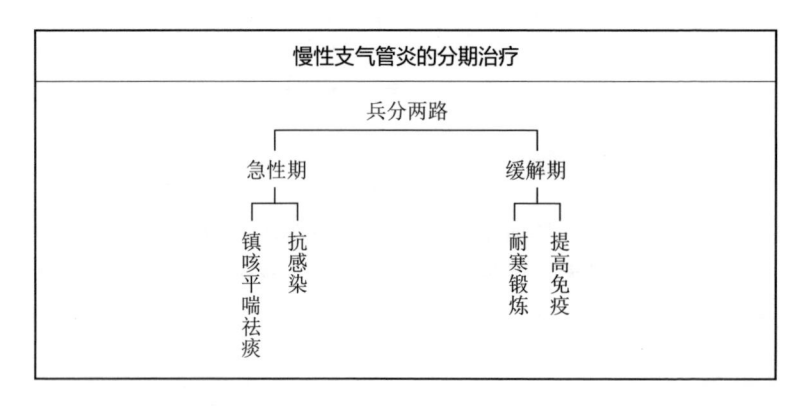

```
┌─────────────────────────────────────┐
│         慢性支气管炎的分期治疗          │
│                                     │
│              兵分两路                 │
│         ┌──────┴──────┐              │
│       急性期          缓解期          │
│      ┌──┴──┐         ┌──┴──┐         │
│     镇   抗         耐   提          │
│     咳   感         寒   高          │
│     平   染         锻   免          │
│     喘              炼   疫          │
│     祛                               │
│     痰                               │
└─────────────────────────────────────┘
```

2. 偶联疗法

处方 ①多西环素、溴已新（必嗽平）；②罗红霉素、沙丁胺醇（舒喘灵）；③氨茶碱肠溶片、氢氧化铝片（或氢氧化铝凝胶）。

解析 ①慢性支气管炎的病理改变咳、痰、喘、炎互为因果，而感染因素是其发生发展的主因之一，故抗炎是对因治疗，镇咳、祛痰、平喘是对症治疗，上述处方乃是标本兼治。溴己新（必嗽平）能增加四环素类抗生素在支气管的浓度，合用疗效好。四环素类包括天然类与半合成类两大类。前者有四环素、土霉素、金霉素和地美环素，后者有美他环素、多西环素、米诺环素。其中多西环素（强力霉素、脱氧土霉素）是四环素类中的首选药，且不受食物的影响。② 20世纪70年代陆续发展了第二代半合成大环内酯类抗生素，以罗红霉素和阿奇霉素为代表，广泛用作治疗呼吸道感染的药物；沙丁胺醇商品名舒喘灵，化学名羟甲叔丁肾上腺素，对 $β_2$ 受体选择性高，具有强烈的 $β_2$ 受体兴奋作用，本药具有明显的支气管扩张作用，可采用多种途径给药。③氨茶碱属平喘药，其肠溶片可减轻其恶心、呕吐等不良反应，常用于老年喘息性"慢支"，辅以抗酸药氢氧化铝片（或氢氧化铝凝胶）疗效更好，不良反应更小。

【中医治疗】

1. 辨证论治

实证寒热浊郁饮，三拗麻杏桑菊用。
三子养亲合二陈，桑白皮与小青龙。
虚证肺气脾肺虚，补肺六君玉屏风。
肺肾阴虚二方合，沙参麦冬六味并。

慢性支气管炎的辨证论治	
实证（急性发作期）	虚证（缓解期与迁延期）
外感｛风寒犯肺　三拗汤合止嗽散 　　　风热犯肺　麻杏石甘汤合桑菊饮 内伤｛痰浊阻肺　二陈汤合三子养亲汤 　　　痰热郁肺　桑白皮汤 　　　痰饮伏肺　小青龙汤	肺气虚　补肺汤 肺脾气虚　玉屏风散合六君子汤 肺肾阴虚　沙参麦冬汤合六味地黄丸

2. 中成药剂

川贝枇杷橘红丸，通宣理肺竹沥鲜。

简注 上述成药指：①川贝枇杷露；②橘红丸；③通宣理肺丸；④鲜竹沥液。

3. 对药疗法

组方 ①半夏、陈皮；②甘草、桔梗；③苏子、陈皮；④竹沥、生姜；⑤枇杷叶、半夏；⑥莱菔子、白芥子；⑦川贝母、枇杷叶；⑧五味子、细辛。

方义 ①半夏、陈皮伍用源于《太平惠民和剂局方》的二陈汤，常用于单纯型慢性支气管炎；②甘草、桔梗伍用组成甘桔汤，用于轻症支气管炎；③苏子、陈皮组成苏陈汤，亦用于轻症支气管炎；④竹沥、生姜组成竹姜饮，用于气管炎咳黄稠痰者；⑤枇杷叶、半夏组成杷夏汤，一燥一润，可用于支气管炎久咳喘者；⑥莱菔子、白芥子伍用源于《杂病广要》的三子养亲汤，用于老年慢性气管炎久咳喘者；⑦川贝母、枇杷叶是中成药川贝枇杷露的主药，用于慢性气管炎急性发作期；⑧五味子、细辛组成开合散，用于喘息型慢性支气管炎，五味子主要成分五味子素镇咳祛痰，细辛主要成分甲基丁香油酚、消旋去甲乌药碱抑菌，松弛平滑肌。

4. 针灸疗法

（1）常选穴位

急发天突风池合，肺俞风门与尺泽。

慢迁肺脾肾俞用，三里丰隆留针可。

简注 ①急性加重期取六穴，即天突、风池、合谷、肺俞、风门、尺泽；②慢性迁延期取五穴，即肺俞、脾俞、肾俞、足三里、丰隆；③合指合谷穴，三里指足三里。

（2）精选对穴与方义

①肺俞、风门：肺俞属足太阳膀胱经，具有调肺气、止咳喘的功效；风门亦属膀胱经，又是督脉与膀胱经之交会穴，针之调理肺气、止咳平喘。二穴相配，共奏宣通阳气、调肺止

咳之功。②肺俞、太渊：太渊为手太阴肺经原穴，又是八会穴之脉会，主治一切呼吸系统疾病，二穴相配，治疗慢性支气管炎甚好。③脾俞、膈俞：此二穴皆属膀胱经，脾俞补脾阳、助运化，培土生金；膈俞益气血、补虚损，宽胸利膈。二穴相配，直通脏腑，咳喘自平。④尺泽、列缺：尺泽属手太阴肺经，可治气管炎；列缺为手太阴肺经络穴，亦治气管炎。

【中西医结合治疗】

处方 ①头孢克洛、远志（酊剂）；②阿莫西林、鲜竹沥液；③罗红霉素、川贝枇杷露；④青霉素、桂龙咳喘宁胶囊。

简注 ①头孢克洛是第二代供口服的头孢菌素；远志含远志苷、远志酮、远志醇等有效成分，对多种细菌均有明显抑制作用，可镇咳、祛痰、开宣肺气。②阿莫西林（羟氨苄青霉素）属广谱青霉素类，特点是耐酸可口服，对革兰阳性菌和革兰阴性菌都有杀菌作用，但因不耐酶，对耐药金黄色葡萄球菌感染无效，主要用于敏感菌所致的呼吸道、胃肠道、胆道、泌尿道及伤寒等的治疗。竹沥含十多种氨基酸、水杨酸及愈创木酚等，具有明显的镇咳、祛痰作用，用于痰热咳喘。③罗红霉素是第二代半合成大环内酯类抗生素；川贝枇杷露清热宣肺、化痰止咳，常用于支气管炎。④青霉素有5种类型，即窄谱青霉素类、耐酶青霉素类、广谱青霉素类、抗铜绿假单胞菌广谱青霉素类及抗革兰阴性杆菌青霉素类。青霉素是临床应用最广泛的抗生素之一，桂龙咳喘宁胶囊止咳化痰、降气平喘，二药合用，可治疗慢性支气管炎。

【心悟】

　　慢支诊断三部曲，症征辅检与病史。

　　病因诊断最主要，分型分期也应知。

　　兵分两路分期疗，急则治标缓本治。

内科常见病

简注

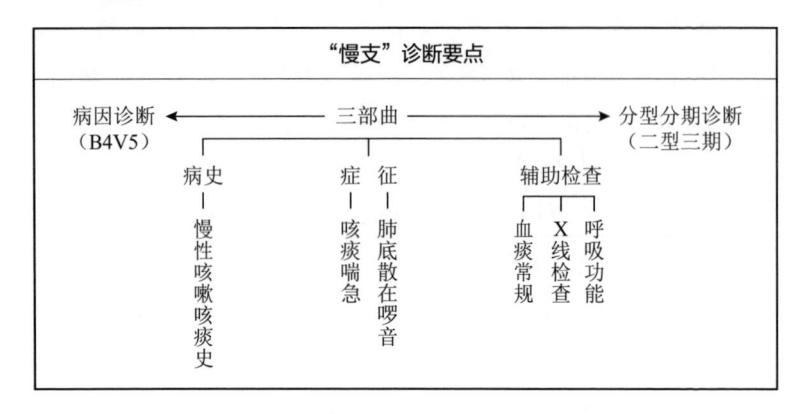

```
                    "慢支"诊断要点
病因诊断  ←——— 三部曲 ———→  分型分期诊断
 (B4V5)                          (二型三期)
         病史    症征      辅助检查
          |      |          |
         慢性   咳 肺       血 X 呼
         咳嗽   痰 底       痰 线 吸
         咳痰   喘 散       常 检 功
         史     急 在       规 查 能
                  啰
                  音
```

"慢支"的治疗原则

西医：急性加重期控制感染为主，同时祛痰镇咳、解痉平喘；缓解期应用免疫佐剂，提高机体抗病能力。总之是兵分两路，分期治疗，阻止病情发展，缓解肺功能下降。

中医：急性加重期着重于宣肺祛痰；缓解期重在补益肺脾肾；慢性迁延期治宜标本兼顾。总之是急则治其标，缓则治其本，标本兼治。

三、阻塞性肺气肿

阻塞性肺气肿指终末细支气管远端充气过度膨胀，气腔弹性减退和肺容量增大的病理状态，本病与中医学"肺胀"类似，它与"慢支"合称为慢性阻塞性肺疾病（COPD）。鉴于慢性阻塞性肺疾病的常见与多发，WHO把每年的11月20日定为世界"COPD日"。近年来调查也证实，40岁以上人群的COPD患病率为8.2%，男女患病率分别是12.8%和5.4%，老年人尤其多见。

【诊断】

特征体征"慢支"史，影像血气肺功异。

AB混合共三型，病因诊断莫忘记。

简注 ①"慢支"病史。②肺气肿特征主要指肺气肿体征，其视触叩听四诊的特征性体征如下。视诊：胸廓饱满呈桶状胸、呼吸动度减弱，严重时出现发绀。触诊：语颤减弱或消失。叩诊：呈过清音，心浊音界缩小或不易叩出，肺下界和肺肝浊音界下移。听诊：心音遥远，心率快，肺泡呼吸音减弱，呼气延长，并发感染时肺部可有干湿啰音。③影像主要指X线检查，胸透与胸部X线片可见：肋间隙增宽，肋骨平行；胸廓活动减弱，膈降低或低平；两肺透亮度增加；局限性肺气肿或肺大疱；肺纹理增粗或紊乱；心脏呈垂直位，心影狭长。④动脉血气分析：动脉血氧分压降低、二氧化碳分压升高。⑤肺功能降低：第1秒用力呼气量占用力肺活量百分率（$FEV_1\%$）< 60%；最大通气量（MVV）< 80%；残气量（RV）> 40%。⑥分型诊断：临床上将肺气肿分为A型、B型与混合型三型。A型又称气肿型，老人多见；B型又称气管炎型，肥胖者多见，也称皮克威克（Pickwickian）综合征。⑦病因诊断：原发病为"慢支"；遗传因素，属常染色体隐性基因遗传，由先天性缺乏$α_1$胰蛋白酶抑制剂（$α_1$-antitrypsin，$α_1$-AT）所致。

【西医治疗】

1. 常用疗法

舒张气管稳定期，三类药物需交替。

过敏加用糖激素，黏痰宜用祛痰剂。

加重期则二素用，药敏抗菌更可取。

氧疗减容腹式呼，康复措施五法依。

简注 肺气肿治疗的目的在于改善呼吸功能，提高患者的工作与生活能力，具体措施如下。①稳定期的主要措施是使用支气管扩张药，根据病情的严重程度交替使用三类药物，即抗胆碱药（如异丙托溴铵）、茶碱类（如氨茶碱）、$β_2$受体激动药（如沙丁胺醇）。②如有过敏因素存在，可适当选用糖皮质激素，包括口服、静脉注射或雾化吸入等方式。③黏痰不易咳出者，可用祛痰药，如国家基本药物中的溴己新、氨溴索、羧甲司坦等。④急性加重期根据病原菌或经验应用有效抗生素，如青霉素、庆大霉素、头孢菌素等，必要时可用糖皮质激素。⑤有条件可做细菌培养，根据药敏结果选用抗菌药。⑥家庭氧疗：每天10~15h，1~2L/min，持续给氧吸入，能延长寿命，改善生活质量。⑦局限性肺气肿或肺大疱，可选择减容手术与肺移植术，单侧移植比全肺效果好。⑧呼吸功能锻炼：做腹式呼吸与应用缩唇呼吸法，即一手置腹部，一手放胸前，深吸气缓呼气，鼻吸气口呼气且做口哨状，以加强呼吸肌活动，增加膈的活动能力。⑨康复治疗：由训练有素的理疗师指导，可进行保健功（气功）、太极拳、呼吸操、定量行走或登梯练习（5种方法）。

2. 偶联疗法

处方 ①左氧氟沙星（左克）、乙酰半胱氨酸（痰易净）；②罗红霉素、特布他林（间羟舒喘灵）；③头孢曲松钠、氨茶碱。

解析 ①喹诺酮类抗菌药系人工合成，迄今已有四代，第一代为萘啶酸，第二代为吡哌酸，第三代为20世纪80年代以来研制的氟喹酮类，第四代为20世纪90年代后期研制的氟喹酮类。左氧氟沙星（左克）属第三代喹诺酮类即氟喹酮类抗菌药，它对敏感菌引起的多种急慢性感染、难治性感染均有良好效果，如呼吸道、消化道、泌尿道感染等。本药不良反应发生率低于多数喹诺酮类，几乎在本类药物中最低，主要不良反应是胃肠道反应。祛痰药按作用机制的不同分为两大类，即黏液分泌促进药与黏痰溶解药，乙酰半胱氨酸（痰易净）属于黏痰溶解药。②特布他林（间羟舒喘灵）作用类似沙丁胺醇，常用于慢性阻塞性肺疾病（COPD）。③头孢曲松钠商品名菌必治，系第三代头孢菌素，用于较重的肺气肿患者；氨茶碱是茶碱与乙二胺形成的复盐，含茶碱77%～83%。茶碱是甲基黄嘌呤类衍生物，对支气管平滑肌有直接松弛作用，其作用机制主要就是因为抑制了磷酸二酯酶（PDE）。由于抑制了该酶，就使第二信使环腺苷酸与环鸟苷酸比值（cAMP/cGMP）增高，从而发挥了止喘的作用。

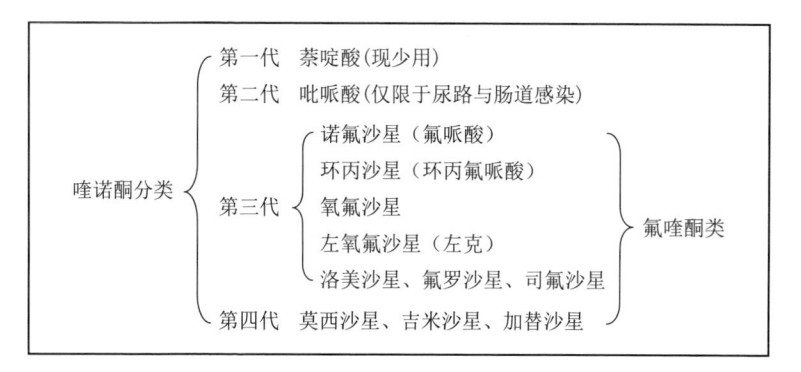

```
           ┌ 第一代  萘啶酸(现少用)
           │ 第二代  吡哌酸(仅限于尿路与肠道感染)
           │        ┌ 诺氟沙星（氟哌酸）
           │        │ 环丙沙星（环丙氟哌酸）          ┐
喹诺酮分类 ┤ 第三代 ┤ 氧氟沙星                        ├ 氟喹酮类
           │        │ 左氧氟沙星（左克）              │
           │        └ 洛美沙星、氟罗沙星、司氟沙星    ┘
           └ 第四代  莫西沙星、吉米沙星、加替沙星
```

【中医治疗】

1. 辨证论治

郁肺壅肺与内饮，越婢"三二"小青龙。

实证雷同慢支证，虚证两证有不同。

肺脾气虚四君子，肺肾两虚应固本。

简注 ①对照"慢支"，可见二病实证基本相同，而虚证则不同。②"三二"指三子养亲汤合二陈汤。

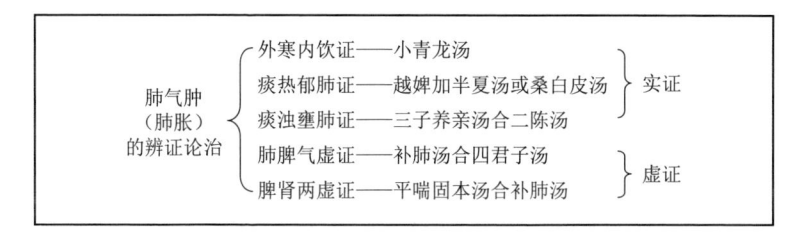

```
              ┌ 外寒内饮证——小青龙汤              ┐
              │ 痰热郁肺证——越婢加半夏汤或桑白皮汤 ├ 实证
肺气肿（肺胀）│ 痰浊壅肺证——三子养亲汤合二陈汤     ┘
的辨证论治    │ 肺脾气虚证——补肺汤合四君子汤       ┐
              └ 脾肾两虚证——平喘固本汤合补肺汤     ┘ 虚证
```

内科常见病 | 015

2.中成药剂

　　　　苏子降气肾气丸，蛤蚧定喘蛇贝液。

简注　上述成药指：①苏子降气丸；②金匮肾气丸；③蛤蚧定喘丸（胶囊）；④蛇胆川贝液。

3.对药疗法

组方　①五味子、细辛；②五味子、干姜；③苏子、紫菀；④蛇胆（汁）、川贝母；⑤蛇胆（汁）、陈皮；⑥青黛、蛤蚧。

方义　①五味子、细辛组成开合散，为开合理肺之剂，源于张仲景《伤寒论》小青龙汤；②五味子、干姜亦源于小青龙汤；③苏子、紫菀一润一降，下气平喘，化痰止咳；④蛇胆（汁）、川贝母胶囊润肺、止咳、祛痰；⑤蛇胆（汁）、陈皮片理气化痰，用于痰浊阻肺、咳嗽喘逆；⑥青黛、蛤蚧组成黛蛤散，为消炎化痰、清热解毒之剂。

4.针灸疗法

（1）常选穴位

　　　　痰阻丰隆足三里，膻中尺泽合谷取。

　　　　肺肾两虚三阴交，太渊孔最肾太溪。

简注　①痰湿阻肺应取丰隆、足三里、膻中、尺泽、合谷等穴。②肺肾两虚应取三阴交、太渊、孔最、太溪等穴（太溪属足少阴肾经）。

（2）精选对穴与方义

①神藏、璇玑：神藏属足少阴肾经，功效开胸顺气、止咳平喘；璇玑属任脉，功效宣通气机、下气止喘。②肺俞、中府：肺俞属足太阳膀胱经，具有调肺气、止咳喘的功效；中府为手太阴肺经募穴。二穴相配，一俞一募，一前一后，一阴一阳，叫作俞募配穴法，用于肺气肿有良效。③俞府、乳根：俞府属足少阴肾经，乳根属足阳明胃经，二穴相配，宣肺平喘、止咳化痰的功效更好。二穴配伍，源于《玉龙歌》。

【中西医结合治疗】

处方 ①阿米卡星(丁胺卡那霉素)、冬虫夏草(百令胶囊、金水宝胶囊);②阿莫西林、桂龙喘咳宁胶囊。

简注 ①阿米卡星(丁胺卡那霉素)系氨基糖苷类抗生素,氨基糖苷类抗生素包括两大类,一类为天然来源,另一类为半合成品。半合成品类如奈替米星、依替米星、异帕米星、阿米卡星、地贝卡星、阿贝卡星等;天然类如庆大霉素、卡那霉素、链霉素、大观霉素、小诺霉素、新霉素、巴龙霉素等。氨基糖苷类抗生素对各种需氧革兰阴性杆菌包括大肠埃希菌、铜绿假单胞菌、变形杆菌属、克雷伯菌属、肠杆菌属、志贺菌属和枸橼酸菌属均具有强大抗菌活性。冬虫夏草补肾益肺、固本化痰,含多种人体必需氨基酸、维生素及微量元素,可增强人体免疫功能。②阿莫西林属广谱青霉素类,桂龙喘咳宁胶囊化痰止咳、降气平喘,两者可联用于慢性阻塞性肺疾病(COPD)。

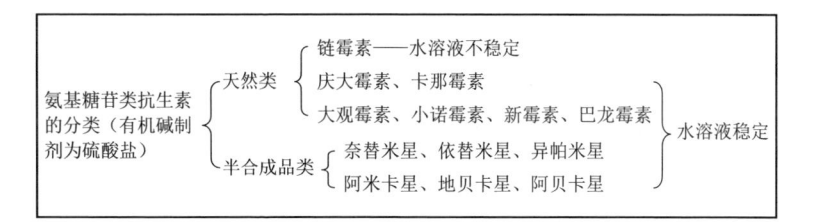

```
                  ┌ 天然类 ┬ 链霉素——水溶液不稳定
氨基糖苷类抗生素    │        ├ 庆大霉素、卡那霉素
的分类(有机碱制   ┤        └ 大观霉素、小诺霉素、新霉素、巴龙霉素  ┐水溶液稳定
剂为硫酸盐)       │                                                │
                  └ 半合成品类 ┬ 奈替米星、依替米星、异帕米星        │
                              └ 阿米卡星、地贝卡星、阿贝卡星        ┘
```

【心悟】

　　常有发绀桶状胸,语颤减弱过清音。
　　心界缩小肝下移,双肺干湿与哮鸣。

简注 A型肺气肿与B型肺气肿的体征见下表。WHO将每年11月第三周的周三定为"世界慢性阻塞性肺疾病日",可见慢性阻塞性肺疾病的防治十分重要。阻塞性肺气肿实质是慢性支气管炎最常见的并发症。

A型肺气肿与B型肺气肿		
	肺气肿体征	
	气肿型	气管炎型
别名	红喘型、PP型、A型	紫肿型、BB型、B型
视诊	喘息外貌 消瘦（老人） 桶状胸	发绀明显 肥胖（年龄轻） 颜面臃肿
触诊	语音震颤↓ 呼吸（R）动度↓	除气肿型触诊特征外，尚有奇脉
叩诊	过清音 心界↓ 肺肝浊音界↓	心界↓ 肺肝浊音界↓
听诊	心音遥远 心率（HR）↑ 肺泡呼吸音↓ 呼气↑ 干湿啰音 哮鸣音	除气肿型听诊体征外，尚有肺动脉第二心音亢进（P_2）↑
概括	上述体征概括为：3236	上述体征概括为：3327

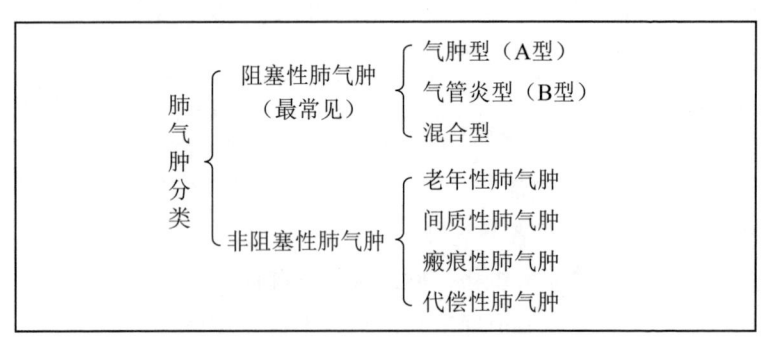

肺气肿分类
- 阻塞性肺气肿（最常见）
  - 气肿型（A型）
  - 气管炎型（B型）
  - 混合型
- 非阻塞性肺气肿
  - 老年性肺气肿
  - 间质性肺气肿
  - 瘢痕性肺气肿
  - 代偿性肺气肿

四、慢性肺源性心脏病

本病是由慢性肺和胸廓疾病或肺血管病变引起肺动脉高压，进而引起的右心室肥厚甚至发生右侧心力衰竭的心脏病，简称慢性肺心病。归属于中医学"肺胀""心悸"等范畴。

【诊断】

　　　　肺胸血管慢病变，呼衰心衰都可见。
　　　　五项之一伦琴线，七条之一是心电。
　　　　再参血气心动图，肺功血黏生化检。

简注 ①患者有"慢支"、肺气肿或其他肺胸疾病或肺血管病变。②肺心病功能失代偿期（包括加重期）主要表现为呼吸衰竭，心力衰竭表现可有可无。③伦琴（Roentgen）射线即X线，因为X线是由德国科学家伦琴于1895年发现的，为此，伦琴获得了1901年的诺贝尔物理奖，他是世界上第一位获得诺贝尔奖的人。X线检查具有下列五项之一者可作为诊断慢性肺心病的依据：右肺下肺动脉干扩张，其横径≥15mm，其横径与支气管横径的比值≥1.07；肺动脉段明显突出或其高度≥3mm；中心肺动脉扩张和外周分支纤细，两者形成鲜明对比；肺动脉圆锥部显著突出或锥高≥7mm；右心室扩大。④心电图检查对肺心病诊断阳性率为60.1%～88.2%，具有下列七条主要条件之一者可以诊断：额面平均电轴≥90°；V_1导联R/S≥1；重度顺钟向转位，V_5导联R/S≤1；RV_1+SV_5＞1.05MV；aVR导联R/S或R/Q≥1；V_1～V_3呈QS、Qr、qr（需除外心肌梗死）；肺型P波。⑤再参考心电向量图、超声心动图、肺阻抗血流图、肺功能检查、动脉血气分析，血液检查等，择其主要者分述如下。超声心动图检查：右心室流出道内径≥30mm、右心室内径≥20mm，左右心室内径的比值＜2；动脉血气分析：可出现低氧血症或合并高碳酸血症，如PaO_2＜60mmHg和（或）PaO_2＞50mmHg，提示有呼吸衰竭；肺功能检查对早期或缓解期肺心病患者有意义；血液检查：红细胞与血红蛋白可升高；全血黏度及血浆黏度可增加；合并感染时，白细胞总数与中性粒细胞都增高，部分患者可有肝、肾功能改变；血钾高于正常值，血钠、氯、钙、镁常低于正常值。

【西医治疗】

1. 常用疗法

　　　　吸氧通气抗感染，利尿强心扩血管。
　　　　处理并发纠酸碱，激素营养多锻炼。

简注

急性加重期　①低流量（1～2L/min）、低浓度（＜35%）持续给氧。②保持呼吸道通畅：首先清除口咽分泌物；痰多而黏稠时，给予祛痰药；支气管痉挛患者雾化吸入 β_2 受体激动药沙丁胺醇（舒喘灵）；病情危重者可采用气管插管和气管切开，建立人工气道作机械通气。③控制感染：参考痰菌培养及药敏试验，选择抗菌药。④原则上选用作用轻、剂量小的利尿药如氢氯噻嗪（双克），尿量多时加用留钾利尿药如氨苯蝶啶，必要时可用呋塞米（速尿）。⑤洋地黄剂量宜小，一般为常规剂量的1/2或2/3，同时选作用快、排泄快的毛花苷C（西地兰）或毒毛花苷K（简称毒K）。⑥应用血管扩张药，如小静脉扩张药硝酸甘油，小动脉扩张药哌唑嗪、酚妥拉明、硝苯地平、卡托普利等。⑦出现呼吸性酸中毒时主要改善肺泡通气；合并代谢性酸中毒时适量补碱（5% $NaHCO_3$）；呼吸性酸中毒合并代谢性碱中毒时适当补氯和补钾，补充精氨酸，以及使用乙酰唑胺（Diamox）。⑧激素应用注意短期与大剂量。

缓解期　①营养疗法：肺心病患者多数营养不良，营养疗法有利于增强呼吸肌力及改善免疫功能，提高机体抗病能力。蛋白质供应为1.0～1.5g/（kg·d），其中碳水化合物不宜过高（≤60%）。②还要注意制订详细护理措施，加强心理护理。因本病复杂多变，也必须严密观察病情变化，故应加强心肺功能监测，又因本病多危重、反复发作，患者精神上和经济上负担较重，加强心理护理尤为必要，提高患者对治疗的信心，对肺心病康复有十分重要的意义。

③进行膈肌锻炼，变浅快呼吸为深慢呼吸，提高潮气量，增加肺活量，逐步改善通气与换气功能。

2. 偶联疗法

处方 ①头孢曲松钠（菌必治）、毛花苷C（西地兰）；②氢氯噻嗪、非洛地平（波依定）；③依那普利、低分子肝素；④左氧氟沙星（左克）、胸腺素。

解析 ①慢性肺心病的治疗原则是吸氧通气抗感染、利尿强心扩血管。头孢曲松钠（菌必治）用来抗感染；小剂量毛花苷C（西地兰）用来强心。②小剂量氢氯噻嗪减少血容量，减轻右心负荷；非洛地平（波依定）是钙通道阻滞药，可扩张血管从而减轻心脏前、后负荷，符合肺心病的治疗原则。③依那普利属于第一线抗心力衰竭药，属血管紧张素转化酶抑制药，具有扩张血管效应，可减轻心脏的压力负荷（后负荷）；低分子肝素抗凝血，可防止肺微小动脉原位血栓形成。④左氧氟沙星（左克）与胸腺素合用于肺心病缓解期，前者用来抗感染；后者增强免疫功能。

【中医治疗】

1. 辨证论治

　　急四慢二共六证，痰浊苏子降气用。

　　痰热越婢半夏汤，水泛真武涤痰蒙。

　　肺肾气虚补肺汤，血瘀生脉合清任。

简注

肺心病（肺胀、心悸）辨证论治
- 急性期
  - 痰浊壅肺——苏子降气汤
  - 痰热郁肺——越婢加半夏汤
  - 痰蒙神窍——涤痰汤
  - 阴虚水泛——真武汤合五苓散
- 缓解期
  - 肺肾气虚——补肺汤
  - 气虚血瘀——生脉散合血府逐瘀汤（王清任方）

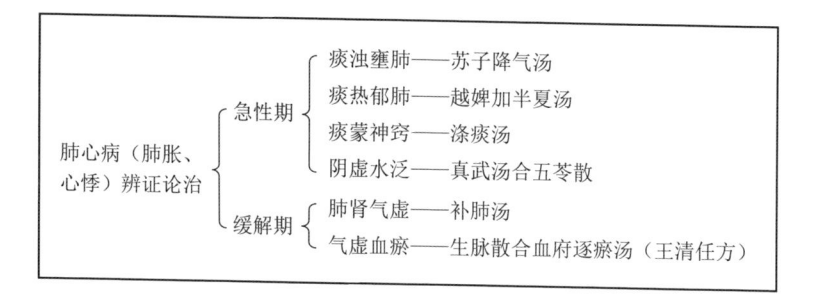

2. 中成药剂

济生肾气固本丸,桂龙咳喘黄芪液。

<u>简注</u> 上述成药指:①济生肾气丸;②固本丸;③桂龙咳喘宁颗粒;④黄芪注射液。

3. 对药疗法

<u>组方</u> ①黄芪(注射液)、鱼腥草(注射液);②固本强身胶囊、桂龙咳喘宁颗粒。

<u>方义</u> ①黄芪主含黄芪多糖、黄酮、三萜类,可提高机体的抵抗力,有明显的利尿作用,较广泛的抗菌作用,能增强心肌收缩力,减少血栓形成,故可用于慢性肺心病;鱼腥草主含鱼腥草素、蕺菜碱、槲皮苷,有抗菌、抗病毒作用,亦可用于慢性肺心病。②固本强身胶囊主含冬虫夏草、人参等,可提高机体的免疫力,桂龙咳喘宁颗粒止咳平喘、降气化痰,二药合用于慢性肺心病缓解期。

4. 针灸疗法

(1) 常选穴位

取穴肺脾肾三俞,气海神门三里足。

中强刺激加内关,老弱艾灸膏肓处。

<u>简注</u> ①本病常取八穴,即肺俞、脾俞、肾俞、气海、神门、足三里、内关、膏肓俞。②成人中、强刺激内关,老弱者弱刺激或灸膏肓俞。

(2) 精选对穴与方义

①心俞、肺俞:心俞属足太阳膀胱经,是治疗心疾之要穴;肺俞亦属足太阳膀胱经,乃肺之精气输出转入之所。针刺肺俞可治疗肺衰竭(呼吸衰竭)。肺心病既可出现心力衰竭,又可出现呼吸衰竭,故可合用心俞与肺俞。②神门、膻中:神门属手少阴心经原穴,有宁心安神之功,可用于心力衰竭;膻

中属任脉，又是心包募穴，还是八会穴之气会穴，善治气病。二穴配伍，可治慢性肺心病。

【中西医结合治疗】

处方 ①头孢曲松钠（菌必治）、黄芪（注射液）；②左氧氟沙星（左克）、川芎（川芎嗪注射液）；③阿莫西林、泽兰。

简注 ①头孢曲松钠用来抗感染；黄芪（注射液）可提高机体的免疫力。②左氧氟沙星（左克）抗感染；川芎（川芎嗪注射液）扩张血管，可降低肺动脉压，有利于肺心病的治疗。③阿莫西林即羟氨苄青霉素，属广谱青霉素类，对革兰阳性菌和革兰阴性菌都有杀菌作用；泽兰利水消肿，其全草制剂有强心作用。二药合用，符合肺心病的治疗原则。

【心悟】

呼吸道五病的内在联系。

呼吸五病相关联，首当其冲是"上感"。

并发肺脑呼衰等，冬春季节尤多见。

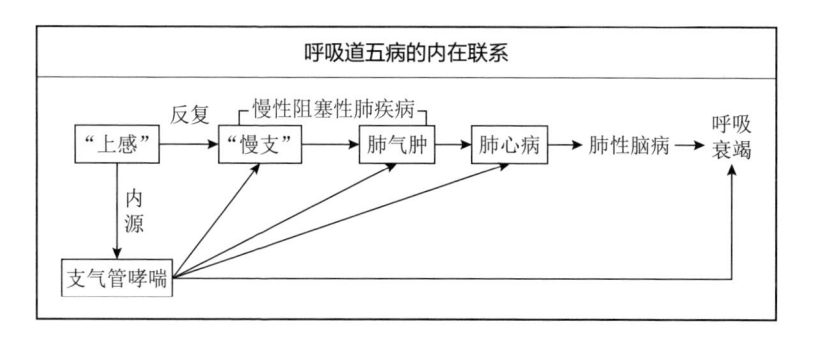

```
               呼吸道五病的内在联系
                  ┌─慢性阻塞性肺疾病─┐
   ┌────┐ 反复  ┌────┐  ┌────┐  ┌────┐           ┌────┐
   │"上感"│────→│"慢支"│→│肺气肿│→│肺心病│→肺性脑病→│呼吸│
   └────┘       └────┘  └────┘  └────┘           │衰竭│
      │内                 ↗     ↗      ↗          └────┘
      │源                                              ↑
      ↓                                                │
   ┌────────┐                                         │
   │支气管哮喘│─────────────────────────────────────────┘
   └────────┘
```

五、支气管哮喘

支气管哮喘是一种由多种炎细胞参与的气道高反应性炎症，临床特征为反复发作的喘息与呼气性呼吸困难伴哮鸣音，本病是全球性最常见的慢性病之一，中医学称为"哮病"。

【诊断】

　　　　典型哮喘据三性，三项阳性不典型。
　　　　再参病史与症征，五条标准记分明。
　　　　外源内源应分清，分期分级又分型。
　　　　病因诊断重中重，皮试血痰与肺功。

简注 ①典型哮喘患者的诊断主要依据哮喘发作呈"三性"，即反复性、弥漫性与可逆性：喘息症状的反复发作性；发病时肺部哮鸣音的弥漫性；气道阻塞的可逆性。②临床表现不典型患者的诊断，应有下列三项试验阳性之一，即支气管激发试验或运动试验、支气管舒张试验及最大呼气流量日内变率高或昼夜波动率≥20%。③任何疾病的诊断要点都不外乎三方面，即病史、临床表现（症状与体征）及辅助检查。④疑难疾病的诊断应有诊断标准。本病的5条诊断标准是：咳喘急闷反复发生（症状）；呼气延长伴哮鸣音（体征）；治疗后缓解或自行缓解；排除心源性哮喘、"慢支"、肺癌；临床表现不典型患者的诊断，应有上述三项试验之一阳性。⑤一个完整的诊断，应包括分型、分性、分期、分级，以及病因诊断。

　　进一步进行分型诊断，确定是外源性、内源性还是混合性。

　　分期诊断：支气管哮喘可分为急性发作期和缓解期。分级诊断：根据临床特点与血气分析，急性哮喘分为轻度、中度、重度、极重度四级；根据临床表现与肺功能、慢性哮喘严重度亦分四级，第一级间歇发作、第二级轻度持续发作、第三级中度持续发作、第四级重度持续发作。病因诊断最重要，需要明确是感染性、药物性、职业性、运动性、心因性还是遗传性，为此还需要进行皮肤变应原检测、血液检查、痰液检查、肺功能检查等检查。

【西医治疗】

1. 常用疗法

　　　　脱离激源最有效，急用六类平喘药。

危重吸氧糖激素，雾化"沙托"茶碱疗。

纠酸水电与呼衰，慢则二酮免疫调。

简注 ①六类平喘药指 $β_2$ 受体激动药、糖皮质激素，抗 M 胆碱药（M 受体拮抗药）、茶碱类、白三烯拮抗药（抗白三烯药）及新 H_1 受体拮抗药，代表药物有沙丁胺醇、氢化可的松、异丙托溴铵、氨茶碱、扎鲁司特、阿司咪唑。②"沙托"指沙丁胺醇与异丙托溴铵；二酮指色酮类（如色甘酸钠）与酮替芬。③免疫疗法如脱敏与生物制品等，可达到提高和调节免疫功能的作用。

2. 偶联疗法

处方 ①沙丁胺醇（舒喘灵）、氨茶碱；②头孢曲松钠、氢化可的松。

解析 ①沙丁胺醇（舒喘灵）、氨茶碱的药理作用见前述，其平喘机制是使第二信使环腺苷酸与环鸟苷酸比值（cAMP/cGMP）增高，从而发挥止喘作用。cAMP/cGMP 决定气道缩舒状态，比值升高气管扩张，比值降低气管痉挛，凡是升高比值的药物皆可治喘，凡是降低比值的药物皆可致喘。②头孢曲松钠商品名菌必治，系第三代头孢菌素；氢化可的松系抗炎性平喘药之一。

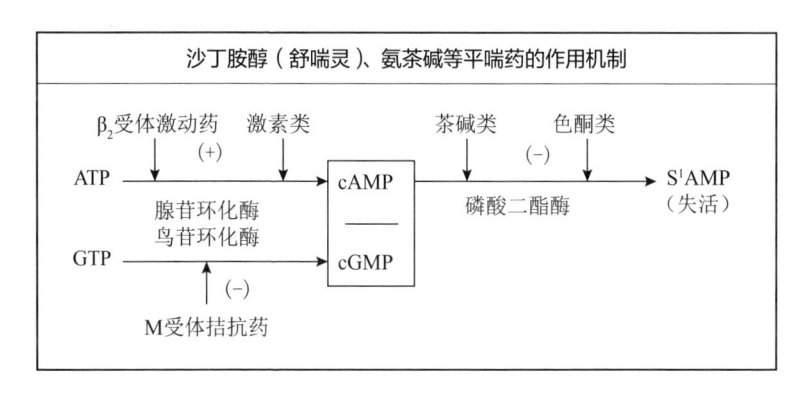

沙丁胺醇（舒喘灵）、氨茶碱等平喘药的作用机制

```
     β₂受体激动药   激素类              茶碱类      色酮类
         (+)                             (-)
ATP ─────────────→ ┌─────┐                        → S¹AMP
     腺苷环化酶     │cAMP │         磷酸二酯酶      （失活）
     鸟苷环化酶     │─────│
GTP ─────────────→ │cGMP │
         (-)       └─────┘
     M受体拮抗药
```

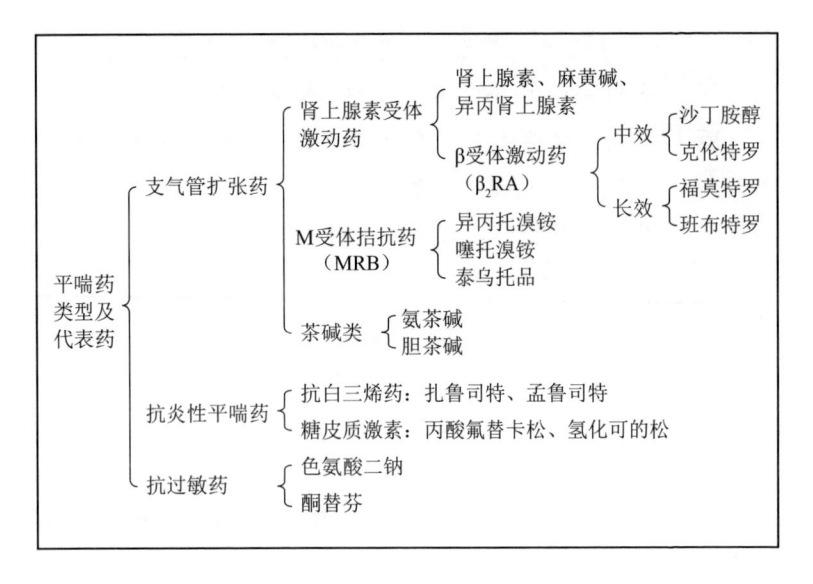

```
                    ┌ 肾上腺素受体 ┌ 肾上腺素、麻黄碱、
                    │ 激动药      │ 异丙肾上腺素           ┌ 中效 ┌ 沙丁胺醇
                    │            │                      │      └ 克伦特罗
            ┌ 支气管扩张药       └ β受体激动药           ┤
            │        │              （β₂RA）            └ 长效 ┌ 福莫特罗
            │        │                                        └ 班布特罗
            │        │ M受体拮抗药 ┌ 异丙托溴铵
            │        │  （MRB）   │ 噻托溴铵
平喘药      │        │            └ 泰乌托品
类型及  ────┤        │
代表药      │        └ 茶碱类 ┌ 氨茶碱
            │                 └ 胆茶碱
            │
            │ 抗炎性平喘药 ┌ 抗白三烯药：扎鲁司特、孟鲁司特
            │              └ 糖皮质激素：丙酸氟替卡松、氢化可的松
            │
            └ 抗过敏药 ┌ 色氨酸二钠
                       └ 酮替芬
```

【中医治疗】

1. 辨证论治

急二缓三证记牢，射干麻黄汤寒哮。
热哮定喘汤加减，肺虚玉屏风散调。
脾虚六君子加味，金匮都气肾虚好。

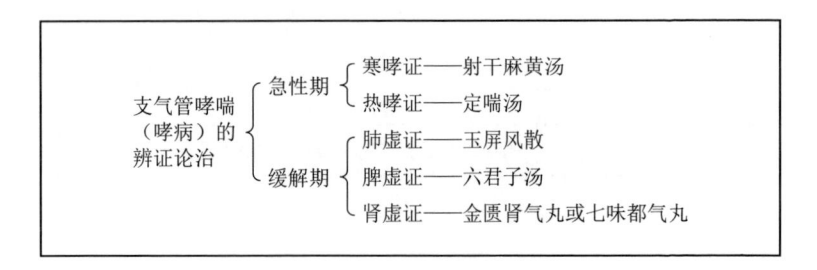

```
                        ┌ 急性期 ┌ 寒哮证——射干麻黄汤
                        │        └ 热哮证——定喘汤
支气管哮喘 ─────────────┤
（哮病）的                │ 缓解期 ┌ 肺虚证——玉屏风散
辨证论治                  │        │ 脾虚证——六君子汤
                        └        └ 肾虚证——金匮肾气丸或七味都气丸
```

2. 中成药剂

百合固金小青龙，河车大造大可通。

简注 上述成药指：①百合固金丸；②小青龙颗粒；③河车大造丸；④大可通胶囊。

3. 对药疗法

组方 ①杏仁、葶苈子；②射干、麻黄；③银杏叶、麻黄。

方义 ①杏仁宣肺平喘，葶苈子泻肺平喘，二药合用，气机通畅，平喘疗效良好；②射干、麻黄合用源于张仲景《金匮要略》中的射干麻黄汤，用于支气管哮喘寒哮证；③银杏叶、麻黄合用源于《摄生众妙方》中的定喘汤主药白果、麻黄，鉴于白果是银杏的种子且有小毒，银杏叶功效类似白果而不良反应少，故以银杏叶代替白果。

4. 针灸疗法

（1）常选穴位

寒哮交替二组穴，定喘肾俞孔最先。

肺俞大椎足三里，一个疗程十五天。

简注 主要用于冷哮：第一组定喘、肾俞、孔最；第二组肺俞、大椎、足三里。

（2）精选对穴与方义

①定喘、肾俞：定喘系经外奇穴，位于项背部，为平喘要穴；肾俞属足太阳膀胱经，可益水壮火、补纳肾气。二穴配伍，用于哮喘虚寒证。②肺俞、孔最：肺俞属足太阳膀胱经，为肺之气血聚集于背部之处，具宣肺平喘的功效；孔最为手太阴肺经郄穴，为肺之气血深集之处，具润肺止喘的功效。二穴配伍，一宣一润，相得益彰，用于"哮病"甚好。③璇玑、气海：璇玑属任脉，功效宣通气机、下气止喘；气海亦属任脉，功效调补元气、纳气平喘。二穴配伍，源于《玉龙歌》。④列缺、足三里：列缺为手太阴肺经络穴，又为八脉交会穴，用于咳嗽气喘；足三里为足阳明胃经下合穴、土合穴，用于咳嗽痰喘诸症。二穴皆为四总穴，二穴配伍，源于《杂病穴法歌》。

【中西医结合治疗】

处方 ①克伦特罗、洋金花；②克伦特罗、黄芩；③沙丁胺醇（舒喘灵）、小青龙颗粒。

简注 ①盐酸克伦特罗与洋金花总生物碱可组成止喘灵气雾剂，前者是中效 β_2 受体激动药，后者是 M 受体拮抗药。②盐酸克伦特罗与黄芩提取物是喘舒片的主要成分，黄芩提取物主要化学成分为黄酮类，包括黄芩苷、黄芩素等。黄芩的抗炎作用与其抗组胺释放及抑制花生四烯酸代谢从而减少炎性介质的生成和释放有关。③沙丁胺醇（舒喘灵）也是中效 β_2 受体拮抗药，小青龙颗粒解表化饮、止咳平喘，可合用于支气管哮喘。

【心悟】

本病顽固治愈难，首要"支哮心哮"鉴。
其次鉴别内外源，列表比较要记全。
医教管理需持久，心理疗法十四点。

简注 疾病的诊断是治疗的前提，没有正确的诊断，就没有合理的治疗。为此，必须重视鉴别诊断，以免误诊、漏诊，疑难病更是如此。

| 支气管哮喘与心源性哮喘的鉴别 |||
鉴别点	支气管哮喘	心源性哮喘
病史	常有过敏史、家族史	心脏病史
年龄	多见于青少年	多见于老年
发作特点	呼气性呼吸困难，两肺满布哮鸣音	混合性呼吸困难，肺底湿啰音为主，心尖部可闻及奔马律
痰性状	白色黏痰	粉红色泡沫痰
X线征象	肺纹理增多，肺气肿征	心脏扩大，肺淤血征
试验性治疗	支气管扩张药有效	强心、利尿、扩血管有效

外源性与内源性支气管哮喘的鉴别

鉴别点	支气管哮喘的基本类型	
	外源性	内源性
年龄	儿童多见	成人居多
过敏史	常有	少见
家族史	多	少
发病	间歇	持续
季节性	明显（春秋）	长年
诱因	变应原	感染、心理刺激
变应原皮试	+	-
嗜酸性粒细胞	↑	正常或稍增
血清 IgE	↑	正常或降低

支气管哮喘的心理治疗

支气管哮喘的病因与发病机制尚未完全阐明，目前认为过敏体质、自主神经功能紊乱、感染因素与心理社会因素是 4 种主要因素。曾有人统计，单独由心理因素促发的哮喘占 15%，变态反应合并心理因素的哮喘占 50%，感染因素与心理因素共同引起的哮喘占 15%，4 种因素都有的哮喘占 5%。因此，有必要对本病进行心理治疗。如今，心理疗法已与药物疗法、理疗、手术并列为当今世界的四大疗法。支气管哮喘的 14 种心理疗法如下。

- 简易精神疗法：以接受、支持、保证为三项基本原则。
- 行为指导法：主要指遵循全球性哮喘防治建议，学会得体行为，改变应对方式，调整人际关系，还要注意避免疲乏、过劳与情绪激动，加强锻炼、增强体质，另外还要注意改善人格，克服敏感 - 依赖性的个性弱点。
- 集体心理治疗：建立哮喘之家，密切医患协作，在集体中获得安全感，消除病理恐惧感。
- 抗焦虑药、抗抑郁药的应用，应及时使用地西泮与丙咪嗪等。
- 催眠暗示疗法：催眠术对支气管哮喘有肯定疗效，每周1次，疗程1年。
- 自我训练法：除进行舒尔茨标准六公式（四肢重感、四肢温感、心脏调整、呼吸调整、胃周温暖与额部清凉）训练外，更应着重练习呼吸调整公式。
- 生物反馈法：该疗法是在现代电子设备和自动化技术发展的基础上，在严格的实验控制条件下，使人学会使用意志控制一切下意识的自主神经支配的生理功能，"教育"自己的内脏，矫正自己的行为。支气管哮喘患者主要应用空气阻抗生物反馈法与呼吸音反馈法。前者是用振动法连续测定呼吸阻抗，并将阻抗值作为信息反馈回授给患者；后者通过减低呼吸声的方法，降低呼吸频率，减轻支气管收缩。两种方法都可改善肺功能，减轻气喘症状。
- 改变环境法：环境改变能摆脱不良条件反射以及恶性循环，建立新的条件反射，另外也可以脱离变应原，以及降低对变应原的敏感性。
- 解除心因疗法：欲求不满是某些哮喘的原因，这种情况称为心因性哮喘。对此需要谈话法及补充投射法测验、绘画测验与罗夏测验了解患病症结以便清除心因，对一时不能满足的愿望要让患者使用成熟心理防卫机制，如升华、利他、幽默等。
- 系统脱敏法：先从少量变应原做起，逐渐过渡到大量变应原。
- 精神分析法：应用心理分析，使患者充分认识到症状发生的心理矛盾的因果关系，揭示支气管哮喘是过分依恋母亲的器官语言，从而达到止喘的目的。
- 保健功疗法：发作期用放松结合保健功。
- 超觉静思法：即闭目而思，要求端正姿势、调整呼吸、闭目安神、内视自己、控制感觉，进入万念皆空境界。本法分三个阶段，即静坐、调息、真言，共需 3min，是比瑜伽功更简化、更科学的方法，第三阶段的真言阶段要默念关键词，哮喘患者要默念"定能好转，已经不喘"等字样，进行自我暗示，每日至少做 2 次。
- 音乐疗法：包括歌唱疗法、吹弹疗法、音乐处方法等。

【典型病例】

赵某，男性，30 岁，自由职业者，主因间断发作性胸闷、咳嗽 15 年，伴呼吸困难，于 2009 年 4 月 8 日就诊于山西中医学院附属医院呼吸内科。患者自幼就因受寒或剧烈运动多次引起气喘、胸闷、咳嗽、气急，可自行好转或服用"舒喘灵"而缓解，有明显过敏史与家族史。听诊双肺有散在哮喘音，心率 80 次/分，心脏各瓣膜未闻及病理杂音。白细胞计数为 $11×10^9$/L，中性粒细胞比例为 0.8，嗜酸性粒细胞比例为 0.07，胸部 X 线检查可见两肺透亮度增高，艾森克人格问卷（EPQ）提示患者为抑郁质，内向而情绪不稳定，被动与行为退缩；卡特尔 16 种人格因素测验（16PF）证实患者性格为敏感 - 依赖型，门诊初步诊断为支气管哮喘非急性发作期。嘱患者继续服用短效 $β_2$ 受体激动药沙丁胺醇（舒喘灵）与缓释茶碱，同时有步骤地实施了心理疗法。心理治疗分为四个阶段：第一阶段通过简易精神疗法，确立了良好的医患关系；第二阶段通过自主放松训练与音乐疗法，解除了患者的压力，减轻了症状；第三阶段强化了哮喘患者的教育与管理，通过认知疗法，使患者了解了心身关系，学会了自我管理，包括记录哮喘日记；第四阶段通过行为矫正法、积极心理疗法促进了患者人格的完善。

经 1 年的医患努力，患者现已控制病情。

六、原发性支气管肺癌

原发性支气管肺癌是指起源于支气管黏膜或腺体的肺内最常见的恶性肿瘤，早期以刺激性咳嗽与血痰多见，简称肺癌。相当于中医学的"肺积""息贲"等症。

【诊断】

　　　　十五字归三字经，两持续与两固定。
　　　两不明与两 X 线，两新征应知内容。

简注 十五字即两持续、两固定、两不明、两 X 线、两新征。①两持续：刺激性咳嗽持续 2~3 周，治疗无效；短期内持续痰中带血，而无其他原因可解释者。②两固定：反复发作的同一部位的肺炎，特别是段性肺炎；局限性喘鸣音。③两不明：原因不明的肺脓肿，无中毒症，无大量脓痰，无异物吸入史；原因不明的四肢关节疼痛及杵状指（趾）。④两 X 线：中心型肺癌直接征象多为单侧肺门不规则肿块，间接征象为段叶肺不张或阻塞性肺炎并存，形成所谓 S 形的典型肺癌的 X 线征象；周围型肺癌发生在段支气管以下的孤立圆形病灶，边缘呈分叶状，有切迹或毛刺。⑤两新征：原有肺结核病灶已稳定，而又有形态或性质改变者；血性胸腔积液进行性增加者。

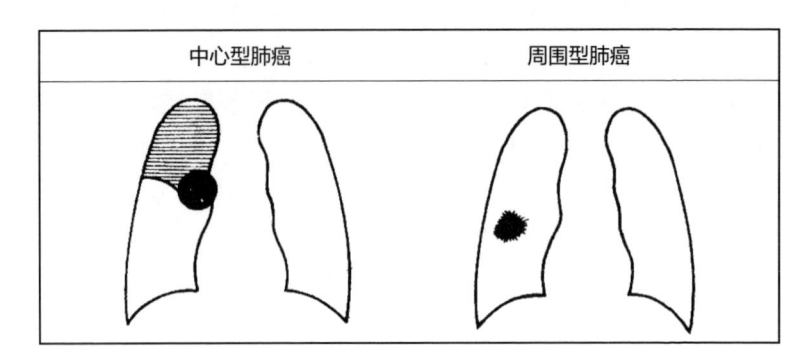

【西医治疗】
1. 常用疗法

　　肺癌防治三大宝，手术化疗与放疗。
　　非小细胞早手术，化疗为主小细胞。
　　生物缓解调节剂，局部介入激光照。

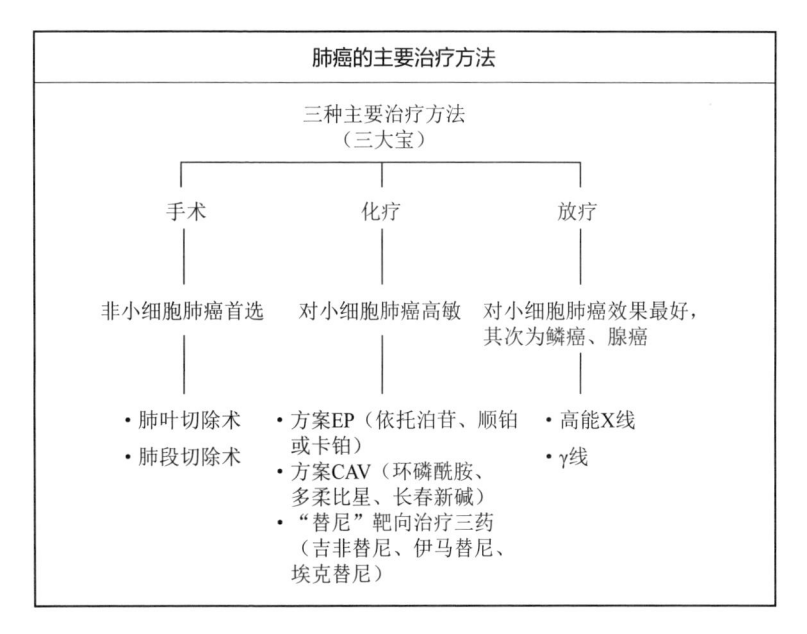

肺癌的主要治疗方法

三种主要治疗方法（三大宝）

手术	化疗	放疗
非小细胞肺癌首选	对小细胞肺癌高敏	对小细胞肺癌效果最好，其次为鳞癌、腺癌
・肺叶切除术 ・肺段切除术	・方案EP（依托泊苷、顺铂或卡铂） ・方案CAV（环磷酰胺、多柔比星、长春新碱） ・"替尼"靶向治疗三药（吉非替尼、伊马替尼、埃克替尼）	・高能X线 ・γ线

简注 ①肺癌按组织学分为小细胞肺癌与非小细胞肺癌，非小细胞肺癌局限性病变以手术治疗为主，联合化疗可增加生存率，如果为播散性病变可用靶向治疗，如吉非替尼、伊马替尼与埃克替尼（见2018年版《国家基本药物目录》抗肿瘤靶向药）。"替尼"三药均为选择性表皮生长因子受体（EGFR）酪氨酸激酶抑制药，适用于治疗晚期或转移性非小细胞肺癌（NSCLC）；小细胞肺癌对化疗非常敏感，如依托泊苷+顺铂或卡铂（EP）方案，环磷酰胺+多柔比星+长春新碱（CAV）方案等。②生物缓解调节药的应用属于免疫治疗，如干扰素、

白介素 -2、转移因子、肿瘤坏死因子与左旋咪唑等。③其他疗法如经支气管镜介导，将抗癌药直接注入肿瘤或激光切除，以及单克隆抗体靶向治疗等。

2. 偶联疗法

处方 ① EP 方案；② VP-CP 方案；③ NP 方案；④ TP 方案；⑤ GP 方案；⑥吉非替尼、维生素 B_6 或葡醛内酯（肝泰乐）。

解析 ① EP 方案主要指依托泊苷与顺铂，尤宜于小细胞肺癌。② VP-CP 方案指依托泊苷（足叶乙苷）与卡铂，宜于小细胞肺癌，亦宜于非小细胞肺癌。③ NP 方案指长春瑞滨（去甲长春花碱）与顺铂，宜于小细胞肺癌与非小细胞肺癌。④ TP 方案指紫杉醇与顺铂，宜于非小细胞肺癌，据 2010 年报道，用于 70—90 岁的患者优于单药吉西他滨或单药长春瑞滨。⑤ GP 方案指吉西他滨与顺铂，亦宜于非小细胞肺癌。⑥吉非替尼、维生素 B_6 或吉非替尼、葡醛内酯（肝泰乐）。如果服用吉非替尼出现了恶心、呕吐等不良反应，可辅以维生素 B_6；如果出现肝功能异常，可辅以葡醛内酯（肝泰乐）。

【中医治疗】

1. 辨证论治

　　气滞血瘀胸胁痛，血府逐瘀或桃红。
　　痰湿毒蕴导痰汤，阴虚毒热两方并。
　　沙参麦冬消毒饮，气阴两虚生脉用。
　　沈氏参芪地黄汤，疗程定夺视病情。

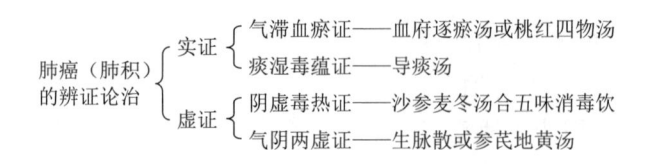

肺癌（肺积）的辨证论治
- 实证
  - 气滞血瘀证——血府逐瘀汤或桃红四物汤
  - 痰湿毒蕴证——导痰汤
- 虚证
  - 阴虚毒热证——沙参麦冬汤合五味消毒饮
  - 气阴两虚证——生脉散或参芪地黄汤

2. 中成药剂

复方斑蝥胶囊用,艾迪注射三生针。

简注 上述成药指:①复方斑蝥胶囊;②艾迪注射液;③三生注射液。

3. 对药疗法

组方 ①半枝莲、半边莲;②黄芪、知母;③黄药子、当归。

方义 ①半枝莲清热解毒、化瘀消肿,半边莲清热解毒、利水消肿,合用于肺癌证属血瘀、痰湿者。②黄芪益肺补脾,知母养肺润肾,二药配伍源于张锡纯《衷中参西录》中的升降汤,用于肺癌等恶性肿瘤证属气阴两虚者。③黄药子散结消瘿,当归补血养血,二药配伍,散补兼施,可用于肺癌。

4. 针灸疗法

(1) 常选穴位

实证泻法虚证补,主穴配穴皆选五。

主穴膏肓与关元,肺膈肾俞共三俞。

配穴中脘足三里,太溪内关和天突。

简注 ①主穴、配穴共10个;②主穴5个,即膏肓、关元、肺俞、膈俞、肾俞,除关元为任脉穴外,其余均属足太阳膀胱经。

(2) 精选对穴与方义

①膏肓、关元:膏肓属足太阳膀胱经,用于治疗肺之虚损证;关元属任脉,用于治疗元气虚损证。二穴皆为治疗肺癌的主穴。②肺俞、肾俞:肺俞与肾俞皆属足太阳膀胱经,前者用于治疗肺虚病证,后者用于治疗肾虚病证,二穴配伍,可用于治疗肺癌。

【中西医结合治疗】

处方 ①依托泊苷、艾迪注射液;②卡铂、三生注射液;③顺铂、鸦胆子油乳注射液。

简注 ①依托泊苷(足叶乙苷)干扰肿瘤细胞 DNA 的结构

与功能，主要用于治疗肺癌；艾迪注射液的成分是斑蝥、人参、黄芪与刺五加，功能消瘀散结、益气解毒，亦可用于治疗肺癌。②卡铂为第二代破坏 DNA 的铂类络合物，主要用于治疗小细胞肺癌；三生注射液的成分是生附片、生南星、生川乌，主要用于治疗肺癌。③顺铂为第一代破坏 DNA 的铂类抗癌药；鸦胆子油乳注射液清热解毒、消癥散结，可用于热毒瘀阻所致的肺癌。

【心悟】

三战吕布三足鼎，三阳开泰三法综。

病理分型两大类，治疗原则各不同。

简注 西医三种主要治疗肺癌的方法可比拟为三战吕布、三足鼎立、三阳开泰、三大法宝。

七、肺炎

肺炎是指病原体或其他因素引起的肺实质、肺泡与肺间质的炎症，类似于中医学"肺热喘嗽症"。

【诊断】

肺炎球菌性肺炎

上感疖痈史常先，稽留热型铁锈痰。

实变体征重发绀，"白总"增高左移变。

病理四期读胸片，痰菌培养最关键。

病毒性肺炎

冬春好发症征轻，白球正常淋巴增。

片状阴影纹理重，分离病毒可确诊。

简注

肺炎球菌性肺炎　①实变体征指语颤增强，叩诊呈浊音，听诊有管状呼吸音与湿啰音。②左移变指血象检查嗜中性粒细胞的核象变化是核左移，且胞质内有中毒颗粒。③本病又称大叶性肺炎，胸部 X 线检查（正侧位片）可明确患者病理分期是充血期、红色肝变期、灰色肝变期,还是消散期。④痰菌培养是确诊本病的主要依据。

病毒性肺炎 ①本病临床症状通常较轻,体征也不明显。②病毒分离是确诊依据,引起本病的致病原主要有7种病毒,即呼吸道合胞病毒、腺病毒、流感病毒、副流感病毒、麻疹病毒、水痘病毒、巨细胞病毒,可简编为"流感副腺巨,合胞麻痘七"。其中,呼吸道合胞病毒肺炎病情较重,腺病毒肺炎神经症状明显。

【西医治疗】

1.常用疗法

肺炎球菌肺炎

　　　　首选青红与头孢,休息支持对症疗。
　　　　积极治疗并发症,感染休克争分秒。
　　　　扩容纠酸参药敏,激素速尿毒K毛。

病毒性肺炎

　　　　针对病毒来抑制,利巴韦林主前四。
　　　　阿昔阿腺水痘疱,更昔巨细胞应知。
　　　　兼能退热金刚胺,甲乙流感用奥司。

简注

肺炎球菌肺炎 ①若出现中毒性肺炎而导致感染性休克,应分秒必争,全力抢救,具体措施是"扩容舒缩先,纠酸控感染,尽早用激素,心肾防不全";②扩容即补充血容量;舒缩指血管活性药如多巴胺舒张血管、间羟胺收缩血管;为有效控制感染要参考药敏试验;激素短期应用;急性肾衰竭静脉注射呋塞米(速尿),心力衰竭时用毒毛花苷K或毛花苷C(西地兰)静脉注射。

病毒性肺炎 ①利巴韦林(病毒唑)主要用于最常见的4种病毒,即呼吸道合胞病毒、腺病毒、流感病毒、副流感病毒感染;②阿昔洛韦(无环鸟苷)与阿糖腺苷均用于水痘病毒、疱疹病毒感染;③更昔洛韦用于巨细胞病毒感染;④金刚烷胺有

退热作用；⑤奥司他韦对甲型、乙型流感病毒均有良好抑制作用。

2.偶联疗法

肺炎球菌肺炎　①头孢唑林（先锋Ⅴ）、溴己新（必嗽平）：头孢唑林为半合成供注射的第一代头孢菌素，其对革兰阳性菌抗菌作用较第二、三代强，但对革兰阴性菌作用差，而肺炎球菌属革兰阳性菌；溴己新属黏痰溶解药，化学名为溴苄环己胺。②克林霉素、布桂嗪：克林霉素即氯洁霉素，对大多数革兰阳性菌和某些厌氧菌、革兰阴性菌有抗菌作用，其对革兰阳性菌的抗菌作用类似红霉素（但不可与红霉素合用）；布桂嗪（强痛定）为速效镇痛药。③注射用亚胺培南-西拉司丁钠：商品名为泰能。亚胺培南即亚胺硫霉素，对革兰阳性菌、革兰阴性菌（无论需氧和厌氧）均有抗菌作用，其单独应用时，受肾肽酶的影响而分解，而西拉司丁钠是肾肽酶的抑制药，可保护亚胺培南不被破坏且减轻其肾毒性，故配伍组成了泰能。④阿莫西林、左氧氟沙星（左克）：对革兰阳性菌和革兰阴性菌都有杀菌作用，联用治疗肺炎球菌性肺炎有良效。

病毒性肺炎　①利巴韦林（病毒唑）、金刚烷胺：利巴韦林具有广谱抗病毒活性，主要用于最常见的4种病毒，即呼吸道合胞病毒、腺病毒、流感病毒、副流感病毒感染，连用5天。金刚烷胺抑制甲型流感病毒且有退热作用，连用5天。②奥司他韦、甲泼尼龙：奥司他韦是神经氨酸酶抑制药，对甲型、乙型流感病毒均有良好抑制作用，连用5天。重症患者可短期使用糖皮质激素，如甲泼尼龙。

【中医治疗】

1.辨证论治

邪犯肺卫疏宣清，三拗汤合桑菊饮。

痰热麻石加苇茎，热闭心神用清营。

生脉四逆阴阳脱，恋邪竹叶石膏行。

```
              ┌ 邪犯肺卫证——三拗汤或桑菊饮
  肺炎（肺热病）│ 痰热壅肺证——麻杏石甘汤合千金苇茎汤
  的辨证论治   │ 热闭心神证——清营汤
              │ 阴竭阳脱证——生脉散合四逆汤
              └ 正虚邪恋证——竹叶石膏汤
```

2. 中成药剂

连花清瘟双黄连，穿琥宁液鱼腥片。

简注 上述成药指：①连花清瘟胶囊；②双黄连注射液；③穿琥宁注射液；④复方鱼腥草片。

3. 对药疗法

组方 ①鱼腥草、金银花；②百蕊草片、鱼腥草注射液；③苦木片、穿琥宁注射液。

方义 ①鱼腥草与金银花组成鱼金注射液，用于支气管肺炎、病毒性肺炎。②百蕊草片属檀香科，其主要成分为黄酮苷、甘露醇等，有抑菌作用，可用于肺炎；鱼腥草有抗菌作用，亦可用于肺炎。③苦木片属苦木科，其主要成分为苦木素与苦木碱，有抑菌作用，亦可用于肺炎；穿琥宁含脱水穿心莲内酯钾盐，对肺炎有一定的治疗作用。

4. 针灸疗法

（1）常选穴位

主穴鱼际大椎五，曲池肺俞并膈俞。

配穴尺泽与内庭，列缺合谷三里足。

高热放血浅点刺，大椎十宣莫踌躇。

简注 主穴、配穴各5个。

（2）精选对穴与方义

①俞府、云门：俞府属足少阴肾经，有降气止痛之功，云门属手太阴肺经，有肃肺止咳之效。二穴配伍，金水相生。②大椎、内关：大椎为督脉经穴，诸阳之会，肃肺调气；内关

为手厥阴心包经络穴,又为八脉交会穴,宽胸理气。二穴配伍,宣肺平喘之效甚好。③肺俞、天突:肺俞属足太阳膀胱经,具调肺止咳的功效;天突属任脉,有降气化痰的作用。肺俞调肺气,天突宣肺气,二穴配伍,出自明代高武《针灸聚英》,一前一后,直达病所。

【中西医结合治疗】

<u>处方</u> ①罗红霉素、鱼腥草注射液;②阿昔洛韦(无环鸟苷)、穿心莲内酯注射液。

<u>简注</u> ①罗红霉素是第二代半合成大环内酯类抗生素,广泛用作治疗呼吸道感染的药物;鱼腥草具有抗菌、抗病毒作用,还能提高机体免疫力。②阿昔洛韦(无环鸟苷)具有广谱、强效、速效的抗病毒特点;穿心莲除具有抗菌作用外,还能提高白细胞的吞噬功能。

【心悟】

　　肺炎分类有三种,部位病程重病因。
　　感染居多尤菌毒,半数以上肺球菌。

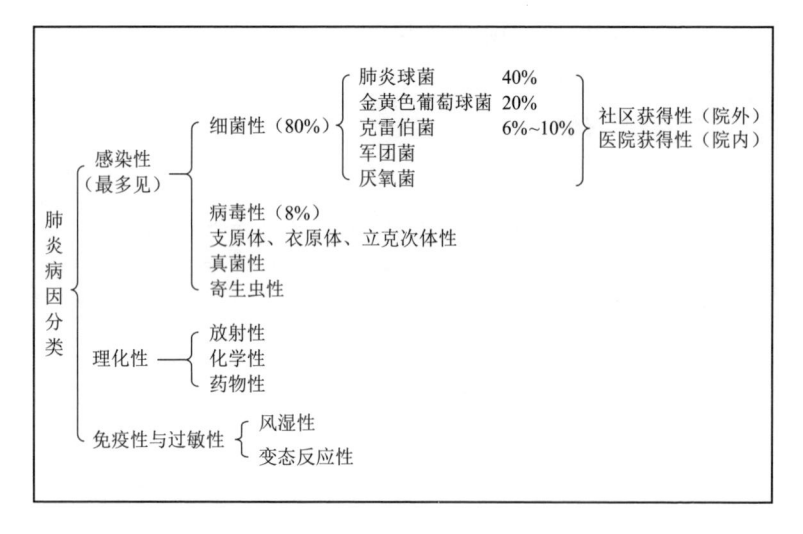

肺炎病因分类:
- 感染性(最多见)
  - 细菌性(80%)
    - 肺炎球菌 40% ┐
    - 金黄色葡萄球菌 20% │ 社区获得性(院外)
    - 克雷伯菌 6%~10% ├ 医院获得性(院内)
    - 军团菌 │
    - 厌氧菌 ┘
  - 病毒性(8%)
  - 支原体、衣原体、立克次体性
  - 真菌性
  - 寄生虫性
- 理化性
  - 放射性
  - 化学性
  - 药物性
- 免疫性与过敏性
  - 风湿性
  - 变态反应性

简注 ①肺炎按部位分为大叶性肺炎（肺泡性）、小叶性肺炎（支气管性）与间质性肺炎；按病程分为急性肺炎与慢性肺炎；按病因分为感染性、理化性、免疫性与过敏性，病因分类是最主要的分类法。②感染性肺炎又分为细菌性（占80%）、病毒性和其他病原性，其中肺炎球菌性肺炎占细菌性肺炎的半数以上。

八、肺结核

肺结核是由结核分枝杆菌引起的一种慢性肺部传染病，其基本病理特征为渗出、增殖、干酪样坏死，临床上有结核全身毒血症及呼吸道症状。相当于中医学的"肺痨""骨蒸"。

肺结核在21世纪仍然是严重危害人类健康的主要传染病，是全球关注的公共卫生和社会问题，于是世界卫生组织（WHO）把每年的3月24日定为"世界防治结核病日"，我国也把肺结核作为重点控制的主要疾病之一。

【诊断】

> 病史二症与四征，低热咯血湿啰音。
> 结合X线可初诊，痰菌阳性能确诊。
> 四型三期二性明，记录方法四部分。

简注 ①病史包括肺外结核病史、与肺结核患者密切接触史，以及慢性疾病史如糖尿病、肾衰竭等。②二症指全身症与呼吸系统症；四征指视触叩听征象，如叩诊浊音、语颤增强、支气管肺泡呼吸音等。③典型X线改变有利于分型诊断，还要结合血象、血沉、结核菌素试验等检查才可初步诊断。④确诊要进行痰结核菌培养。⑤四型指原发型、血行播散型、继发性肺结核（浸润型、干酪样肺炎、结核球、纤维空洞性肺结核）及结核性胸膜炎；三期指进展期、好转期、稳定期；二性指活动性与非活动性。记录程序四部分指类型、病变范围及空洞部位、痰菌情况、活动性与转归等。

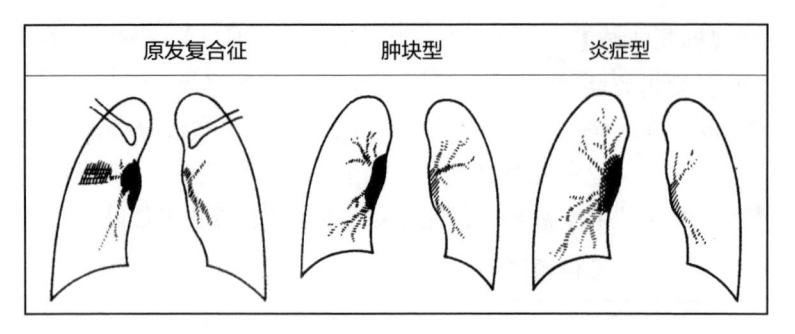

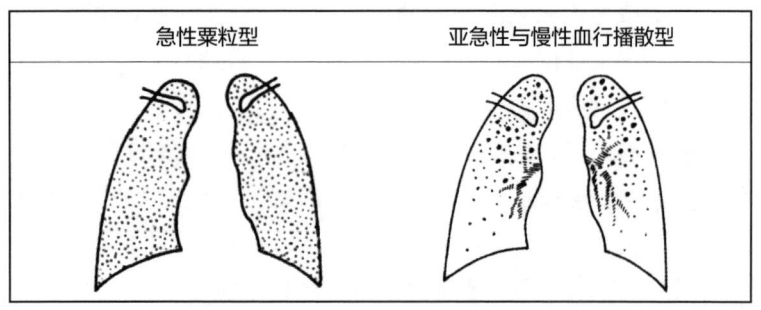

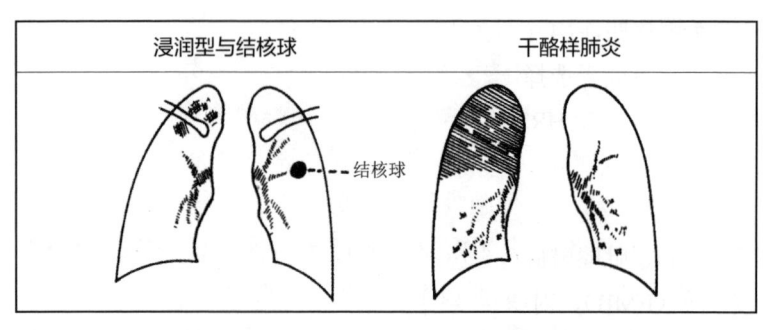

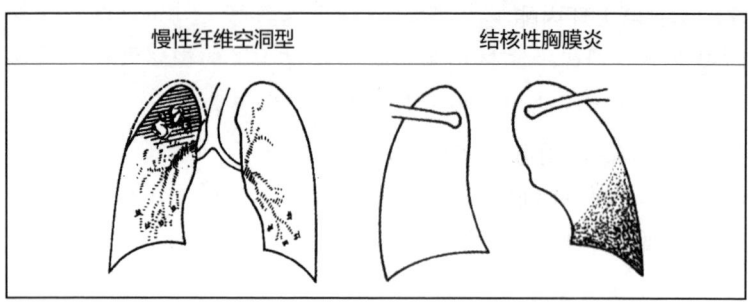

原发复合征	肿块型	炎症型

急性粟粒型	亚急性与慢性血行播散型

浸润型与结核球	干酪样肺炎

结核球

慢性纤维空洞型	结核性胸膜炎

【西医治疗】

1. 常用疗法

化疗

>抗痨方案合理用,休息营养也看重。
>十字原则记分明,初治复治略不同。
>提倡顿服与短程,对症激素手术行。

对症(咯血)

>少量咯声对症疗,止咳止血镇静药。
>中大卧床可输血,垂体后叶应用好。
>窒息足高俯卧位,关键通畅呼吸道。

简注

化疗 ①要合理应用抗结核化疗方案,采用推荐方案:初诊患者均可用异烟肼(H)、利福平(R)与吡嗪酰胺(Z)组合为基础的短程化疗方案,化疗方案为2RHZ/4RH,疗程6个月,前2个月为强化期,后4个月为巩固期。复治病例应选择联用敏感用药,药敏试验有助于选择用药,还应选择过去未用过或很少用的抗结核药,如2S(E)HRZ/4HR方案,其中S为链霉素、E为乙胺丁醇。②用药原则是早期、联合、适量、规律(则)、全程十个字。③初治常用一线抗结核药,如异烟肼(INH)、利福平(RFP)、链霉素(SM)、吡嗪酰胺(PZA)等杀菌药;复治常用二线药,如乙胺丁醇(EMB)、对氨水杨酸(PAS)、卡那霉素(KM),以及氟喹酮类、新大环内酯类等,多为抑菌药。④无论初治与复治,均应提倡6~9个月的短期疗法,此外临床上还盛行顿服法,即把一天量的抗结核药一次性清晨服下,效良好。⑤对症主要针对咯血,必要时应用激素。如果有手术适应证,可行患肺切除。

对症 根据咯血量给予不同的处理。

2. 偶联疗法

<u>处方</u> ①异烟肼、维生素B_6;②异烟肼、利福平;③异烟

肼与对氨水杨酸复合制剂；④利福喷丁、卡巴克洛（安络血）或酚磺乙胺（止血敏）。

解析 ①异烟肼（INH）对各种类型的结核病均为首选药，对早期、轻症肺结核可单独使用，对粟粒型肺结核与结核性胸膜炎应加大剂量，延长疗程。使用异烟肼时，应及时补充维生素 B_6，因为异烟肼可使维生素 B_6 排泄增加而导致体内缺乏，造成 γ-氨基丁酸减少而致中枢过度兴奋、周围神经炎，出现肌肉震颤、步态不稳、手足麻木等不良反应，但二药合用不应作为一种常规而普遍应用。②异烟肼与利福平均为高效的一线抗结核药。异烟肼与利福平合用，可谓强强联合，具有协同作用，是肺结核患者初治与复治的最佳化疗方案，尤宜于巩固期的治疗。③异烟肼与对氨水杨酸复合制剂主要用于耐药肺结核和轻症儿童结核病，服用方便，不良反应少。④利福喷丁抗菌强度为利福平的 7 倍，其半衰期长，每周只需给药 2 次；卡巴克洛（安络血）或酚磺乙胺（止血敏）用于少量咯血，大咯血时则需用垂体后叶素。利福喷丁与卡巴克洛或酚磺乙胺（止血敏）合用，前者对因，后者对症。

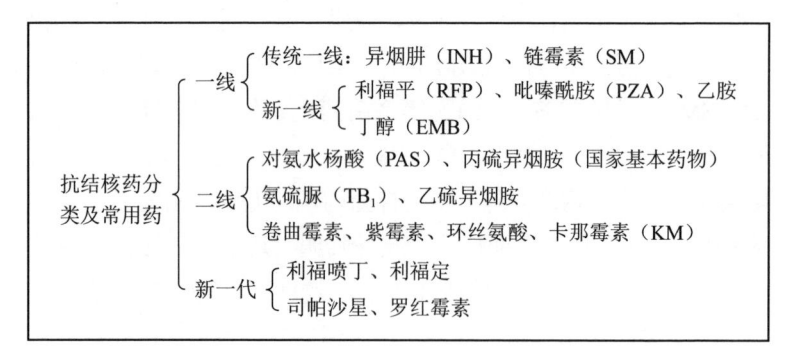

抗结核药分类及常用药
- 一线
  - 传统一线：异烟肼（INH）、链霉素（SM）
  - 新一线：利福平（RFP）、吡嗪酰胺（PZA）、乙胺丁醇（EMB）
- 二线
  - 对氨水杨酸（PAS）、丙硫异烟胺（国家基本药物）
  - 氨硫脲（TB_1）、乙硫异烟胺
  - 卷曲霉素、紫霉素、环丝氨酸、卡那霉素（KM）
- 新一代
  - 利福喷丁、利福定
  - 司帕沙星、罗红霉素

【中医治疗】

1. 辨证论治

肺阴亏损月华丸，阴虚火旺二加减。

百合固金芄鳖甲，气阴耗伤保真善。

阴阳两虚滋补法，补天大造加蛤蚧。

```
                  ┌ 肺阴亏损证——月华丸
肺结核（肺痨）    │ 阴虚火旺证——百合固金汤合秦艽鳖甲散
的辨证论治        │ 气阴耗伤证——保真汤
                  └ 阴阳两虚证——补天大造丸
```

2. 中成药剂

二母宁嗽百部丸，强力枇杷救肺丹。

简注 上述成药指：①二母宁嗽丸；②百部丸；③强力枇杷露；④清燥救肺丹。

3. 对药疗法

组方 ①银柴胡、地骨皮；②鳖甲、龟甲；③青蒿、鳖甲；④知母、黄柏；⑤知母、贝母；⑥天冬、麦冬。

方义 ①银柴胡、地骨皮配伍源于《证治准绳》的清骨散，主治骨蒸劳热、形瘦盗汗者，其中银柴胡是君药，地骨皮是臣药。②鳖甲、龟甲配伍，阴阳相合，任督二脉并举，可用于肺痨咳嗽等症。③青蒿、鳖甲配伍源于《温病条辨》的青蒿鳖甲汤，二药共为君药，主治结核等阴虚内热、低热不退者。④知母、黄柏配伍源于《医方考》中的知柏地黄丸，主治骨蒸潮热、颧红盗汗等。⑤知母、贝母配伍源于《太平惠民和剂局方》中的二母散，主治阴虚发热、咳嗽咳痰。⑥天冬、麦冬配伍源于《张氏医通》中的二冬膏，主治肺胃燥热、咳嗽少痰。

4. 针灸疗法

（1）常选穴位

四穴三经治肺痨，尺泽肺俞润肺燥。

膏肓要穴补肺气，三里培补强健保。

简注 主穴 4 个即尺泽、肺俞、膏肓与足三里。其中尺泽属手太阴肺经；肺俞、膏肓为足太阳膀胱经，而足三里是足阳明胃经要穴。

（2）精选对穴与方义：①肺俞、尺泽；②肺俞、膏肓；③膏肓、足三里。

治疗骨蒸劳热、咯血盗汗的主穴 4 个，即尺泽、肺俞、膏肓与足三里。精选的三种组合遵循了针灸选穴、配穴原则：①肺俞、尺泽属前后选穴配穴法；②肺俞、膏肓属本经选穴配穴法；③膏肓、足三里属上下选穴配穴法。

【中西医结合治疗】

处方 ①异烟肼、云南白药胶囊；②异烟肼、仙鹤草注射液；③异烟肼、百合固金丸（口服液、浓缩丸）。

简注 ①云南白药胶囊的主要成分为三七，本品主要含皂苷、黄酮苷、氨基酸等，其止血活性成分为三七氨酸。②仙鹤草止血成分有仙鹤草素、鞣质、没食子酸、维生素 K 等。③百合固金丸用于肺肾阴虚、痰中带血等证。

【心悟】

结核古老传染病，至今全球仍流行。

抗痨化疗最重要，制剂方案记分明。

简注 结核病是最古老，也是广泛流行的传染病，故 WHO 将每年 3 月 24 日定为"世界防治结核病日"。要采用推荐方案：初诊患者代表化疗方案为 2RHZ/4RH，疗程 6 个月，前 2 个月为强化期，后 4 个月为巩固期；复治病例代表化疗方案为 2S（E）HRZ/4HR。

常用抗结核药						
一线		二线	杀菌		抑菌
传统	新型		全杀	半杀	
INH	INH	EMB、KM	INH	SM	PAS
SM	RFP	1321Th	RFP	KM	EMB
	利福喷丁	CP、PAS	利福喷丁	PZA	TB$_1$
TB$_1$	PZA	氟喹酮类			
		新大环内酯类			

INH. 异烟肼；SM. 链霉素；RFP. 利福平；
PZA. 吡嗪酰胺；
EMB. 乙胺丁醇；PAS. 对氨水杨酸；TB$_1$. 氨硫脲；1321Th. 丙硫异烟胺；
CP. 卷曲霉素；KM. 卡那霉素

循环系统常见病

九、冠状动脉粥样硬化性心脏病

冠状动脉粥样硬化性心脏病简称冠心病。所谓冠心病是指冠状动脉硬化、管腔狭窄与冠状动脉痉挛，导致心肌缺血缺氧甚至坏死的心脏病，又称缺血性心脏病。冠心病分为5型，即隐匿型、心绞痛型、心肌梗死型、缺血性心肌病（心力衰竭或心律失常型）、猝死型，其中最常见的是心绞痛型，其次是心肌梗死型。

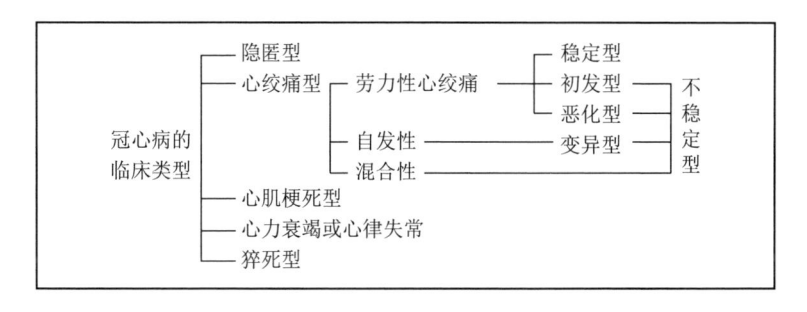

冠心病的临床类型：
- 隐匿型
- 心绞痛型
  - 劳力性心绞痛
    - 稳定型
    - 初发型
    - 恶化型
  - 自发性 —— 变异型
  - 混合性
  （初发型、恶化型、变异型 属不稳定型）
- 心肌梗死型
- 心力衰竭或心律失常
- 猝死型

所谓心绞痛是指冠状动脉供血不足导致心肌暂时缺氧的临床综合征，主要表现为发作性胸痛或胸部不适，相当于中医学的"胸痹""卒心痛""厥心痛"。心肌梗死则是指冠状动脉供血急剧减少或中断，从而使相应心肌严重持久缺血导致心肌坏死，临床表现为持久胸痛、血清酶增高及ECG进行性改变，相当于中医学的"真心痛"。

【诊断】

心绞痛

　　　　五高一多易患因，临床表现六典型。
　　　　分型参考心电图，核素超声冠造影。
　　　　尚可应用血管镜，性格往往是A型。

心肌梗死诊断依据

　　　　三条有二可诊断，典型表现酶心电。
　　　　内膜下梗小透壁，肌钙蛋白酶谱学。

定性定位诊断

　　　　坏死损伤与出血，定性定位靠心电。
　　　　ST抬高T倒置，R波变小Q深宽。

分期诊断

　　　　超急期为高大T，单向曲线急性期。
　　　　冠状T为亚急性，病理Q波陈旧期。

简注

心绞痛　①病史结合易患因素：既往病史与易患危险因素可概括为五高一多，即高血压、高血脂、高血糖、高龄、高体重（肥胖）、吸烟多。②具有6种典型发作特点。

- 部位典型：疼痛典型部位在胸骨上中段后方。
- 放射部位典型：疼痛向左肩、左臂、小指与环指放射，且常伴冷汗。
- 性质典型：压榨感、憋闷感、窒息感。

- 时间典型：一般 3~5min，很少超过 15min。
- 诱因典型：首先是体力活动，其次是情绪激动。
- 缓解方式典型：休息或舌下含服硝酸甘油片后疼痛可迅速缓解。

③心电图特征：发作时 ECG 检查有 ST-T 改变，即 ST 段降低达标，T 波平坦、双向或倒置，变异型心绞痛则 ST 段抬高，因此根据 ECG 可确定心绞痛的临床类型；隐性心绞痛需做运动负荷试验，常用踏车试验与活动平板试验；必要时进行 24h 动态心电图监测（Holter），以明确诊断。④放射性核素检查：如 ^{201}Tl 可显示灌注缺损区。⑤二维超声心动图可探测到缺血区心室壁的运动异常；冠状动脉内超声显像可显示血管壁的粥样硬化病变。⑥冠状动脉造影可发现冠状动脉各大支如左冠状动脉、右冠状动脉、前降支、回旋支有不同程度的病变。⑦血管镜检查也用于冠状动脉病变的诊断。⑧患者的行为类型 A 型居多，即常为 A 型性格，其特征为雄心勃勃、逞强好胜、事业心强、精力旺盛、固执己见、容易激动、富于竞争、急于求成。现已证实，A 型性格是现有冠心病易患因素以外的独立危险因素。

心肌梗死诊断依据 ①根据典型临床表现、特征性心电图演变及实验室检查中血清心肌酶学改变三个方面，诊断本病并不困难，一般认为三个方面只要两个方面符合，心肌梗死即可确诊。②典型临床表现可概括为一痛三心，即剧烈胸痛（可达数小时或数天）、心律失常（以室性心律失常最多）、心源性休克（约 20% 患者）、心力衰竭（主要是急性左侧心力衰竭）。③ECG 特征改变可概括为：ST 段抬高 T 波倒置，Q 波深宽 R 波小。④酶谱改变是指天冬氨酸转氨酶（AST）、肌酸激酶（CK）、乳酸脱氢酶（LDH）异常增高，AST > 40U、CK > 40U、LDH > 450U，其中 CK 同工酶 CK-MB 与 LDH 同工酶 LDH_1 特异性较高。⑤对于无病理 Q 波的心内膜下心

内科常见病 | 049

肌梗死和小的透壁性心肌梗死，血清心肌酶谱和肌钙蛋白的诊断价值更大。⑥右心室梗死甚少发生且不易从心电图得到诊断，V_4R导联ST段抬高可作为参考指标。

定性定位诊断 ①定性：心电图上坏死波表现为病理性Q波，即宽而深的Q波；损伤波表现为ST段抬高呈单向曲线，弓背向上；缺血波表现为T波低平、双向、倒置甚至呈冠状T波（大倒T波，两肢对称）。②定位：前间壁心肌梗死，异常的心电图出现在V_1、V_2；前壁为V_3、V_4；广泛前壁为$V_1 \sim V_5$；侧壁为V_5、V_6、Ⅰ、avL；下壁为Ⅱ、Ⅲ、avF；后壁为V_7、V_8、V_9。③异常心电波综合表现为S-T抬高T波倒置、Q波深宽R波小，甚至呈胚胎r波。

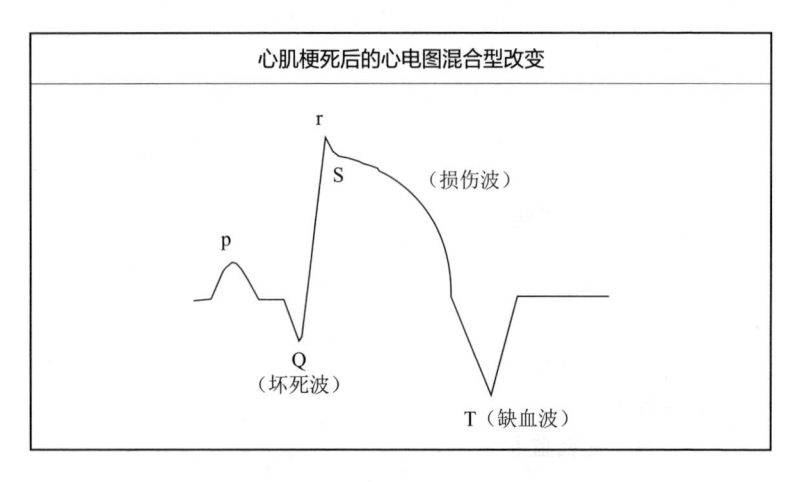

心肌梗死后的心电图混合型改变

分期诊断 心肌梗死心电图的图形演变对于分期诊断具有重要意义，其典型演变分为4期，即超急性期（早期）、急性期、亚急性期（近期）、慢性期（陈旧期、愈合期）。

①超急性期：心电图上产生高大的T波，持续数小时。②急性期：ST段呈弓背向上抬高，显著者可形成单向曲线，继而逐渐下降。③亚急性期：出现梗死后的数周至数月，此期以坏

死及缺血图形为主要特征，缺血型T波倒置甚至呈大倒T波，两肢对称，形成冠状T波，以后逐渐变浅。④陈旧期：常出现在心肌梗死后3～6个月或更久，残留下坏死的病理Q波，理论上异常Q波将持续终生，但数年可能缩小，小范围梗死图形可能变得不典型甚至消失。

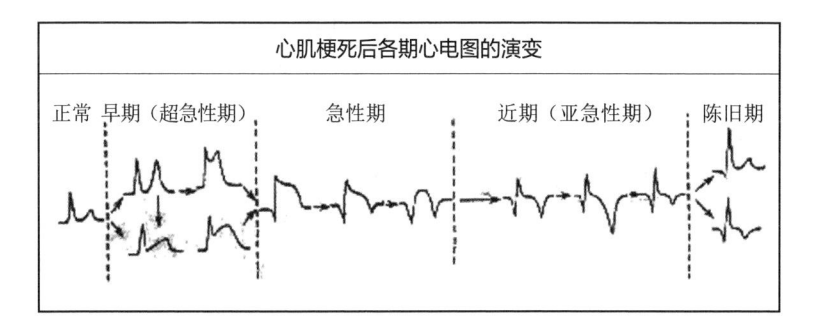

心肌梗死后各期心电图的演变

正常　早期（超急性期）　急性期　近期（亚急性期）　陈旧期

【西医治疗】

1.常用疗法

心绞痛

　　　　舌含"四硝"发作时，ABCD缓解期。
　　　　硝甘静滴不稳定，变异首选钙阻剂。
　　　　PTCA要经皮，支架置入冠脉内。
　　　　运动锻炼促侧支，外科搭桥旁路移。

心肌梗死

　　　　吸氧监护静卧床，吗啡镇痛首其当。
　　　　冠脉扩张再灌注，溶栓介入手术上。
　　　　药用ABC三硝，极化液疗"三危"防。
　　　　右室梗死扩血容，多巴酚丁起搏良。

简注 心绞痛①四硝指硝酸甘油、单硝酸异山梨酯、硝酸异山梨酯（消心痛）、硝苯地平（心痛定）。②A指阿司匹林，B指美托洛尔，C指钙通道阻滞药地尔硫䓬等，D是双嘧达莫。

③介入治疗包括经皮腔内冠状动脉成形术（PTCA）与支架置入术（微创）。冠状动脉的造影可以明确冠状动脉管腔狭窄的程度，如果大于70%，需要支架置入手术治疗，这时就需要行PTCA进行手术治疗。④外科手术指主动脉-冠状动脉旁路移植术（GABG），即搭桥术（开胸）。⑤运动疗法，主要指用处方形式为患者制订适宜的内容、强度、时间与频率，以及运动中的注意事项。

心肌梗死 ①患者应住入冠心病监护病房（CCU）；②再灌注治疗包括溶栓、介入与紧急手术，溶栓常用尿激酶与重组人组织型纤溶酶原激活物（rt-PA）；③极化液指葡萄糖、胰岛素、氯化钾；④"三危防"指消除心律失常、治疗心力衰竭、控制心源性休克。

2. 偶联疗法

心绞痛 ①硝酸甘油、地西泮（安定）：配伍用于心绞痛发作时的治疗。硝酸甘油是硝酸酯类的代表药，是防治心绞痛最常用的药物，其基本作用是松弛血管平滑肌，由于硝酸甘油扩张了冠状动脉与体循环血管，具有降低心肌耗氧量、增加缺血区血液灌注、增加心内膜供血，以及保护缺血的心肌细胞与减轻缺血损伤作用，应置于舌下含化。地西泮（安定）除能消除心绞痛患者的焦虑情绪外，还具有扩张冠状动脉的作用。②硝酸异山梨酯（消心痛）、地西泮（安定）：配伍亦用于心绞痛发作时的治疗。消心痛为商品名，其化学名为硝酸异山梨酯，可舌下含化或喷雾吸入。③硝苯地平（心痛定）、地西泮（安定）：配伍亦用于心绞痛发作时的治疗，硝苯地平（心痛定）给药途径亦为舌下含化。④非洛地平（波依定）、辛伐他汀：配伍用于心绞痛缓解期的治疗。非洛地平（波依定）为第三代长效、强效二氢吡啶类钙通道阻滞药，具有扩张冠状动脉作用，还能降低冠状血管阻力；辛伐他汀为新型调血脂药，是羟甲基戊二酰辅酶A（HMG-CoA）还原酶抑制药，主要降低总胆固醇（TC）和低密度脂蛋白（LDL），也能减少甘油三酯（TG）合成，对冠心病具有确切疗效。⑤非洛地平（波依定）、地拉革：配伍亦用于心绞痛缓解期的治疗，尤宜于变异型心绞痛。钙通道阻滞药常被首选用于治疗变异型心绞痛，而非洛地平（波依定）属第三代长效、强效二氢吡啶类钙通道阻滞药；地拉革具有明显、持久的扩张冠状动脉作用，尚能促进冠状动脉的侧支循环，并具有抑制血小板聚集作用。⑥长效硝酸甘油（戊四硝酯）、阿司匹林：配伍亦用于心绞痛缓解期的治疗。硝酸甘油是硝酸酯类代表药，是防治心绞痛最常用的药物，其基本作用是松弛血管平滑肌。由于硝酸甘油扩张了冠状动脉与体循环血管，具有降低心肌耗氧量、增加缺血区血液灌注、增加心内膜供血，以及保护缺血的心肌细胞与减轻缺血损伤作用。小剂量的阿司匹林（Aspirine）抑制体内环加氧酶（COX）的生物合成，能使COX活性中心丝氨酸乙酰化失活，这就不可逆地抑制血小板COX，减少血小板中血栓素 A_2（TXA_2）的生成，从而影响血小板的聚集及抗血栓形成，达到抗凝血作用，故可用来防治缺血性心脏病和脑缺血患者，用于防治不稳定型心绞痛，以及降低心肌梗死的病死率与再梗死率。⑦地尔硫革（硫氮革酮）、曲美他嗪（三甲氧苄嗪）：配伍用于防治不稳定型心绞痛，疗效较好。地尔硫革为非二氢吡啶类钙通道阻滞药，用于稳定型心绞痛与变异型心绞痛；曲美他嗪为作用较强的抗心绞痛药，其起效较硝酸甘油慢，但持续时间较长。⑧硝酸异山梨酯（消心痛）、艾司洛尔：配伍用于防治不稳定型心绞痛。因消心痛等硝酸酯类制剂疗效欠佳，合用艾司洛尔可控制不稳定型心绞痛的发作。⑨硝苯地平（心痛定）、美托洛尔（倍他乐克）：配伍用于抗心绞痛，有协同作用。美托洛尔可消除硝苯地平引起的反射性心动过速，而硝苯地平可抵消美托洛尔的收缩血管作用，临床证明，对心绞痛伴高血压者，二药合用最适宜。⑩桂利嗪、双嘧达莫（潘生丁）：配伍用于心绞痛缓解期的治疗。前者为哌嗪类钙通道阻滞药，后者显著扩张冠状动脉且促进冠状动脉侧支循环，并具有抑制血小板聚集的作用。

心肌梗死　①吗啡、重组人组织型纤溶酶原激活物（rt-PA）：配伍符合抢救心肌梗死的原则，即恢复心肌的血液灌注，防止梗死扩大，维持心功能及处理并发症。吗啡皮下注射可解除剧烈胸痛，静脉给予 rt-PA 溶栓可再灌注心肌。②哌替啶（杜冷丁）、尿激酶：配伍也符合抢救心肌梗死的原则，肌内注射哌替啶 50mg 相当于皮下注射吗啡 5mg，尿激酶的溶栓作用也类似于 rt-PA。③硝酸甘油、利多卡因：配伍可用来抢救心肌梗死。静脉滴注硝酸甘油可解除患者的剧烈胸痛，利多卡因可消除患者的室性期前收缩或室性心律失常等并发症。④右旋糖酐 -40、多巴酚丁胺：配伍可用来抢救右心室心肌梗死。右心室心肌梗死的抢救措施与左心室梗死略不同，宜扩充血容量以纠正右心室心力衰竭，故给予右旋糖酐 -40，如果低血压未能纠正，则用正性肌力药多巴酚丁胺。⑤贝那普利（洛丁新）、美托洛尔（倍他乐克）：配伍也符合抢救心肌梗死的原则，早期应用可防止梗死扩大。前者可降低心力衰竭发生率，后者可防止梗死范围扩大。⑥培哚普利（雅施达）、地尔硫䓬（硫氮䓬酮）：培哚普利与地尔硫䓬亦可早期用于抢救心肌梗死。如果有美托洛尔禁忌证，可用地尔硫䓬代之。⑦阿司匹林、极化液：配伍可用来抢救心肌梗死。前者属抗凝血疗法，后者为极化液疗法（疗程 7~14 天）。

【中医治疗】

1. 辨证论治

心绞痛

　　　　心血瘀阻"血府王"，痰浊瓜蒌涤痰汤。
　　　　阴寒枳桂归四逆，气虚血瘀"还补阳"。

生脉炙草气阴虚，心肾阴虚左归良。
心肾阳虚两方并，参附右归服之康。

心肌梗死

辨证亦可分七型，大抵五证同心痛。
阳虚水泛真武主，对应心痛虚心肾。
心阳欲脱回阳逆，固脱参附龙牡用。

简注

心绞痛　心痛指"卒心痛""厥心痛"。

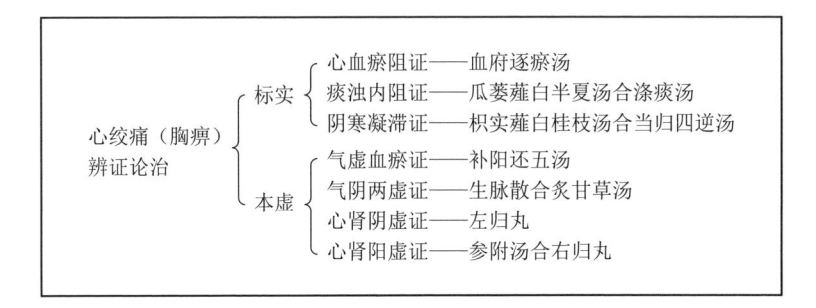

```
                    ┌ 标实 ┬ 心血瘀阻证——血府逐瘀汤
                    │      ├ 痰浊内阻证——瓜蒌薤白半夏汤合涤痰汤
心绞痛（胸痹）      │      └ 阴寒凝滞证——枳实薤白桂枝汤合当归四逆汤
辨证论治            │      ┌ 气虚血瘀证——补阳还五汤
                    │      │ 气阴两虚证——生脉散合炙甘草汤
                    └ 本虚 ┤ 心肾阴虚证——左归丸
                           └ 心肾阳虚证——参附汤合右归丸
```

心肌梗死　对比心肌梗死与心绞痛的中医辨证，标实三证与本虚前两证的处理基本雷同。心肌梗死的阳虚水泛证与心绞痛的心肾阳虚证也有相似之处，但心肌梗死本虚表现更突出，若出现心阳暴脱、阴阳离决之危证，应给予参附龙牡汤、参附注射液、参麦注射液、生脉注射液等急救。

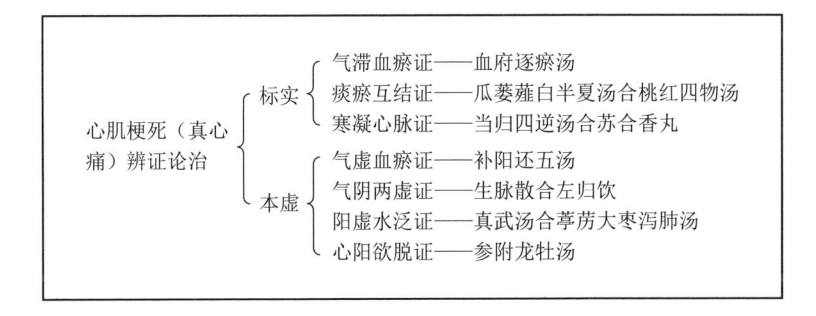

```
                    ┌ 标实 ┬ 气滞血瘀证——血府逐瘀汤
                    │      ├ 痰瘀互结证——瓜蒌薤白半夏汤合桃红四物汤
心肌梗死（真心      │      └ 寒凝心脉证——当归四逆汤合苏合香丸
痛）辨证论治        │      ┌ 气虚血瘀证——补阳还五汤
                    │      │ 气阴两虚证——生脉散合左归饮
                    └ 本虚 ┤ 阳虚水泛证——真武汤合葶苈大枣泻肺汤
                           └ 心阳欲脱证——参附龙牡汤
```

内科常见病

2. 中成药剂

心绞痛

　　　　气滞血瘀救心丸，冠心2号精制南。
　　　　苏合香丸宽胸痹，丹参滴丸舌下含。
　　　　气虚血瘀"通心络"，活血血塞通溶液。
　　　　麝香保心芳温通，七种制剂要记全。

心肌梗死

　　　　上述七剂皆可用，危症参附生麦等。

简注

心绞痛　常用7种制剂为速效救心丸、冠心2号颗粒、苏合香丸、丹参滴丸、通心络胶囊、血塞通溶液与麝香保心丸，其中冠心2号为精制颗粒，因首创于天津南开医院，故称"精制南"。

心肌梗死　治疗心绞痛的7种中成药都能用于心肌梗死，危重时可用参附注射液、生脉注射液等。

3. 对药疗法

心绞痛　①瓜蒌、薤白：配伍源于《金匮要略》的瓜蒌薤白白酒汤。瓜蒌主含三萜皂苷、氨基酸、有机酸，宽胸散结，利气降浊，扩张冠状动脉并有调血脂作用；薤白主含甲基大蒜氨酸、前列腺素，通阳散结，行气导滞，防治冠状动脉硬化。二药合用于胸痹，对证属痰浊内阻者有显效。②丹参、檀香：配伍源于《时方歌括》的丹参饮，主治胸痹诸证。丹参主含丹参酮、丹参酸，能扩张冠状动脉；檀香主含檀香萜醇、檀萜烯酮，可降低心肌耗氧量。二药合用，行气活血，气血双调，用于心绞痛证属气滞血瘀者。③丹参、三七：配伍用于心绞痛诸证。丹参活血，三七祛瘀，二药合用，活血化瘀，相互促进。④三棱、莪术：配伍源于《经验良方》的三棱丸，主治胸痹血瘀证。三棱为血中气药，莪术为气中血药，二药合用，气血双施，活血化瘀，明显扩张冠状动脉。⑤蒲黄、五灵脂：配伍源于《太平惠民和剂局方》的失笑散。二药皆可活血消瘀，亦用于心绞痛证属气滞血瘀者。⑥降香、五灵脂：配伍用于心绞痛诸证，尤宜于证属气滞血瘀者。盖降香行血破瘀，五灵脂活血散瘀，二药合用，相互促进。⑦石菖蒲、郁金：配伍用于心绞痛诸证，尤宜于证属气滞血瘀与痰浊内阻者。石菖蒲开窍豁痰，郁金行气祛瘀，二药合用，相得益彰。⑧桃仁、红花：配伍源于《医宗金鉴》的桃红四物汤，主治胸痹血瘀证。桃仁破血行瘀，红花活血祛瘀，二药合用，消瘀功效增强。⑨延胡索、冰片：冲服用于心绞痛诸证。延胡索活血化瘀、行气止痛，冰片开窍止痛，二药合用，止痛功效益彰。⑩葛根、山楂：配伍用于心绞痛诸证。葛根主含黄酮苷，山楂亦含黄酮类，二药皆能扩张冠状动脉，合用功效更彰。

心肌梗死 ①降香、丹参：组成香丹注射液，活血化瘀，行气止痛，用于心肌梗死证属气滞血瘀者。②川芎、冰片：组成速效救心丸，用于心肌梗死证属气滞血瘀者，需一次含服15粒。③红参、制附子：组成参附注射液，用于心肌梗死心阳欲脱证。④红参、麦冬：组成参冬注射液，用于心肌梗死心阳欲脱证。

综上所述，中医中药的治则不外活血化瘀、芳香温通与祛痰通络。

4. 针灸疗法

（1）常选穴位

心绞痛/心肌梗死

　　主穴心俞厥阴俞，位于T_5与T_4棘突。

　　配穴内关足三里，膻中通里间使五。

简注 主穴2个，配穴5个。

（2）精选对穴与方义

心绞痛 ①心俞、巨阙：配伍源于《针灸资生经》。心俞

属足太阳膀胱经，是治疗心疾之要穴；巨阙属任脉，又为心之募穴，清心安神。二穴合用，一阴一阳、一前一后、一俞一募，强心止痛功效良好，用来治疗心绞痛。②足三里、巨阙：配伍可用来治疗心绞痛。巨阙行气活血、养心止痛；足三里为足阳明胃经下合穴、土合穴，亦为四总穴，系强壮保健、培补后天之要穴。二穴合用，疏通血脉，宁心止痛。③中脘、大陵：配伍源于《凌先生针法赋》。中脘属任脉，又为胃之募穴、腑之会穴，理气机，调升降；大陵属手厥阴心包经原穴、俞土穴，调心气，止疼痛。二穴合用，强心止痛功效更好。

心肌梗死 ①心俞、厥阴俞：配伍是治疗心肌梗死的主穴。心俞属足太阳膀胱经，是心之背俞穴，乃治疗心疾之要穴；厥阴俞亦属足太阳膀胱经，是心包之背俞穴，主治心痛、心悸。二穴合用，强心止痛功效益彰。②巨阙、内关：配伍可治疗心肌梗死。巨阙属任脉，又为心之募穴，清心安神；内关属手厥阴心包经络穴、八脉交会穴，有强心定志之功。③膻中、内关：配伍可用来抢救心肌梗死。膻中属任脉，乃心包募穴，又为气之会穴，宽胸行气，善治心痛，与内关合用，强心定志、活络止痛功效甚佳。

【中西医结合治疗】

心绞痛 ①硝酸甘油、速效救心丸：硝酸甘油是防治心绞痛最常用的药物；速效救心丸由川芎、冰片组成，用于心绞痛证属气滞血瘀、心血瘀阻者。②硝酸异山梨酯（消心痛）、丹参滴丸：硝酸异山梨酯可舌下含化或喷雾吸入，用于心绞痛发作期；丹参滴丸亦可舌下含化或口服，用于心绞痛发作期与缓解期。③硝苯地平（心痛定）、冠心苏合丸：硝苯地平可舌下含化或口服，用于心绞痛发作期与缓解期；冠心苏合丸用于心绞痛证属痰浊内阻与气滞血瘀者。④辛伐他汀、通心络胶囊：辛伐他汀对冠心病心绞痛具有确切疗效；通心络胶囊用于心绞痛证属心血瘀阻与气虚血瘀者。⑤单硝酸异山梨酯、川芎嗪注射液：单硝酸异山梨酯与硝酸异山梨酯（消心痛）的作用相同，用于心绞痛的长期治疗；川芎嗪注射液扩张冠状动脉，用于心绞痛证属气滞血瘀者。⑥地尔硫䓬（硫氮䓬酮）、疏血通注射液：地尔硫䓬用于稳定型心绞痛与变异型心绞痛；疏血通注射液由水蛭、地龙组成，常用于心脑血管病。⑦桂利嗪、银杏叶（片、胶囊、滴丸）：桂利嗪前已述及，用于慢性冠状动脉供血不足；银杏叶为中药白果（银杏）的干燥叶，主要含总黄酮与白果总内酯，可扩张冠状动脉从而治疗心绞痛。⑧非洛地平（波依定）、红曲胶囊：非洛地平为第三代长效、强效二氢吡啶类钙通道阻滞药，具有扩张冠状动脉作用，还能降低冠状血管阻力；红曲胶囊是活性生物菌的发酵提取物，此菌寄生在红曲米上，其活性成分为调血脂药他汀类。他汀类为新型调血脂药，对冠心病具有确切疗效。⑨阿司匹林、复方丹参滴丸：配伍防治心绞痛，远期疗效优于单用小剂量阿司匹林。在调血脂、降血黏度、抗氧化、抗细胞凋亡、改善微循环、改善内皮细胞功能等方面，效果更好。

心肌梗死 ①吗啡、参附注射液：吗啡皮下注射可解除心肌梗死患者的剧烈胸痛；参附注射液用于心肌梗死心阳欲脱证。②哌替啶（杜冷丁）、参麦注射液：哌替啶可代替吗啡镇痛；参麦注射液用于心肌梗死心阳欲脱证。③罂粟碱、血塞通溶液：两者合用于心肌梗死病情较轻者。胸痛较轻可用罂粟碱肌内注射或口服；血塞通的成分为三七总皂苷，用于心肌梗死气虚血瘀证。④尿激酶、麝香保心丸：尿激酶溶栓作用良好；麝香保心丸用于心肌梗死气滞血瘀证。⑤重组人组织型纤溶酶原激活物（rt-PA）、毛冬青注射液：重组人组织型纤溶酶原激活物溶栓作用良好，能使闭塞的冠状动脉再通；毛冬青含多种黄酮苷、甾醇、三萜类，其注射液用于抢救心肌梗死。

【心悟】

　　病因病机治疗三，盘根错节紧关联。

　　中医上工治未病，防保密码记心间。

简注

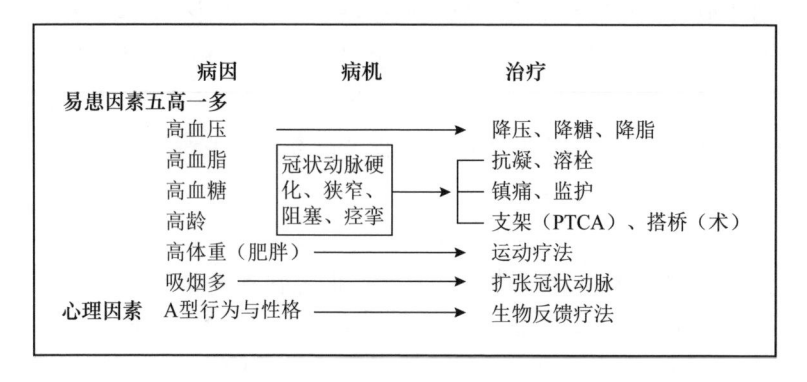

病因	病机	治疗
易患因素五高一多		
高血压		降压、降糖、降脂
高血脂	冠状动脉硬化、狭窄、阻塞、痉挛	抗凝、溶栓
高血糖		镇痛、监护
高龄		支架（PTCA）、搭桥（术）
高体重（肥胖）		运动疗法
吸烟多		扩张冠状动脉
心理因素　A型行为与性格		生物反馈疗法

护心密码是 140—6542—0—286。

- 收缩压（SBP）< 140mmHg。
- 空腹血糖（FPG）< 6mmol/L。
- 总胆固醇（TC）< 5mmol/L。
- 低密度脂蛋白（LDL）< 4mmol/L。
- 甘油三酯（TG）< 2mmol/L。
- 零吸烟即戒烟。
- 男性腰围< 93.3cm（2.8尺），女性< 86.7cm（2.6尺）。

【心理治疗】

　　在冠心病防治上，传统的药物治疗显然是不够的，还应该重视心理治疗，恢复患者的心理平衡。常用的心理治疗有9种，即心理疏泄法、行为调整法、行为指导法、自我训练法、生物反馈法、行为调节药的应用、保健功疗法、音乐疗法、书法疗法。其中，应用皮温生物反馈疗法疗效较好。皮温生物反馈疗法具有良好的抗应激作用，能有效矫正A型行为，从而降低了冠心病的发病率与死亡率，并丰富了冠心病的防治手段。笔者曾用皮温生物反馈疗法并放松训练治疗42例冠心病获得了较好的疗效，参见本人发表在《现代康复杂志》2001年7月第5卷第7期的临床研究，题目是"皮温生物反馈并放松训练治疗冠心病与难治性心律失常"。

十、原发性高血压

原发性高血压是以动脉血压增高为特征的伴有不同程度心脑肾功能障碍与器质损伤的全身性疾病，占高血压的95%以上，又称高血压病，相当于中医学的"风眩"。WHO将每年的5月17日定为"世界高血压日"，我国则将每年的10月8日定为"全国高血压日"。

【诊断】

血压达标非同日，病史症征实验室。

排除继发白大衣，影像心电血糖脂。

二型三度四级危，诊断标准按"04"。

简注 ①动态血压监测（ABPM）可排除白大衣性高血压。②诊断应区分是缓进型高血压或是高血压危重症（急进型）；是轻度、中度还是重度高血压；心血管危险因素是Ⅰ级、Ⅱ级、Ⅲ级还是Ⅳ级，即低危组、中危组、高危组、极危组。③目前国内诊断标准采用2004年中国高血压联盟标准。

血压水平的定义和分类（WHO/ISH）		
类别	收缩压（mmHg）	舒张压（mmHg）
理想血压	＜120	＜80
正常血压	＜130	＜85
正常高值	130～139	85～89
1级高血压（"轻度"）	140～159	90～99

续表

类别	收缩压（mmHg）	舒张压（mmHg）
亚组：临界高血压	140～149	90～94
2级高血压（"中度"）	160～179	100～109
3级高血压（"重度"）	≥180	≥110
单纯收缩期高血压	≥140	<90
亚组：临界收缩期高血压	140～149	<90

【西医治疗】

1.常用疗法

　　　　科学膳食减体重，生物反馈多运动。
　　　　一线降压药六类，合理选择善应用。
　　　　长效缓释近提倡，目标降压要遵从。
　　　　高危高脑危重症，硝普安定甘露醇。

简注 ①科学膳食：原发性高血压的饮食疗法可概括如下。一袋牛奶：天天喝一袋消毒牛奶。二低最好：长期坚持低盐、低脂的摄食原则。三高三低：三高是指高钙、高钾、高蛋白饮食；三份是指每日进食三份高蛋白饮食。四句记牢：饮食有粗有细、不甜不咸、七八成饱、少吃多餐。五百菜果：指每日要吃500g蔬菜与水果，其中蔬菜400g、水果100g。六两主食：每日进食碳水化合物六两，折合300g糖。七种颜色：七色是指红、橙、黄、绿、黑、蓝、紫。红是指红葡萄酒，黑指黑木耳等蕈藻类食物，其余各色指各种蔬菜与水果的缤纷色彩。八条戒律：指戒饭后一支烟；白酒不超过25ml；啤酒不超过300ml；戒暴饮暴食；总热量勿过高；避免出现肥胖与超重；限制蔗糖及含糖食物；戒滥用保健品与补品。

②减轻体重：可通过降低每日热量及盐的摄入，加强体育锻炼等方法达到。减肥对改善胰岛素抵抗、糖尿病、高脂血症

和左心室肥厚均有益,体重减轻10%,收缩压可降低6.6mmHg。③生物反馈疗法:生物反馈疗法又称生物回授,它能控制自主神经(植物神经),使之随意,病理行为得以矫正,并能诱发积极的副交感作用,有利于血压恢复正常。本疗法属于心理-行为疗法。④运动疗法:可选择慢跑、快走、太极拳等不同的活动形式,运动不仅可使收缩压和舒张压下降,而且对减轻体重,改善胰岛素抵抗有利。⑤一线降血压六类药包括利尿药、β受体拮抗药(βRB)、钙通道阻滞药(CCB)、血管紧张素转化酶抑制药(ACEI)、血管紧张素Ⅱ受体拮抗药(ARB)与 $α_1$ 受体拮抗药($α_1$RB)。代表药物如吲达帕胺(寿比山)、美托洛尔(倍他乐克)、硝苯地平、依那普利、氯沙坦、哌唑嗪。⑥降血压药的合理选择:常需联合应用。

高血压合并心力衰竭宜选择ACEI与利尿药。合并心绞痛选用CCB,合并心肌梗死选用无内在拟交感活性的β受体拮抗药(βRB)或ACEI。

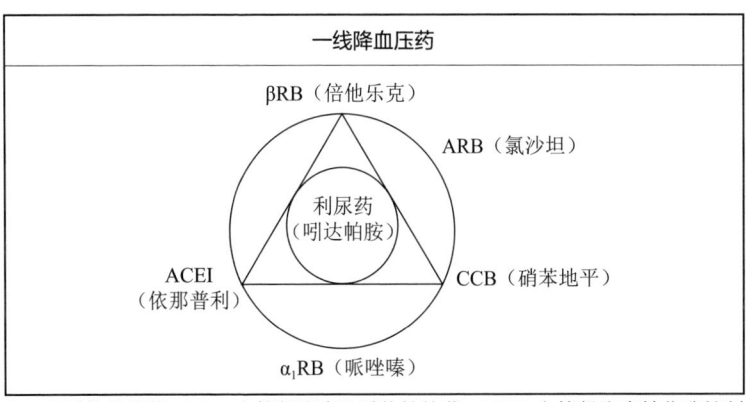

一线降血压药

- βRB(倍他乐克)
- ARB(氯沙坦)
- 利尿药(吲达帕胺)
- ACEI(依那普利)
- CCB(硝苯地平)
- $α_1$RB(哌唑嗪)

βRB.β受体拮抗药;ARB.血管紧张素Ⅱ受体拮抗药;ACEI.血管紧张素转化酶抑制药;CCB.钙通道阻滞药;$α_1$RB.$α_1$受体拮抗药

脑供血不足、缺血性脑血管病首选ACEI或二氢吡啶类CCB(如尼莫地平)。轻中度肾功能不全及合并糖尿病者均选用 ACEI。脂代谢异常者选用 α 受体拮抗药（$α_1$RB）、ACEI、CCB。老年人宜选长效二氢吡啶类 CCB，如氨氯地平与非洛地平。年轻患者，特别是心率快、脉压大者首选 β 受体拮抗药（βRB）。伴妊娠者选用甲基多巴，更年期妇女首选 β 受体拮抗药与利尿药。纯收缩期高血压选用 CCB 或 ACEI，纯舒张期高血压首选维拉帕米（缓释）及 ACEI。通常需要长期降血压甚至终身治疗，但也可逐渐减少剂量。

⑦近年来提倡每日应用一次的长效制剂与缓释、控释制剂，便于长期治疗且可减少血压波动。⑧降血压目标指降至正常范围，中青年合并糖尿病或肾病目标为 130/80mmHg，老人降至 150mmHg 以下。⑨高血压危象、高血压脑病等危重症的治疗原则是迅速降压、降低颅压与制止抽搐，常用药有硝普钠、地西泮、甘露醇等。

2. 偶联疗法

处方 ①依那普利、氢氯噻嗪（双克）；②硝苯地平、氢氯噻嗪；③氯沙坦、氢氯噻嗪；④依那普利、氨氯地平（络活喜）或左氨氯地平（施慧达）；⑤依那普利、非洛地平；⑥依那普利、地尔硫䓬（硫氮䓬酮）；⑦川多普利、哌唑嗪；⑧美托洛尔、硝苯地平；⑨尼群地平、普萘洛尔；⑩美托洛尔（倍他乐克）、吲达帕胺（寿比山）。

解析 上述药都属于一线六类降血压药的组合。一线降压药主要有利尿药、β 受体拮抗药（βRB）、钙通道阻滞药（CCB）、血管紧张素转化酶抑制药（ACEI）、$α_1$ 受体拮抗药（$α_1$RB）及血管紧张素Ⅱ（ARB）受体拮抗药，代表药物有氢氯噻嗪（双克）、吲达帕胺（寿比山）、美托洛尔（倍他乐克）、硝苯地平、依那普利、哌唑嗪、氯沙坦等。决定血压的五大因素是每搏量、心率、外周阻力、血管弹性、循环血量与血管容量比。利尿药减少心排血量，β 受体拮抗药减慢心率，钙通道阻滞药降低外周阻力,血管紧张素转化酶抑制药、$α_1$ 受体拮抗药与血管紧张素Ⅱ受体拮抗药扩张血管,降低外周阻力,故能有效降血压。

【中医治疗】

1. 辨证论治

  肝阳上亢平肝潜,天麻钩藤饮加减。
  痰湿内盛半术麻,血府逐瘀内停血。
  肝肾阴虚杞菊丸,肾阳虚衰济生选。

简注

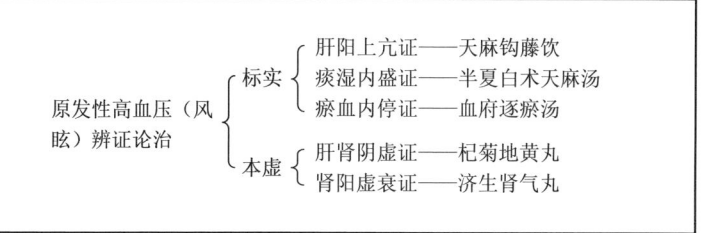

原发性高血压（风眩）辨证论治
- 标实
  - 肝阳上亢证——天麻钩藤饮
  - 痰湿内盛证——半夏白术天麻汤
  - 瘀血内停证——血府逐瘀汤
- 本虚
  - 肝肾阴虚证——杞菊地黄丸
  - 肾阳虚衰证——济生肾气丸

2. 中成药剂

  牛黄降压脑立清,罗布麻冲杜仲酊。

简注 上述成药指:①牛黄降压丸;②脑立清胶囊;③罗布麻叶冲剂;④杜仲酊。

3. 对药疗法

组方 ①天麻、钩藤;②仙茅、仙灵脾;③青木香、夏枯草;④石决明、紫石英。

方义 ①天麻、钩藤配伍,源于《杂病论治新义》的天麻钩藤饮,常用于肝阳上亢的高血压患者。天麻含天麻苷、天麻多糖、琥珀酸等成分,可降低外周血管阻力从而降血压;钩藤含多种吲哚类生物碱,如钩藤碱、异钩藤碱等,皆具降血压作用。②仙茅、仙灵脾组成二仙汤,用于肾阳虚衰的高血压患者。仙茅所含多糖苷镇静；仙灵脾即淫羊藿，所含黄酮类化合物、木脂素等有降血压作用。③青木香、夏枯草组成青夏合剂，用于虚性高血压患者（高血压分标实与本虚两大类，虚性高血压属后者）。青木香含马兜铃酮、木兰花碱、青木香酸等成分，具有明显的降血压作用；夏枯草含芸香苷、咖啡酸等成分，茎、叶、穗及全草都有降血压作用。④石决明、紫石英配伍，平肝降血压，用于高血压实证患者。石决明紫石英均含碳酸钙，富钙利于降血压。

4. 针灸疗法

（1）常选穴位

　　　　两组四穴轮换用，随证配穴主五型。
　　　　其一曲池足三里，其二风池与太冲。

简注 ①主穴两组轮换选用，每日或隔日一次。②配穴随五型不同而不同，可概括如下。

　　　　肝亢阳陵泉光明，痰阻百会与丰隆。
　　　　阴虚内关三阴交，气海关元两虚行。

其中，肝亢指肝阳上亢证，痰阻指痰浊中阻证与瘀血内阻证；阴虚指肝肾阴虚证，两虚指阴阳两虚证。

（2）精选对穴与方义

①合谷、太冲：配伍源于《席弘赋》。合谷为手阳明大肠经原穴，有镇静安神之功；太冲为足厥阴肝经原穴，有平肝息风之效。两穴合用于高血压肝阳上亢证。②百会、涌泉：百会为督脉经穴，平肝息风；涌泉属足少阴肾经，潜阳降血压。两穴合用于高血压阴虚阳亢证。③风池、涌泉：风池属足少阳胆经，平肝潜阳；涌泉滋肾阴，潜肝阳。两穴合用于高血压肝肾阴虚证。④足三里、悬钟：足三里为足阳明胃经下合穴、土合穴，亦为四总穴，系强壮保健、培补后天之要穴；悬钟属足少阳胆经，有培补先天之功。两穴合用于高血压阳虚证。

【中西医结合治疗】

处方 ①吲达帕胺(寿比山)、牛黄降压丸;②非洛地平(波依定)或左氨氯地平(施慧达)、罗布麻叶冲剂;③伊贝沙坦(安博维)、杜仲酊。

简注 ①吲达帕胺(寿比山)是一种新的长效、强效降血压药,具有利尿作用与钙通道阻滞作用,对轻度(1级)高血压、中度(2级)高血压具有良效;牛黄降压丸用于高血压肝阳上亢证。二药联用于原发性高血压,但气血虚者忌用。②非洛地平(波依定)为第三代长效、强效二氢吡啶类钙通道阻滞药,用于各期高血压,左氨氯地平(施慧达)亦然,本品为氨氯地平的左旋光学异构体,每日1次,不良反应较轻;罗布麻叶含黄酮苷、多糖苷等化学成分,具有利尿作用与降血压作用,亦用于高血压肝阳上亢证。二药联用于原发性高血压,但可能出现恶心、呕吐等消化道反应。③伊贝沙坦(安博维)为血管紧张素Ⅱ受体拮抗药,用于各种类型的高血压;杜仲含二葡萄糖苷、杜仲苷、杜仲醇等化学成分,杜仲酊具有明显的降血压作用,二药联用于原发性高血压,但阴虚火旺者慎用。

【心悟】

高血压危象与高血压脑病的比较

> 高危高脑急重症,概念特点并不同。
>
> 临床表现有交叉,三大治则却相同。

简注 两种高血压危重症的比较。

高血压危象与高血压脑病的比较		
	高血压危象	高血压脑病
定义	指在高血压病程中,由全身小动脉暂时与强烈痉挛引起的血压急剧增高的危重症	指在血压骤高、脑部过度灌注的情况下,超过机体自动调节极限而导致的高颅压、脑水肿的危重症

续表

高血压危象与高血压脑病的比较		
	高血压危象	高血压脑病
临床表现	剧烈头痛、气急眩晕、恶心呕吐、视物模糊甚至出现心绞痛、肺水肿、肾衰竭	严重头痛、频繁呕吐、意识模糊、暂时失明、抽搐、惊厥甚至昏迷
临床特点	以收缩压增高为主	以舒张压增高为主
治疗原则	三大原则：快速降压、消除脑水肿、制止抽搐	

生物反馈疗法治疗原发性高血压符合新医学模式 生物反馈疗法不仅可作为Ⅰ期高血压与临界高血压的首选疗法，也是Ⅱ期、Ⅲ期高血压的重要辅助疗法。笔者曾用皮温生物反馈疗法并放松训练治疗高血压病154例，方法是将154例高血压病患者分为反馈组、对照组各62例，以及减（停）药组30例，反馈组男42例，女20例；年龄＜40岁12例，40—59岁32例，＞60岁18例；家族史阳性38例，阴性24例；Ⅰ期22例，Ⅱ期32例，Ⅲ期8例；病程5～30年，平均15年。对照组与反馈组两组患者年龄、性别、临床类型、病程、家族史等经卡方检验差异无统计学意义，减（停）药组30例，男20例，女10例；年龄＜40岁6例，40—59岁16例，年龄＞60岁8例；家族史阳性18例，阴性12例；抵抗性高血压13例，轻中度高血压17例。所谓抵抗性高血压是指经3种或4种降血压药治疗至少1个月后，仍有中度以上高血压的患者；轻中度高血压包括临界高血压与纯收缩期高血压。反馈组、减药组应用皮温生物反馈疗法并放松训练，参照动态血压监测（ABPM）提示的血压高峰值进行高峰前反馈的时间治疗，结果在反馈疗法的92例中，73例不同程度地停用了降血压药，其中反馈组47例，减药组26例（9例停用了降血压药）。反馈组与对照组血压变化。

组别	反馈疗法前后动态血压最大值变化（$\bar{x}\pm s$, kPa）				P 值
	治疗前		治疗后		
	PS$_{max}$	PD$_{max}$	PS$_{max}$	PD$_{max}$	
反馈组（n=62）	23.44±2.16	15.14±1.46	17.28±1.38	10.86±1.14	$P<0.01$
对照组（n=62）	23.22±1.86	15.06±1.28	19.36±1.32	12.62±1.26	$P<0.05$

PS. 收缩压；PD. 舒张压

时间	反馈组与对照组血压变化比较（$\bar{x}\pm s$, kPa）					
	收缩压（PS）			舒张压（PD）		
	反馈组	对照组	P 值	反馈组	对照组	P 值
第1天	20.13±1.33	20.46±1.36	$P>0.05$	12.64±0.65	12.87±0.50	$P>0.05$
第5天	17.65±1.31	18.26±1.26	$P>0.05$	11.30±0.88	11.14±1.96	$P>0.05$
第10天	17.19±1.35	17.87±1.40	$P<0.05$	10.89±1.03	11.16±0.62	$P<0.05$
第15天	17.06±1.35	17.87±1.21	$P<0.05$	10.26±1.03	11.03±0.60	$P<0.05$
第20天	17.12±1.32	18.64±1.30	$P<0.05$	10.78±0.96	11.100±0.65	$P<0.05$
第30天	17.14±1.34	18.62±1.32	$P<0.05$	10.80±1.02	11.12±0.75	$P<0.05$
第2个月	17.43±1.42	18.21±1.28	$P<0.05$	10.54±0.83	11.05±0.65	$P<0.05$
第3个月	17.81±1.45	18.68±2.01	$P<0.05$	10.75±1.04	11.44±1.03	$P<0.05$

反馈组62例中，显效及有效47例，无效15例，总有效率75.8%；单纯高血压总有效率81.8%；合并冠心病12例，总有效率83.3%；合并高脂血症18例，总有效率77.8%；合并糖尿病10例，总有效率50%。抵抗性高血压13例，皮温生物反馈后9例24h平均血压恢复正常，即24h动态血压均值＜17.3/10.7kPa（1kPa=7.50mmHg），其余4例无效。追踪3个月，总有效率66.70%。9例恢复正常血压者，其中5例动态血压曲线呈双峰型，3例呈单峰型，1例非杓型；Ⅱ期高血压8例，

Ⅲ期1例，Ⅲ期的疗效不如Ⅱ期。4例无效者中3例男性均有长期饮酒史，1例女性60岁以上，肾功能损害较重；其中1例为双峰型，其余为非杓型。17例轻中度高血压均排除了白大衣（诊室）高血压，其中9例患者不服用任何降血压药，8例降血压药减半即能维持正常血压。

近年来认为，高血压不仅是血流动力学异常的疾病，也是一种代谢性疾病，1988年提出了紊乱（Chaos）综合征这一概念，即高血压常伴高胰岛素血症、糖耐量降低、糖尿病、高脂血症、肥胖和冠心病。皮温生物反馈疗法不仅能控制血压，更重要的是可改善上述各种代谢紊乱，预防和逆转心、脑、肾器官的重塑，并可恢复正常的昼夜动态血压节律，总之皮温生物反馈疗法前景广阔，是符合新医学模式的非药物疗法，它能增进人类心身健康，提高生活质量，值得提倡与推广。

原发性高血压的心理疗法 心理治疗基本上是一种非药物疗法，能避免抗高血压药引起的低血钾、高血脂等紊乱，以及头晕、晕厥、外周循环缺血、体位性低血压、肝功能受损与反跳现象等不良反应。在药源性疾病日益增多、药害严重的今天，心理疗法更值得大力提倡。

1. 饮食疗法

合理调节饮食是原发性高血压行为疗法的主要内容之一，要贯彻低盐低脂、高钙高钾的原则。专家们建议氯化钠摄入量应减少到每日5g左右，肥胖患者还应限制热量，减轻体重也能降血压，平素应长期摄取富钙富钾食物，如牛奶、黄豆、虾皮、香蕉、橘子、土豆等。饮水要喝硬水（含钙镁），勿饮软水（不含钙镁）。

2. 运动疗法

运动是行为疗法的另一重要内容。运动疗法对临界高血压、WHO Ⅰ期与部分 WHO Ⅱ期高血压有效，有规律的等张运动效果最好，如滑雪、游泳、排球、体操运动。我国的太极拳也被认为是治疗高血压的一种运动疗法。

3. 催眠暗示疗法

催眠暗示疗法对高血压病有良好疗效。当患者进入浅度催眠状态时，应不失时机地向患者暗示说："你的头不晕了，也不疼了，耳不鸣了，胸不憋了，心脏在缓慢地跳动，血管在舒张，血压在渐渐下降，即将恢复正常。"除直接暗示外，还可进行催眠后暗示，暗示患者催眠醒后血压仍会长期地维持在正常水平。

4. 松弛－默想疗法

此法也是治疗高血压病的一种很有前途的疗法，它简便易行，可作为轻度高血压的初选治疗或作为中、重度高血压的辅助疗法。该疗法已存在若干世纪，它对抗应激的一种固有生理反应，可归纳为四个要素，即反复的自我精神锻炼、默从的态度、放松的姿势和安静的环境。

5. 超觉静思法

超觉静思法又叫超越冥想法，最近在欧美极为普及，分为三个阶段，所需时间非常短，只要 3min。第一阶段是静坐，通常采用椅坐法；第二阶段是调整呼吸，双目微合，进行腹式呼吸，每分钟做 5~6 次；第三阶段是真言阶段，首先把双手在体前正中央处搭在一起，右手在下，左手在上，然后默念："血压下降，立即下降，定能恢复正常。"

6. 生物反馈法

见"生物反馈疗法治疗原发性高血压符合新医学模式"。

7. 保健功疗法

此法对早期高血压有明显疗效，对中期高血压也有较好疗效，是举世瞩目、很有前途的行为疗法。一般采用松静功或站功为主。保健功治疗高血压要求达到心静体松，体力尚好的患者采用站功更好，总之是因人制宜，辨证施功。

8.音乐疗法

（1）音乐处方法：音乐主要通过心理、生理、物理作用三条途径达到降血压目的。音乐可以振奋精神、陶冶情操、净化灵魂、增强自信，可以改变高血压患者的压抑、敌意情绪，以及焦虑、孤僻状态，有利于改善个性，降低血压。一般选约翰·施特劳斯轻松的圆舞曲，如《蓝色多瑙河》《春之声》《维也纳森林的故事》等。据报道，小提琴演奏一曲《蓝色多瑙河》，收缩压可下降 10～15mmHg，舒张压可下降 6～8mmHg。

（2）积极聆听法：原发性高血压患者可以选择聆赏印象音乐派创始人、法国作曲家德彪西的作品。如《大海》《牧神午后》《水的反光》《长笛、中提琴和竖琴奏鸣曲》等。患者聆赏德彪西等印象派音乐，极易进入半醒半梦、通体舒泰状态，身心常能得到充分休息，有助于血压恢复正常。

（3）七情相胜法：原发性高血压相当于中医"风眩"，主要证型有肝阳上亢、痰湿内盛、肝肾阴虚、肾阳虚衰。对肝阳上亢的患者治以平肝潜阳，"潜阳"在音乐疗法中体现在选择凄美、悲切的乐曲，如《江河水》《二泉映月》《病中吟》《潇湘水云》《汉宫秋月》《双声恨》等，这些凄切感人的乐曲多为商调，取其悲胜怒、悲制怒之意，凄苦悲切的乐曲可缓解高血压患者的肝火旺盛；也可选择平和、舒缓的羽调音乐，如《彩云追月》《空山鸟语》，借以抑制肝火过亢。

（4）即兴歌唱与演奏法：诗言志，歌咏心，乐态心态，一脉相承。治疗师可用多种方式与形式诱导原发性高血压患者参与治疗性活动，最基本的方式不外歌咏与参与演奏。歌咏可排除心理障碍，演奏使人情志调和，两者均有助于恢复心理平衡，消除紧张焦虑，有助于人体内环境的稳定、生命体征的平和、血压的恢复正常。

【典型病例】

卢某，男性，59岁，太原某中学教师，主因反复头晕、头痛1年，加重半个月于1997年11月29日非急症入住太原市第二人民医院，入院诊断为高血压Ⅱ期，ABPM提示8点32分为血压第一高峰，191/116mmHg，第二高峰在4点22分，179/109mmHg。血脂系列检验：甘油三酯2.16mmol/L、总胆固醇5.78mmol/L、低密度脂蛋白4.3mmol/L、高密度脂蛋白/总胆固醇0.18；心电图正常；"血流变"检验：血细胞比容49.7%、红细胞聚集指数1.85、红细胞变形指数0.70、纤维蛋白原4.40mmol/L，眼底检查Ⅱ_b级，有A-V交叉压迫。原先给予"卡托普利片"与"心痛定片"口服，每日3次，未见显效，遂调整治疗方案。每日清晨8时用皮温反馈仪治疗1次，每次15min，同时抽减早上用药，连续15天，后改为自行放松，自我松弛，脱离仪器，同时停止午时用药，每日起床前做一次三线放松或舒尔茨自主训练六公式，每次10min，长期坚持。每日只用一次主药即上述两种药物，5天后又停止晚上用药，也就是说，降压药暂停服用了。皮温生物反馈维持值从32.3℃（90.1℉）上升至35.9℃（96.4℉），血压降至140/90mmHg以下，追踪3个月，病情稳定。

十一、心律失常

心律失常指各种原因导致的心脏激动起源异常与传导异常，表现为心脏频率、节律的异常，包括快速性与缓慢性心律失常两大类,最常见的心律失常是期前收缩（又称过早搏动，简称早搏），其次是心房颤动（简称房颤）。期前收缩、阵发性心动过速与房颤等通常属于快速性心律失常；病态窦房结综合征也较为多见，它与房室传导阻滞等属于缓慢性心律失常。心律失常相当于中医学的"心悸动"。

```
                ┌─激动起  ┌窦性心律失常：过速、过缓、不齐、停搏、病态窦房结综合征
                │ 源异常  │异位心律 ┌被动性：逸搏与逸搏心律（房性、房室交界、室性）
                │        └        │期前收缩（房性、房室交界、室性）
心律失常         │                 └主动性┤心动过速（房性、房室交界、室性）
（心悸动）       │                        └扑动与颤动（心房、心室）
临床类型         │        ┌生理性传导障碍：干扰与脱节（包括心脏各个部位）
                │激动传  │              ┌窦房阻滞
                │导异常  │              │房内阻滞
                │        │病理性传导阻滞┤房室传导阻滞（一度、二度Ⅰ型和Ⅱ型、三度）
                │        │              │室内传导阻滞（左、右束支传导阻滞，左束支分支
                │        │              │传导阻滞）
                │        └              └意外传导（超常传导、裂隙现象、维登斯基现象）
                └传导途径异常：预激综合征
```

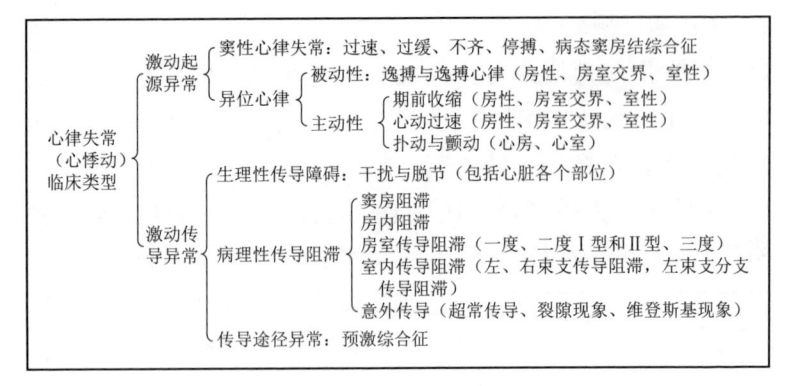

【诊断】

期前收缩

    心悸无力与头晕，听诊心音有变动。

    心电特征定类型，明确病因与诱因。

心房颤动

    三不一少是依据，心电特征较特异。

    阵发持久急慢性，无心病变称孤立。

病态窦房结综合征

    常因冠高风甲低，乏力眩晕心痛悸。

    严重黑矇阿-斯征，心电异常主依据。

简注

  期前收缩 期前收缩是指窦房结以外的异位起搏点过早发出激动，从而使心脏提前搏动的最常见心律失常，又称过早搏动，简称早搏。其诊断要点如下：

  ①症状：部分患者可有心悸、无力与头晕等不适，尤以频发期前收缩时明显。②体征：心脏听诊时第一心音增强，第二心音减弱以至消失，其后有一较长间歇。③心电图（ECG）特征可确定是室性期前收缩、房性期前收缩还是交界性（结性）期前收缩。④病因诊断：冠心病尤其是急性心肌梗死；风湿性

心脏病、甲状腺功能亢进性心脏病、甲状腺功能亢进症；心肌炎、心肌病；电解质紊乱：低血钾、高血钙等；药物兴奋与中毒：拟肾上腺素药、洋地黄、奎尼丁等；直接机械刺激：心导管检查、心脏手术等。⑤确定诱因：如剧烈运动、情绪激动、紧张疲劳、过量饮酒、饮浓茶和浓咖啡、失眠、过饱等。上述诱因引起的期前收缩称功能性期前收缩。

三种期前收缩的心电图特征		
室性期前收缩	房性期前收缩	交界性期前收缩
• 提前出现的 QRS-T 波，其前无相关 P 波 • QRS 形态宽大畸形，时间＞0.12s • T 波宽大，且与主波方向相反 • 代偿间歇完全	• 提前出现的异位 P 波，形态与窦性 P 波有所不同，P'-R 通常＞0.12s • QRS 波群形态正常 • 有时 P 波后无 QRS 波称为房性期前收缩未下传；如果伴室内差异传导则 QRS 波宽大畸形 • 代偿间歇不完全	• 提前出现的 QRS-T 波，其前无 P 波 • QRS-T 波形态正常 • 出现逆行 P' 波（Ⅱ导联、Ⅲ导联、aVR 导联倒置、AvR 导联直立），可以在 QRS 前（P'-R＜0.12s）或 QRS 之后（P'-R＜0.20s）或者与 QRS 重叠 • 多为完全性代偿间歇

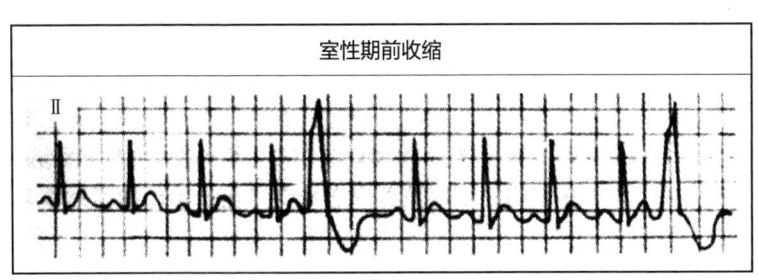

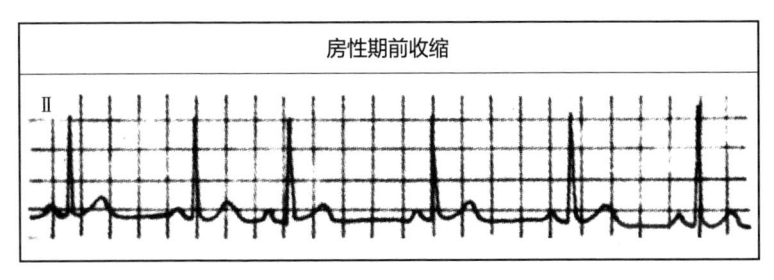

室性期前收缩

Ⅱ

房性期前收缩

Ⅱ

交界性期前收缩

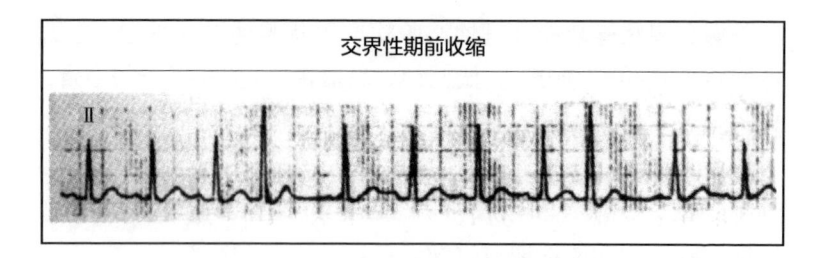

心房颤动 心房发生极快而不规则的冲动，引起心房肌快速而无序颤动的常见快速性心律失常，称为心房颤动，简称房颤。心房颤动的诊断要点如下。

①典型体征是重要依据之一，可概括为"三不一少"，即心律绝对不规则、心律快慢不一致、心音强弱不相等及脉搏短绌现象（脉率＜心率）。②心电图特征：P波消失，代以形态、间距、振幅不一的房颤波（f波）；f波频率为350～600次/分；R-R间期绝对不等；QRS波群形态略有差异；V_1导联与Ⅱ导联心电图异常最清楚。③诊断还要明确是急性房颤还是慢性房颤，后者又可分为阵发性、持续性与永久性三类。④病因诊断：心脏病变，如持续性房颤多见于心脏显著病变者，如风湿性心脏病、冠心病、肺心病、高血压心脏病、心肌炎、心包炎、心内膜炎等；甲状腺功能亢进症与甲状腺功能亢进性心脏病；某些药物如洋地黄的不良反应。如果无心脏病变者称为孤立性房颤，或称特发性房颤。

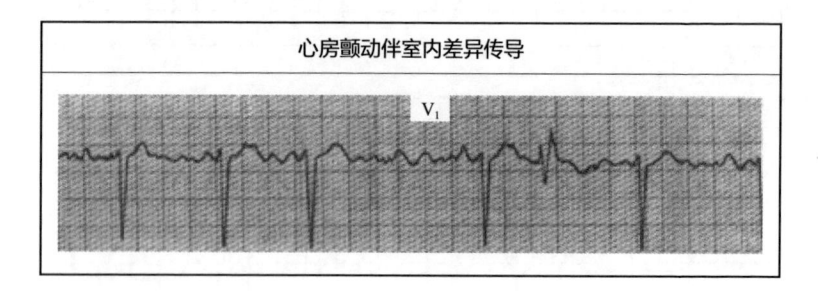

心房颤动伴室内差异传导

病态窦房结综合征　病态窦房结综合征简称病窦综合征，是指窦房结发生病变，引起功能障碍，从而导致各种心律失常的临床综合征。其诊断要点如下。

①既往有冠心病、高血压心脏病、心肌炎、心肌病、风湿性心脏病、甲状腺功能减退症等病史。②临床表现为乏力、眩晕、心绞痛、心悸等，严重时可出现阿-斯综合征（Adam-Stokes syndrome），即心源性胸缺血缺氧综合征，常导致头晕、晕厥、黑矇、昏迷甚至猝死。③心电图异常是诊断的主要依据。病窦综合征的心电图特点可归纳为:持续窦性心动过缓，心率＜50次/分;窦性停搏或窦房传导阻滞;快慢综合征，在显著"窦缓"基础上，出现快速心律失常如心房扑动与心房颤动等;窦性停搏时，常可出现交界性逸搏;严重时可引起阿-斯综合征，可导致昏迷而危及生命。

窦性停搏又称窦性静止，它与窦房阻滞的不同在于前者长P-P间期与正常P-P间期不成倍数关系，其后出现逸搏，而后者呈现倍数关系。

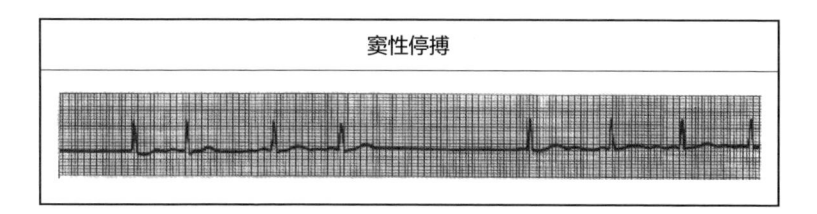

窦性停搏

【西医治疗】

1. 常用疗法

期前收缩

　　应分器质与功能，消除病因与诱因。
　　室早利多卡因选，频发房结心律平。
　　广谱Ⅰc、Ⅱ、Ⅲ类用，房早首选异搏定。

内科常见病　｜　077

心房颤动

急性西地兰首用，但要排除预激征。

无效药转与电转，慢性通常用"二酮"。

尚需Ⅱ、Ⅳ与抗凝，病因治疗与"消融"。

病态窦房结综合征

针对病因用二素，避免强劳烟酒杜。

本病常选异阿麻，提高心率症自除。

晕厥黑矇伴心衰，人工起搏安置驻。

简注

期前收缩　①"室早"即室性期前收缩首选利多卡因，频发房性期前收缩（房早）与交界性期前收缩（结早）主要选用Ⅰc类的普罗帕酮（心律平），房性期前收缩（房早）首选维拉帕米（异搏定）。②广谱抗期前收缩药有Ⅰc类、Ⅱ类、Ⅲ类。

抗心律失常药分类
- 钠通道阻滞药（Ⅰ类）
  - Ⅰa：奎尼丁、普鲁卡因胺
  - Ⅰb：利多卡因、美西律
  - Ⅰc：普罗帕酮、氟卡尼
- β受体拮抗药（Ⅱ类）：普萘洛尔、阿替洛尔
- 动作电位延长药（Ⅲ类）：胺碘酮、多非利特
- 钙通道阻滞药（Ⅳ类）：维拉帕米、地尔硫䓬

心房颤动　①急性心房颤动：最初治疗目标是减慢快速心室率，可静脉快速注射洋地黄制剂如毛花苷C（西地兰），但预激综合征合并心房颤动禁用毛花苷C，此时可静脉注射β受体拮抗药或钙通道阻滞药；经上述处理后24～48h仍未复律，宜进行药物复律，可用Ⅰa类（奎尼丁）、Ⅰc类（普罗帕酮）或Ⅲ类（胺碘酮）等抗心律失常药；如果药物不能有效转复，可紧急实施直流电复律。②慢性心房颤动：通常口服普罗

帕酮(心律平)或胺碘酮。③还可使用Ⅱ类、Ⅳ类抗心律失常药。④还可进行抗凝血治疗：心房颤动患者易发生栓塞，常需口服华法林抗凝血，必要时静脉注射肝素或皮下注射低分子肝素。⑤病因治疗最重要：心房颤动的病因治疗与能否复律和维持窦性心律有关，应积极治疗原发病如风湿性心脏病、冠心病、高血压心脏病、肺心病、甲状腺功能亢进性心脏病，以及心包炎、心肌病等。⑥永久性心房颤动常需施行射频消融术。

病态窦房结综合征　①二素指激素与抗生素；②缓慢性心律失常皆可用异丙肾上腺素、阿托品与麻黄碱；③永久心脏起搏是唯一有效而可靠的方法。

2. 偶联疗法

期前收缩　①房性期前收缩——维拉帕米、维生素 B_6：治疗房性期前收缩首选维拉帕米（异搏定），因本药可有恶心、呕吐等消化道反应，故常配维生素 B_6。②交界性期前收缩——普罗帕酮（心律平）、维生素 B_6：频发交界性期前收缩常用普罗帕酮（心律平），因本药亦可有恶心、呕吐等消化道反应，故常配伍维生素 B_6。③室性期前收缩——利多卡因、维生素 B_6：利多卡因常首选于室性期前收缩，因本药常有恶心、呕吐等消化道反应、配伍维生素 B_6 可减轻其不良反应。④广谱抗期前收缩二联——普罗帕酮（心律平）、维生素 B_6；美托洛尔（倍他乐克）、复合维生素 B；胺碘酮、干酵母：原因前已述及；美托洛尔偶有胃部不适，可配伍复合维生素 B；胺碘酮可有食欲缺乏、恶心、腹胀等消化道反应，故常配伍干酵母。

心房颤动　①毛花苷 C（西地兰）、美托洛尔（倍他乐克）；②普罗帕酮（心律平）、维生素 B_6；③普罗帕酮（心律平）、肠溶阿司匹林片；④胺碘酮、肠溶阿司匹林片；⑤地高辛、肠溶阿司匹林片。

急性心房颤动常选毛花苷 C（西地兰）与美托洛尔（倍他乐克），但要排除预激综合征，因预激综合征引起的心房颤动禁用洋地黄，如果为预激综合征引起的心房颤动，应伍用普罗帕酮（心律平）与维生素 B_6，以延长房室旁路不应期。慢性心房颤动可用普罗帕酮（心律平）与肠溶阿司匹林片、胺碘酮与肠溶阿司匹林片，以及地高辛与肠溶阿司匹林片，这是因为慢性心房颤动易致栓塞，故常同时伍用抗凝血药。

病态窦房结综合征　①头孢氨苄（先锋霉素Ⅳ）、地塞米松：为对因二联，引起病态窦房结综合征等缓慢性心律失常的病因有心肌炎、心肌病、风湿性心脏病等，与细菌、病毒感染有关，故可用抗生素与激素，比如头孢氨苄（先锋霉素Ⅳ）与地塞米松配伍。②异丙肾上腺素、阿托品：为对症二联，二药皆可提高心率从而消除心悸、乏力与眩晕等症状。阿托品的制剂有片剂与注射液，异丙肾上腺素可舌下含服、雾化吸入与静脉滴注。

【中医治疗】

1. 辨证论治

期前收缩与心房颤动等快速性心律失常

　　　　心神不宁安定丸，心阳不振参桂甘。
　　　　气血不足归脾汤，阴虚归火补心丹。
　　　　生脉复脉气阴虚，痰火扰心连温胆。
　　　　心脉瘀阻桃红煎，水气凌心苓桂甘。

病态窦房结综合征等缓慢性心律失常

　　　　心阳不足宜温补，人参四逆合龙牡。
　　　　心肾阳虚参附武，气阴两虚炙草除。
　　　　痰浊阻滞涤痰汤，心脉痹阻血府逐。

简注　①期前收缩与心房颤动等快速性心律失常的辨证论治。

```
期前收缩与心房颤动等快速性心律失常的辨证论治
         ┌ 虚证 ┌ 心神不宁证——安神定志丸
         │      │ 心阳不振证——参附汤合桂枝甘草龙骨牡蛎汤
         │      │ 气血不足证——归脾汤
心悸动 ──┤      │ 阴虚火旺证——天王补心丹
         │      └ 气阴两虚证——生脉散或复脉汤(炙甘草汤)
         │ 实证 ┌ 痰火扰心证——黄连温胆汤
         │      │ 心脉瘀阻证——桃仁红花煎
         └      └ 水气凌心证——苓桂术甘汤
```

②病态窦房结综合征等缓慢性心律失常的辨证论治。

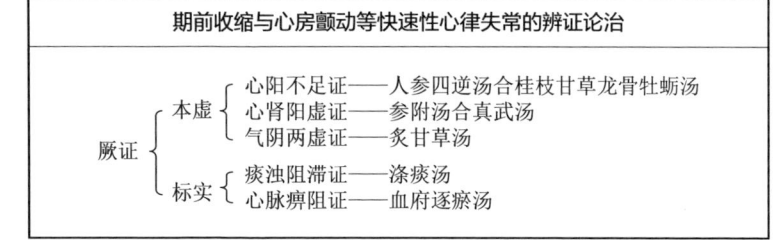

```
期前收缩与心房颤动等快速性心律失常的辨证论治
         ┌ 本虚 ┌ 心阳不足证——人参四逆汤合桂枝甘草龙骨牡蛎汤
         │      │ 心肾阳虚证——参附汤合真武汤
厥证 ────┤      └ 气阴两虚证——炙甘草汤
         │ 标实 ┌ 痰浊阻滞证——涤痰汤
         └      └ 心脉痹阻证——血府逐瘀汤
```

2. 中成药剂

期前收缩与心房颤动等快速性心律失常

　　参松养心磁朱丸，丹参滴丸生脉液。

病态窦房结综合征等缓慢性心律失常

　　宁心宝与右归丸，速效救心参附液。

简注 ①期前收缩与心房颤动等快速性心律失常的常用成药有：参松养心胶囊、磁朱丸、复方丹参滴丸、生脉注射液。②病态窦房结综合征等缓慢性心律失常的常用成药有：宁心宝胶囊、右归丸、速效救心丸、参附注射液。

3. 对药疗法

期前收缩与心房颤动等快速性心律失常　①人参、甘松：是中成药参松养心胶囊与稳心颗粒的主要成分，这两种中成

内科常见病 | 081

药皆可用来抗快速性心律失常，包括室性期前收缩与房性期前收缩等。②炙甘草、生地黄：是《伤寒论》方中炙甘草汤（复脉汤）的君药，本方是治疗心动悸、脉结代的名方。二药配伍，益气养血，为复脉之本。③人参、麦冬：人参与麦冬组成的参冬注射液是生脉散（源于《医学启源》）中的君药与臣药，二药配伍，益气养阴之功益彰，常用于气阴两虚的心律失常患者。④朱砂、琥珀：配伍用于阵发性心房颤动，前者镇心安神，后者镇静宁心，二药配伍，可治中老年阵发性心房颤动及孤立性心房颤动（特发性心房颤动）。⑤地锦草、仙鹤草：配伍用于心动过速。地锦草通散血脉；仙鹤草强心、减慢心率、调整心律，二药合用，有协同作用。⑥稳心颗粒、复方丹参滴丸：稳心颗粒与参松养心胶囊的主要成分都是人参与甘松，可抗快速性心律失常，对心房颤动、期前收缩皆有一定疗效，辅以复方丹参滴丸活血化瘀，用于心房颤动虚实夹杂证。

病态窦房结综合征等缓慢性心律失常　①川芎、冰片：川芎与冰片组成中成药速效救心丸，常用于气滞血瘀型心律失常患者。②红参、制附子（参附注射液）：用于阳气亏虚型心律失常患者。③降香、丹参（注射液）：降香与丹参组成的香丹注射液活血化瘀，常用于心血瘀阻型心律失常患者。

4. 针灸疗法

（1）常选穴位

期前收缩与心房颤动等快速性心律失常

　　　　心经心包穴为主，神门心俞巨阙募。

　　　　心血不足足三里，痰火内动内关助。

病态窦房结综合征等缓慢性心律失常

　　　　亦属心悸怔忡证，五穴有四快速同。

　　　　神门心俞足三里，内关间使手厥阴。

简注 ①期前收缩与心房颤动等快速性心律失常者：针刺五穴，即神门、心俞、巨阙、足三里、内关。巨阙是心的募穴，位于脐上六寸，属任脉，主治心悸胸痛；内关属手厥阴心包经，善治心悸烦躁。②病态窦房结综合征等缓慢性心律失常者：缓慢性心律失常针刺选择5个穴位，其中4个穴位与快速性相同；只一个穴位不同，缓慢性心律失常选间使，快速性心律失常选巨阙。

（2）精选对穴与方义

期前收缩与心房颤动等快速性心律失常　①心俞、内关：心俞属足太阳膀胱经，养心宁心，是治疗心疾之要穴；内关属手厥阴心包经络穴、八脉交会穴，有强心定志之功。二穴配伍，可治快速性心律失常，尤其是心房颤动。②心俞、巨阙：配伍亦可治快速性心律失常。巨阙属任脉，又为心之募穴，清心安神。二穴配伍疗心烦，源于《针灸资生经》。③内关、大陵：配伍为手厥阴心包经原络配穴法，养心宁心之功益彰。

病态窦房结综合征等缓慢性心律失常　①心俞、通里：配伍可调整心率，既治快速性心律失常，又治缓慢性心律失常，通里属手少阴心经络穴，调心气、疗心悸。②内关、间使：皆属手厥阴心包经，两者合用治疗各种心痛与心悸。③膻中、气海：皆属任脉，膻中又名上气海，气海又名下气海，前者宽胸行气，后者纳气归元，二穴配伍，可治心动过缓诸证。

【中西医结合治疗】

期前收缩与心房颤动等快速性心律失常　①美托洛尔（倍他乐克）、参松养心胶囊：美托洛尔为选择性β_1受体拮抗药，β_1受体主要分布在心脏与肾小球旁系细胞，故美托洛尔（倍他乐克）可治疗心房颤动等快速性心律失常；参松养心胶囊益气养阴、活血通络，用于冠心病和心房颤动证属气阴两虚、心络瘀阻者。②普罗帕酮（心律平）、稳心颗粒：普罗帕酮属

Ⅰc类抗心律失常药，也用于治疗心房颤动等速性心律失常；稳心颗粒亦用于心房颤动证属气阴两虚、心络瘀阻者。

病态窦房结综合征等缓慢性心律失常 麻黄碱（麻黄素）、宁心宝胶囊：麻黄碱对α受体、β受体均有激动作用，故可治疗缓慢性心律失常；宁心宝胶囊的成分是冬虫夏草头孢菌粉，可改善房室传导功能，用于治疗缓慢性心律失常。

【心悟】

注意抗心律失常药的致心律失常作用

抗心律失常药可分成四大类：Ⅰ类为钠通道阻滞药；Ⅱ类为β受体拮抗药；Ⅲ类为动作电位延长药（钾通道阻滞药）；Ⅳ类为钙通道阻滞药。Ⅰ类又进一步分为Ⅰa类、Ⅰb类、Ⅰc类三型，这是根据药物主要作用通道和电生理特点分类。

值得注意的是，抗心律失常药虽可控制各种心律失常，但在某些患者中应用时，在特定病例或在特定临床情况下，反而导致心律失常，引起原有心律失常加重或诱发新的心律失常。发生的原因可能与用药剂量不当、药物相互作用及患者特异质等影响因素有关；发生的机制包括自发心律失常的易化、潜在心律失常基质的显露及新的心律失常基质的产生等。因此，医生与患者一定要合理使用抗心律失常药。

事物都是一分为二的，有利就有弊，世界上还没有纯利无弊的药物，"是药三分毒"，这主要是由药物的量效关系决定的。此外，还与过敏体质者的变态反应及少数人的特异质反应有关。药物剂量与效应的关系，可用坐标图来表示，横坐标为剂量或浓度，纵坐标为效应（作用）强度。

量效关系示意图

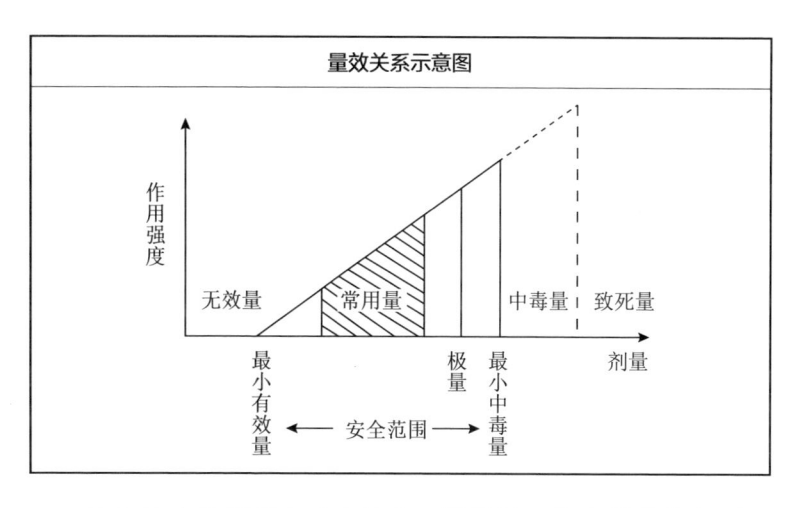

[图：横轴为剂量，纵轴为作用强度，依次标有"无效量""常用量""中毒量""致死量"，分界点为"最小有效量""极量""最小中毒量"，"安全范围"位于最小有效量与最小中毒量之间]

抗心律失常药不良反应较多，四类抗心律失常药均有不同程度诱发心律失常的潜在作用，尤其是Ⅰ类钠通道阻滞药，其导致心律失常的发生率高达13%，当患者又有低血钾、低血镁或心力衰竭时，引起严重而致命心律失常的可能性将更大。

缓慢性心律失常的权重

　　缓慢失常亦心悸，病理阻滞应牢记。

　　窦缓窦停窦阻滞，房内房室与室内。

　　重点"病窦"AVB，位置权重心有底。

简注　"病窦"是病态窦房结综合征的简称；③ AVB是房室传导阻滞的英文缩略语。

十二、病毒性心肌炎

病毒性心肌炎是指嗜心病毒感染引起的、以心肌非特异性间质性炎症为主要病变的继发性心肌炎，约占心肌炎的一半，相当于中医学的"心瘅""心悸"。

【诊断】

　　三条有二可诊断，同时（4）①定病原。

　　首条病史与体征，（2）（3）（4）条均辅检。

内科常见病 | 085

三期急慢恢复期，三型标准要记全。

简注 近年来全国心肌炎学术会议修订的成人急性病毒性心肌炎的诊断参考标准如下。

（1）病史、症状与体征。

（2）感染后3周内出现心律失常与心电图改变。

（3）血清肌钙蛋白 I 或 T、CK-MB 明显增高，超声心动图提示心腔扩大或核素心功能检查异常。

（4）病原学依据：①急性期从心内膜、心肌、心包或心包穿刺液中检测出病毒、病毒基因片段或病毒蛋白抗原；②病毒抗体阳性；③病毒特异性 IgM 阳性。

病毒性心肌炎的临床表现	
症 状	体 征
• 病初，头晕、乏力、心悸、气急、胸闷、胸部不适、心前区疼痛 • 大部分以心律失常为首发 • 少数晕厥，甚至抽搐、意识丧失（阿-斯综合征） • 极少数心力衰竭或心源性休克	• 持续性心动过速与体温不成比例或 HR 异常缓慢 • S_1↓，常可闻及病理性 S_3、S_4 • 心尖区 SM 或 DM • 心音呈胎心律，可闻及房性、室性奔马律 • 心律失常以频发期前收缩、AVB 常见 • 心包摩擦音 • 肺底水泡音

HR. 心率；S_1、S_3、S_4. 第一心音、第三心音、第四心音；SM. 收缩期杂音，DM. 舒张期杂音；AVB. 房室传导阻滞

对本病还应进行分期、分型诊断。具体来说，分为急性期、恢复期、慢性期，临床分型为轻型、中等型与重型，各有其标准。

【西医治疗】

1. 常用疗法

充分休息静卧床，营养心肌抗损伤。

广谱抗菌病毒唑，早期勿用皮质糖。

调节免疫胸腺素，强心低于常规量。

处理"三心"要得当,危症起搏器安装。

简注 ①营养心肌包括两方面,一方面是进食易消化,富含维生素、蛋白质的食物,另一方面是应用促进心肌代谢的药物,如腺苷三磷酸(ATP)、细胞色素C、辅酶A、辅酶Q_{10}等;②最初10天内,勿用糖皮质激素;③洋地黄用量宜少,相当于常规量的2/3;④"三心"指心律失常、心力衰竭、心源性休克;⑤完全性AVB者,使用体外临时起搏器,不能恢复者需安装永久心脏起搏器。

2. 偶联疗法

处方 ①利巴韦林(病毒唑)、阿莫西林;②α干扰素、腺苷三磷酸(ATP);③培哚普利(雅施达)、辅酶A;④维生素C、5%葡萄糖溶液;⑤辅酶Q_{10}、维生素B_6。

解析 ①利巴韦林(病毒唑)是一种广谱抗病毒药,对多种DNA病毒和RNA病毒都有效,由于病毒感染常继发细菌感染,应配伍阿莫西林等抗生素。②α干扰素能阻断病毒复制和调节细胞免疫功能;腺苷三磷酸(ATP)可改善心肌细胞营养与代谢。③培哚普利(雅施达)用于心肌炎并发的心力衰竭;辅酶A亦能改善心肌细胞营养与代谢。④维生素C加入5%葡萄糖溶液静脉滴注,不仅可用于心肌炎并发的心源性休克,而且能保护心肌免受自由基损伤。⑤辅酶Q_{10}促进心肌代谢,保护心脏,用于病毒性心肌炎、冠心病、原发性高血压、心律失常及慢性心功能不全等,但可能出现恶心、胃部不适、食欲减退等不良反应,故辅以维生素B_6。

【中医治疗】

1. 辨证论治

热毒侵心银翘散,湿毒葛苓甘露丹。
气阴两虚两方用,炙甘草汤生脉散。
心阴虚损补心丹,阴阳两虚参荣煎。

简注

病毒性心肌炎 （心瘅、心悸） 辨证论治	热毒侵心证——银翘散 湿毒犯心证——葛根芩连汤合甘露消毒丹 气阴两虚证——炙甘草汤合生脉散 心阴虚损证——天王补心丹 阴阳两虚证——参附养荣汤

2. 中成药剂

双黄连液玉屏冲，黄芪生脉涛开灵。

简注 常用成药有：①双黄连口服液；②玉屏风颗粒冲剂；③黄芪注射液；④生脉饮；⑤清开灵口服液。

3. 对药疗法

组方 ①黄芪（注射液）、双黄连口服液；②双黄连口服液、麝香保心丸；③玉屏风颗粒冲剂、生脉饮。

方义 ①黄芪具有较广泛的抗菌作用及抑制病毒作用；双黄连口服液亦能抗菌、抗病毒。②麝香保心丸芳香温通、益气强心，合用双黄连口服液治疗病毒性心肌炎效果良好。③玉屏风颗粒冲剂由黄芪、防风与白术组成，具有益气固表、扶正祛邪之功；生脉饮由人参、麦冬与五味子组成，具有益气复脉、养阴生津之功，二成药可合用于病毒性心肌炎。

4. 针灸疗法

（1）常选穴位

急性凡府阳陵泉，大椎曲池祛风邪。

清心四穴厥阴俞，通里郄门与内关。

久病心俞厥阴俞，内关膻中主缓补。

太溪太冲三阴交，亦为八穴劳宫伍。

简注 急性期取八穴，久病者亦取八穴。

（2）精选对穴与方义

内关、心俞继以太渊、足三里：内关属手厥阴心包经络穴、八脉交会穴，有强心定志之功；心俞属足太阳膀胱经，是治疗心疾之要穴，二穴都是治疗病毒性心肌炎的主穴。不过治疗本病只取主穴还是不够的，应注重对全身的调节，辅以太渊、足三里。太渊属手太阴肺经原穴，又为脉之会，可推动与宣肃全身气机；足三里为足阳明胃经下合穴、土合穴，亦为四总穴，系强壮保健、建中化生、培补后天之要穴。

【中西医结合治疗】

处方 ①利巴韦林（病毒唑）、清开灵口服液；②α干扰素、黄芪（注射液）；③辅酶 Q_{10}、生脉饮。

简注 ①利巴韦林（病毒唑）见前述，清开灵注射液清热解毒、镇静安神，亦见前述。②α干扰素与黄芪（注射液）皆有抗病毒、调节免疫作用。③辅酶 Q_{10} 参与心肌氧化磷酸化及能量的生成过程，并具有抗氧自由基及膜稳定作用；生脉饮具有益气复脉、养阴生津之功，可用于病毒性心肌炎。

【心悟】

病毒性心肌炎在心肌疾病中的权重（心肌疾病的分类）。

　　心肌疾病分类明，心肌炎变不相同。
　　炎分感染非感染，病变原继皆四型。

简注

病毒性心肌炎在心肌疾病中的权重

心肌疾病
- 原发性心肌病
  - 扩张型70%~80%
  - 肥厚型10%~20%
  - 限制型
  - 致心律失常型右心室心肌病
- 继发性心肌病（特异性）
  - 酒精性、药物性
  - 围生期、克山病
- 心肌炎
  - 感染性
    - 病毒性（多）：病毒性心肌炎
    - 细菌性（少）
  - 非感染性
    - 风湿性
    - 中毒性

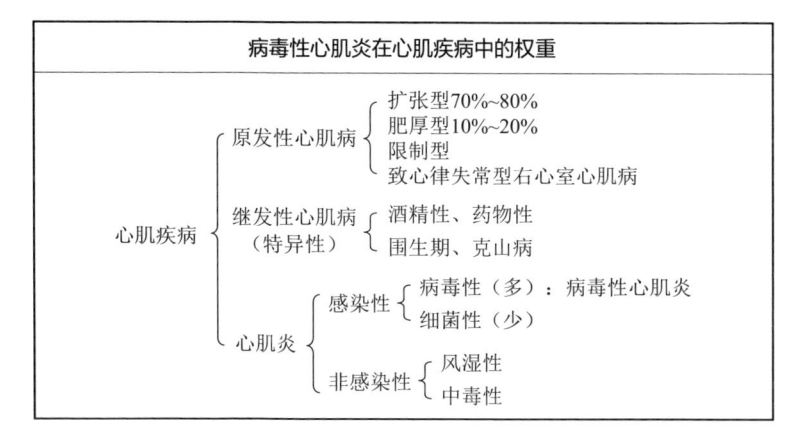

十三、雷诺综合征

本综合征指因血管神经功能紊乱引起的肢端小动脉痉挛症候群,临床上以肢端苍白、青紫、潮红伴疼痛为特征,相当于中医学的四肢逆冷证。

【诊断】

原发继发病史明,遗传药物基础病。

诱因寒冷激动等,肢端白青和潮红。

指温恢复时冗长,分型分期定病因。

简注 ①原发型称雷诺病,与遗传、交感神经亢进、内分泌失调有关;继发型称雷诺现象,与红斑狼疮、真性红细胞增多症、某些药物(普萘洛尔、麦角),以及寒冷、激动有关。②典型雷诺现象是诊断本病的重要依据,如手足皮肤苍白、青紫、潮红。③辅助检查以指温恢复时间延长为主要依据(正常5~10min)。④本病类型即原发型与继发型,典型发作分三期,即缺血期(早期)、缺氧期(中期)与充血期(晚期)。

【西医治疗】

1. 常用疗法

戒烟保暖勿紧张,原发病疗需加强。

扩血管药多种用,妥拉唑林首其当。

硝苯地平前列素,不效手术换血浆。

简注 ①原发病即基础病,如红斑狼疮;②最常用的扩血管药是α受体拮抗药妥拉唑林;③重症需要置换血浆或做胸交感神经切除术。

2. 偶联疗法

处方 ①妥拉唑林、谷维素;②硝苯地平、前列腺素。

解析 ①治疗雷诺综合征最常用的扩血管药是α受体拮抗药妥拉唑林;由于神经功能失调、交感神经功能亢进是本病因之一，还需用谷维素调整神经－内分泌功能。②硝苯地平与前列腺素都是常用的扩血管药，前者是钙通道阻滞药，后者是人体内的生物活性物质。

【中医治疗】

1. 辨证论治

　　　　血虚寒凝冬季多，当归四逆汤斟酌。
　　　　脾肾阳虚阳和汤，四妙勇安清毒热。
　　　　气滞血瘀肢刺痛，身痛逐瘀加棱莪。

简注

```
                    ┌ 虚证 ┌ 血虚寒凝——当归四逆汤
雷诺综合征          │      └ 脾肾阳虚——阳和汤
（四肢逆冷）    ────┤
辨证论治            │ 实证 ┌ 热毒壅滞——四妙勇安
                    └      └ 气滞血瘀——身痛逐瘀汤
```

2. 中成药剂

　　　　脉络宁液三妙丸，复方丹参三七苷。

简注 常用成药有：①脉络宁注射液；②三妙丸；③复方丹参片；④三七总苷片。

3. 对药疗法

组方 ①复方丹参片、三七总苷片；②脉络宁注射液、三妙丸（水丸）。

方义 ①复方丹参片活血化瘀、理气止痛，用于雷诺综合征证属气滞血瘀者；三七总苷片亦然。②脉络宁注射液的成分是牛膝、玄参、石斛、金银花，用于雷诺综合征证属气滞血瘀与热毒壅滞者，辅以三妙丸（水丸）疗效更好。

4. 针灸疗法

（1）常选穴位

　　　　主穴三个射末梢，极泉臂中三阴交。

内科常见病 | 091

晚灸阳地足三里，配穴要用温针疗。

简注 ①三主穴针感要放射至末梢；②两个配穴用灸法。

（2）精选对穴与方义

①臂中、三阴交：臂中属经外奇穴，位于前臂腕横纹与肘横纹中点两筋之间，主治上肢痉挛与麻痹；三阴交属足太阴脾经，又为足太阴、足少阴、足厥阴三经之交会穴，还是回阳九针穴之一，主治下肢痿痹。二穴合用，可治四肢肢端小动脉痉挛即雷诺综合征。②尺泽、手三里：尺泽属手太阴肺经合穴，主治肘臂挛痛；手三里属手阳明大肠经，主治手臂无力、上肢不遂。③足三里、关元：足三里为足阳明胃经下合穴，主治下肢痿痹且为强壮保健要穴；关元属任脉，是小肠募穴、足三阴与任脉交会穴，主治元气虚损，是足三里的配穴。

【中西医结合治疗】

处方 ①妥拉唑林、昆明山海棠片；②硝苯地平、复方丹参滴丸。

简注 ①妥拉唑林为本病的首选药；如果雷诺综合征原发于系统性红斑狼疮，则用昆明山海棠片；②变异性心绞痛患者中，约有24%发生雷诺综合征，此时要首选硝苯地平，并辅以复方丹参滴丸。

【心悟】

雷诺综合征的心理－行为疗法。

心理治疗应提倡，行为疗法该推广。
认知指导疏泄导，保暖戒烟心境良。
自我训练重温感，生物反馈人安详。
医学模式需创新，心身并重疗效强。

简注 ①本病大多数仅有轻度发作，一般不需要药物治疗、严重时可用利血平、哌唑嗪、硝苯地平、甲基多巴等。②所有内科病的一般治疗皆归属于心理－行为疗法。

- 认知疗法：向患者讲清本病是良性过程，劝慰患者消除顾虑，避免不必要的情绪激动或精神紧张。
- 行为指导法：保暖防寒有助于治愈本病，特别是手足不能受冻；戒烟非常重要，吸烟者务必要戒烟，因为吸烟可使皮肤血流减少；平素应保持平和心态，心情愉快，消除紧张情绪。
- 自我训练法：着重于四肢温感公式。
- 心理疏泄法：有助于消除焦虑、情绪激动等应激诱因。
- 生物反馈法：步骤有三，先进行 8 次放松训练，4 次肌电、4 次皮温，让患者学会升高皮肤温度；在皮温反馈仪的帮助下体会手温感觉，然后在家庭训练中用这种感觉核对训练的反应；一般训练 2 个月，为巩固疗效，必须坚持不用仪器的家庭训练。

十四、血栓闭塞性脉管炎

指一种累及周围血管的慢性闭塞性炎症性疾病。其临床特点为患肢疼痛、色泽苍白青紫并有间歇性跛行，中医学称为"脱疽"。

【诊断】

小腿外伤烟嗜好，浅表静脉红索条。
肢体缺血有三期，麻痛跛行色黑焦。
足背动脉弱或无，超声血管血流少。

简注 ①本病临床分三期，即局部缺血期（Ⅰ期）、营养障碍期（Ⅱ期）与坏死期（Ⅲ期）。②足背动脉减弱以至消失是诊断的重要依据。③超声多普勒检查可记录动脉血流波形，了解缺血程度。

【西医治疗】

1. 常用疗法

严禁吸烟极重要，足部锻炼环旋好。

止痛激素抗生素，血管扩张抗凝药。

妥拉唑林与"低右"，高压氧舱手术疗。

简注 ①"低右"指右旋糖酐-40；②手术选做腰交感神经切除、血栓内膜剥脱术等。

2. 偶联疗法

处方 ①妥拉唑林、右旋糖酐-40；②头孢曲松钠（菌必治）、地塞米松。

解析 ①α受体拮抗药妥拉唑林扩张血管，既能治疗雷诺综合征，又能治疗脉管炎；右旋糖酐-40可以抗凝血，二药合用，符合脉管炎的治疗原则。②因本病与感染、自身免疫有关，故可用头孢曲松钠（菌必治）与地塞米松。

【中医治疗】

1. 辨证论治

标本溶通贯全方，Ⅰ期应用阳和汤。

Ⅱ期当归活血用，血府逐瘀似更常。

Ⅲ期茵陈赤小豆，四妙勇名远名扬。

气血两亏顾步汤，人参养荣免疫强。

简注

| 血栓闭塞性脉管炎（脱疽）辨证论治 | 阴寒型（Ⅰ期）——阳和汤
气滞血瘀型（Ⅱ期）——血府逐瘀汤或当归活血汤
湿热型或热毒型（Ⅲ期）——四妙勇安汤或茵陈赤小豆汤
气血两亏虚（久病）——顾步汤或人参养荣汤 |

2. 中成药剂

通脉宝膏通塞脉，复方丹参云南白。

简注 常用成药有：①通脉宝膏；②通塞脉片；③复方丹参口服液；④云南白药胶囊。

3. 对药疗法

组方 ①通脉宝膏、云南白药胶囊；②通塞脉片、复方丹参口服液。

<u>方义</u> ①通脉宝膏用于血栓闭塞性脉管炎证属热毒炽盛、热盛伤阴者,辅以云南白药胶囊效更好。②通塞脉片用于血栓闭塞性脉管炎热毒证,辅以复方丹参口服液效更好。

4.针灸疗法

(1)常选穴位

Ⅰ期血海与经渠,上下巨虚足三里。

Ⅱ期列缺与膈俞,尺泽血海亦巨虚。

Ⅲ期鱼际阴陵泉,尺溜尺泽双太溪。

<u>简注</u> 以上穴位均双侧取穴。

(2)精选对穴与方义

神道、至阳(透刺):神道与至阳均属督脉,而督脉能激发人体阳气,祛除寒湿(寒湿亦为血栓闭塞性脉管炎病因之一)。神道位于第5胸椎棘突下凹陷中,近于心俞;至阳位于第7胸椎棘突下凹陷中,近于肝俞,因心主血而肝藏血,用125mm长针透刺二穴,可使全身气血流通,阳气充盛,故能治疗血栓闭塞性脉管炎,无论上肢或下肢。

【中西医结合治疗】

<u>处方</u> ①妥拉唑林、复方丹参口服液;②前列腺素、通脉宝膏。

<u>简注</u> ①妥拉唑林扩张血管,是治疗血栓闭塞性脉管炎最常用的西药,辅以复方丹参口服液效更好。②前列腺素亦为扩血管药,合用中药通脉宝膏效更好。

【心悟】

血栓闭塞性脉管炎与雷诺综合征的比较。

脉管炎与雷诺征,两者周围血管病。

病因症征有交叉,疗法小异有大同。

阳和四妙勇安汤,妥拉唑林亦通用。

内科常见病 | 095

简注 ①二病皆属周围血管病，但血栓闭塞性脉管炎更严重。②二病皆为免疫功能异常，前者免疫异常更突出，后者交感神经功能紊乱更突出。③前者男性多见，后者女性多见。④盐酸妥拉唑林、阳和汤、四妙勇安汤皆可用于二病的治疗。

消化系统常见病

十五、慢性胃炎

慢性胃炎主要指幽门螺杆菌感染引起的胃黏膜慢性炎症，又称慢性非糜烂性胃炎，相当于中医学的"胃络痛"与"胃痞"。

【诊断】

> 胃镜活检可确诊，自身抗体定类型。
> 幽螺检测助病因，完整论断四部分。

简注 ①本病论断依赖于胃镜和病理组织学检查。②血清学壁细胞抗体与内因子抗体阳性为A型胃炎（胃体胃炎），阴性者则为B型胃炎（胃窦胃炎）。③已证实，幽门螺杆菌感染是慢性胃炎的重要病因，所有幽门螺杆菌阳性者都存在胃窦炎。④一个完整的诊断包括部位、性质、分级、活动情况。

【西医治疗】

1. 常用疗法

> 胆汁反流用多潘，消除幽螺三四联。
> A型胃炎纠贫血，B型抗酸防癌变。

简注 ①胆汁反流性胃炎要用多潘立酮（吗丁啉）。②杀灭幽门螺杆菌要用三联或四联疗法。三联疗法一般为质子泵抑制药（PPI）或铋剂，加上阿莫西林（羟氨苄青霉素）、克拉霉素、甲硝唑（或替硝唑）中的任何两种；四联疗法则为质子泵抑制药与铋剂合用，再加上任两种抗菌药。③治疗A型胃炎主要是抗贫血，如用维生素 B_{12}、叶酸、硫酸亚铁；B 型胃炎主要用抗酸药如雷尼替丁、氢氧化铝凝胶等。

2. 偶联疗法

处方 ①多潘立酮（吗丁啉）、米索前列醇；②维生素 B_{12}、维生素 E；③右旋糖酐铁、维生素 C；④雷尼替丁、硫糖铝；⑤阿莫西林、维敏胶囊。

解析 ①多潘立酮（吗丁啉），属胃动力药，可用于胆汁反流性胃炎；米索前列醇属胃黏膜保护药，可强化胃黏膜屏障。②萎缩性胃体胃炎（A 型胃炎）可用维生素 B_{12} 与维生素 E，前者抗恶性贫血，后者抗自由基、抗化生、抗不典型增生、抗癌变（部分多灶萎缩性胃炎可能癌变）。③硫酸亚铁的消化道反应严重，可使用右旋糖酐铁深部肌内注射治疗 A 型胃炎；维生素 C 可促进铁剂的吸收。④雷尼替丁与硫糖铝配伍治疗萎缩性胃窦胃炎（B 型胃炎）。前者为 H_2 受体拮抗药，抑制胃酸分泌；后者可强化胃黏膜屏障。⑤维敏胶囊即胶体果胶铋，与阿莫西林配伍，具有强大的杀灭幽门螺杆菌功能，属慢性胃炎的病因治疗。

【中医治疗】

1. 辨证论治

　　　　肝胃不和疏肝散，脾胃虚寒六君健。
　　　　脾胃湿热三仁汤，胃阴不足一贯煎。
　　　　胃络瘀血二方用，失笑丹参饮加减。

简注

```
                      ┌ 肝胃不和证——柴胡疏肝散
                      │ 脾胃虚寒证——香砂六君子汤
慢性胃炎（胃  ┤ 脾胃湿热证——三仁汤
痞）辨证论治  │ 胃阴不足证——一贯煎
                      └ 胃络瘀血证——失笑散合丹参饮
```

内科常见病 | 097

2. 中成药剂

> 香砂养胃左金丸，三九胃泰胃舒三。

简注 常用成药有：①香砂养胃丸；②左金丸；③三九胃泰颗粒；④胃舒三制剂，即胃舒冲剂、温胃舒胶囊、养胃舒胶囊。

3. 对药疗法

组方 ①枳实、白术；②黄连、吴茱萸；③柴胡、牡蛎；④石膏、冰片（赛胃安胶囊）；⑤三九胃泰胶囊、香砂养胃颗粒。

方义 ①枳实、白术配伍源于《金匮要略》的枳术汤。二药一消一补，相互为用，主治脾胃虚弱、消化不良，故可用于慢性胃炎。②黄连、吴茱萸配伍源于《丹溪心法》的左金丸，主治肝郁化火、胃失和降，故可用于慢性胃炎证属肝胃郁热者。③柴胡、牡蛎一升一降、相反相成。柴胡疏肝解郁，牡蛎育阴潜阳，二药配伍，用于慢性胃炎证属肝气犯胃、肝胃不和者。④石膏、冰片（赛胃安胶囊）消炎、止血、收敛，可用于慢性胃炎。⑤三九胃泰胶囊清热燥湿、行气活血，用于慢性胃炎证属脾胃湿热者；香砂养胃颗粒温中和胃、益气健脾，用于慢性胃炎证属湿阻气滞者。

4. 针灸疗法

（1）常选穴位

> 各型胃痛三穴记，中脘内关足三里。
> 脾胃虚寒宜艾灸，舍内关而神阙取。

简注 虚寒证艾灸中脘、足三里、神阙。

（2）精选对穴与方义

①足三里、内关：足三里为足阳明胃经下合穴，有健脾和胃、强体健身之功；内关属手厥阴心包经络穴、八脉交会穴，有强心定志、和胃降逆之功。二穴合用，主治慢性胃炎肝胃不和证。②足三里、中脘：中脘属任脉，乃腑之会穴、胃之募穴，可和胃气，化湿滞，与足三里配伍，源于《杂病穴法歌》，

可治疗急性胃炎与慢性胃炎。

【中西医结合治疗】

处方 ①维敏胶囊、温胃舒颗粒;②丙谷胺、养胃舒颗粒;③多潘立酮（吗丁啉）、胃复春;④法莫替丁、猴头健胃灵;⑤曲美布汀、猴头菌片。

简注 ①维敏胶囊具有强大的杀灭幽门螺杆菌功能，系病因治疗；温胃舒颗粒温中养胃、行气止痛，用于慢性胃炎脾胃虚寒证。②丙谷胺属胃泌素受体拮抗药，可治疗慢性胃炎；养胃舒颗粒益气养阴、健脾和胃、行气导滞，用于慢性胃炎气阴两虚证。③多潘立酮（吗丁啉）属胃动力药；胃复春健脾益气、活血解毒，用于治疗萎缩性胃炎。④法莫替丁为H_2受体拮抗药，用于治疗胃窦胃炎；猴头健胃灵疏肝和胃、理气止痛，用于慢性胃炎肝胃不和证。⑤曲美布汀具有对胃肠道平滑肌的双向调节作用，主要用于慢性胃炎；猴头菌片的成分是猴头菌丝体，用于气血亏虚引起的慢性胃炎。

【心悟】

慢性胃炎的确诊依据。

　　慢性胃炎确诊难，依据胃镜组织学。
　　表面色泽腺状态，浅表萎缩可鉴别。

简注

| 浅表性胃炎与萎缩性胃炎的鉴别 |||
鉴别方法	浅表性	萎缩性
胃镜	表层充血、红白相间、黏膜水肿、出血糜烂	灰白、苍白、透见血管、黏膜变薄、皱襞细平
组织学	炎细胞浸润、腺体无异常	炎细胞浸润、增生与化生

十六、消化性溃疡

消化性溃疡主要指发生在胃和十二指肠的慢性组织缺损，

包括胃溃疡（GU）与十二指肠溃疡（DU），简称溃疡病。本病系胃酸和胃蛋白酶自身消化所致，其临床特点是慢性过程、周期性发作、节律性疼痛。相当于中医学的"胃脘痛"与"胃气痛"。消化性溃疡是全球化常见病，人群中约10%在其一生中曾患过此病，一般来说，胃溃疡多见于中老年而十二指肠溃疡多见于青壮年，前者的发病高峰比后者晚10年。

【诊断】

　　　　了解病史基本因，结合症征可初诊。

　　　　确诊钡餐与胃镜，良恶活检能定性。

　　　　幽螺阴阳常规项，特殊五型应知情。

简注 ①初诊基础上又见钡餐龛影，内镜发现活动性溃疡灶可以确诊。②幽门螺杆菌检查已成为消化性溃疡的常规项目。③特殊类型的溃疡有无症状性溃疡、老年性溃疡、复合性溃疡、幽门管溃疡、球后溃疡。

消化性溃疡的直接征象与间接征象		
	胃溃疡	十二指肠溃疡
直接征象	• 切线位：龛影（乳头状半圆形、尖锥形） • 正位：周围低密度、透明带的环堤征	• 切线位：龛影（小乳头状、单个绿豆或黄豆大小） • 正位：月晕状、透明带中央钡斑 • 慢性：黏膜纹向龛影纠集
间接征象	• 痉挛切迹→葫芦胃、沙钟胃 • 胃分泌↑ • 胃蠕动改变 • 好转或愈合时功能改变减轻或消失 • 胃壁平坦，蠕动↓	• 球部变形（十字形、花朵形、三叶草形） • 激惹征 • 幽门痉挛 • 胃分泌↑，胃张力及蠕动改变 • 球部固定压痛

胃溃疡的切线位像与正位像

A　　B　　C

十二指肠溃疡的间接征象

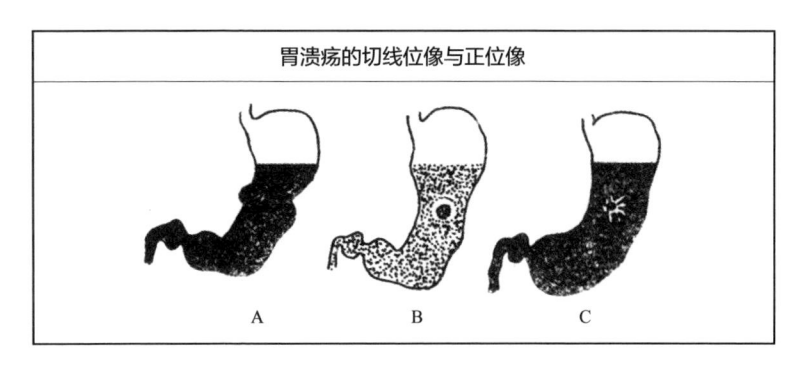

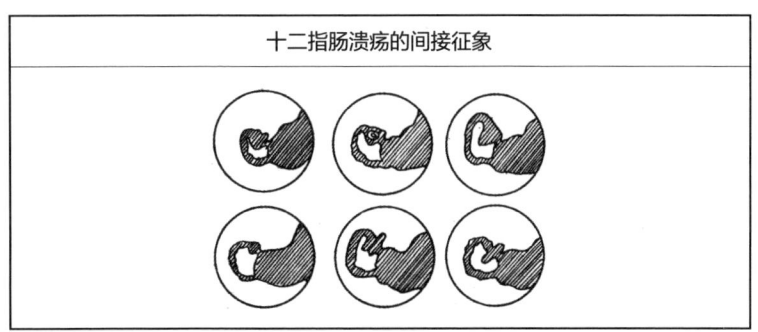

【西医治疗】

1. 常用疗法

>　　首先区分菌阴阳，三联四联半月尝。
>　　抗酸三类宜十二，雷尼奥美山莨菪。
>　　强因屏障胃溃疡，铋剂前列与硫糖。
>　　维持外科疗并发，心身安康少奶浆。

简注　①消化性溃疡的西医治疗策略。②消化性溃疡的心理疗法：本病也是最重要的心身病之一。治疗原则是消除症状、促进溃疡愈合、心身并重、预防复发和避免并发症。为此，需要在长期与持续的治疗过程中突出心理治疗，旨在心身安康。常用的心理疗法如下。

内科常见病

溃疡病的西医治疗策略

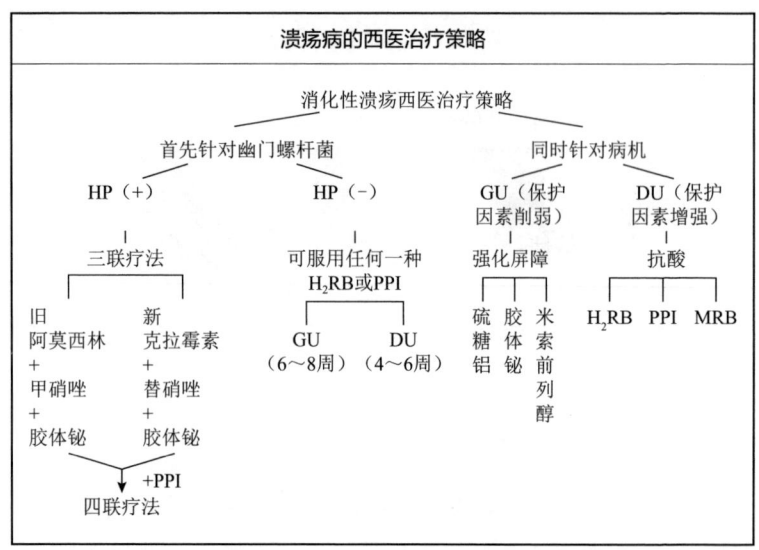

```
                    消化性溃疡西医治疗策略
            ┌─────────────────┴─────────────────┐
        首先针对幽门螺杆菌                    同时针对病机
        ┌─────┴─────┐                  ┌─────────┴─────────┐
      HP（+）      HP（-）          GU（保护            DU（保护
        │            │              因素削弱）          因素增强）
      三联疗法    可服用任何一种      强化屏障              抗酸
    ┌────┴────┐   H₂RB或PPI      ┌───┬───┐         ┌────┬────┐
    旧        新    ┌───┴───┐    硫   胶   米        H₂RB  PPI  MRB
  阿莫西林  克拉霉素  GU      DU   糖   体   索
    +        +    （6~8周）（4~6周）铝   铋   前
   甲硝唑   替硝唑                         列
    +        +                           醇
   胶体铋   胶体铋
        └────┬────┘
          +PPI
         四联疗
          法
```

HP. 幽门螺杆菌；GU. 胃溃疡；DU. 十二指肠溃疡；H₂RB.H₂ 受体阻滞药；PPI. 质子泵抑制药；MRB.M 受体拮抗药

- 行为指导疗法：生活要规律、劳逸要结合，避免精神紧张和情绪不宁，避免过度劳累；饮食要定时定量，进食不宜过快，避免过饱过饥，避免过于粗糙、过冷过热、辛辣过咸和刺激性大的饮食，如香料、辛辣调味剂、浓茶、咖啡、烈酒等。症状明显时，应暂给予流质饮食，少食多餐；症状好转后改半流质饮食或软食，以后逐步过渡到正常饮食。牛奶和豆浆虽能一时稀释胃酸，但所含钙和蛋白质刺激胃酸分泌，故不宜多饮。特别要注意戒烟，因为吸烟引起血管收缩，胰液中重碳酸盐含量减少，可使胰液和胆汁分泌减少从而减少其在十二指肠内中和胃酸的能力；吸烟还能引起胆汁反流并破坏胃黏膜屏障，因此戒烟是行为疗法的一个重要方面。服用非甾体抗炎药（NSAID）者，应立即停服，以后亦应慎用。

- 抗焦虑、抗抑郁疗法：常采用多塞平、丙咪嗪等三环类抗抑郁药治疗。
- 自我训练法：本法适应证很广泛，用于治疗消化性溃疡时要注意两个方面：一是要避免标准第五公式"胃周围温暖"的练习，因可能会大量增加血流，引起胃出血而加重病情；二是要注意并用抗酸药、抗胆碱药、H_2受体拮抗药、质子泵抑制药（PPI）、枸橼酸铋钾（胶体铋）、胃泌素受体拮抗药及抗感染药等。
- 催眠疗法：注意要在患者自愿配合的情况下才可使用，疗程一般 1~5 次。患者进入浅度睡眠状态时，要注意灌输："上腹部疼痛减轻""胃排空加快""恶心呕吐、反酸嗳气缓解""胃酸分泌有所减少"等，美国心理学家 Moody 早在 1953 年就用催眠术治愈了 8 例顽固性胃溃疡患者。
- 中医心理疏泄疗法：消化性溃疡属于中医学中的"胃脘痛""胃气痛"范畴，相当一部分患者伴有情志抑郁，辨证属于肝郁气滞、肝气犯胃，治宜疏肝理气、和胃止痛，方用柴胡疏肝散加减，用此方能达到疏郁开郁的功效，有利于溃疡病的康复。
- 想象信念疗法：国内有人观察了 475 例溃疡病患者，幽门螺杆菌的检出率为 72.7%~86.5%，又观察了庆大霉素的短期疗效，结果溃疡病的愈合率为 70%，提示该菌与消化性溃疡有因果联系，因此想象嗜中性粒细胞吞噬这种 S 形螺旋菌，想象白细胞与抗菌药兵分两路、协同灭菌的图景，对促进溃疡愈合具有一定作用，此外还应想象黏膜屏障、黏液屏障坚不可摧，想象溃疡面变浅变小终至愈合。
- 生物反馈疗法：Wegan 曾在 1974 年用此方法治愈了一

些溃疡病，主要是通过视觉反馈，训练溃疡患者改变胃内的 pH，使 pH 趋向碱性化。
- 精神分析法：日本著名心身医学专家池见酉次郎在国际上享有较高名望，他在《自我分析》一书中谈到用精神分析法使一例顽固性溃疡病患者迅速康复，池见教授并未给患者使用什么特殊的抗溃疡药，只是通过病史的了解与患者精神生活的调查，掌握了患者自我束缚的症结并给予正确指导，最终使患者从过分严酷的"超我"中解放出来，从而促进了溃疡病的痊愈。
- 保健功疗法：保健功在临床上多以虚实辨证进行治疗，常以内养功为主，配合放松功与强壮功。
- 行为矫正法：消化性溃疡患者多有紧张、易怒、性急、烦恼等神经质个性。日本心身医学家石川中认为该病心理特征是独立性与依赖性的矛盾，德国心身医学家弗雷贝格也有同样见解。鉴于以上溃疡患者性格，应该针对性地指导患者纠正性格缺陷与不良行为方式，帮助患者提高应对能力与建立和谐的人际关系及和睦的家庭，建立新的适应性行为。
- 此外，还可采用音乐疗法：一般选用贝多芬、施特劳斯、巴赫、莫扎特、舒伯特、肖邦、柴可夫斯基的乐曲，我国的广东音乐也有较好的疗效。另外，认知疗法、运动疗法及积极心理疗法也可酌情应用。

③如果出现并发症，手术常为首选，勿延误。

2. 偶联疗法

处方 ①克拉霉素、枸橼酸铋钾（胶体铋）；②奥美拉唑（洛赛克）、枸橼酸铋钾（胶体铋）；③阿莫西林、左氧氟沙星（左克）；④法莫替丁、硫糖铝；⑤奥美拉唑（洛赛克）、山莨菪碱（654-2）注射液；⑥奥硝唑、呋喃唑酮（痢特灵）；⑦奥美拉唑、克拉霉素。

解析 ①克拉霉素即甲红霉素,抗菌谱与罗红霉素相似,可抑制幽门螺杆菌(HP);枸橼酸铋钾(胶体铋)既能强化胃黏膜屏障,又能清除幽门螺杆菌。②奥美拉唑(洛赛克)属质子泵抑制药,具有强大的抗酸作用,它与枸橼酸铋钾(胶体铋)合用也能抑制幽门螺杆菌。③阿莫西林、左氧氟沙星(左克)合用可根除幽门螺杆菌。④对于幽门螺杆菌阴性的胃溃疡,可合用法莫替丁与硫糖铝。⑤对于幽门螺杆菌阴性的十二指肠溃疡,可合用奥美拉唑(洛赛克)与山莨菪碱,后者为 M 受体拮抗药,亦能抑制胃酸分泌。⑥如果幽门螺杆菌未能清除,可用奥硝唑与呋喃唑酮(痢特灵)。⑦奥美拉唑与克拉霉素合用,亦可清除幽门螺杆菌。前者具有强大的抗酸作用,每日 1 次;后者可抑制幽门螺杆菌,早晚各一次,疗程 10 天。

【中医治疗】

1. 辨证论治

　　　　肝胃不和胃胀痛,柴胡疏肝五磨用。
　　　　脾胃虚寒芪建中,一贯芍甘亏胃阴。
　　　　肝胃郁热二方合,化肝煎并丸左金。
　　　　胃络瘀阻亦二方,活络效灵丹参饮。

简注

```
消化性溃疡     ┌ 肝胃不和证——柴胡疏肝汤合五磨饮子
（胃脘痛）     │ 脾胃虚寒证——黄芪建中汤
辨证论治       ┤ 胃阴不足证——一贯煎合芍药甘草汤
               │ 肝胃郁热证——化肝煎合左金丸
               └ 胃络瘀阻证——活络效灵丹合丹参饮
```

2. 中成药剂

　　　　乌贝乌茇安胃疡,颗粒胃福胃力康。

简注 上述中成药指:①乌贝散;②乌茇散;③安胃疡胶囊;④胃福颗粒;⑤胃力康颗粒。

3. 对药疗法

组方 ①乌梅、木瓜；②鸡内金、丹参；③干姜、黄连；④乌贼骨、浙贝母（乌贝散）；⑤乌贼骨、白芨（乌芨散）；⑥高良姜、香附（良附丸）；⑦延胡索、川楝子（金铃子散）。

方义 ①乌梅、木瓜配伍源于《临证指南》，乌梅益胃止渴，木瓜生津开胃，用于消化性溃疡肝胃不和证与胃阴不足证。②鸡内金、丹参配伍用于消化性溃疡脾胃虚寒证与胃阴不足证。鸡内金消食化积，丹参活血化瘀，用于溃疡病纳差、胃痛等症。③干姜、黄连配伍源于《伤寒论》中的半夏泻心汤，干姜温中散寒，黄连泻火燥湿，用于溃疡病寒热互结证。④乌贼骨、浙贝母（乌贝散）配伍源于《2000年药典》，用来治疗消化性溃疡。乌贼骨即海螵蛸，其主要成分是碳酸钙，可中和胃酸、止痛止血；浙贝母善开郁结，止疼痛，消胀满。二药合用，抗酸止痛功效益彰。⑤乌贼骨、白芨（乌芨散）亦可用来治疗消化性溃疡。白芨收敛止血，消肿生肌，主含菲类衍生物、胶质和淀粉等，可保护胃黏膜，其溃疡抑制率高达95%。⑥高良姜、香附配伍源于《良方集腋》，用于溃疡病寒凝气滞证。高良姜温胃散寒、行气止痛；香附疏肝解郁、活血止痛。⑦延胡索、川楝子（金铃子散）配伍源于《活法机要》，用于消化性溃疡肝郁气滞证。延胡索活血散瘀、理气止痛；川楝子疏肝散热、解郁止痛。

4. 针灸疗法

（1）常选穴位

三穴慢性胃炎同，再加足太阳太阴。

脾俞胃俞三阴交，六穴共治胃脘痛。

简注 ①针灸治疗溃疡病主要取6个穴位，其中有3个与慢性胃炎相同，即中脘、内关、足三里；②脾俞、胃俞属足太阳膀胱经，三阴交属足太阴脾经。

（2）精选对穴与方义

①足三里、内关与足三里、三阴交（交替针刺）：二穴合用，既可治慢性胃炎肝胃不和证，又可治消化性溃疡肝胃不和证，可谓异病同治，但治溃疡病还需与足三里、三阴交交替针刺。足三里为足阳明胃经下合穴，又是四总穴，有健脾和胃、强体健身之功，用于"胃脘痛"与"胃气痛"；三阴交属足太阴脾经，又是足太阴、足少阴、足厥阴三经交会穴，还是回阳九针穴之一，主治脾胃虚弱诸证。②中脘、胃俞：中脘属任脉，乃腑之会穴、胃之募穴，可和胃气，化湿滞，主治脾胃病证；胃俞属足太阳膀胱经，是胃之背俞穴，乃治疗胃脘痛等胃疾之要穴。二穴合用，和胃止痛功效良好。

【中西医结合治疗】

处方 ①法莫替丁、安胃疡胶囊；②复方铝酸铋（胃必治）片、胃福颗粒；③维敏胶囊、胃力康颗粒；④复方氢氧化铝（胃舒平）片、胃苏颗粒；⑤奥美拉唑（洛赛克）、快胃片。

简注 ①法莫替丁为第三代 H_2 受体拮抗药，具有明显的抑酸作用；安胃疡胶囊为甘草提取物，主含黄酮类化合物，用于溃疡病脾胃虚寒证与气滞血瘀证。②复方铝酸铋（胃必治）片适用于消化性溃疡；胃福颗粒理气和胃、利膈开郁，宜于消化性溃疡。③胃力康颗粒行气活血、泄热和胃，用于溃疡病肝胃郁热证与肝胃不和证，与维敏胶囊合用疗效更好。④复方氢氧化铝（胃舒平）片抗酸作用较强，可用于消化性溃疡；胃苏颗粒理气消胀、和胃止痛，用于溃疡病气滞血瘀证。⑤奥美拉唑（洛赛克）属质子泵抑制药，具有强大的抗酸作用；快胃片制酸和胃、收敛止痛，用于肝胃不和所致胃脘痛。

【心悟】

消化道三病防治新说。

幽螺阳性联病三，胃癌溃疡慢胃炎。

既关三病皆主因，防治应有新观点。

简注 ①幽门螺杆菌与慢性胃炎、溃疡病、胃癌的关系。②三联、四联疗法除可直接治疗胃溃疡与慢性胃炎外，对防治胃癌在理论上也具有重要意义。

幽门螺杆菌与慢性胃炎、溃疡病、胃癌		
病　因	疾　病	机　制
幽门螺杆菌为主因	慢性胃炎（80%～90%）	• 分解尿素产氨 • 自身分泌细胞毒素 • 自身免疫反应
幽门螺杆菌为主因	DU（90%～100%） GU（80%～90%）	• 产氨利于细菌生存 • 增加胃泌素分泌、促进胃酸分泌
幽门螺杆菌为Ⅰ类致癌源（肯定关系）	胃癌	• 肠化生与不典型增生 • 胃酸分泌减少，有利于细菌生长，促进亚硝基化合物生成 • 幽门螺杆菌催化亚硝化作用

DU. 十二指肠溃疡；GU. 胃溃疡

【典型病例】

唐某，男性，50岁，干部，主因反复上腹痛、反酸、恶心10年，加重2天于2008年3月3日就诊于山西中医学院附属医院消化内科。患者10年前因饮烈酒过度致上腹痛、呕血，急诊入院于山西医科大学第一附属医院，胃镜提示活动性溃疡，经用"洛赛克、雷尼替丁"后痊愈出院，日后又多次复发，间断服用"法莫替丁、洛赛克、硫糖铝"，以及三联疗法好转，但仍未能根治。查体剑突下左侧压痛，粪便隐血试验(+)，胃镜提示胃小弯溃疡活动期（A_2期），尚无幽门梗阻与癌变。Holmes社会再适应评定量表（SRRS）生活变化单位（LCU）计算患者LCU为313分，医院用焦虑抑郁量表（HADS）测定A分为15分，D分为20分，16种人格因素问卷（16PF

提示患者为C型性格，门诊诊断为胃溃疡A_2期。嘱患者采用四联疗法与柴胡疏肝散，疗程15天，以后长期坚持每晚睡前服用1粒法莫替丁，同时进行了心理治疗，包括行为指导法、自我训练法、中医疏导疗法、生物反馈疗法、音乐疗法、认知疗法、运动疗法与积极心理疗法等，1年来患者自我感觉良好，多次胃镜复查示胃小弯溃疡已康复，处于瘢痕S_2期，又追踪1年，未出现复发。

十七、胃癌

胃上皮细胞过度增殖，又不能启动细胞凋亡信号而导致的胃腺癌称胃癌，即源于胃上皮的恶性肿瘤，相当于中医学的"积聚证"。

【诊断】

> 不惑之年体重轻，纳差呕血上腹痛。
> 潜血癌胚皆阳性，主检气钡双重影。
> 胃镜活检可确诊，分期定型参克隆。

简注 ①粪便隐血试验（OB）持续阳性，可作为胃癌筛选的首要检查。②血清癌胚抗原（CEA）阳性，有助于胃癌的诊断，但特异性不高。③胃肠X线检查为胃癌的主要检查方法，尤其是气钡双重对比法，可区分是早期还是中晚期，是浅表型、凹陷型还是溃疡型、浸润型。X线象征有充盈缺损、皮革胃等。④胃镜对早期胃癌的诊断价值更大，隆起型、浅表型、凹陷型、混合型各有特点。胃镜检时取病变部位做病理检查（活检），其诊断准确性更高。⑤血清单克隆抗体检测对本病的诊断也有一定价值，但不列入常规检查。

胃癌 3 种病理类型的 X 线征象

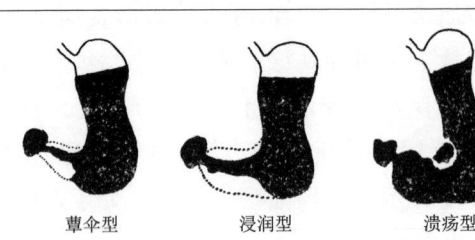

蕈伞型　　浸润型　　溃疡型

【西医治疗】

1. 常用疗法

　　　　中晚综合早手术，唯一根治胃切除。
　　　　差强内镜下治疗，化疗单联术辅助。
　　　　方案 MF、EAP，支持增免白介素。

简注 ①早期胃癌可采用内镜下激光、微波等方法，但疗效不如手术故称"差强"。②化学治疗可采用单一法或联合用药，常用以辅助手术治疗。③常用化学治疗方案：MF 即丝裂霉素与替加氟；EAP 指依托泊苷（足叶乙苷）、多柔比星（阿霉素）与顺铂。④其他疗法还有支持疗法（高能量静脉营养）、免疫疗法（胸腺素）、细胞因子与基因制剂（白介素-2）等。

2. 偶联疗法

处方 ①丝裂霉素、替加氟（MF 方案）；②亚叶酸钙、氟尿嘧啶；③紫杉醇、羟喜树碱。

解析 ①丝裂霉素属抗肿瘤抗生素，为常用的周期非特异性药物之一，特别对消化道癌肿有良效；替加氟即喃氟啶，属抗代谢抗肿瘤药，该药在体内转化为氟尿嘧啶而起作用，而氟尿嘧啶（5-FU）是第一个合成的抗代谢抗肿瘤药，是目前应用最广的抗嘧啶药，对消化道癌肿有良效。丝裂霉素与替加氟组成 MF 方案，用于胃癌疗效较好。②亚叶酸钙能增强氟尿嘧啶的活化与细胞毒作用。③紫杉醇与羟喜树碱皆为来源于植物的抗肿瘤药，皆可用于胃癌。前者是从紫杉树皮中提取的抗微管药，后者是从喜树种子与根皮中提取的 DNA 合成抑制药。

【中医治疗】

1. 辨证论治

  海藻玉壶痰气阻，肝胃不和柴胡疏。
  虚寒理中四君汤，胃热伤阴玉女煮。
  瘀血内阻膈下逐，开郁二陈痰湿堵。
  气血两虚八珍汤，成药犀黄六神助。

简注 辨证七型。

胃癌（积聚）辨证论治
- 痰气交阻证——海藻玉壶汤
- 肝胃不和证——柴胡疏肝散
- 脾胃虚寒证——理中汤合四君子汤
- 胃热伤阴证——玉女煎
- 瘀血内阻证——膈下逐瘀汤
- 痰湿阻胃证——开郁二陈汤
- 气血两虚证——八珍汤

2. 中成药剂

  犀黄丸与六神丸，木香顺气吐逆反。

简注 上述中成药指：①犀黄丸；②六神丸；③木香顺气丸。

3. 对药疗法

组方 ①莪术、狼毒；②麝香、牛黄；③龙葵、黄芪。

方义 ①莪术为破血消癥药，功效破血行气、消积止痛，用于癥瘕积聚、脘腹胀痛，其主要成分是莪术挥发油如龙脑、莪术醇、莪术酮等，莪术挥发油制剂既能直接破坏癌细胞，又能增强机体免疫力，从而具有抗胃癌作用；狼毒含甾醇、酚类、三萜类即高分子有机酸等，功效破血行气、逐水祛痰，可减轻胃癌的症状。②麝香、牛黄是中成药西（犀）黄丸的主要成分，因麝与麝香主产于四川与西藏之故，西（犀）黄丸又称牛黄醒消丸（《外科全生集》），具有清热解毒、消肿散结之功效，可用于胃癌等癌肿。③龙葵全草含龙葵碱、皂苷等成分，亦具有清热解毒、消肿散结之功效，可用于贲门癌；黄芪补气健脾、升阳扶正，可增强机体的免疫功能，二药合用，抗癌疗效更好。

4. 针灸疗法

（1）常选穴位

主穴两个配穴七，前者中脘章门脾。
后者公孙三阴交，膈俞脾俞足三里。
行间丰隆与公孙，扶正祛邪增免疫。

简注 主穴2个，即中脘、章门。章门属足厥阴肝经穴，同时也是脾的募穴，故称章门脾。

（2）精选对穴与方义

①中脘、章门：二穴是治疗胃癌的主穴。中脘属任脉，乃腑之会穴、胃之募穴，主治脾胃病证；章门属足厥阴肝经，乃脾之募穴，具有活血化瘀、消痞散结之功。②天枢、公孙：天枢属足阳明胃经，为大肠之募穴，具有调中和胃、理气健脾之功；公孙属足太阴脾经络穴，乃八脉交会穴之一，具有调气机、扶脾胃之功，二穴配伍，可治胃癌。③内庭、商丘：内庭属足阳明胃经，乃荥水穴，具有清热、解郁、利水、消肿之功；商丘属足太阴脾经，能泻脾止痛，主治痞气，二穴配伍，亦可治胃癌。

【中西医结合治疗】

处方 ①氟尿嘧啶（5-FU）、西（犀）黄丸；②丝裂霉素（MMC）、六神丸；③替加氟、抗癌平；④羟喜树碱、复方天仙胶囊；⑤顺铂、金蒲胶囊。

简注 ①氟尿嘧啶见前述，西（犀）黄丸亦见前述。②丝裂霉素见前述，六神丸清凉解毒、消炎止痛，用于胃癌瘀毒内结证。③替加氟如前述，抗癌平主含半枝莲、白花蛇舌草等，用于胃癌、贲门癌。④羟喜树碱如前述，复方天仙胶囊主含天花粉、威灵仙、白花蛇舌草等，对胃癌有一定的作用。⑤顺铂为第一代金属铂类抗肿瘤药，常用于胃癌；金蒲胶囊清热解毒、消肿止痛，用于胃癌痰湿瘀阻证。

【心悟】

胃癌的癌前病变。

　　　　萎缩胃炎增化生，胃腺萎缩伴恶贫。
　　　　息肉超过二厘米，胃疡径大是巨型。
　　　　皱襞超大胃黏膜，残胃胆汁反流洪。

简注 ①6句话代表胃癌的6种癌前病变。②巨大胃溃疡指直径超过2.5cm。③残胃炎指胃大部切除术后15年，如并发胆汁反流，易形成残胃癌。

十八、胃下垂

本病是指站立时胃下缘达盆腔，胃小弯最低点降至髂嵴连线以下的病理状态，临床主要表现为上腹部不适、胃饱胀、嗳气、恶心等，相当于中医学的"胃缓""胃下"证。

【诊断】

　　　　既往慢性消耗病，过早负重无力型。
　　　　上腹不适易饱胀，脐下压痛振水音。
　　　　钡剂造影可确诊，饮水超声协助定。

简注 ①本病多见于女性、无力体型与慢性病患者。②上消化道造影具确诊价值，可见胃小弯最低处低于两侧髂前上棘连线以下。③超声检查可协助诊断，饮水后可观察到胃下缘下移入盆腔。

【西医治疗】

1. 常用疗法

　　　　自我保养乃关键，少食多餐勤锻炼。

内科常见病 | 113

莫沙必利吗丁啉，肌注三磷酸腺苷。

腹肌体操共五节，使用胃托缚腰间。

简注 ①药用胃肠动力药多潘立酮（吗丁啉）与莫沙必利，以及ATP注射液；②腹肌体操五节（从略），每次要做20min；③必要时使用胃托辅助治疗。

2.偶联疗法

处方 ①多潘立酮（吗丁啉）、腺苷三磷酸（ATP）注射液；②莫沙必利、三磷酸腺苷（ATP）注射液。

解析 ①多潘立酮（吗丁啉）属胃动力药，本品为作用较强的多巴胺受体拮抗药。可改善胃功能；腺苷三磷酸是一种辅酶，可改善机体代谢，同时又是体内能力的来源，与多潘立酮(吗丁啉)配伍，可用于胃下垂。②莫沙必利属全胃肠动力药，可改善胃肠功能，辅以腺苷三磷酸，亦可用于胃下垂。

【中医治疗】

1.辨证论治

脾虚气陷脘腹胀，可用补中益气方。

肝胃不和两胁痛，柴胡疏肝散效良。

脾肾两虚脉沉细，加味黄芪地黄汤。

简注

胃下垂（胃下）辨证论治
- 脾虚气陷——补中益气汤
- 肝胃不和——柴胡疏肝散
- 脾肾阳虚——参芪地黄汤

2.中成药剂

补中益气四磨液。

十全大补参芪片。

简注 上述中成药指：①补中益气丸；②四磨口服液；③十全大补丸；④参芪片（或糖浆）。

3.对药疗法

组方 ①补中益气颗粒、四磨汤口服液;②十全大补口服液、参芪片。

方义 ①补中益气汤源于《内外伤辨惑论》,功用补中益气、升阳举陷,常用来治疗中气下陷、内脏下垂;四磨汤由人参、沉香、乌药与槟榔组成,功用顺气降逆、消积止痛,二成药配伍可治疗胃下垂。②十全大补汤源于《太平惠民和剂局方》,功用益气补血;参芪片益气补脾,二成药配伍,亦可治疗胃下垂。

4.针灸疗法

(1)常选穴位

主穴交替用两组,其一脾俞与胃俞。
其二中脘足三里,关元百会配任督。

简注 ①主穴4个;②配穴2个,即任脉的关元、督脉的百会。

(2)精选对穴与方义

①巨阙、肓俞:巨阙属任脉,又为心之募穴,具有理气畅中、清心安神之功;肓俞属足少阴肾经,又为冲脉、足少阴之会穴,功效益肾健脾、消胀止痛。二穴配伍,可获通经活络、补中益气之功效。②胃俞、足三里:胃俞属足太阳膀胱经,是胃之背俞穴,乃治疗胃疾之要穴,具有调中和胃、消胀除满之功;足三里为足阳明胃经下合穴,又是四总穴,有健脾和胃、强体健身之功。二穴配伍,一上一下,益胃升阳之功效更著。③脾俞、胃俞与足三里、中脘交替:脾俞、胃俞与足三里、中脘皆为治疗胃下垂的两组主穴,此二组交替针刺效更好。

【中西医结合治疗】

处方 多潘立酮(吗丁啉)、补中益气颗粒。

简注 二药的作用与用途见前述,二药合用于胃下垂有较好的疗效。

【心悟】

胃下垂的食疗。

　　药品食品关把好,"胃下"食疗也有效。

　　猪肚黄芪粳米羹,莲子山药粥大枣。

简注 药补不如食补,食疗是自我保健的重要一环。

十九、肝硬化

肝硬化是各种病因所引起的慢性进行性弥漫性肝病,其病理特征为肝小叶坏死、假小叶增生,临床以肝功能损害与门静脉高压为主要表现,相当于中医学的"水臌""单腹胀"。

【诊断】

　　五条主征两次征,腹水吞钡 B 超明。

　　二镜 CT 与肝穿,后者单项可确诊。

　　前四任一合次征,病因诊断需弄清。

简注 ①诊断标准。②二镜指胃镜与腹腔镜。③肝穿活检不仅有确诊价值,还可以了解其病理类型。④主征的前四条任何一条结合次征亦可确诊。⑤病因诊断主要有肝炎性、酒精性、血吸虫性、右侧心力衰竭等。

肝硬化的诊断标准	
主　征	次　征
• 内镜及食管 X 线提示静脉曲张 • B 超提示门静脉内径 > 13mm,脾静脉内径 > 8mm • 腹水伴腹壁静脉曲张 • CT 检查 • 腹腔镜或肝穿组织学检查	• 检验:肝功能异常 • 体征:肝病面容、脾大、肝掌与蜘蛛痣等

【西医治疗】

1.常用疗法

肝硬化治疗方法

> 关键针对病因疗,支持休息饮食调。
> 保肝抗纤抗脂肝,腹水利尿最主要。
> 晚期治疗并发症,植肝存活可提高。

腹水的治疗

> 用利尿药最广泛,首选螺酯速尿联。
> 放水加输白蛋白,限水低钠可输血。
> 浓缩回输治顽难,TIPS近开展。

简注 ①肝硬化治疗方法:针对病因治疗是关键,病因11种,即病毒性肝炎、酒精中毒、胆汁淤积、循环障碍、非酒精性脂肪性肝炎、自身免疫性肝炎、寄生虫感染、药物与化学性中毒、遗传与代谢疾病、营养不良与隐源性;老年人的支持疗法注意补充高糖、能量合剂、复方氨基酸,特别应注意维持水与电解质的平衡;肝硬化的常用药有保肝药、抗纤维化药与抗脂肪肝药,此类药物过多使用可增加肝脏负担;要及时治疗各种并发症,如上消化道出血、肝性脑病、感染等,上消化道出血是由于食管、胃底静脉曲张破裂出血所致,应尽早使用生长抑素、奥曲肽、血管升压素、生长抑素等,以奥曲肽更常用,老年患者使用加压素常需配伍硝酸甘油,借以减轻前者的不良反应。②腹水的治疗:老年人用利尿药注意要小剂量、间歇性、联用排钾与留钾药,利尿速度不宜快;每周放腹水3次,每次3000~5000ml,同时输注白蛋白40g;TIPS即经颈静脉肝内门体静脉分流术,可缓冲对肝移植的需求。

肝硬化的常用药			
保肝药		抗纤维化	抗脂肪肝
维生素类	促进再生类		
• 维生素 C • 复合维生素 B • 维生素 K_1 • 维生素 B_{12} • 叶酸 • 维生素 E	• 水飞蓟宾（益肝灵） • 葡醛内酯（肝泰乐） • 肌苷	• 秋水仙碱 • 青霉胺 • 硫唑嘌呤	• 复方胆碱 • 己酮可可碱 • 多烯磷脂烯胆碱 • 蛋氨酸 • 肌醇 • 熊去氧胆酸 • 还原型谷胱甘肽

上述疗法可概括为肝硬化的六六治疗。

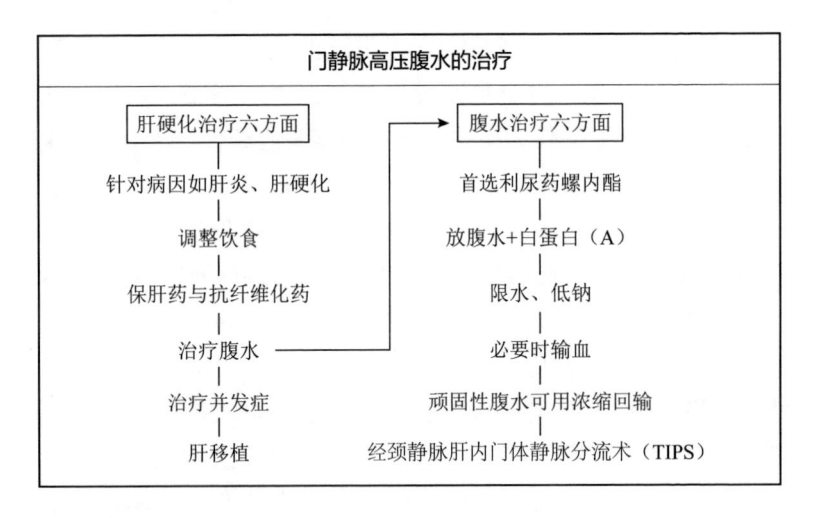

```
门静脉高压腹水的治疗

肝硬化治疗六方面          腹水治疗六方面
针对病因如肝炎、肝硬化    首选利尿药螺内酯
调整饮食                  放腹水+白蛋白（A）
保肝药与抗纤维化药        限水、低钠
治疗腹水                  必要时输血
治疗并发症                顽固性腹水可用浓缩回输
肝移植                    经颈静脉肝内门体静脉分流术（TIPS）
```

2. 偶联疗法

处方 ①葡醛内酯（肝泰乐）、复合维生素 B；②维生素 E、维生素 C；③水飞蓟宾（益肝灵）、秋水仙碱；④螺内酯（安体舒通）、呋塞米（速尿）；⑤多巴胺、白蛋白；⑥普萘洛尔（心得安）、硝酸异山梨酯（消心痛）。

解析 ①葡醛内酯（肝泰乐）属于促进肝细胞再生的保肝

药，能使肝糖原增加，脂肪储量减少；复合维生素 B 属于维生素类保肝药，二药配伍，可用于治疗肝硬化。②维生素 E、维生素 C 皆属于维生素类保肝药，二药配伍，促进氨基酸与脂代谢，且抗氧化、抗自由基，可用于治疗肝硬化。③水飞蓟宾（益肝灵）属于促进肝细胞再生的保肝药；秋水仙碱抗肝小叶纤维化。二药配伍，可治疗肝硬化。④肝硬化腹水患者首选利尿药螺内酯（安体舒通）、呋塞米（速尿）联合治疗，前者留钾，后者排钾，能维持水与电解质的平衡。⑤如并发肝肾综合征需用血管活血药多巴胺改善肾血流，并加用白蛋白扩容。⑥普萘洛尔（心得安）、硝酸异山梨酯（消心痛）配伍可降低门静脉压力，从而防治肝硬化并发症，尤其是上消化道出血。

【中医治疗】

1. 辨证论治

气滞柴疏胃苓汤，肝脾血瘀调营方。

寒湿困脾实脾饮，湿热茵蒿中满攘。

附子理中五苓散，脾肾阳虚用之良。

膈下逐瘀一贯煎，肝肾阴虚亦二方。

简注

```
                  ┌ 气滞湿阻证——柴胡疏肝散+胃苓汤
                  │ 寒湿困脾证——实脾饮
肝硬化（单腹胀、    │ 湿热壅脾证——中满分消丸+茵陈蒿汤
水臌）辨证论治    ┤ 肝脾血瘀证——调营饮
                  │ 脾肾阳虚证——附子理中汤+五苓散
                  └ 肝肾阴虚证——一贯煎+膈下逐瘀汤
```

2. 中成药剂

大黄䗪虫鳖甲煎，乌鸡白凤五皮丸。

简注 上述中成药指：①大黄䗪虫丸；②鳖甲煎丸；③乌鸡白凤丸；④五皮丸。

3. 对药疗法

组方 ①五味子、木瓜；②柴胡、茵陈；③大黄䗪虫丸、乌鸡白凤丸；④鳖甲煎丸、金水宝胶囊。

方义 ①五味子属收涩中药，其主要成分为五味子素，能降低血清转氨酶，保护肝细胞；木瓜属祛风湿中药，其主要成分为有机酸与皂苷等，具有保肝作用。②柴胡与茵陈是护肝片的主药。柴胡属发散风热中药，其主要成分为柴胡醇、柴胡皂苷等，具有较好的抗脂肪肝、抗肝损伤与降低血清转氨酶的作用；茵陈属利湿退黄中药，其主要成分为二炔烃、炔酮等，具有保肝、利胆作用。③大黄䗪虫丸活血化瘀、通经消痞，辅以乌鸡白凤丸攻补兼施、相得益彰。④鳖甲煎丸扶正祛邪、消癥散结，主治肝硬化；金水宝胶囊补肾保肺、兴阳益精，可用于肝硬化证见精气不足、神疲乏力者。

4. 针灸疗法

（1）常选穴位

腹水

三阴交与阴陵泉，水分水道气海连。

阴郄曲泉与肾俞，腹水各经八主穴。

肝区痛

四阳一阴选四三，肝俞三里阳陵泉。

三焦支沟肝期门，肝区疼痛平补泻。

简注 ①腹水主取8个穴：三阴交、阴陵泉、水分、水道、气海、阴郄、曲泉、肾俞。②肝痛从5个穴中取3或4个穴，手法平补平泻。其中肝俞属足太阳膀胱经，足三里属足阳明胃经，阳陵泉属足少阳胆经，支沟属手少阳三焦经，期门属足厥阴肝经，故称四阳一阴。

（2）精选对穴与方义

①水分、阴陵泉：合用源于《百症赋》，言可去水肿之脐盈（即今之腹水征）。水分属任脉，具有健脾土、利水湿、消水肿之功；阴陵泉属足太阴脾经，为合水穴，具有促运化、调水液、消水肿之功。②水分、气海：合用源于《席弘赋》。水分通利消水，气海温阳益气，一温一利，相互促进，故可用于肝腹水。

【中西医结合治疗】

处方 ①葡醛内酯（肝泰乐）、五皮丸；②秋水仙碱、护肝片。

简注 ①葡醛内酯（肝泰乐）属于促进肝细胞再生的保肝药，五皮丸利水渗湿、健脾消肿，主治肝硬化腹水。②秋水仙碱抗肝小叶纤维化，护肝片疏肝理气、健脾消食，能降低血清转氨酶，可用于早期肝硬化。

【心悟】

肝硬化的六六治疗。

　　　六六大顺可借言，肝硬化疗六方面。
　　　其中腹水实难除，措施得力需六点。

简注 门静脉高压腹水的治疗。

二十、原发性肝癌

原发性肝癌是指肝细胞或肝内胆管细胞发生的癌肿，是我国常见的恶性肿瘤之一，临床表现为进行性肝大、消瘦、黄疸等，中医学称为"肝积""肝癥"。

【诊断】

　　　既往肝炎肝硬化，近期肝痛肝肿大。
　　　甲胎蛋白持续高，B超CT尤为佳。
　　　造影核素磁共振，肝穿活检剖腹查。
　　　国内标准有三条，ⅠⅡⅢ期ab法。

内科常见病 | 121

简注 ①甲胎蛋白（AFP）是肝癌标志物与主要诊断指标。AFP 诊断肝癌的标准是：AFP＞500μg/L，持续 4 周；AFP＞200μg/L，持续 8 周。②中国抗癌协会修订临床标准为：AFP＞400μg/L；AFP≤400μg/L，并有两种影像学检查阳性或两种肝癌标志物阳性及一种影像阳性；有肝癌的临床表现并有远处转移灶，能排除继发性肝癌。③肝癌具体分期为Ⅰa 期、Ⅰb 期、Ⅱa 期、Ⅱb 期、Ⅲa 期、Ⅲb 期（六期）。

【西医治疗】

1. 常用疗法

　　　　早期手术效果好，半肝放疗局部操。
　　　　中晚栓塞 ADF，过继免疫植肝疗。

简注 ①早期手术是目前根治本病最好的方法，术后宜加强综合治疗。②放射治疗包括 ^{60}Co 半肝照射法、核素标记的单克隆抗体作导向内放射治疗等。③局部治疗包括癌内注射无水乙醇、射频消融术和肝动脉栓塞。其中癌内注射无水乙醇和射频消融术可达到治疗性切除的目的，肝动脉栓塞化学治疗是中晚期非手术疗法中的首选疗法，常用化学治疗药有多柔比星、顺铂与替加氟（ADF 方案）；栓塞剂有吸收性明胶海绵碎片和碘化油。④目前多用细胞因子进行过继免疫治疗，如干扰素、肿瘤坏死因子，白介素 –2 等。⑤肝移植是治疗肝癌的有效措施，以小肝癌疗效较好。所谓小肝癌是指结节型肝癌单个结节直径＜3cm。

2. 偶联疗法

处方 ①替加氟、顺铂；②多柔比星、肿瘤坏死因子。

解析 ①常用于肝癌的化学治疗药有多柔比星、顺铂与替加氟（ADF 方案），故可用替加氟、顺铂二联疗法。②多柔比星（阿霉素），是广谱抗肿瘤抗生素；肿瘤坏死因子是细胞因子之一，目前多用细胞因子进行肿瘤的过继免疫治疗，如干扰素、肿瘤坏死因子、白介素-2等。

【中医治疗】

1. 辨证论治

　　气滞血瘀用两方，逍遥散合桃红汤。
　　茵陈蒿加鳖甲煎，湿热瘀毒服之康。
　　鳖甲滋水清肝饮，肝肾阴虚疗效良。

简注

原发性肝癌（肝积）辨证论治 ｛ 气滞血瘀证——逍遥散+桃红四物汤
湿热瘀毒证——茵陈蒿汤+鳖甲煎丸
肝肾阴虚证——滋水清肝饮+鳖甲煎丸

2. 中成药剂

　　肝复乐片莲花片，木鸡冲剂斑蝥液。

简注 上述中成药指：①肝复乐片；②莲花片；③复方木鸡冲剂；④斑蝥注射液。

3. 对药疗法

组方 ①肝复乐片、斑蝥注射液；②莲花片、艾迪注射液；③复方木鸡冲剂、金龙胶囊；④复方斑蝥胶囊、康莱特注射液。

方义 ①肝复乐片健脾理气、解毒软坚，用于肝郁脾虚的原发性肝癌；斑蝥散结消癥、攻毒逐瘀，其主要成分是斑蝥素、蚁酸，斑蝥注射液用于痰瘀互结的原发性肝癌。②莲花片清热解毒、软坚散结，用于湿热瘀毒的原发性肝癌；艾迪注射液的成分是斑蝥、人参、黄芪、刺五加用于瘀毒内结的原发性肝癌。③复方木鸡冲剂主要成分是云芝提取物，能抑制甲胎蛋白的升高，可治疗肝癌；金龙胶囊破瘀散结、解郁通络，用于血瘀气滞的原发性肝癌。④复方斑蝥胶囊优于斑蝥注射液；

康莱特注射液即薏苡仁油，可抑制癌细胞，用于气阴两虚、脾虚湿困的原发性肝癌。

4. 针灸疗法

（1）常选穴位

主穴配穴皆为三，前者百会与内关。

再加脾经三阴交，后者命门二俞连。

简注 主穴配穴皆取三穴：主穴为百会、内关、三阴交；配穴为命门、肝俞、肾俞。

（2）精选对穴与方义

①章门、行间：章门属足厥阴肝经，前已述及，行间亦属足厥阴肝经，乃荥火穴，具有疏肝理气、镇肝熄风之功。二穴配伍，可治肝癌。②行间、三阴交：行间如前述，三阴交属足太阴脾经，又是足三阴交会穴，还是回阳九针穴之一，主治痞满坚硬。二穴配伍，亦可治肝癌。③期门、至阳：期门属足厥阴肝经，又为肝之募穴，乃十二经穴之终，具有疏肝理气、消痞散结之功；至阳属督脉，主治黄疸、胸胁胀满等肝胆病证。二穴配伍，亦可治肝癌。

【中西医结合治疗】

处方 ①卡铂、养正消积胶囊；②替加氟、肝复乐片。

简注 ①卡铂为第二代金属铂类抗肿瘤药，优于第一代的顺铂；养正消积胶囊主要成分有人参、黄芪、灵芝、白术等，具有健脾益肾、解毒化瘀功效，可作为肝癌化学治疗的辅助治疗。②替加氟见前述，肝复乐片亦见前述。

【心悟】

肝癌与胃癌治疗的相似性

肝癌胃癌治相似，三大疗法先应知。

意即手术化放疗，其他疗法亦如是。

简注

胃癌与肝癌的治疗		
	胃 癌	肝 癌
手术治疗	• 早期最有效 • 根治性大部或全部胃切除	• 手术是最好的方法 • 肝叶切除术或半肝切除术
化学治疗 （基本药）	5-FU、FT-207、MMC、DDP、ADM	同左
放射治疗	早期激光、微波、内镜下电灼	^{60}Co半肝照射或直线加速器、CO_2激光
免疫治疗	转移因子、胸腺素、左旋咪唑、白介素-2	干扰素、胸腺素、肿瘤坏死因子（TNF）、白介素-2
介入治疗	经股动脉插管EAP方案	肝动脉栓塞化疗（TAE）
中医药与支持疗法	扶正抗癌方、高能量营养	治疗原则为扶正、健脾、滋养

5-FU. 氟尿嘧啶；FT-207. 替加氟；MMC. 丝裂霉素；DDP. 顺铂；ADM. 多柔比星；EAP. 依托泊甘、多柔比星、顺铂

肝癌与胃癌等消化器官恶性肿瘤的心理疗法　消化器官恶性肿瘤有食管癌、胃癌、结肠癌、直肠癌、原发性肝癌、胆囊癌、胰腺癌，各种消化道癌肿都与心理社会应激因素、情绪状态与个性心理特征有关。

消化道癌患者病前常见的应激事件有家庭气氛不良、家庭中的不幸事件、工作学习过度紧张、社会交往及人际关系不协调，其中最具致癌的应激事件是一级亲属死亡如亲密伴侣、配偶、父母或子女突然死亡。大量临床研究表明，消化道癌患者病前曾经历过长期负性情绪刺激或重大的精神打击，持续负性情绪状态可能是癌细胞的活化剂。应用明尼苏达多相人格调查表（MMPI）人格测定与艾森克人格问卷（EPQ）个性测定发现消化道癌患者具有E型性格，其特征为过分耐心、过分合作、屈从让步、耿耿于怀、追求完美、生活单调、

精神不振、优柔寡断、情绪低沉、忧郁悲伤、沉默寡言、性格孤僻，长期压抑导致糖皮质激素与ACTH分泌过多，这就抑制了免疫系统功能而使免疫监控能力下降，因此各种消化器官癌肿必须进行有效的心理干预。常用的心理疗法如下。

1. 支持性心理治疗

必须给予支持性心理治疗，而且要分阶段、分步骤实施。对初诊的患者做好心理保护，确定告知患者的最佳时机；对已确诊者应给予深切的同情、鼓励、安慰，增强其生活的勇气、树立战胜疾病的信心；对于晚期癌症更应以高度的责任心和同情心对待患者，给予心理支持，调动患者的内在潜力，使其积极配合治疗，同时精心给予心理护理，优良的心理护理要贯彻全过程。不论患者处于何种阶段，医生和护士都要以温和的语言、饱满的热情、积极的态度主动关心患者，在治疗过程中，可根据患者的要求，适时地对疾病的临床表现、诊断过程、可行性治疗方案、治疗过程中和过程后可能出现的不良反应，做出得体的解释、打消患者的思想顾虑，减轻其思想负担。

2. 厄色尔赛疗法（最佳信息内反馈疗法）

各种消化道癌都可以用厄色尔赛疗法，只不过是最佳信息反馈的选择因病种不同而不同。

3. 想象疗法结合行为指导疗法

此外还常应用想象疗法，并结合行为指导与矫正。想象内容随癌的种类不同而不同。早期想象T细胞大战食管癌细胞并大获全胜，想象糜烂愈合、斑块消失、结节消退。中晚期食管癌可想象隆起渐消、蕈伞消失、溃疡渐愈、缩窄解除。还要注意多吃新鲜蔬菜，常服维生素C片。

胃癌是消化器官癌中最常见的肿瘤。在应用氟尿嘧啶、丝裂霉素、替加氟、环磷酰胺的同时应配合想象疗法，想象免疫活性细胞大量吞噬胃癌细胞，想象免疫系统功能处于最佳状态，想象隆起逐渐消退、溃疡逐渐愈合、赘生不复存在、黏膜恢复正常，并要注意戒烟酒、忌辛辣，以及多吃新鲜水果与蔬菜等富含维生素 C 的食物。

原发性肝癌是指肝细胞或肝内胆管细胞发生的癌肿、死亡率在恶性肿瘤中居第三位，仅次于胃癌与食管癌。肝癌是常见的、顽固的恶性肿瘤，据统计 20 世纪 60 年代的 1 年生存率仅为 10% 左右，随着时代的发展、诊治手段的先进，一年生存率已提高到 20% 左右，5 年生存率已高达 69.4%，如再辅以心理治疗，提高机体免疫水平，使淋巴细胞转化率超过 50% 以上，那么疗效和存活率将会进一步提高，因为机体免疫状态良好的肝癌患者预后较好，甚至可能完全康复。肝癌的想象疗法也包括两方面：一方面是要想象 T 细胞、K 细胞、NK 细胞及库普弗细胞大量杀伤肝癌细胞，另一方面要想象癌结节逐渐消退，癌巨块变小以至消失，同时结合使用替加氟（FT-207）、顺铂（DDP）、多柔比星等抗癌药并要注意饮食卫生、不吃霉变食物。

大肠癌包括结肠癌与直肠癌，也是常见的恶性肿瘤之一，其发病率和死亡率在消化系统恶性肿瘤中次于胃癌、食管癌与原发性肝癌，居第四位。应想象菜花样生长的息肉癌体逐渐消失，想象硬癌造成的环形狭窄正在解除、溃疡癌体坏死后正被正常黏膜上皮与腺上皮所取代。还要想象免疫活性细胞正在扑杀大肠癌细胞，同时要使用氟尿嘧啶、洛莫司汀、喜树碱等药，在使用抗癌药后还要想象 T 细胞与抗癌药联合作战，左右夹攻癌细胞，里应外合、围追堵截，全部剿灭癌组织。此外要对患者实施行为疗法，进行行为指导，要让患者进食富含纤维食物，多吃含纤维素、半纤维素、木质素、果胶的食物，增加粪便量，减少致癌物与大肠黏膜接触的机会，另外也要避免高脂饮食，以免胆汁酸与中性固醇浓度增高经细菌作用生成 3-甲基胆蒽等致癌物。近年又证实,高钙饮食可预防结肠癌与直肠癌,这是因为钙在肠内可中和胆汁酸和脂肪酸,这就避免了肠上皮分裂增加与肠黏膜损伤,从而增强了肠防御、保护了肠黏膜细胞。因此多吃豆类、鱼虾、芝麻等,多饮牛奶也是大肠癌心理-行为疗法的一个重要组成部分。

至于胰腺癌则是消化系较少见的恶性肿瘤,(其中胰头癌又占 65%),但近年来有渐增趋势,而且恶性程度高,发展较快,预后较差。故胰腺癌被认为是癌肿之王,而 WHO 确定每年的 11 月 18 日为"世界胰腺癌日"。内、外科治疗胰腺癌的同时应辅以想象疗法,想象胰头、胰体、胰尾、全胰的癌细胞消退、萎缩、荡然无存,同时要注意戒烟(因为吸烟者比不吸烟者发病率高 1.5 倍)、少吃甜食(糖尿病患者癌发生率约为非糖尿病的 3 倍),并要注意饮食卫生,排除饮食中的亚硝胺,减少腌菜食用量。

4. 信念疗法

20 世纪最重要的心理学发现是"自我意象",即心理控制论,创始人是美国著名矫形外科医生和心理学家马尔兹。马尔兹认为:人的思维影响免疫系统功能,阳光心态甚至可望治愈包括癌肿在内的一些绝症与沉疴痼疾,这就是所谓的信念疗法。

5. 集体心理疗法

可请来已痊愈的癌肿患者介绍抗癌经验,增加生活的勇气,增进早日康复的信心,这种示范作用可唤起和调动抵抗疾病的潜能和积极性。

6. 关爱疗法

医护人员要对癌肿患者关怀备至,体贴入微,精心护理,胜似亲人;另外要发挥患者亲属的作用,因为良好的家庭支持系统与天伦之乐对于患者更是必要,此外还应调动患者的朋友圈,还应倡导病友之间的互相关心、互相爱护、互相帮助。

7.行为调节药物的应用

必要时,可使用抗焦虑药与抗抑郁药。

二十一、脂肪肝

脂肪肝是指脂肪在肝脏过度沉积的临床病理综合征,临床表现为乏力、食欲缺乏、恶心、黄疸与右上腹胀痛等,相当于中医的积证与痰证等。

【诊断】

长期饮酒易感因,肝炎肥胖糖尿病。

乏力肝大隐胀痛,肝功异常影像明。

病因酒精非酒等,后者诊断有标准。

简注 ①肝功能异常主要以谷丙转氨酶(丙氨酸转氨酶,ALT)增高为主。②B超提示肝体积增大,脂肪浸润,CT平扫肝脏密度普遍降低。③脂肪肝有酒精性与非酒精性,后者诊断标准有七条:无饮酒史;除外病毒性肝炎、药物性肝病、肝豆状核变性等;除原发病临床表现外,还有乏力、消化不良、肝区隐痛、肝脾大等非特异性症状与体征;代谢综合征的表现;血清转氨酶轻中度增高;影像符合;肝活检证实。

【西医治疗】

1.常用疗法

避免药毒烈酒戒,原发病疗多锻炼。

保肝抗纤降脂酶,维E他汀秋水仙。

胆碱磷脂益肝灵,己酮可可蛋氨酸。

简注 ①保肝药、抗纤维化药、抗脂肪肝药参见前述肝硬化的常用药物;②他汀类调血脂药如辛伐他汀、洛伐他汀与阿伐他汀等;③益肝灵是植物药水飞蓟宾的商品名,可使ALT降低。

2.偶联疗法

处方 ①维生素E、辛伐他汀；②葡醛内酯（肝泰乐）、维生素C；③熊去氧胆酸、水飞蓟宾（益肝灵）。

解析 ①维生素E即生育酚，对生殖功能与脂代谢皆有影响，能改善脂质代谢，缺乏时可致血清胆固醇与甘油三酯增高；辛伐他汀为新型调血脂药，是羟甲基戊二酰辅酶A（HMG-CoA）还原酶制剂，既能降低血清胆固醇，又能降低甘油三酯。维生素E与辛伐他汀配伍，可治疗脂肪肝。②葡醛内酯（肝泰乐）为保肝药，维生素C即抗坏血酸，可促使血脂下降。③熊去氧胆酸能显著降低胆汁中的胆固醇，水飞蓟宾（益肝灵）属于促进肝细胞再生的保肝药，二药可合用于脂肪肝。

【中医治疗】

1.辨证论治

　　　　肝郁脾虚逍遥散，肝肾阴虚一贯煎。
　　　　肝胆湿热茵陈蒿，临证加减施治辨。
　　　　痰湿内阻形体胖，二陈平胃散加减。
　　　　痰瘀互结二方合，膈下逐瘀二陈连。

简注

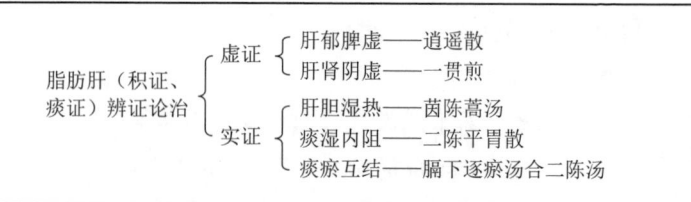

```
                         ┌ 肝郁脾虚——逍遥散
                    ┌ 虚证 ┤
脂肪肝（积证、       │        └ 肝肾阴虚——一贯煎
痰证）辨证论治 ┤
                    │        ┌ 肝胆湿热——茵陈蒿汤
                    └ 实证 ┤ 痰湿内阻——二陈平胃散
                             └ 痰瘀互结——膈下逐瘀汤合二陈汤
```

2.中成药剂

　　　　荷丹片与山楂精，三七颗粒脂可清。

简注 上述中成药指：①荷丹片；②山楂精降脂片；③三七脂肪肝颗粒；④脂可清胶囊。

3. 对药疗法

组方 ①山楂（山楂精降脂片）、泽泻；②绞股蓝（总苷片）、薤白（血脂通胶囊）；③三七脂肪肝颗粒、荷丹片。

方义 ①山楂（山楂精降脂片）属消食中药，主含黄酮类、脂肪酸等，其所含脂肪酸促进脂肪消化，降低血清胆固醇与甘油三酯；泽泻属利水渗湿中药，主含泽泻萜醇、天门冬素等，有利尿作用、降血压作用，还有抗脂肪肝作用。②绞股蓝（总苷片）属补气中药，主含皂苷、黄酮类、氨基酸与维生素 C 等，具有明显的降血脂、降血糖作用；薤白（血脂通胶囊）属理气中药，主含大蒜氨酸、前列腺素等，降解动脉脂质斑块。③三七脂肪肝颗粒用于肝郁脾虚之脂肪肝；荷丹片用于痰瘀互结之脂肪肝。

4. 针灸疗法

（1）常选穴位

主穴交替用两组，其一期门与肝俞。

其二京门和章门，备穴蠡沟三里足。

中封太冲三阴交，丰隆阴陵泉七处。

简注 ①备穴 7 个，每次取 3 个或 4 个。② 7 个备穴中，肝经 3 个，即中封、太冲与蠡沟；脾经 2 个，即阴交、阴陵泉；胃经 2 个，即丰隆、足三里。

（2）精选对穴与方义

期门与肝俞、京门与章门交替针刺：期门与肝俞、京门与章门是治疗脂肪肝的两组主穴，应交替针刺。第一组的期门属足厥阴肝经，又为肝之募穴，乃十二经穴之终，可治肝胃病证；肝俞属足太阳膀胱经，是肝之背俞穴，乃治疗肝胆病证之要穴。第二组的京门属足少阳胆经，又为肾之募穴，可治腰胁病证；章门属足厥阴肝经，乃脾之募穴，具有活血化瘀、消痞散结之功，可治肝脾病证。

【中西医结合治疗】

处方 ①辛伐他汀、山楂（山楂精降脂片）；②水飞蓟宾（益肝灵）、血脂灵；③熊去氧胆酸、益多酯（降脂灵）。

简注 ①辛伐他汀、山楂参见前述；②水飞蓟宾（益肝灵）见前述，血脂灵由山楂、泽泻、决明子与制何首乌组成，用于痰湿内阻型脂肪肝；③熊去氧胆酸见前述，降脂灵由山楂、决明子、制何首乌、黄精与枸杞子组成，用于肝肾阴虚型脂肪肝。

【心悟】

调节饮食是防治脂肪肝的主要方法。

脂肝又称槟榔肝，部分导致肝硬变。

药物治疗不肯定，中西结合疗效显。

重要措施调食谱，运动锻炼不松懈。

简注 饮食限制与饮食结构调整，是治疗本病最重要的措施之一，要实施热量与脂肪摄入限制。

二十二、溃疡性结肠炎

本病是一种病因不明的以直肠和结肠黏膜广泛溃疡为特征的炎性疾病，病变主要累及大肠黏膜与黏膜下层，临床表现为腹泻腹痛、黏液脓血便与里急后重，又称慢性非特异性溃疡性结肠炎，相当于中医学的"大瘕泻"。

【诊断】

腹痛腹泻便血脓，乏力贫血全身症。

确诊结肠镜活检，完整诊断四部分。

还需排除克罗恩，心理诊断可自评。

简注 ①结肠镜检查最有诊断价值，主要改变为：黏膜充血、水肿或粗糙；多发性糜烂或溃疡；结肠袋浅钝或消失，假息肉形成。②黏膜活检亦为确诊诊断依据且可区分活动期和缓解期。③一个完整的诊断包括临床类型（四型）、严重程度（三度）、病变范围（结肠远段、近段或全结肠）、病情分期（二期）及并发症。④本病与克罗恩病统称为"炎症性肠病"（IBD），故还应排除克罗恩病，后者常有慢性反复发作的右下腹痛与腹泻或发热、压痛等表现；X线和结肠镜检查，主要病变在回肠末段与邻近结肠且呈阶段性分布。⑤还要对患者进行心理诊断。精神心理因素在本病发病中起重要作用。个性缺陷构成本病的易感素质，本病患者的性格多属强制-强迫型，缺少独立性和灵活性。患者个性是刻板拘谨、谨小慎微、奉公守法、腼腆守时、爱好清洁、被动顺从，往往具有心理上的自卑感和不安全感，EPQ显示患者E分低N分高，90项症状自评量表（Scl-90）评定发现除人际关系、敌意和固执因子、躯体化、强迫抑郁焦虑恐怖精神病性等评分显著高值外，精神痛苦也是显著高值，提示患者的自我感觉不良。

【西医治疗】

1. 常用疗法

休息营养要强调，SASP首选药。

急性短期用激素，不佳硫唑与环孢。

对症消炎纠水电，并发重症手术疗。

简注 ①SASP即柳氮磺吡啶。②激素7~10天无效者，可用硫唑嘌呤（AZP）或环孢素（CyA）。③如有大出血、穿孔、中毒性巨结肠及癌变等，应给予手术治疗。

2. 偶联疗法

处方 ①柳氮磺吡啶（SASP）、维生素B_6；②美沙拉嗪、泼尼松；③地塞米松、生理盐水；④甲泼尼龙、环孢素。

解析 ①柳氮磺吡啶（SASP）用于轻中度溃疡性结肠炎患者，该药进入结肠后分解为5-氨基水杨酸与磺胺吡啶而抗炎，因有胃肠道反应，故辅以维生素B_6。②美沙拉嗪、泼尼松配伍用于重度患者。美沙拉嗪是5-氨基水杨酸的新控释制剂,不良反应较少;泼尼松对急性发作期患者有较好的疗效,其作用机制为非特异抗炎和抑制免疫反应。③地塞米松加生理盐水保留灌肠,可治疗病变局限于直肠、乙状结肠者。④甲泼尼龙加用环孢素,用于激素疗效不佳者,二药皆为免疫抑制药。

【中医治疗】

1. 辨证论治

中医辨证分六型,湿热内蕴白头翁。
脾胃虚弱参苓术,脾肾阳虚用四神。
肝郁脾虚痛泻方,抑制肠动奏奇功。
阴血亏虚驻车丸,气滞血瘀膈下行。

简注

```
                    ┌ 湿热内蕴证——白头翁汤
                    │ 脾胃虚弱证——参苓白术散
溃疡性结肠炎(大      │ 脾肾阳虚证——四神丸
瘕泻)辨证论治       ┤ 肝郁脾虚证——痛泻要方
                    │ 阴血亏虚证——驻车丸
                    └ 气滞血瘀证——膈下逐瘀汤
```

2. 中成药剂

附子理中乌梅丸,枳实导滞香连片。

简注 上述中成药指:①附子理中丸;②乌梅丸;③枳实导滞丸;④香连片。

3. 对药疗法

组方 ①木香、黄连(香连片);②蒲黄、丁香蓼(结肠宁);③参苓白术散、乌梅丸;④参苓白术散、六神丸;⑤附子理中丸、枳实导滞丸。

方义 ①木香主属理气中药,含木香醇、紫杉烯、棕榈酸等成分，对胃肠道具有兴奋与抑制双向作用、抑菌及抗溃疡作用，黄连属清热燥湿中药，含小檗碱、防己碱、吐根碱等成分，具有较强的抗菌、抗癌、抗腹泻、抗溃疡等作用。香连片用于溃疡性结肠炎湿热内蕴证。②蒲黄、丁香蓼（结肠宁）使用时配成液体保留灌肠，每天一次，可治疗溃疡性结肠炎。蒲黄属化瘀止血中药，主含黄酮类、甾体类、氨基酸等，具有抗炎、利胆及促肠蠕动作用；丁香蓼属清热燥湿中药，主治慢性结肠炎腹泻。蒲黄、丁香蓼合用具有活血化瘀、清肠止泻功效，可用于溃疡性结肠炎。③参苓白术散用于溃疡性结肠炎脾胃虚弱证；乌梅丸用于溃疡性结肠炎寒热错杂证。④六神丸清热解毒、消炎止痛，合用参苓白术散研碎、溶化并保留灌肠，可治疗慢性溃疡性结肠炎。⑤附子理中丸用于溃疡性结肠炎脾胃虚寒证；枳实导滞丸用于溃疡性结肠炎湿热内蕴证。

4.针灸疗法

（1）常选穴位

主穴天枢足三里，二穴皆属阳明胃。

配穴任脉肝肾经，关元太冲与太溪。

简注 主穴2个，配穴3个。

（2）精选对穴与方义

天枢、足三里：天枢属足阳明胃经穴，又是大肠经募穴，有调理大肠、扶土化湿之功，乃治疗胃疾之要穴，具有调中和胃、消胀除满之功；足三里亦属足阳明胃经，乃足阳明胃经下合穴，又是四总穴，有健脾和胃、强体健身之功。天枢疏泄为主，足三里补中为主，二穴配伍，一补一泻，和胃整肠，双重调节，治疗溃疡性结肠炎有良效。

【中西医结合治疗】

处方 ①奥沙拉嗪、四神丸；②巴柳氮、驻车丸。

简注 ①奥沙拉嗪也是5-氨基水杨酸的新控释制剂，作用较好而不良反应较少;四神丸用于溃疡性结肠炎脾肾阳虚证。②巴柳氮亦为5-氨基水杨酸的新控释制剂之一,驻车丸用于溃疡性结肠炎阴血亏虚证。

【心悟】

溃疡性结肠炎的心理治疗。

"溃结"经典心身病,精神心理因素重。

性格强迫强制型,心理疗法首当用。

行为指导抗焦虑,心理疏导自主训。

简注 ①所谓心身病是指心理因素起主要致病作用的躯体病,约占临床所有疾病的半数,本病是内科七大心身病之一,故心理疗法十分必要。②患者性格属于强迫-强制型。③常用心理疗法如下。

- 简易精神疗法:本病治疗中特别重要的是建立良好的医患关系,与患者的第一次接触和检查起着关键作用,应耐心听取患者主诉,详细了解病情,让患者确实感到医生同情他,从而为重建心理平衡打下良好基础。
- 抗焦虑疗法:因患者常有自卑、消极、易失望和沮丧,应给予地西泮等抗焦虑药,对伴有抑郁情绪者,可小量应用多塞平、丙咪嗪等三环抗抑郁药,也可给予四环类马普替林及5-羟色胺再摄取抑制药氟西汀等,也可用中药柴胡疏肝散加减治疗。
- 自我训练法:着重于舒尔茨自主训练第五公式。
- 行为指导法:强调休息、饮食和营养。活动期应有充分休息,以减轻精神和体力负担。调整饮食结构。缓解期以少纤维、易消化的饮食为宜,避免生冷蔬菜、水果、冷饮、辛辣等其他刺激性调味品;活动期给予流食,病情好转后改为富营养少渣饮食。部分患者可能与牛乳过敏与不耐受有关，故应询问有关病史并限制乳制品摄入。还应重视患者生活节奏的培养，逐渐养成规律的生活模式，加强体育锻炼，不断增强体质，增加抵抗力。
- 行为矫正法：缓解期应矫正患者人格的不成熟及人际关系的不适应等倾向，逐步改变患者的依赖性、强迫性、优柔寡断、神经质等性格特征，必要时结合家庭治疗，调整家庭关系，解决心理矛盾，因为前已述及，患者母亲是家庭中的关键人物，女性患者认为她的母亲过于专横，而男性患者对母亲是崇拜而又依赖的。
- 心理疏导法：主要是术前心理指导。溃疡性结肠炎并发癌变、肠穿孔、脓肿与瘘管形成、经内科积极治疗而无效的中毒性巨结肠及顽固性全结肠炎患者是手术适应证，一般采用回肠造瘘术或全结肠切除术，术前应说明预后及手术对今后生活的影响，使患者有充分的思想准备，消除顾虑，增强信心。
- 音乐疗法：音乐处方可选择贝多芬的《春天奏鸣曲》、老约翰的《拉德斯基进行曲》、小约翰的《蓝色多瑙河圆舞曲》及广东音乐《旱天雷》《步步高》等。

二十三、肠易激综合征

本病是一种常见的以腹痛、腹胀或腹部不适伴排便习惯改变为特征的功能性肠病，属于中医学"泄泻""便秘"等范畴。

【诊断】

罗马标准Ⅱ认同，腹部不适或腹痛。

一年累计十二周，具有两条三项中。

便次性状有改变，便后症缓痛泻轻。

简注 诊断标准推荐罗马标准Ⅱ，如下所示。

内科常见病 | 137

①在过去1年内至少累计12周存在腹部不适或腹痛。②伴下列三项特点中至少两项：症状在排便后缓解；症状发生伴随排便次数改变；伴粪便性状改变。

【西医治疗】

1.常用疗法

避食产气大豆乳，改善便秘纤维素。

心理疏泄认知疗，解痉消胀促动蠕。

洛哌丁胺思密达，双歧杆菌钙道阻。

简注 ①心理疗法主要采用心理疏泄与认知疗法；②解痉药常用阿托品、山莨菪碱（654-2）；③消胀剂如二甲硅油、药用炭；④便秘者应用胃肠动力药如莫沙必利、多潘立酮（吗丁啉）；⑤腹泻者用止泻药洛哌丁胺与十六角蒙脱石（思密达）；⑥双歧三联活菌（培菲康）对腹泻、腹胀有效；⑦钙通道阻滞药抑制胃结肠反射而解痉，如硝苯地平、匹维溴铵。

2.偶联疗法

处方 ①山莨菪碱（654-2）注射液、乳酶生；②匹维溴铵、阿米替林；③莫沙必利、药用炭；④乳果糖、欧车前亲水胶散剂；⑤洛哌丁胺（易蒙停）、双歧三联活菌（培菲康）；⑥十六角蒙脱石（思密达）、奥曲肽。

解析 ①山莨菪碱（654-2）注射液属抗胆碱药，能缓解腹痛，因而可作为本病的对症治疗；乳酶生分解糖类产生乳酸，从而抑制肠内细菌的生长，二药配伍，标本兼治。②匹维溴铵是能解除胃肠平滑肌痉挛的钙通道阻滞药，与抗抑郁药阿米替林合用于肠易激综合征腹痛较重者。③莫沙必利属全胃肠动力药，药用炭是吸附止泻药。二药配伍，用于肠易激综合征便秘型。④乳果糖属渗透性轻泻药，欧车前亲水胶散剂属容积性轻泻药，二药配伍，用于肠易激综合征腹泻型。⑤洛哌丁胺（易蒙停）属抑制肠蠕动的止泻药，双歧三联活菌（培菲康）可纠正肠道菌群失调。二药配伍，用于肠易激综合征腹泻型较重者。⑥十六角蒙脱石（思密达）也是吸附止泻药，奥曲肽是生长抑素类似物，二药配伍，用于肠易激综合征腹泻型较轻者。

【中医治疗】

1. 辨证论治

痛泻要方肝乘脾，参苓白术脾胃虚。

脾肾阳虚四神丸，增液汤治肠津亏。

饮食积滞宜消导，香砂平胃散加味。

简注

肠易激综合征（泄泻、便秘）辨证论治
- 肝郁乘脾证——痛泻要方
- 脾胃虚弱证——参苓白术散
- 脾肾阳虚证——四神丸
- 肠热津亏证——增液汤
- 饮食积滞证——香砂平胃散

2. 中成药剂

沉香化滞逍遥丸，洁白固本益肠片。

简注 上述中成药指：①沉香化滞丸；②逍遥丸；③洁白片（胶囊）；④固本益肠片。

3. 对药疗法

组方 ①逍遥颗粒（丸）、沉香化滞丸（水丸）；②洁白胶囊、固本益肠片。

方义 ①逍遥颗粒（丸）疏肝健脾，用于肠易激综合征肝郁乘脾型；沉香化滞丸（水丸）理气消食，用于肠易激综合征气滞食积型；二成药配伍，相得益彰。②洁白胶囊健脾和胃，用于肠易激综合征脾肾阳虚型；固本益肠片温肾健脾，亦用于肠易激综合征脾肾阳虚。

4.针灸疗法

(1)常选穴位

主穴有四足三里,上下巨虚天枢取。

脾虚四穴灸三壮,寒湿天足一壮愈。

脾肾阳虚加关元,既针且灸五穴记。

湿热内庭加曲池,太冲阴陵泉乘脾。

简注 ①寒湿型患者,天枢、足三里加温针灸一壮即可;②肝郁乘脾患者配穴取太冲与阴陵泉。

(2)精选对穴与方义

天枢、上巨虚:天枢属足阳明胃经穴,又是大肠经募穴,有调理大肠、扶土化湿之功;上巨虚亦属足阳明胃经,又是大肠下合穴,有理肠通便、整肠止泻之功。二穴配伍,可治疗肠易激综合征。

【中西医结合治疗】

处方 ①洛哌丁胺(易蒙停)、洁白胶囊;②莫沙必利、加味保和丸;③匹维溴铵、逍遥颗粒(丸)。

简注 ①洛哌丁胺(易蒙停)用于肠易激综合征腹泻型较重者,洁白胶囊用于肠易激综合征脾肾阳虚型。②莫沙必利用于肠易激综合征便秘型有较好疗效,辅以加味保和丸健胃和中,理气利湿,疗效更好。③匹维溴铵是解除胃肠平滑肌痉挛的钙通道阻滞药,逍遥颗粒(丸)疏肝健脾,用于肠易激综合征肝郁乘脾型。

【心悟】

顽固肠易激综合征要应用抗抑郁药。

本病亦为心身病,肠道激惹获得性。

抑郁热惧甚多见,顽症需加二氟汀。

简注 ①肠易激综合征实质是获得性异常病理行为。②经一般治疗和药物治疗无效者,可考虑实施心理行为治疗,尤其是要使用新一代抗抑郁药氟西汀（百忧解）、帕罗西汀（赛洛特）。

泌尿系统常见病

二十四、急性肾小球肾炎

本病是以急性肾炎综合征为主要临床表现的一组原发性肾小球疾病，其临床特点为高血压、水肿、蛋白尿、血尿，简称急性肾炎，相当于中医学的"皮水""风水"。

【诊断】

部分气道感染史，四大表现熟详知。

血尿异常血沉快，肾功改变呈一时。

补体下降"抗O"阳，确诊有赖肾穿刺。

简注 ①本病常因β溶血性链球菌"致肾炎菌株"感染（3周左右）所致。②四大表现指高血压、水肿、血尿、蛋白尿与管型尿。③诊断依据不外三方面，即病因、临床表现与辅助检查。实验室检查可见：血沉加快、"抗O"阳性、总补体及C_3补体下降、血肌酐轻度升高；尿检有红白细胞增多、上皮细胞阳性和红细胞管型；确诊有赖于肾穿刺活组织证实。

【西医治疗】

1. 常用疗法

低盐富维蛋白优，首选青红半月休。

利尿降压对症疗，短期透析保无忧。

简注 ①低盐指每日摄盐量＜3g，优质蛋白指动物蛋白且要适量，约为1g/（kg·d）。②本病首选青霉素，连用10～14天，过敏者用大环内酯类，如红霉素、罗红霉素等。

2.偶联疗法

处方 ①青霉素、氢氯噻嗪;②罗红霉素、依那普利;③林可霉素、硝苯地平。

解析 ①对患者体内存留的感染灶,一般主张用青霉素10天;水肿明显者,可用氢氯噻嗪利尿。②患者如对青霉素过敏,可用罗红霉素,如为肾素依赖型高血压,可用依那普利。③对青霉素过敏者还可用林可霉素,肾素依赖型高血压,还可用硝苯地平。

【中医治疗】

1.辨证论治

　　　　风寒麻黄合五苓,风热越婢加术用。
　　　　热毒湿热二方并,麻翘赤豆五消饮。
　　　　五皮五苓水泛滥,防己黄芪水湿停。
　　　　脾虚参苓白术散,参芪地黄亏气阴。

简注

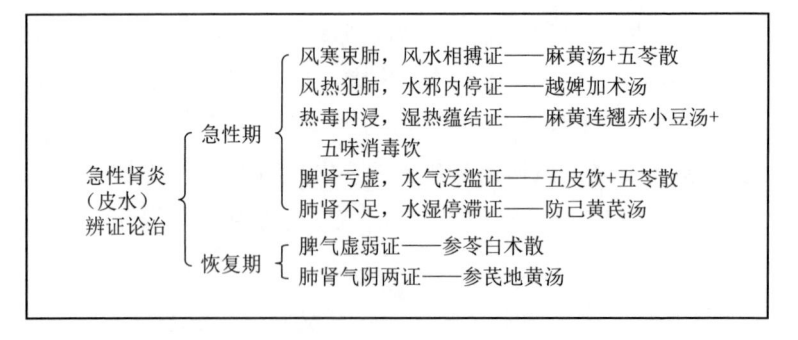

```
                    ┌ 风寒束肺,风水相搏证——麻黄汤+五苓散
                    │ 风热犯肺,水邪内停证——越婢加术汤
              ┌急性期┤ 热毒内浸,湿热蕴结证——麻黄连翘赤小豆汤+
              │     │   五味消毒饮
急性肾炎       │     │ 脾肾亏虚,水气泛滥证——五皮饮+五苓散
(皮水)       │     └ 肺肾不足,水湿停滞证——防己黄芪汤
辨证论治       │
              │     ┌ 脾气虚弱证——参苓白术散
              └恢复期┤
                    └ 肺肾气阴两证——参芪地黄汤
```

2.中成药剂

　　　　清开灵液金水宝,黄葵胶囊甲花好。

简注 上述中成药指:①清开灵注射液;②金水宝胶囊;③黄葵胶囊;④甲花片。

3.对药疗法

组方 ①清开灵注射液、金水宝胶囊;②参苓白术散、六味地黄丸(浓缩丸)。

方义 ①清开灵注射液用于急性肾炎热毒内浸证;金水宝胶囊用于急性肾炎肺肾不足证。二成药配伍,用于由于肺肾不足导致的热毒内浸证。②参苓白术散与六味地黄丸(浓缩丸)合用于急性肾炎恢复期脾气虚、肾水亏者。

4.针灸疗法

(1)常选穴位

取穴两组交替行,一组肝脾肾俞用。

志室飞扬复溜并,另组太溪与膻中。

俞府步廊三阴交,鸠尾气海七穴共。

简注 取穴分两组,一组六穴,另一组七穴,交替使用。

(2)精选对穴与方义

水分、肺俞:水分属任脉,具有健脾土、利水湿、消水肿之功;肺俞属足太阳膀胱经,为肺之背俞穴,因肺为水上源,而急性肾炎属阳水,故取此穴疏风宣肺,通调水道,水道既调,水肿可除。

【中西医结合治疗】

处方 ①阿莫西林、肾炎消肿片;②氢氯噻嗪、清开灵注射液。

简注 ①阿莫西林可用 10 天左右;肾炎消肿片用于急性肾炎脾虚湿肿型。②氢氯噻嗪既消肿,又降血压;清开灵注射液用于急性肾炎热毒内浸证。

【心悟】

要及时清除感染灶。

本病多见于儿童,预后良好勿惊恐。

休息对症疗为主,菌阳首选青与红。

自限不必用激素，扁桃切除及早行。

简注 ①"青与红"指青霉素与红霉素。②本病多数预后良好，为自限性疾病。③对于反复的扁桃体炎，待病情稳定后，应及时摘除扁桃体这个主要的感染灶。

二十五、慢性肾小球肾炎

慢性肾小球肾炎简称慢性肾炎，是以高血压、水肿、蛋白尿、血尿为基本临床表现（四大表现），最终将发展为慢性肾衰竭的一组肾小球疾病，相当于中医学的"石水"证。

【诊断】

四大表现超一年，排除继发与遗传。

肾功同时作判断，病理类型靠肾穿。

简注 常见病理类型有系膜增生性肾小球肾炎、膜增生性肾小球肾炎、膜性肾病及局灶性节段性肾小球硬化。

【西医治疗】

1. 常用疗法

限磷优质低蛋白，损肾因素应避免。

降压双克酶抑剂，抗凝拮抗血小板。

激素胞毒偶尔选，积极消肿抗感染。

简注 ①食疗中低蛋白应考虑肾功能，肾功能减退为 $0.5\sim0.8g/(kg\cdot d)$。②应避免应用磺胺、氨基糖苷类抗生素、关木通、马兜铃、龙胆泻肝丸等中西药物。③容量依赖型高血压多见，首选利尿药氢氯噻嗪（双克），肾素依赖型高血压首选血管紧张素转化酶抑制药如卡托普利等。④抗血小板药如阿司匹林、双嘧达莫。⑤胞毒指细胞毒类免疫抑制药，如环磷酰胺、环孢素等。

2. 偶联疗法

处方 ①依那普利、氢氯噻嗪；②氯沙坦、阿司匹林；③泼尼松、双嘧达莫。

<u>解析</u> ①多年研究证实，血管紧张素转化酶抑制药（ACEI）与血管紧张素Ⅱ受体拮抗药（ARB），除具有降血压、消除尿蛋白的作用外，还能保护肾功能，故首选于慢性肾炎，故用依那普利辅以氢氯噻嗪。②同理可用氯沙坦。小剂量阿司匹林抗血小板聚集，能延缓肾功能的恶化。③泼尼松用于慢性肾炎肾病型；大剂量双嘧达莫亦能抗血小板聚集。

【中医治疗】

1. 辨证论治

　　本五标四证纷纭，脾肾气虚用异功。
　　肺肾肾气玉屏合，阳虚附理或济生。
　　肝肾阴虚杞菊丸，参芪地黄补气阴。
　　水湿二五热三仁，血瘀血府浊胃苓。

简注

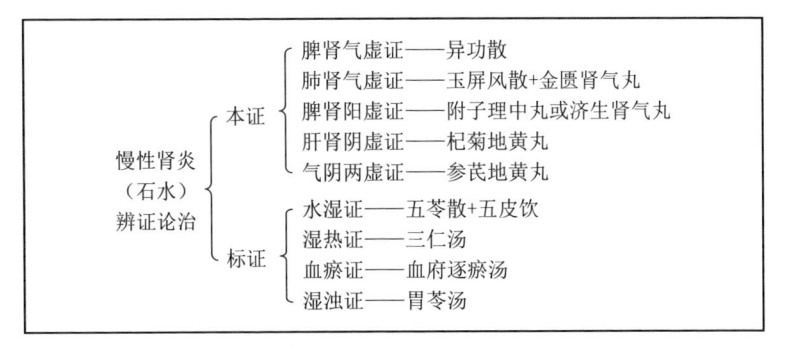

慢性肾炎（石水）辨证论治
- 本证
  - 脾肾气虚证——异功散
  - 肺肾气虚证——玉屏风散+金匮肾气丸
  - 脾肾阳虚证——附子理中丸或济生肾气丸
  - 肝肾阴虚证——杞菊地黄丸
  - 气阴两虚证——参芪地黄丸
- 标证
  - 水湿证——五苓散+五皮饮
  - 湿热证——三仁汤
  - 血瘀证——血府逐瘀汤
  - 湿浊证——胃苓汤

2. 中成药剂

　　六味知柏地黄丸，火把花根雷藤片。

简注 上述中成药指：①六味地黄丸；②知柏地黄丸；③火把花根片；④雷公藤总苷片。

3. 对药疗法

组方 ①黄芪、当归（合剂）；②黄葵胶囊、雷公藤片；③火把花根片（昆明山海棠）、甲花片；④肾炎灵胶囊、肾炎康复片；⑤肾炎舒片、肾康宁片；⑥黄芪、防己。

方义 ①黄芪当归合剂可治慢性肾炎蛋白尿。黄芪属补气药，主含黄芪多糖、黄酮、三萜类，可提高机体的抵抗力，有明显的利尿作用，能消除肾炎蛋白尿；当归属补血药，所含阿魏酸钠有明显的抗血栓作用。②黄葵胶囊即黄蜀葵花，用于慢性肾炎湿热证；雷公藤片主含雷公藤甲素，具有抗炎与免疫抑制作用，可消除尿蛋白。二药合用，标本兼治。③火把花根片（昆明山海棠）也有抗炎与免疫抑制作用，可消除尿蛋白；甲花片即黄蜀葵花，二药配伍甚好，亦能标本兼治。④肾炎灵胶囊与肾炎康复片合用于慢性肾炎气阴两虚证。⑤肾炎舒片与肾康宁片合用于慢性肾炎脾肾阳虚证。⑥黄芪、防己配伍，源于《金匮要略》防己黄芪汤，善治肾炎诸证，可用于慢性肾炎气虚湿盛型。黄芪利尿、降血压、消蛋白、抗血栓；防己指汉防己，主含粉防己碱、氧防己碱，亦可利尿、降血压、消蛋白、抗血栓。

4. 针灸疗法

（1）常选穴位

脾肾阳虚四穴用，任脉气海与水分。

三焦俞和三阴交，一为膀胱一脾经。

简注 脾肾阳虚证取四穴：气海、水分、三焦俞、三阴交。

（2）精选对穴与方义

水分、肾俞：水分属任脉，具有健脾土、利水湿、消水肿之功；肾俞属足太阳膀胱经，为肾之背俞穴，因水肿与肺脾肾三脏皆相关，即肺的宣化、脾的运化、肾的温化，而慢性肾炎属阴水，需温阳利水，故取肾俞温阳化气行水。

【中西医结合治疗】

处方 ①贝那普利、黄芪注射液；②氯沙坦、黄葵胶囊；

③左氨氯地平（施慧达）、丹参注射液。

简注 ①贝那普利即洛丁新，其作用与依那普利相似，但不良反应较少；黄芪注射液有明显的利尿作用且能消除蛋白尿。②氯沙坦见前述；黄葵胶囊用于慢性肾炎湿热证。③左氨氯地平（施慧达）亦常用于肾素依赖型高血压；丹参注射液亦能抗血小板聚集。

【心悟】

慢性肾炎的分型诊断。

横看成岭侧成峰，病理临床两类型。

前者电镜下四种，后者亦可四型分。

简注 ①病理分型参见本节诊断部分。②目前虽不提倡临床分型，但在临床中实用且可操作性强，同时也有利于治疗。③具体依据。

慢性肾炎的分型诊断				
	普通型	肾病型	高血压型	急性发作型
症状与体征	水肿不严重、轻度血压升高及贫血	严重水肿、血压正常或轻度升高	以持续性中度高血压为突出表现，特别是舒张压	诱因下病情加重 部分为尿毒症表现
尿检查	中等程度蛋白尿（+～++，1～3g/d）有时血尿	大量蛋白尿（+++～++++，>3.5g/d）	可见管型	短期，1周以内可有蛋白尿、血尿、管型尿
肾功能	肾功能下降缓慢	进行性肾衰竭	恶化速度快（因为肾血管痉挛）	肾衰竭（急骤恶化）
辅助检查	BUN↑	A↓<30g/L TG>6.5mmol/L	BUN↑ 眼底改变	BUN↑↑

BUN. 尿素氮；A. 白蛋白；TG. 甘油三酯

二十六、肾病综合征

肾病综合征是由多种病因和不同病理类型的肾小球病引起的一组临床症候群，是以大量蛋白尿、高度水肿、高脂血症与低蛋白血症为基本特征的临床综合征，它不是一种独立的疾病，中医学称为"肾水"。

【诊断】

歌诀

三高一低四要点，经典与非应区别。

病理分型最理想，五型有四青少见。

排除继发与遗传，并发有无要明确。

简注

①三高一低指大量蛋白尿、高脂血症、高度水肿与低蛋白血症。②肾病综合征临床有两型，即经典型（Ⅰ型）与非经典型（Ⅱ型），后者常伴高血压。

肾病综合征Ⅰ型、Ⅱ型的鉴别	
Ⅰ型	Ⅱ型
具有肾病综合征特征表现	不典型
无高血压	有高血压
尿红细胞计数＜10/HP	伴血尿
无贫血	可有贫血
无持续性肾功能不全	伴肾功能不全
高选择性蛋白尿	非选择性蛋白尿
纤维蛋白降解产物（FDP）及补体C_3正常	FDP及C_3高于正常

③通过肾穿刺可确定病理类型，包括微小病变型肾病、系膜增生性肾炎、系膜毛细血管性肾炎、膜性肾病及局灶性节段性肾小球硬化等5型，除第4型好发于中老年外，其余均好发于青少年。

【西医治疗】

1. 常用疗法

　　　　低盐优蛋白富纤，激素胞毒均调免。
　　　　防治并发与对症，诸降压药消蛋白。
　　　　阿司潘生防血栓，顽难可用霉酚酸。

简注 ①降血压药卡托普利、氯沙坦、氨氯地平等皆能减少尿蛋白。②霉酚酸由吗替麦考酚酯在体内代谢产生。

2. 偶联疗法

处方 ①泼尼松、贝那普利；②甲泼尼龙、环孢素；③骁悉、氢氯噻嗪；④氯沙坦、白蛋白；⑤阿司匹林、双嘧达莫。

解析 ①泼尼松抗炎、抑制免疫、抑制醛固酮和抗利尿激素分泌，故可用于"激素敏感型"肾病综合征；贝那普利降血压并能消除尿蛋白，二药合用，是治疗本病的主要疗法。②对于"激素依赖型"或"激素无效型"的患者，则需加用细胞毒性药物，比如甲泼尼龙与环孢素联用。③难治性患者需使用骁悉，骁悉即吗替麦考酚酯，其在体内代谢为霉酚酸，后者抑制鸟嘌呤核苷酸的合成，故能选择性抑制T、B细胞增殖及抗体形成，从而达到治疗的目的；氢氯噻嗪属利尿降压药，用于容量依赖性高血压。二药合用，对因对症，标本兼治。④氯沙坦除有效控制血压外，还可减少尿蛋白；白蛋白静脉滴注可提高胶体渗透压，促进组织中水分吸收并利尿，主要用于Ⅱ型肾病综合征。⑤阿司匹林与双嘧达莫合用抗血小板聚集作用显著，用于肾病综合征病理类型为系膜毛细血管性肾小球肾炎。不仅减少蛋白尿，而且能防治血栓及栓塞并发症。

【中医治疗】

1. 辨证论治

　　　　越婢加术风水搏，五皮胃苓水浸渍。
　　　　热毒浸淫二方用，麻翘赤豆五味卓。

内科常见病 | 149

脾虚湿困实脾饮，疏凿饮子去湿热。

肾阴亏虚左归丸，阳衰真武济生火。

简注

```
                    ┌ 风水相搏证——越婢加术汤
                    │ 水湿浸渍证——五皮饮+胃苓汤
                    │ 热毒浸淫证——麻翘赤小豆汤+五味消毒饮
肾病综合征（肾   ┤ 脾虚湿困证——实脾饮
水）辨证论治     │ 湿热内蕴证——疏凿饮子
                    │ 肾阴亏虚证——左归丸
                    └ 肾阳衰微证——济生肾气丸+真武汤
```

2. 中成药剂

百令胶囊雷公片，丹参粉针黄芪液。

简注 上述中成药指：①百令胶囊；②雷公藤总苷片；③丹参粉针剂；④黄芪注射液。

3. 对药疗法

组方 ①丹参（粉剂针）、黄芪（注射液）；②白令胶囊、雷公藤总苷片。

方义 ①丹参、黄芪皆可治疗肾病型慢性肾炎，同理可治肾病综合征。②白令胶囊即发酵虫草粉，具有补肝肾、益精气的功能；雷公藤总苷片具有抗炎及免疫抑制作用。二药配伍，可治肾病综合征。

4. 针灸疗法

（1）常选穴位

主穴交替用两组，一组二组均取五。

一组脾胃俞志室，还有肾俞三焦俞。

二组阴交三阴交，气海公孙三里足。

配穴命门关元实，虚取太溪阴陵补。

简注 实证配穴取命门、关元；虚证配穴取太溪、阴陵泉，可调补脾肾。

（2）精选对穴与方义

命门、复溜：命门属督脉，是调节肾功能的有效穴位；复溜属少阴肾经，为经金穴，乃本经母穴，因金生水，肾水为先天之本，故此穴能宣肺降气、通调水道、利水湿、消水肿，总之复溜是治疗水肿的有效穴位。二穴配伍，可利水消肿，恢复肾功能。

【中西医结合治疗】

处方 ①泼尼松、丹参注射液；②贝那普利、黄芪注射液；③骁悉、白令胶囊。

简注 ①本病的主要治疗是抗炎与抑制免疫反应，而激素就是主要的免疫抑制药；丹参注射液抑制血小板聚集，对抗血栓形成，具有改善肾功能的功能。②贝那普利降血压、消除尿蛋白，还可保护肾功能；黄芪注射液并能消蛋白、降血压，还有抗血栓、调节机体免疫功能。③骁悉亦属免疫抑制药，白令胶囊改善肾功能。

【心悟】

"三高一低"是肾病综合征的临床特点

> 临床特点有提示，三高一低肾病是。
> 三多一少糖尿病，三不一少房颤指。

简注 ①三高一低见本节前述，即大（高）量蛋白尿、高度水肿、高脂血症与低蛋白血症；②三多一少专指糖尿病的临床特征：多饮、多食、多尿、消瘦；③三不一少即心律绝对不规则、心率快慢不一、心音强弱不相等及脉搏短绌（$P < HR$），专指房颤的临床特征。

注意糖皮质激素的不良反应 肾病综合征需要较长期地应用糖皮质激素，而"是药三分毒"，更何况是激素。长期应用激素可引起医源性肾上腺皮质功能亢进，又称库欣综合征，

内科常见病 | 151

因此，一定要注意激素的不良反应！可以概括为52个字：满月脸、水牛背，骨松紫纹感染易；面红润、向心肥，痤疮多毛兼无力；欣快感、薄皮肤，骨颈坏死伤难愈；高血压、低血钾，水肿尿糖男性化。

二十七、尿路感染

尿路感染简称"尿感"，指各种病原体入侵泌尿系统引起的感染性疾病，包括上尿路感染（肾盂肾炎、输尿管炎）与下尿路感染（膀胱炎、尿道炎），相当于中医学的"淋证"。

尿感根据发生部位分为急、慢性肾盂肾炎与膀胱炎，临床又有急性单纯性膀胱炎、反复发作性膀胱炎、急性肾盂肾炎、慢性肾盂肾炎、再发性尿路感染、妊娠期尿路感染、导管相关性尿路感染、无症状细菌尿等的不同；慢性肾盂肾炎又被分为三种类型，即隐匿型、尿道感染型与肾内感染型。

【诊断】

标准五条确诊知，菌落十万沉渣十。

上感下感需定位，抗体包裹阳上是。

复发再感症菌据，菌种异同六周时。

简注 ①尿感的诊断标准有5条，其中第1条、第2条作为确诊依据。第1条菌落$\geq 1 \times 10^5$/ml，第2条尿沉渣白细胞数≥ 10/HP（每高倍视野10个以上）。②上尿路、下尿路感染的诊断定位要参考尿抗体包裹细菌检查：阳性者多为肾盂肾炎（上尿路感染），阴性者多为膀胱炎（下尿路感染）。③复发与再感染的诊断依据症状与尿菌计数。

- 复发的诊断具备两条：经治疗症状消失，尿菌阴转后在6周内症状再现；尿菌$\geq 10^5$/ml。而菌种与上次相同。
- 再感染具备下述两条：治疗后症状消失，尿菌阴转后症状再现（多在停药6周后）；菌落$\geq 1\times 10^5$/ml，但菌种与上次不同。

【西医治疗】

1.常用疗法

急性膀胱炎

　　　　三类单剂顿服多，磺胺沙星与阿莫。
　　　　短程三天更有效，连同头孢供选择。
　　　　停用七天菌培养，阴愈阳仍二周瘥。

急性肾盂肾炎

　　　　彻底抗菌除诱因，三五执简明疗程。
　　　　磺呋氟喹青头氨，首先针对杆革阴。
　　　　碱化尿液参药敏，勿忘随访与追踪。

慢性肾盂肾炎

　　　　关键去除易感因，结石增生尿路梗。
　　　　畸形多囊肾不良，免疫低下慢性病。
　　　　急性发作同急性，抗菌交联延疗程。

简注

急性膀胱炎　①单剂量疗法：常用磺胺类、氟喹酮类与半合成青霉素类，如磺胺甲噁唑、氧氟沙星、阿莫西林。②短疗程疗法：可任选磺胺类、氟喹酮类、半合成青霉素类与头孢菌素类的其中一种，连用3天。③停服抗菌药7天后，要进行细菌培养，如为阴性，提示痊愈，阳性应继续给予抗菌药治疗2周。

急性肾盂肾炎　①本病疗法可归括为三个5。②本病还需要碱化尿液，以减轻尿路刺激并能增强磺胺类、氨基糖苷类疗效。③仍有持续发热，注意可能有并发症，应及时治疗。

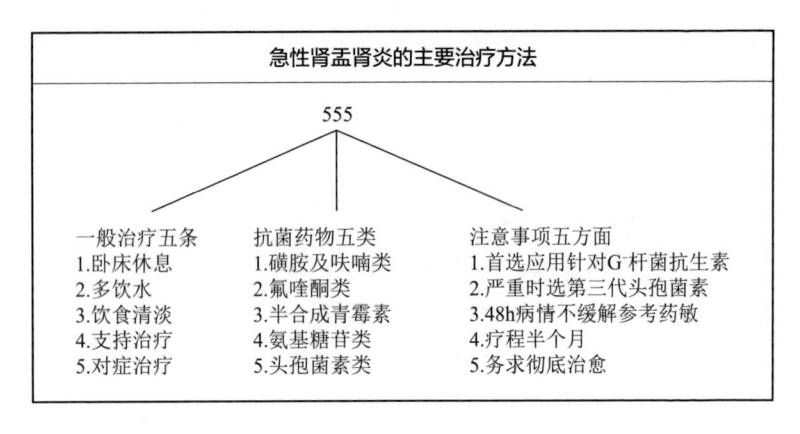

```
┌─────────────────────────────────────────────────────────┐
│              急性肾盂肾炎的主要治疗方法                    │
│                                                         │
│                        555                              │
│              ┌──────────┼──────────┐                    │
│                                                         │
│  一般治疗五条      抗菌药物五类         注意事项五方面      │
│  1.卧床休息       1.磺胺及呋喃类       1.首选应用针对G⁻杆菌抗生素 │
│  2.多饮水         2.氟喹酮类           2.严重时选第三代头孢菌素  │
│  3.饮食清淡       3.半合成青霉素       3.48h病情不缓解参考药敏  │
│  4.支持治疗       4.氨基糖苷类         4.疗程半个月            │
│  5.对症治疗       5.头孢菌素类         5.务求彻底治愈          │
└─────────────────────────────────────────────────────────┘
```

慢性肾盂肾炎 ①关键在于去除易感因素，必要时手术。如尿路结石、前列腺增生、包茎等尿路梗阻；泌尿系统结构异常如输尿管畸形、多囊肾、肾发育不良；免疫功能减退、糖尿病等慢性病。②慢性肾盂肾炎急性发作时，可按急性肾盂肾炎处理。③常需参考药敏试验，交替、联合应用抗菌药并适当延长疗程。

2.偶联疗法

处方 ①阿莫西林、阿米卡星（丁胺卡那霉素）；②头孢克洛、左氧氟沙星（左克）；③头孢曲松钠（菌必治）、碳酸氢钠（小苏打）；④呋喃妥因（呋喃坦啶）、山莨菪碱。

解析 ①抗感染是治疗急性肾盂肾炎最重要的治疗，常用药物有磺胺及呋喃类、氟喹酮类、半合成青霉素类、氨基糖苷类与头孢菌素类等五类，联合用药是用药原则之一，还要注意首选应用针对革兰阴性杆菌抗生素，故常联用阿莫西林与阿米卡星（丁胺卡那霉素）。②头孢克洛是第二代头孢菌素，对革兰阴性杆菌作用较强；左氧氟沙星（左克）抗菌范围广，而且85%以原形由尿液排泄，故对尿路感染的疗效更好。③头孢曲松钠（菌必治）为第三代头孢菌素，其对革兰阴性杆菌的作用更强；碳酸氢钠（小苏打）可碱化尿液，减轻尿路刺激征。④呋喃妥因（呋喃坦啶）亦具有广谱抗菌性质，并很快由尿液排泄，主要应用于敏感菌所致的尿路感染；山莨菪碱属抗胆碱药，可解痉止痛。二药配伍，既对因又对症。

【中医治疗】

1. 辨证论治

　　膀胱湿热八正散，肝胆郁热应加减。

　　丹栀逍遥合石韦，脾肾亏虚无比山。

　　肾阴不足邪留恶，需用知柏地黄丸。

　　缩泉五淋三金片，三种碱药不容删。

简注

```
                ┌ 膀胱湿热证（热淋）——八正散
尿路感染         │ 肝胆郁热证（石淋）——丹栀逍遥散+石韦散
（淋证）        ┤
辨证论治         │ 脾肾亏虚证（劳淋）——无比山药丸
                └ 肾阴不足证（血淋）——知柏地黄丸
```

2. 中成药剂

　　缩泉分清五淋丸，清热通淋三金片。

简注　上述中成药指：①缩泉丸；②分清五淋丸；③清热通淋胶囊；④三金片。

3. 对药疗法

组方　①车前草、旱莲草；②赤茯苓、赤芍；③萹蓄、瞿麦；④缩泉丸、分清五淋丸；⑤清热通淋胶囊、三金片。

方义　①车前草与旱莲草配伍，组成了二草丹，源于《赤水玄珠》，主治淋证。前者属利尿通淋药，主含车前烯醇、车前子碱等，对各种杆菌与葡萄球菌均有抑制作用；后者属滋阴药，主含皂苷、鞣质、3-噻吩甲醇、3-噻吩甲醛等，具有保肝、增强免疫功能、抗菌、抗原虫等作用。②赤茯苓是茯苓近外皮部的淡红色部分，属利水渗湿药，长于利窍行水、清利湿热,主含茯苓酸、卵磷脂、胆碱等,具有利尿、保肝、强化免疫力等功能;赤芍属清热凉血药,善行血中之滞而凉血热,主含芍药苷、苯甲酸等,具有抗炎、解痉、抑制血小板聚集及抗病原微生物等功能。二药合用,治淋证有良效。③萹蓄、瞿麦皆属利尿通淋药,二药配伍,源于《和剂局方》八正散,用于尿路感染诸证。萹蓄主含萹蓄苷、槲皮素、绿原酸等,具有显著的利尿与抑菌作用;瞿麦主含花色苷、水杨酸甲酯等,亦有抑菌、利尿等作用。④缩泉丸补肾缩尿,用于肾虚所致的小便频数;分清五淋丸化裁了《医学心悟》中的萆薢分清饮与《局方》中的五淋散,用于下焦湿热之尿路感染。二成药配伍,治本治标,可用于急性肾盂肾炎。⑤清热通淋胶囊亦用于下焦湿热之尿路感染;三金片益肾清热、利湿通淋,用于尿路感染,二成药有协同作用。

4.针灸疗法

(1)常选穴位

主穴肾俞膀胱俞,中极三阴交共助。

慢性三焦俞关元,尿频照海少阴足。

血尿次髎与太冲,发热大椎间使伍。

简注 ①主穴4个;②随证配穴根据病情定;③照海属足少阴肾经。

(2)精选对穴与方义

①肾俞、膀胱俞:皆属足太阳膀胱经,前者为肾之背俞穴,主治泌尿生殖系统疾病;后者为膀胱之背俞穴,主治膀胱刺激征等膀胱气化功能失调病证,二穴皆为治疗急性肾盂肾炎的主穴。②委中、阴陵泉:委中属足太阳膀胱经下合穴,为合土穴,又是四总穴之一,泻之可除膀胱之邪热,主治小便不利、遗尿等证;阴陵泉属足太阴脾经,为合水穴,可开通水道,利

水湿、消水肿，主治脾不运化水湿病证。二穴配伍，可治淋证。

【中西医结合治疗】

处方 ①头孢呋辛、分清五淋丸；②头孢噻肟钠、清淋颗粒。

简注 ①头孢呋辛属第二代头孢菌素类，分清五淋丸用于诸淋证；②头孢噻肟钠属第三代头孢菌素类，清淋颗粒即《太平惠民和剂局方》八正散，清热泻火、利尿通淋，现用于治疗肾盂肾炎、膀胱炎等尿路感染。

【心悟】

急性肾盂肾炎的诊断依据。

　　　　二症七征，典型表现。

　　　　一叩六压，前四后三。

　　　　参辅"易感"，B超首选。

　　　　血尿系列，尿菌可见。

简注 ①典型的症状与体征（临床表现）。

- 二症是指全身症与尿路刺激征。全身症如畏寒发热、乏力、全身酸痛、恶心呕吐等；尿路刺激征如尿频、尿急、尿痛、排尿不尽感及下腹坠痛等。
- 七征指季肋点、上输尿管点、中输尿管点、膀胱区、肋脊点，肋腰点压痛与肾区叩击痛。
- 体征可概括为一个叩击痛、六个压痛这七个体征，人体前方四个，分别是季肋点、上输尿管点、中输尿管点、膀胱区压痛；后方三个指肋脊点、肋腰点压痛与肾区叩击痛。

②患者常有易感因素也是诊断要点之一（首选B超）。

- 尿流不畅是最主要的易感因素，如尿路梗阻、结石、肿瘤、异物。
- 泌尿系畸形、结构异常如肾发育不良，肾盂与输尿管畸形等。
- 尿路器械的使用，如留置导尿管与膀胱镜检。

- 尿道口与尿道内的炎症，如妇科炎症宫颈炎与附件炎的波及，以及前列腺炎、前列腺增生、包茎等。
- 机体抵抗力差如长期卧床的慢性病，长期使用免疫抑制药（如肿瘤化学治疗、肾移植后）。

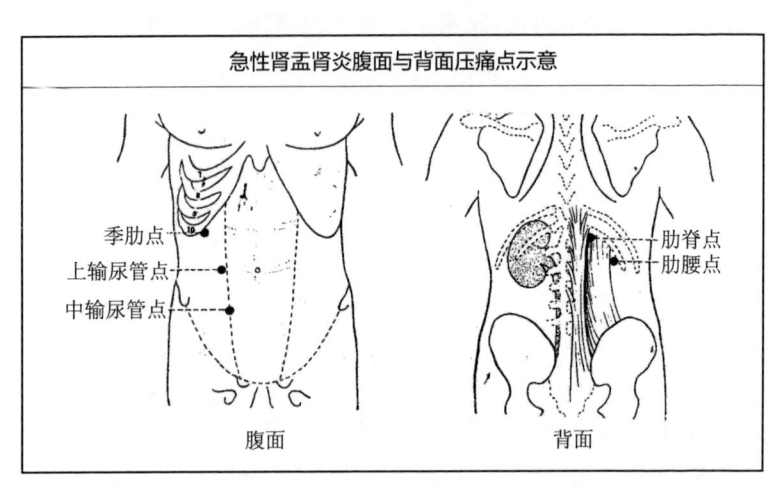

急性肾盂肾炎腹面与背面压痛点示意

季肋点
上输尿管点
中输尿管点
肋脊点
肋腰点

腹面　　背面

③血象：提示白细胞升高，中性粒细胞增多且有核左移。④尿系列检查：尿沉渣内白细胞显著增加，有白细胞管型，尿红细胞可增加，少数患者有肉眼血尿与镜下血尿。⑤尿细菌学检查是最重要的依据。尿细菌定量培养，发现尿菌含量 $\geq 1\times 10^5$/ml；尿涂片镜检，革兰染色，油镜下平均每个视野 ≥ 1 个菌落，符合率达 90% 以上；化学性检查：目前常用亚硝酸盐试验，阳性提示尿道内有细菌，敏感性 70.4%，特异性 99.5%。

血液系统常见病

二十八、缺铁性贫血

缺铁性贫血是临床上最常见的贫血，它是由于体内贮存铁缺乏，不能满足正常红细胞生成的需要而发生的小细胞低色素贫血，相当于中医学的"血痨"证，归属于"萎黄"范畴。

【诊断】

> 要点八条两部分，缺铁病因两分明。
> 血象小球低色素，总铁力高低铁浓。
> 十五十二铁蛋白，零点九界原卟啉。
> 髓铁无染铁反证，首条余二可确定。

简注 ①诊断标准8条即歌诀第3~7句，包括两方面内容，一是明确是否缺铁，二是明确其病因；②缺铁性贫血患者转铁蛋白饱和度＜15%，血清铁蛋白＜12μg/L，红细胞内游离原卟啉（FEP）＞0.9μmol/L；③符合第1条即小细胞低色素贫血指标和其余第2~8条中任两条以上者，可诊断为缺铁性贫血。

【西医治疗】

1. 常用疗法

> 病因治疗乃关键，口服铁剂是首选。
> 注射掌握适应证，平素饮食应富铁。
> 酌加维生素C、E，严重病例可输血。

简注 ①老年人常患多系统慢性病，如消化性溃疡、萎缩性胃炎、痔疮等，应积极抗溃疡、抑酸、助消化，补充维生素，必要时手术，尽可能去除病因十分重要。②一般首选口服硫酸亚铁片或控释片，如不能奏效或消化道反应严重，可使用右旋糖酐铁深部肌内注射，应严格掌握其适应证，如萎缩性胃炎、消化性溃疡、溃疡性结肠炎、脂肪泻等。③含铁食物应多食海带、紫菜、动物肝脏，以及菠菜、香菇、木耳等，维生素C、维生素E有助于铁剂的吸收。④贫血纠正后，仍需继续治疗约半年，以补足贮存铁。⑤重度贫血（血红蛋白＜60g/L）可考虑输血。

2.偶联疗法

处方 ①硫酸亚铁、维生素C；②琥珀酸亚铁、维生素B_6；③右旋糖酐铁、维生素E胶丸。

解析 ①本病首选无机铁剂口服,临床上以硫酸亚铁最常用,而维生素C可促进其吸收。②琥珀酸亦能促进硫酸亚铁的吸收,故琥珀酸亚铁亦常用；因铁剂易引起恶心、呕吐等胃肠道反应,故辅以维生素B_6。③如口服铁剂不能耐受或吸收障碍,可深部肌内注射右旋糖酐铁；维生素E有很强的抗氧化作用,可延缓衰老,提高免疫力,对贫血亦有一定疗效。

【中医治疗】

1.辨证论治

　　　　四证皆需用二方,脾虚六君补血当。
　　　　八珍归脾心脾虚,虫积化虫八珍汤。
　　　　无比山药合八珍,气血亏虚脾肾阳。

简注

```
                  ┌─ 脾胃虚弱证——香砂六君子汤+当归补血汤
缺铁性贫血(血  │   心脾两虚证——归脾汤+八珍汤
  痨)辨证论治  │   脾肾阳虚证——八珍汤+无比山药丸
                  └─ 虫积证——化虫丸+八珍汤
```

2.中成药剂

　　　　降矾枣矾伐木丸,归脾乌鸡白凤丸。

简注 上述中成药指:①降矾丸；②枣矾丸；③伐木丸；④养血归脾丸；⑤乌鸡白凤丸。

3.对药疗法

组方 ①阿胶(颗粒)、黄芪(精)；②绿矾(皂矾)、大枣；③养血归脾丸(浓缩)、伐木丸；④乌鸡白凤丸(片)、阿胶三宝膏。

方义 ①阿胶补血滋阴，疗效优于西药铁剂；黄芪补气健脾，升阳益卫，因气为血帅而血为气母，二药配伍，相得益彰。②绿矾（皂矾）的化学成分是 $FeSO_4·7H_2O$，故用于缺血型贫血有良效；大枣补中益气、养血安神，二药合用，疗效良好。③养血归脾丸益气补血、健脾养心，用于心脾两虚的贫血；伐木丸由苍术、神曲与绿矾组成，具有扶土伐木，健脾泻肝之功。二成药配伍，有协同作用。④乌鸡白凤丸（片）补气养血，阿胶三宝膏亦补气血，合而用之，疗效更彰。

4.针灸疗法

（1）常选穴位

七穴每次交替三，百会气海与关元。

足三里与三阴交，膀胱膈俞风池胆。

简注 ①常选七穴，即百会、气海、关元、足三里、三阴交、膈俞、风池。②膈俞属足太阴膀胱经而风池属足少阴胆经，故称"膀胱膈俞风池胆"。

（2）精选对穴与方义

交替针刺三组穴。

①百会、膈俞：百会属督脉，用于气失固摄；膈俞属足太阳膀胱经，又为八会穴之血会，具益气血、疗虚损之功，主治贫血、血瘀诸证。②关元、风池：关元属任脉，为小肠募穴，可治元气虚损病证；风池属足少阳胆经，具有通经活络、调和气血之功。③三阴交、足三里：三阴交属足太阴脾经，针刺可补脾胃、助运化、理肝肾、调血室；足三里属足阳明胃经，具有健脾和胃、调和气血、强体健身之功，可用于元气虚损病证。

【中西医结合治疗】

处方 ①硫酸亚铁、参茸阿胶；②右旋糖酐铁、驴胶补血颗粒。

内科常见病 | 161

简注 ①缺铁性贫血的治疗原则是病因治疗与补充铁质，口服硫酸亚铁治标，参茸阿胶补益气血，既治标又治本；②肌内注射右旋糖酐铁亦属对症，驴胶补血颗粒补血益气，亦有广义对因治疗的作用。

【心悟】

缺铁性贫血的诊断依据。

依据病史与症征，结合血象可初诊。

确诊生化骨髓象，原发疾病定病因。

简注 ①有摄入不足，需要量增加、吸收障碍、药物干扰、胃与十二指肠疾病病史与慢性失血性病史。②症状与体征。

缺铁性贫血的典型临床表现		
	贫血一般表现（共性）	特征性表现（个性）
症状	• 最常见 　- 头晕、乏力、心悸、气急、耳鸣、腹胀、月经失调 　- 记忆减退、注意力涣散 • 严重时	• 黏膜损害 　- 口腔炎、舌炎、口角炎 　- 吞咽困难或梗阻感（Plummer-Vinson综合征） • 脏器功能减退：胃炎、"黎明泄"
症状	- 眩晕、晕厥 　- 恶心、呕吐、多尿、闭经	• 外胚层营养障碍：皮肤干燥，毛发脱落、无光泽、易断裂 • 神经-精神系统 　- 头痛、烦躁、易怒 　- 异食癖
体征	• 贫血貌（特别是下睑黏膜苍白） • 窦性心动过速、脉压增大 • 水肿 • 低热	• 镜面舌（舌乳头萎缩） • 反甲（匙状指） • 视盘水肿 • 轻度脾大

③确诊要靠骨髓象的检查：骨髓涂片呈现增生活跃，幼红细胞染色质颗粒致密，形成老核幼浆现象；骨髓涂片作铁染色后，铁幼粒红细胞极少或消失。④生化检查。

- 血清铁降低：S-Fe^{2+} < 8.95μmol/L（50μg/dl）。
- 总铁结合力增高：TIBC > 64.44μmol/L（360μg/dl）。
- 转铁蛋白饱和度降低：< 15%。
- 血清铁蛋白降低：< 12μg/L。
- 红细胞游离原卟啉增高：FEP > 4.5μg/g 血红蛋白。

二十九、急性白血病

急性白血病是造血干细胞的克隆性恶性疾病，其病理特征为骨髓中异常白血病细胞大量增殖，临床上主要表现为贫血、出血、感染及肝脾淋巴结肿大，相当于中医学的"急劳""热劳""虚劳"。

【诊断】

　　　　生物理化遗传因，发热贫出血浸润。
　　　　血象极度核左移，骨髓检查可确诊。
　　　　分类分型FAB，脑白CT脑液定。

简注 ①本病诊断依据之一临床表现有四大症，即发热、贫血、出血、浸润。②骨髓象具有决定性价值，有关系列原始细胞 > 30% 为诊断标准，另外奥氏小体常见于急性粒细胞白血病，但不见于急性淋巴细胞白血病。③诊断成立后，应进一步分类分型。国际常用法美英（FAB）分类法：本病分急性淋巴细胞白血病（ALL）与急性髓系白血病（AML，非淋巴细胞白血病）两大类，前者分 L_1、L_2、L_3 三种亚型；后者分 M_0~M_7 八种亚型。④脑膜白血病或中枢神经系统白血病（简称脑白）的诊断依据CT与脑脊液（CSF）检查。

【西医治疗】

1. 常用疗法

　　　　治疗措施五方面，一般治疗六要点。
　　　　化疗原则有三条，脑白鞘注二胞苷。

　　　　化疗方案会变通，急淋四种非急三。

　　　　骨髓干细胞移植，免疫疗法要彰显。

简注 ①本病的治疗措施分五方面。

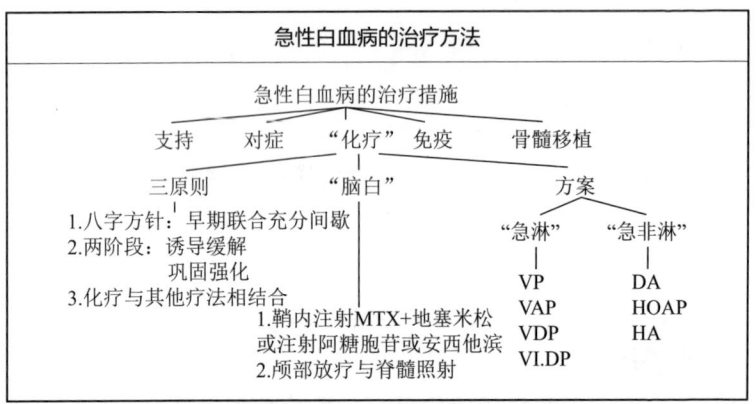

```
急性白血病的治疗方法

              急性白血病的治疗措施
        ┌──────┬──────┬──────┬──────┐
       支持   对症   "化疗"  免疫   骨髓移植
              │      │              │
             三原则  "脑白"          方案
                                ┌────┴────┐
1.八字方针：早期联合充分间歇   "急淋"    "急非淋"
2.两阶段：诱导缓解              VP         DA
         巩固强化               VAP        HOAP
3.化疗与其他疗法相结合          VDP        HA
      1.鞘内注射MTX+地塞米松    VLDP
        或注射阿糖胞苷或安西他滨
      2.颅部放疗与脊髓照射
```

MTX.甲氨蝶呤；VP.长春新碱、泼尼松；VAP.长春新碱、阿糖胞苷、泼尼松；VDP.长春新碱、柔红霉素、泼尼松；VLDP.长春新碱、门冬酰胺酶、柔红霉素、泼尼松；DA.柔红霉素、阿糖胞苷；HOAP.高三尖杉酯碱、长春新碱、阿糖胞苷、泼尼松；HA.高三尖杉酯碱、阿糖胞苷

②本病的一般治疗包括六方面：高白细胞血症需要紧急处理；应立即使用血细胞分离，同时予以化疗；营养（支持）；防止感染；纠正贫血；控制出血；防治高尿酸血病肾病给予别嘌醇。由于老年人一般情况较差，抵抗力低下，故应强化支持疗法，如补充营养，给予高蛋白、高热量、易消化食物，必要时经静脉补充营养；又由于贫血为主症，故应输浓缩红细胞，维持血红蛋白＞80g/L。③脑膜白血病需鞘内注射阿糖胞苷或安西他滨,每周2次。④治疗急性淋巴细胞白血病方案有四种，即VP、VLP、VDP、VLDP；治疗急性非淋巴细胞白血病方案有三种，即DA、HOAP、HA。⑤骨髓移植要有HLA匹配的同胞供髓者，即造血干细胞移植。⑥免疫疗法包括主动免疫疗法与被动免疫疗法。前者如应用卡介苗、瘤苗，后者又

称过继免疫疗法，如应用转移因子与免疫核糖核酸。

2. 偶联疗法

处方 ①VP方案：长春新碱（VCR）、泼尼松（Pred）；②CM方案：环磷酰胺（CTX）、巯嘌呤（6-MP）；③DA方案：柔红霉素（DNR）、阿糖胞苷（Ara-C）；④HA方案：高三尖杉酯碱（HH）、阿糖胞苷（Ara-C）；⑤AG方案：维A酸（ATRA）、葡醛内酯（肝泰乐）；⑥MD方案：甲氨蝶呤（MTX）、地塞米松（DXM）；⑦VM方案：依托泊苷（Vp-16）、米托蒽醌（MIT）。

解析 目前化学治疗仍为最有效的方法。抗白血病化学治疗的三原则是：①早期、联合、充分、间歇八字方针；②化学治疗过程分为诱导缓解、巩固强化两阶段，即大剂量冲击与小剂量维持两阶段；③化学治疗与放射治疗、免疫疗法、中医药疗法等相结合。

（3）分类：就联合治疗来说，需要将不同类型的抗癌药结合起来应用，一般将抗癌药分为6类，即烷化剂、抗代谢药、抗癌抗生素类、植物药类、激素类与杂类。①VP方案是急性淋巴细胞白血病（简称急淋）诱导缓解的基本方案，完全缓解率为50%。②急淋的巩固强化方案是CM方案。③急性非淋巴细胞白血病（简称急非淋）的标准诱导缓解方案为DA，完全缓解率可达85%。④国内创用的HA方案与DA方案缓解率相近。⑤急性早幼粒白血病（M_3）采用AG方案，缓解率高达85%。⑥中枢神经系统白血病需鞘内注射MD方案。⑦急非淋巩固强化新方案VM较好。

【中医治疗】

1. 辨证论治

　　　　热毒炽盛合二方，黄连解毒清营汤。
　　　　痰瘀温胆桃红四，知柏二至阴火旺。
　　　　气阴两虚五阴煎，湿热葛根芩连良。

简注

急性白血病（急劳）辨证论治 { 热毒炽盛证——黄连解毒汤+清营汤
痰热瘀阻证——温胆汤+桃红四物汤
阴虚火旺证——知柏地黄丸+二至丸
气阴两虚证——五阴煎
湿热内蕴证——葛根芩连汤 }

2. 中成药剂

二丸六神与犀黄，贞芪扶正用胶囊。

简注 上述中成药指：①六神丸；②犀黄丸；③贞芪扶正胶囊。

3. 对药疗法

组方 ①黄芪、女贞子（贞芪扶正胶囊）；②砒石（AS_2O_3）、青黛（靛玉红）；③犀黄丸、六神丸。

方义 ①黄芪补气健脾，能增强和调节免疫功能，故能抗癌；女贞子滋补肝肾，可增强非特异免疫功能，故亦有抗癌作用。二药配伍，补气养阴，促进人体正常的恢复，故可治疗白血病（血癌）。②砒石升华的精制品即砒霜，其主要成分是三氧化二砷（AS_2O_3），对急性早幼粒白血病（M_3）有较好的疗效，尤其是用于难治或复发的 M_3；青黛属清热解毒药，其有效成分靛玉红具有抗癌作用。③犀（西）黄丸清热解毒、消肿散结；六神丸清凉解毒、消炎止痛。二成药配伍，可治疗急性白血病。

4. 针灸疗法

（1）常选穴位

命门悬钟补泻平，命门加灸一刻钟。

足太阳经至阴井，留针需时四十分。

简注 ①本病取三穴即可，三穴是命门、悬钟、至阴；②命门、悬钟除平补平泻外，命门还需加灸一刻钟；③至阴穴为足太阳膀胱经所出，故称"井"。

（2）精选对穴与方义

命门、至阴：命门属督脉，位于两肾之中，乃人体生命的重要门户，具有培元补肾、壮阳固精之功；至阴属足太阳膀胱经，为井金穴，具有通经活络、调整阴阳之功。二穴配伍，对治疗白血病有一定功效，注意操作时命门需加灸 15min 而针刺至阴要留针 40min。

【中西医结合治疗】

处方 ① VP 方案、犀黄丸；② DA 方案、贞芪扶正胶囊。

简注 ①急淋应用 VP 方案缓解率较低，同时应用犀黄丸可提高缓解率。② DA 方案治疗急非淋缓解率高，但不良反应较多，而贞芪扶正胶囊可促进人体正常功能的恢复，且可减少 DA 方案的毒性反应。

【心悟】

急性白血病治疗的 5 条措施。

治疗方法要遵从，化疗实为重中重。

化疗原则三方面，具体方案亚型定。

骨髓移植要匹配，免疫疗法主被动。

简注 ①参见治疗的 5 条措施。②骨髓移植要有 HLA 匹配的同胞供髓者，即造血干细胞移植。③免疫疗法包括主动免疫疗法与被动免疫疗法。前者如应用卡介苗、瘤苗，后者又称过继免疫疗法，如应用转移因子与免疫核糖核酸。

三十、特发性血小板减少性紫癜

特发性血小板减少性紫癜或称原发性减少性紫癜，其英文缩写为 ITP。ITP 是血小板免疫性破坏，外周血中血小板减少的出血病。其本质为自身免疫性疾病，临床特征为皮肤黏膜与内膜出血，以及血小板自身抗体出现，相当于中医学的"阴阳毒""发斑"。

【诊断】

内脏出血并体表，急二慢五小板少。

急不脾大慢轻肿，骨髓巨核异细胞。

五项标准任一条，二效二阳一短夭。

简注 诊断标准有5条。

①体表与内脏广泛出血。②每次检查血小板计数少：急性<$20×10^9$/L，慢性$50×10^9$/L左右。③急性脾不大，慢性较大。④骨髓巨核细胞增多或正常，有成熟障碍。⑤具备下列五项之一者：泼尼松有效；脾切除有效；血小板相关免疫球蛋白（PAIg）(+)；PAC_3(+)；血小板寿命缩短。以上五条可归纳为"二效二阳一短夭"。

【西医治疗】

1.常用疗法

两型首选激素早，无效切脾缓解高。

不佳加用免抑剂，成分输血止血药。

急症丙球血浆换，小板悬液冲击好。

简注 ①常用免疫抑制药有环磷酰胺、硫唑嘌呤、环孢素、长春新碱，以后者最常用；②急症处理可用丙种球蛋白静脉注射、置换血浆或输注血小板悬液。

2.偶联疗法

处方 ①泼尼松、丙种球蛋白；②地塞米松、氨肽素；③甲泼尼龙、达那唑；④泼尼松、长春新碱（VCR）；⑤甲泼尼龙、环孢素（CyA）；⑥甲泼尼龙、利妥昔单抗。

解析 ①本病首选糖皮质激素，近期有效率达80%，最常用为泼尼松，辅以丙种球蛋白疗效更好。②地塞米松优于泼尼松；氨肽素可促进血细胞增殖、成熟，可增加白细胞与血小板，用于出血性紫癜较好。③达那唑为人工合成的雄激素，与糖皮质激素合用有协同作用。④泼尼松如疗效差,可与免疫抑制药合用,最常用者为长春新碱(VCR)。⑤难治性本病患者,可合用甲泼尼龙与环孢素(CyA)。⑥大剂量甲泼尼龙冲击治疗用于本病急症患者;利妥昔单抗可有效减少自身抗体,可替代脾切除。

【中医治疗】

1. 辨证论治

　　　　血热妄行犀地黄,茜根散亦虚火旺。
　　　　气不摄血归脾汤,瘀阻桃红四物良。
　　　　Ⅰ四A五异同治,二同二近切莫忘。

简注 ①本病属中医学"血证",辨证为四型。②"Ⅰ四"指特发性血小板减少性紫癜(ITP)辨为四证;"A五"指过敏性紫癜(AP)辨为五证。两者异病同治,其中有两型完全相同,即阴虚火旺证与气不摄血证;另有两型血热与瘀血证亦相近。

```
                    ┌ 血热妄行证——犀角地黄汤
特发性血小板减少    │ 阴虚火旺证——茜根散
性紫癜(血证)辨    ┤
证论治              │ 气不摄血证——归脾汤
                    └ 瘀血内阻证——桃红四物汤
```

2. 中成药剂

　　　　人参归脾紫癜清,十灰丸与维血宁。

简注 上述中成药指:①人参归脾丸;②紫癜清片;③十灰丸;④维血宁冲剂。

3. 对药疗法

组方 ①血康口服液、紫癜清(江南卷柏片);②维血宁冲剂、十灰散。

方义 ①血康口服液即肿节风浸膏粉,功效活血化瘀、消肿散结,用于本病血热妄行证;紫癜清(江南卷柏片)清热凉

内科常见病 | 169

血，亦用于血热妄行证。②维血宁冲剂滋阴养血、清热凉血，用于本病阴虚火旺证；十灰散源于《十药神书》，将荷叶、侧柏叶、大黄、牡丹皮等十种药烧灰存性，功用凉血止血，亦用于血热妄行证。

4. 针灸疗法

（1）常选穴位

四俞夹脊六十胸，肝胆督膈斜刺均。

风池承山三阴交，再加阴陵泉公孙。

简注 ①华佗夹脊取 $T_6 \sim T_{10}$；②四俞即肝俞、胆俞、督俞与膈俞，均应斜刺。

（2）精选对穴与方义

膈俞、足三里：二穴配伍，源于《东垣经》，膈俞属足太阳膀胱经，又为穴之血会，具有清热凉血、和血止血之功；足三里属足阳明胃经，乃合土穴，有行气和血、固中止血之功。二穴合用，一行一补，相互促进又相互制约，可用于本病急性型引起的内脏出血。

【中西医结合治疗】

处方 ①泼尼松、人参归脾丸；②环孢素、肿节风分散片。

简注 ①泼尼松首选于本病的治疗；人参归脾丸益气补血、健脾养心，用于本病气不摄血证。②环孢素用于本病难治者；肿节风分散片疏风活络、化瘀消斑。二药合用，疗效益彰。

【心悟】

ITP 两型的临床特征比较。

八条特征要比较，层次归纳四大条。

病史症征与辅检，病程发病也知晓。

简注 两型 ITP 的临床特征。

两型特发性血小板减少性紫癜的临床特征		
	急性型	慢性型
发病率	较少，20%	较多，80%
年龄与性别	• 儿童多见（2—6岁） • 男女比例接近	• 青年女性多见 • 男女比例约为1：3
感染史	• 发病1~2周前常有上感史	• 不明显
出血症	• 皮肤、黏膜、内脏出血严重而广泛 • 常出现于四肢，尤以下肢多见，分布不均匀 • 肠道、泌尿道出血不少见 • 颅内出血，危及生命 • 自限性，多数自发缓解	• 主要表现为月经血量多、子宫出血 • 轻度脾大 • 引起贫血 • 皮肤与黏膜出血较轻，如皮肤瘀斑，鼻出血，齿龈、口腔等处出血 • 自发缓解少
血小板计数	$<20\times10^9$/L	$30\times10^9\sim80\times10^9$/L
血小板寿命	1~6h	1~3天
骨髓巨噬细胞	幼稚型比例↑	颗粒型比例↑
病程	2~6周	数年或更长

三十一、过敏性紫癜

过敏性紫癜（AP）是一种常见的血管变态反应性疾病，又称出血性毛细血管中毒症，临床特点除紫癜外，常有皮肤水肿、荨麻疹、关节炎、腹痛及肾炎等表现，相当于中医学的"紫斑"证、"葡萄疫"。

【诊断】

病前常有上感史，典型五型各有指。

小板正常尿有异，丰数异常CRT。

简注 ①过敏性紫癜（AP）典型的临床类型有五型，即单纯型、腹型、关节型、肾型和混合型。②尿有异指肾型患者出现蛋白尿、血尿、管型尿。③CRT指毛细血管脆性试验，本病半数为阳性。

【西医治疗】

1. 常用疗法

　　　　防治感染消局灶，避免致敏食与药。

　　　　激素对症抗过敏，抑免抗凝肾型好。

简注 ①本病首先应用 H_1 受体拮抗药如氯苯那敏、阿司咪唑等，如效差再用糖皮质激素，疗程不超过 30 天；②对症指针对腹痛、关节痛、呕吐、呕血的常规处理；③肾型常用激素、免疫抑制药与肝素等抗凝血药。

2. 偶联疗法

处方 ①阿司咪唑（息斯敏）、维生素 C；②泼尼松、山莨菪碱；③地塞米松、奥美拉唑（洛赛克）；④环孢素、低分子肝素。

解析 ①阿司咪唑（息斯敏）属抗组胺药，首选于过敏性紫癜；维生素 C 可改善血管通透性，可辅助治疗本病。②如抗组胺药效差，可用泼尼松等糖皮质激素类，借以抑制抗原抗体反应，减轻炎症渗出，改善血管通透性；如患者腹痛较重，可用山莨菪碱对症治疗。③重症患者可用地塞米松静脉滴注，症状减轻后改口服；伴发呕血、便血者，可用奥美拉唑（洛赛克）等治疗。④如反复发作，可酌情使用免疫抑制药如环孢素，同时皮下注射低分子肝素以抗凝血。

【中医治疗】

1. 辨证论治

　　　　病在脉络血不畅，热盛犀地清营汤。

　　　　小蓟饮子湿热蕴，茜根散治虚火旺。

　　　　气不摄血归脾方，瘀阻血府逐瘀良。

简注

过敏性紫癜（紫斑）辨证论治
- 热毒炽盛证——犀角地黄汤+清营汤
- 阴虚火旺证——茜根散
- 湿热内蕴证——小蓟饮子
- 气不摄血证——归脾汤
- 瘀血阻络证——血府逐瘀汤

2. 中成药剂

消风冲剂新雪丹，金莲清热血康液。

简注 上述中成药指：①消风冲剂；②新雪丹；③金莲清热冲剂；④血康口服液。

3. 对药疗法

组方 ①金莲花（片）、肿节风（浸膏）；②女贞子、墨旱莲（二至丸）；③消风冲剂、新雪丹。

方义 ①金莲花片清热解毒、祛瘀消肿，抗菌消炎，临床上用于上呼吸道感染、气管炎、胆囊炎等；肿节风别名九节风，是草珊瑚的全草，主含挥发油、鞣质、氰苷、香豆素等，具有抗菌消炎、祛风通络、活血散结等作用。二植物药配伍，可用于过敏性紫癜。②二至丸益肝肾、补阴血，可治疗过敏性紫癜，本方始见于《证治准绳》，其中女贞子含齐墩果酸、熊果酸等成分，对异常免疫有双向调节作用；墨旱莲，主含皂苷、3-噻吩甲醇，可提高机体非特异免疫功能。③消风冲剂清热除湿、消风止痒，用于荨麻疹、湿症等；新雪丹清热解毒，用于外感热病、热毒壅盛证。二成药配伍，亦可用于过敏性紫癜。

4. 针灸疗法

（1）常选穴位

主穴血海足三里，阴陵三阴交太溪。

配穴血热三穴取，曲池合谷太冲宜。

血瘀内庭上巨虚，地机天枢四穴济。

简注 ①主穴5个；②血热配穴3个，血瘀配穴4个。

（2）精选对穴与方义

①血海、三阴交：皆属足太阴脾经。中医认为"心主血、肝藏血、脾统血"，故针此二穴，可治过敏性紫癜。血海乃脾经脉气所发，祛风清热、调和气血，善治血分病证；三阴交理肝肾、调血室，乃回阳九针穴之一。②内关、合谷：过敏性紫癜有五种临床类型，即单纯型、腹型、关节型、肾型与混合型。针刺内关与合谷用于腹型紫癜。内关属手厥阴心包经，又为八脉交会穴之一，具有和胃降逆、镇静止痛等功效，用于内伤诸证；合谷属手阳明大肠经，又是四总穴之一，是增强整体功能的要穴，具有通经活络、行气开窍，通降肠胃、清泄肺气等功效，可治头面五官诸疾与外感病证、风疹块（荨麻疹）等病证。

【中西医结合治疗】

处方 ①阿司咪唑（息斯敏）、消风冲剂；②地塞米松、血康口服液。

简注 ①本病首选 H_1 受体拮抗药以对抗组胺，常用阿司咪唑（息斯敏）与消风冲剂配伍疗效更好。②地塞米松抗炎、抗过敏、抗免疫作用优于泼尼松；血康口服液即肿节风，与地塞米松合用疗效更好。

【心悟】

过敏性紫癜（AP）与特发性血小板减少性紫癜（ITP）的鉴别。

一为"自免"一过敏，一分两型一五型。

小板一少一正常，"毛脆"皆可为阳性。

简注

	ITP 与 AP 的鉴别	
	特发性血小板减少性紫癜（ITP）	**过敏性紫癜（AP）**
概念	与自身免疫有关的常见出血病	毛细血管变态反应性常见出血病
临床类型	有2型，即急性型与慢性型，前者儿童多见，后者女性多见	有5型，即皮肤型、关节型、腹型、肾型与混合型，皮肤型最多见
辅助检查	• 血小板计数减少 • 出血时间延长 • 血小板相关免疫球蛋白增高 • 毛细血管脆性试验阳性	• 血小板计数正常 • 出血时间正常 • 嗜酸性粒细胞计数增高 • 毛细血管脆性试验半数以上为阳性

内分泌系统常见病

三十二、甲状腺功能亢进症

甲状腺功能亢进症简称"甲亢"，是指各种病因导致甲状腺激素（TH）分泌过多引起的临床综合征，临床上以毒性弥漫性甲状腺肿（格雷夫斯病）最常见，约占85%，其本质是自身免疫病，临床表现为甲状腺肿大、高代谢症候群和突眼征。相当于中医学的"瘿气"。

【诊断】

典型诊断并不难，甲肿突眼高代谢。

早期轻度特殊型，TSH 敏于 T_4、T_3。

摄碘率高抗体阳，功能病因两诊断。

简注 ①典型病例经详询病史，依靠典型三大临床表现即可诊断，三大表现是高代谢症候群、甲状腺肿大与突眼征。其中突眼征多为良性即单纯性突眼，恶性或称浸润性突眼较为少见。良性突眼包括斯特尔瓦格征（眼裂增宽，瞬目减少）、冯·格雷费征（下视时上睑挛缩，眼球不能随之下移）、若弗鲁瓦征（上视无抬头纹）、默比乌斯征（看近物时辐辏不良）；恶性突眼眼球明显突出，有时可达30mm（正常＜18mm），可形成溃疡或全眼球炎，甚至失明。②特殊型甲状腺功能亢进有甲状腺危象，甲状腺功能亢进性心脏病、淡漠型甲状腺功能亢进、T_3型和T_4型甲状腺功能亢进、亚临床甲状腺功能亢进、妊娠期甲状腺功能亢进等。③血清促甲状腺素（TSH）测定较血清四碘甲腺原氨酸（T_4）、血清三碘甲腺原氨酸（T_3）更敏感，是诊断甲状腺功能亢进症最有价值的指标。④甲状腺功能亢进时甲状腺摄^{131}I率增高，3h＞25%，24h＞45%且高峰前移。⑤未经治疗的甲状腺功能亢进症患者，促甲状腺素（TSH）受体抗体（TSAb）阳性检出率可达80%～100%，有早期诊断意义。⑥还应尽可能地做到病因诊断，确定其遗传因素与环境因素（如感染、应激、性激素与锂剂等）。

【西医治疗】

1.常用疗法

　　　　营养安定心得安，主要疗法共有三。
　　　　抗甲药物有四种，次全切除放射碘。
　　　　危象首选丙硫氧，激素碘剂抗感染。
　　　　如为亚临床甲亢，要看部分与完全。

简注 ①一般治疗：老年甲状腺功能亢进症由于长期消耗且年龄大，更应注意营养支持，包括高蛋白质和富维生素等，精神紧张不安、心悸或失眠较重者，可给予地西泮（安定）或普萘洛尔（心得安），但有支气管哮喘、心力衰竭、房室传导阻滞病史者禁用。②主要疗法包括药物治疗、放射性碘治疗及手术治疗三种。③抗甲状腺药有丙硫氧嘧啶、甲硫氧嘧啶、甲巯咪唑与卡比马唑四种。④老年人由于患多种疾病，常不能耐受手术，但甲状腺肿大产生了压迫在或怀疑癌变者，应考虑手术次全切除治疗。⑤老年甲状腺功能亢进症多主张首选放射性碘治疗（^{131}I），但因老年人对核素敏感性较差，故需重复治疗。⑥治疗甲状腺危象首先针对诱因如控制感染，常首选丙硫氧嘧啶口服，还可联合使用碘剂、氢化可的松。⑦对确诊为亚临床甲状腺功能亢进症的老者，要看TSH是部分抑制还是完全抑制。⑧血清TSH正常值为2～10mU/L，TSH如在0.1～0.4mU/L，为部分抑制，暂不处理，动态观察；TSH＜0.1mU/L，为完全抑制，应给予病因治疗与抗甲状腺药物治疗。

2.偶联疗法

处方 ①甲巯咪唑（他巴唑）、普萘洛尔（心得安）；②卡比马唑（甲亢平）、利血生；③丙硫氧嘧啶、氢化可的松。

解析 ①抗甲状腺药是甲状腺功能亢进症的基础治疗，最常用甲巯咪唑（他巴唑），因其半衰期长，每天使用一次即可；β受体拮抗药可纠正患者甲状腺毒症，通常应用普萘洛尔（心得安）。②卡比马唑（甲亢平）作用较慢，但持续时间较长，其机制是在体内逐渐水解，游离出甲巯咪唑而发挥作用，如出现白细胞减少等不良反应，则应给予利血生以"升白"。③如出现甲状腺危象，应首选丙硫氧嘧啶，同时静脉滴注氢化可的松以对抗应激。

【中医治疗】

1.辨证论治

气滞痰凝化痰结，二陈汤合逍遥散。

肝火旺盛龙胆泻，阴虚火旺补心丹。

气阴两虚生脉散，辨证四型宜加减。

简注

甲状腺功能亢进症（瘿气）辨证论治
- 气滞痰凝证——逍遥散+二陈汤
- 肝火旺盛证——龙胆泻肝汤
- 阴虚火旺证——天王补心丹
- 气阴两虚证——生脉散

内科常见病 | 177

2.中成药剂

　　　消瘿气丸抑亢丸，甲亢散结二灵片。

简注 上述中成药指：①消瘿气瘰丸；②抑亢丸；③甲亢灵片；④散结灵片。

3.对药疗法

组方 ①消瘿气瘰丸、抑亢丸；②甲亢灵片、散结灵片。

方义 ①消瘿气瘰丸散结消瘿；抑亢丸育阴潜阳、豁痰散结。二成药合用，对"甲亢"有一定疗效。②甲亢灵平肝潜阳、软坚散结，散结灵散结消肿、活血止痛。二成药合用，对"甲亢"亦有一定疗效。

4.针灸疗法

(1)常选穴位

　　　气瘿斜泻肢捻转，太溪复溜照海三。
　　　太冲三里三阴交，心包间使与内关。

简注 ①颈部取气瘿穴，采用斜刺泻法；②肢体穴取太溪、复溜、照海、太冲、足三里、三阴交、间使与内关，采用捻转提插补泻法；③间使与内关均属手厥阴心包经。

(2)精选对穴与方义

内关、三阴交：内关属手厥阴心包经，可宽胸顺气、和胃降逆、清心安神；三阴交属足太阴脾经，可补脾胃、理肝肾、通经络。二穴配伍，一以和阳，一以和阴，清上安下、补虚疗损，相互为用，阴阳得以平和，故可用于甲状腺功能亢进症。

【中西医结合治疗】

处方 ①甲巯咪唑（他巴唑）、甲亢平复胶囊；②卡比马唑（甲亢平）、甲亢灵胶囊。

简注 ①甲巯咪唑常首选于甲状腺功能亢进症；甲亢平复胶囊由羊甲状腺、浙贝母等组成；常用于病情控制后的治疗。

②卡比马唑亦常用于甲状腺功能亢进症，辅以甲亢灵疗效更好。甲亢灵由墨旱莲、山药、夏枯草等组成，用于甲状腺功能亢进阴虚火旺证。

【心悟】

甲状腺功能亢进症的分型诊断与主要疗法。

分型诊断鉴别清，治疗方法略不同。

主要方法有三种，不论典型不典型。

简注 ①临床类型鉴别。

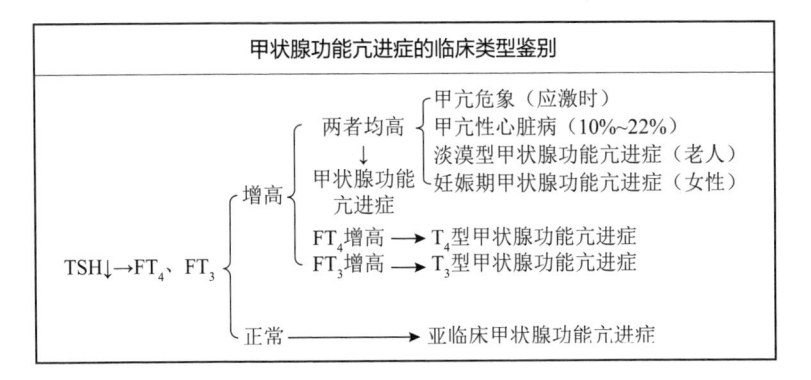

甲状腺功能亢进症的临床类型鉴别
TSH↓→FT_4、FT_3 增高 两者均高 ↓ 甲状腺功能亢进症 —— 甲亢危象（应激时） 甲亢性心脏病（10%~22%） 淡漠型甲状腺功能亢进症（老人） 妊娠期甲状腺功能亢进症（女性） FT_4增高 → T_4型甲状腺功能亢进症 FT_3增高 → T_3型甲状腺功能亢进症 正常 —————→ 亚临床甲状腺功能亢进症

②主要疗法。

甲状腺功能亢进症的主要疗法比较			
	药　物	^{131}I	手　术
适应证	• 症轻、甲状腺轻至中度肿大 • 20岁以下及年老或不宜手术者 • 妊娠妇女 • 次全切除复发者 • 不适于^{131}I者 • 术前准备、辅助^{131}I治疗	• 30岁以上、病情中等 • 药物过敏或无效或停药反复 • 不宜手术或复发或不愿手术者	• 甲状腺肿大产生压迫症状 • 抗甲状腺药无效或停药复发 • 胸骨后甲状腺肿或结节性伴甲状腺功能亢进症（术前先用复方碘2周，可减少出血与危象）

续表

	药 物	^{131}I	手 术
剂量与疗程	总疗程：1.5~2 年，三阶段（加服甲状腺素片） • 初次，1~3 周 • 减药，2~3 个月 • 维持，1~1.5 年 四药：甲巯咪唑、卡比马唑、甲硫氧嘧啶或丙硫氧嘧啶	一次性 70% 可治愈，必要时可 2 次、3 次，70~100μCi/g	次全切除，90% 以上治愈
机制	• 减少甲状腺素合成 • 降低抗体作用	β射线射程 2mm，破坏滤泡上皮→甲状腺素↓	甲状腺素↓
不良反应	• 白细胞↓甲硫氧嘧啶最多 • 中性粒细胞↓丙硫氧嘧啶最少，加服升白细胞药 • 其他：谷丙转氨酶↑，加服保肝药	• 甲状腺功能↓ • 诱发危象	• 甲状腺功能↓，较 ^{131}I 治疗（放疗）少。 • 局部出血、渗血 • 喉返神经损伤

三十三、糖尿病

糖尿病是由于胰岛素绝对或相对不足引起的以慢性高血糖状态为主要特征的糖、蛋白质、脂肪代谢紊乱综合征。其典型临床表现为多饮、多食、多尿、消瘦，相当于中医的"消渴病"。

流行病学提示，2011 年全世界糖尿病患者已达 3.66 亿，65 岁以上老年人患病率为 15%~20%；我国糖尿病的患病率也呈现快速增长趋势，全国平均患病率高达 15.7%，2011 年天津为 16.48%。因此，WHO 确定每年 11 月 14 日为"世界糖尿病日"。

【诊断】

　　　　诊断程序首功能，标准三条属显性。
　　　　IGT 与 TFG，隐性降损两期分。
　　　　其次四型要分型，然后确定并发症。

简注 ①本病诊断程序首先是功能诊断,即糖尿病的确定。②中国糖尿病学会在1999年10月提出显性糖尿病的三条标准是:症状(三多一少)+随机血糖＞11.1mmol/L(200mg/dl);空腹血糖(FPG)≥7.0mmol/L(126mg/dl);糖耐量试验(OGTT)中2hPG≥11.1mmol/L。③糖尿病的发生发展有一定规律,血糖异常情况分两期,即葡萄糖耐量障碍(IGT)和空腹葡萄糖受损(IFG)。④国际糖尿病联盟在1997年建议将糖尿病分为四型,即1型、2型、特殊型和妊娠糖尿病。⑤1型与2型糖尿病需要鉴别。⑥并发症诊断包括急性与慢性并发症,前者又有糖尿病酮症酸中毒、高渗性昏迷、低血糖反应、感染等;后者又有大血管病变、微血管病变、神经病变、糖尿病足等。

1型与2型糖尿病的鉴别	
1型	2型
少见	多见
青少年	中老年、肥胖者
急、重	慢、轻
明显	早期无症状
胰岛素绝对不足	胰岛素相对不足
对胰岛素敏感	对胰岛素不敏感、不依赖
易并发酮症	不易并发酮症

【西医治疗】

1. 常用疗法

  五驾马车综合疗,饮食控制最重要。
  教育运动自监测,口服六类降糖药。
  1型要用胰岛素,并发症治要及早。
  慢性防治七原则,减重手术植胰岛。

简注 ①国际糖尿病联盟（IDF）提出治疗措施五方面有"五驾马车"之称，即糖尿病教育、医学营养治疗、运动治疗、血糖监测和药物治疗。②医学营养治疗即饮食治疗：这是一项最重要的基础治疗措施，应严格和长期执行，包括以下几个方面。

- 制订总热量：根据标准体重（kg= 身高 −105）计算每千克总热量，静息状态为 25～35kcal；轻体力活动为 30～35kcal；中度体力活动为 35～40kcal。
- 碳水化合物含量占总热量的 50%～60%，每天 200～350g，提倡用粗制米面和一定杂粮，忌食葡萄糖、蔗糖、蜜糖，以及其制品。
- 蛋白质和脂肪比例：蛋白质 0.8～1.2g/（kg·d），脂肪为 0.6g/（kg·d）。
- 三餐分配：三餐分别占 1/5、2/5、2/5 或各占 1/3 即 1/3、1/3、1/3。
- 提倡食用绿叶蔬菜、豆类、块根类、粗谷物、含糖低的水果；限制饮酒，摄盐应限制在 6g 以下。

③有氧运动是老年糖尿病治疗的基石。锻炼不仅有助于控制血糖，而且还可维持肌力与机体功能，改善胰岛素抵抗。④老年糖尿病的健康教育应贯彻始终，包括患者与家属都要正确认知糖尿病，避免恐惧心理；改善饮食结构，适当体育锻炼；掌握自我管理技能。⑤病情监测：包括血糖监测、危险因素与并发症的检测，血糖监测又包括空腹血糖、餐后血糖及糖化血红蛋白（HbA1c）。糖化血红蛋白与血糖浓度正相关，可反映近 3 个月平均血糖水平，对糖尿病的诊断与鉴别具有特殊价值。正常人 HbA1c 占血红蛋白总量的 3%～6%，对于一般老年糖尿病患者，可控制在 6.5% ≤ HbA1c ≤ 7.5%，而对于较重患者可放宽到 ≤ 8.5%。⑥六类口服降血糖药分别是磺

脲类（如格列本脲）、双胍类（如二甲双胍）、α葡萄糖苷酶抑制药（如阿卡波糖）、格列酮类（如噻唑烷二酮）、非磺脲类胰岛素促泌药（格列奈类如瑞格列奈），以及胰高血糖素样-1受体激动药（如艾塞那肽）和二肽基肽酶-4抑制药（如西格列汀）。六类口服降血糖药归纳为两组，即胰岛素促泌药及非胰岛素促泌药，其中以前三类更常用。

主要口服降血糖药的比较			
	第二代磺脲类	第二代双胍类	糖苷酶抑制药
代表药物	格列本脲（优降糖）	二甲双胍（甲福明）	阿卡波糖（拜糖平）
机制	• 直接刺激B细胞 • 改善胰岛素受体缺陷，从而增敏	• 促使胰岛素受体亲和力↑ • 加强周围糖利用 • 抑制糖异生 • 抑制肠道糖吸收	抑制小肠黏膜上皮细胞糖苷酶（麦芽糖酶、淀粉酶、蔗糖酶）来延缓糖的吸收
不良反应	• 低血糖 • 消化系、造血系：恶心、呕吐、肝功能↓、红细胞↓、血小板↓ • 皮肤瘙痒、皮疹	• 酸中毒 • 肠道过敏 • 肾功能不全 • 忌用二甲双胍	• 胃肠反应（肠鸣亢进） • 合用胰岛素致低血糖 • 肝功能异常慎用，孕妇、儿童不宜
适应证	2型糖尿病经饮食、运动疗法不能控制者	症轻、体胖者	2型糖尿病

⑦1型糖尿病又称胰岛素依赖型糖尿病（IDDM），故胰岛素主要用于1型糖尿病，胰岛素的适应证是：1型糖尿病；2型糖尿病经饮食、运动与口服降血糖药失控者；无论1型、2型，凡出现严重并发症者；全胰切除引起的继发性糖尿病；肝肾功能不全者；显著消瘦者。老年糖尿病胰岛素应用要注意方案简单、操作方便、避免低血糖的发生及药物之间的相互作用等。
⑧并发症的治疗主要针对急性并发症糖尿病酮症酸中毒，治

疗措施可概括为六句歌诀。

首要关键补盐液，大量快速日五千。

小剂胰岛素治疗，水电平衡与纠酸。

处理诱因防并发，监护重要一环节。

⑨慢性并发症的防治七原则：血压控制在130/80mmHg；调血脂首要目标是低密度脂蛋白；应用抗凝血药；严格控制血糖；重视眼科检查；保持血糖稳定；定期进行足部检查。常用药物有血管紧张素转化酶抑制药或血管紧张素Ⅱ受体拮抗药、辛伐他汀、阿司匹林、促红细胞生成素、甲钴胺、前列腺素类似物、抗抑郁药等。⑩必要时实施减重术、胰腺移植和胰岛细胞移植。

2. 偶联疗法

处方 ①格列苯脲（优降糖）、二甲双胍（降糖片）；②格列齐特（达美康）、阿卡波糖（拜糖平）；③瑞格列奈（诺和龙）、罗格列酮（文迪雅）；④胰岛素、阿卡波糖；⑤胰岛素、罗格列酮（文迪雅）；⑥生理盐水与胰岛素、氯化钾与碳酸氢钠。

解析 ①口服降血糖药目前共有七类，即磺脲类、双胍类、α糖苷酶抑制药、格列奈类促胰岛素分泌药、胰岛素增敏药噻唑烷二酮类，以及胰高血糖素样-1受体激动药（如艾塞那肽）和二肽基肽酶-4抑制药（如西格列汀）。其中最常用的是联合应用第一、二类的格列本脲（优降糖）与二甲双胍（降糖片）。二药配伍可发挥协同功能：格列本脲直接刺激B细胞分泌胰岛素，二甲双胍增加周围组织对葡萄糖的利用，减少肠道对葡萄糖的吸收，由于降血糖机制不同，故有良好的降糖效果。中可以看出，这两种药的作用机制不同，故可以互补。②格列齐特（达美康）用于糖尿病伴肥胖或伴血管病变者，可改善视网膜病变和肾功能；阿卡波糖（拜糖平）竞争性抑制餐后血糖的升高。二药合用,亦有协同降血糖作用。③瑞格列奈(诺和龙）是一类快速作用的胰岛素促分泌药,主要用于控制餐后高血糖;罗格列酮（文迪雅）主要刺激外周组织对葡萄糖的代谢,从而降低血糖,二药配伍降血糖效果良好。④胰岛素主要用于1型糖尿病及2型糖尿病其他疗法不佳者,辅以阿卡波糖疗效更好。⑤罗格列酮为胰岛素增敏剂,故与胰岛素合用效果更好。⑥糖尿病如合并了酮症酸中毒,应首先用大剂量的生理盐水与小剂量的胰岛素,同时要补钾补碱,应用氯化钾与碳酸氢钠（小苏打）。

格列本脲与二甲双胍的比较		
药品名	格列本脲（优降糖）	二甲双胍（降糖片）
化学结构	第二代磺脲类	第二代双胍类
作用机制	刺激胰岛B细胞分泌胰岛素	• 抑制肝糖原输出 • 改善外周组织对葡萄糖的摄取和利用
临床用途	2型糖尿病（非肥胖患者）	2型糖尿病（肥胖患者）
不良反应	• 低血糖反应 • 体重增加 • 皮肤过敏反应 • 食欲下降 • 肝功能损害	• 乳酸酸中毒 • 皮肤过敏反应 • 恶心、腹泻等消化道反应

【中医治疗】

1. 辨证论治

　　　　无症麦味地黄汤,有症辨证五型广。
　　　　阴虚燥热三消分,消渴玉女六味方。
　　　　七味白术气阴虚,金匮肾气虚阴阳。
　　　　平胃桃红痰瘀结,脉络瘀阻血府王。
　　　　并发疮痈五六一,杞菊耳聋白内障。

简注 "五六一"指五味消毒饮＋黄芪六一散。

糖尿病的辨证论治		
消渴病	证型	方药
无症状期		麦味地黄汤
症状期	• 阴虚燥热证 　– 上消（脑热津伤证） 　– 中消（胃热炽盛证） 　– 下消（肾阴亏虚证） • 气阴两虚证 • 阴阳两虚证 • 痰瘀互结证 • 脉络瘀阻证	• 消渴方 • 玉女煎 • 六味地黄丸 • 七味白术散 • 金匮肾气丸 • 平胃散 + 桃红四物汤 • 血府逐瘀汤
并发症	• 疮痈 • 白内障、耳聋	• 五味消毒饮 + 黄芪六一散 • 杞菊地黄丸

2. 中成药剂

降糖舒与消渴丸，参芪金芪降糖片。

简注 上述中成药指：①降糖舒；②消渴丸；③参芪降糖片；④金芪降糖片。

3. 对药疗法

组方 ①生地黄、牛膝（地牛丸）；②天冬、麦冬（二冬膏）；③消渴丸、降糖胶囊；④玉泉丸、参芪降糖片；⑤六味地黄丸、金芪降糖片；⑥消渴安胶囊、渴乐宁胶囊。

方义 ①生地黄清热凉血、养阴生津，牛膝活血通经，滋补肝肾。二药组成地牛丸，滋阴清热，用于糖尿病阴虚燥热、肾阴亏虚证。②天冬养阴、润燥、清肺生津，麦冬养阴润肺，养胃生津。二药组成二冬膏，滋阴润肺，用于糖尿病肺热津伤证。③上消用消渴丸与降糖胶囊，其成分互补。④中消用玉泉丸与参芪降糖片，其成分互补。⑤下消用六味地黄丸与金芪降糖片，其成分互补。⑥气阴两虚证用消渴安与渴乐宁，其成分互补。

4.针灸疗法

（1）常选穴位

> 主穴一组取五俞，心肝脾肾膈俞都。
> 二组四穴三阴交，地机太溪三里足。
> 配穴三消各二穴，上消尺泽与肺俞。
> 下消阴交与关元，中消中脘与胃俞。

简注 ①主穴分两组，一组五穴，即心俞、肝俞、脾俞、肾俞、膈俞，均属足太阳膀胱经；二组四穴，即三阴交、地机、太溪、足三里，应交替使用；②配穴上消、中消、下消各取两穴。

（2）精选对穴与方义

①肾俞、小肠俞：配伍治疗消渴，源于《类经图翼》。肾俞乃肾之背俞穴，益水壮火、温阳化气、主治肾虚病证与泌尿生殖系统疾病；小肠俞乃小肠之背俞穴，调理肠胃、促进运化，亦主治泌尿生殖系统与消化系统疾病，二穴皆属足太阳膀胱经，合用可治糖尿病。②脾俞、胃俞：皆属足太阳膀胱经，二穴配伍治疗食多身瘦之消渴，源于《针灸大成》。脾俞补脾阳、助运化、除水湿；胃俞调中和胃、化湿消滞、扶中补虚，二穴合用亦可治糖尿病。

【中西医结合治疗】

处方 ①格列本脲（优降糖）、降糖舒胶囊；②胰岛素、糖尿乐胶囊。

简注 ①格列本脲是最常用的口服降血糖药；降糖舒滋阴补肾、生津止渴，用于气阴两虚的消渴病。②胰岛素主要用于1型糖尿病，辅以益气养阴、生津止渴的糖尿乐胶囊，疗效会更好。

【心悟】

"糖尿病酮症酸中毒"的诊断

> 呕吐休克脱水貌，烂苹果味库斯卯。

尿糖尿酮强阳性，血糖飙升血酮高。

白总中粒都增高，二氧化碳结合少。

再参病史与诱因，晚期昏迷少无尿。

简注 ①症状：常有恶心呕吐、严重脱水，以及脉搏快而弱、血压下降、烦躁嗜睡、四肢厥冷、冷汗淋漓等休克表现。②体征：脱水貌如眼球下陷，皮肤黏膜干燥、弹性差；呼吸气味中有烂苹果味（丙酮）；呼吸深长，稍快，出现库斯莫尔呼吸。③血糖多数为 16.7~33.3mmol/L（300~600mg/dl），有时可达 55.5mmol/L（1000mg/dl）；血酮体升高，多在 4.8mmol/L（500mg/dl）。④尿糖、尿酮体强阳性。⑤血细胞总数增高，中性粒细胞比例升高。⑥ CO_2 结合力（CO_2CP）降低，轻者为 13.5~18.0mmol/L，重者在 9.0mmol/L 以下（正常为 22~31mmol/L）。⑦既往有糖尿病史，近又有诱因存在与激发因素，这些诱因概括如下。

手术创伤与感染，胰岛减量忽中断。

精神刺激暴饮食，妊娠尤其是分娩。

⑧晚期患者出现意识障碍乃至昏迷，少尿与无尿，各种反射迟钝以至消失。

糖尿病的心理治疗

关于糖尿病的病因，至今尚未完全阐明，可能是复合、多源性的，既有生物学因素，也有心理社会因素。生物学因素包括遗传因素、病毒感染和多食肥胖、体力活动不足与"节约"基因、子宫内环境不良与免疫异常，心理社会因素包括都市化程度、化学毒物、生活与工作中的重大变故、重大挫折和心理冲突及环境影响。总之，回顾与前瞻性研究证实，糖尿病发病常以某些重大生活事件为先导，这是因为应激影响细胞免疫与体液免疫启动自身免疫反应，导致胰岛素抵抗，糖耐量降低，B 细胞异常分泌。

心理治疗应该贯彻在糖尿病整个治疗的全过程，心理治疗的目的主要是改善糖尿病患者的情绪反应、控制血糖与尿糖、努力使患者严格遵循复杂的医疗计划，具体的心理疗法如下。

1. 认知疗法

医生应成为患者的朋友，老师和顾问，首先应同患者有充分的交往，让患者倾诉自己的忧虑和痛苦，在此基础上进行疏导与健康教育。向患者说明糖尿病虽无特效疗法，但只要严格控制饮食，遵照医嘱按时服药，生活规律，戒烟戒酒，讲究个人卫生，预防各种感染，病情就会得到控制，从而使患者增强对康复的信心，消除疑虑与担忧，改变不良情绪，缓解由于心理压力引起的生长素、胰高血糖素、肾上腺皮质激素的大量分泌，从而有利于控制病情。

2. 行为疗法

本病的行为疗法主要指营养疗法与奖励惩罚法。

（1）营养疗法：具体方案包括①确定每日饮食总热量，以及蛋白质、糖、脂肪的摄入比例，合理分配每日三餐营养；②提倡食用粗粮、杂粮、豆类、块根类，提倡多食蔬菜，忌糖类制品，可食用低糖水果；③节食限盐、戒烟戒酒。

（2）奖励惩罚法：糖尿病患者病情容易波动，部分原因是患者不能严格按医嘱坚持饮食疗法，因此有必要采取一些行为疗法，与患者共同制订"行为协议"，并根据执行好坏给予奖惩。目的是使患者了解糖尿病基本知识，学会正确使用便携血糖仪、学会测定尿糖、熟悉使用降血糖药的注意事项，学会胰岛素注射技术。

3. 自我训练法

通过标准六公式的训练，可使自主神经系统的调节功能增强，有利于血糖恢复正常与尿糖阴转。

4. 生物反馈法

某些临床试验研究发现，人在焦虑时，胰岛素分泌减少、

内科常见病 | 189

血糖升高，如遇紧张刺激，胰岛素分泌受抑，不仅引起空腹血糖水平升高，而且还影响到血糖昼夜节律性变化，因此对紧张性刺激引起的糖尿病，可用肌电生物反馈疗法，采用三线放松法放松肌肉后，胰岛素分泌有所增加，耐糖能力有所改善。

5.行为调节药物的使用

焦虑较突出时给予温和安定药，忧郁较突出时给予抗抑郁药。

6.保健功疗法

糖尿病相当于中医所谓"消渴症"范畴，治疗功法为内养功、放松功配合保健功与太极拳，一天做2次，早晚各一次，每次半小时左右。

7.运动疗法

应进行有规律的合适运动，根据年龄、性别、体力、病情及有无并发症等不同条件，循序渐进和长期坚持。1型糖尿病后，运动量不宜过大、持续时间不宜过多，宜在餐后进行，以避免运动后低血糖反应。2型尤其是肥胖者适当运动有利于减轻体重，提高胰岛素敏感性，改善血糖和脂代谢紊乱。

8.音乐处方法

如聆听比才的《斗牛士之歌》、罗西尼的《威廉·退尔序曲》、圣-桑的《天鹅》、古筝曲《渔舟唱晚》及管弦乐《彩云追月》。

9.积极心理疗法

本疗法分四阶段实施。第一阶段是观察和保持距离阶段，首先确定患者糖尿病的病因与类型；第二阶段是调查阶段，要了解患者的生活事件、心理创伤与基本冲突；第三阶段是处境鼓励阶段，当代社会现阶段的特征是竞争激烈、节奏加快，对人们来说既是机会，又是挑战，因此对患者的不安全感与攻击性要一分为二，居安思危、朝乾夕惕也是必要的，现代人应该有使命感、紧迫感、危机感，应该不断进取、与时俱进；第四阶段是言语表达阶段，医生要化解患者生活中的基本冲突，疏泄其心理创伤；第五阶段是扩大目标阶段，医生要帮助患者建立新生活信条，扩大朋友圈，领略生活情趣，建立并巩固良好的婚姻关系，营造良好的家庭支持系统和社会支持系统，由此而带来的真正的心身健康，有助于血糖持续稳定在正常水平。

【典型病例】

李某，女性，54岁，在职会计师，主因多饮、多食、多尿、消瘦5年于2009年9月18日非急诊就诊于我院门诊部。患者5年前因离异后情绪低落，加之适逢更年期，心情沮丧、烦躁易怒、闷闷不乐、多疑寂寞、浮肿肥胖，遂开始出现头晕耳鸣、失眠多梦，日见消瘦，并伴三多症候群，太原两家医院均拟诊为2型糖尿病，但服"格列本脲（优降糖）"并无显效，患者母亲曾患糖尿病。查体心肺（-），MurPhy征（±），双下肢可凹性水肿，双侧膝腱反射减弱，尿糖（+），空腹血糖（FPG）7.8mmol/L，糖化血红蛋白（HbA1c）为9%，B超提示脂肪肝，心理测量焦虑自评量表（SAS）总分为58分，抑郁自评量表（SDS）总分为60分，十六种人格因素问卷（16PF）提示患者性格不成熟、不稳定，被动、依赖、优柔寡断，缺乏安全感，A型行为简捷评定为类似A型行为倾向，门诊诊断为2型糖尿病、高脂血症、脂肪肝。嘱患者口服第二代磺脲类的格列齐特（达美康），同时给予健康教育、认知行为治疗、运动疗法、自我训练法，3个月后病情基本稳定，又实施了生物反馈疗法、积极心理疗法、奖励惩罚法与音乐疗法，病情明显好转，尤其是重点对患者实施了关爱疗法，巩固了对血糖的控制。鉴于患者的"深情牵挂，良药难医"状态，我们鼓励患者再婚，事实上此女士已有心仪之人，只是碍于子女的反对，下不了决心因而十分彷徨、苦闷，应该说，这与病情的反复有较大的关系。我们约谈了患者子女，初步做通了他（她）们的工作，有情人终成眷属。由于丈夫的关怀、体贴、爱怜与包容，李女士夫妇相濡以沫、相敬如宾、情深爱笃、琴瑟和谐，这种爱疗迎来了女士的第二个青春！对糖尿病康复大有裨益，历时半年后血糖正常，尿糖（－），追踪观察半年，病情并无反复。

三十四、肥胖症

肥胖症是由遗传因素和环境因素共同作用引起的体重增加、脂肪堆积过多和（或）分布异常所致的慢性代谢紊乱症候群，中医亦称为肥胖。

目前，肥胖症和超重在全球流行，已成为严峻的公共卫生危机之一，肥胖还是代谢综合征的中心环节之一，而代谢综合征是心血管病的高危因素，因此，WHO将每年的5月11日定为"世界肥胖症日"。

【诊断】

遗传过食心理异，结合症状主依据。
体重指数腰臀比，分度分型又分期。
内脏中央参腰围，精确核磁与CT。
单纯继发应鉴别，标准体重最简易。

简注 ①正常体重指数（BMI）为 $18.5\sim24.90kg/m^2$，如BMI为 $25\sim29.9kg/m^2$ 为肥胖前期，$30\sim34.9kg/m^2$ 为一度肥胖，二度肥胖 $35\sim39.9kg/m^2$，三度肥胖 BMI $\geqslant 40kg/m^2$。②腰臀比（WHR）正常人男性＜0.90，女性＜0.85，超过此值为中央型肥胖，又称腹内型或内脏型。③按腰围男性＞102cm，女性＞88cm可定位为中央型肥胖。④CT和MRI是诊断内脏型肥胖最精确的方法。一般采用脐孔或第4～5腰椎间水平扫描计算，内脏脂肪面积通常≥120cm² 为内脏型肥胖的诊断指标。⑤在确定肥胖后,还应鉴别是单纯性（原发性）或继发性，后者由原发病的临床表现，如甲状腺功能减退有黏液性水肿面容，又如库欣综合征呈满月面容，向心性肥胖，再如多囊综合征有多毛和男性化现象。⑥按标准体重可快速测定是否为肥胖症。标准体重（kg）= 身高（cm）−105，实际体重超过标准体重20% 为肥胖。

【西医治疗】

1. 常用疗法

普及科教综合疗，节食运动健美操。

八类减肥药三组，宜忌反应需明了。

继发肥胖对病因，严重肥胖手术好。

简注 ① 8 类减肥药。

减肥药的分类及其常用药	
类 型	代表药
食欲抑制药	利莫那班、安非拉酮、马吲哚
递质再摄取抑制药	西布屈明、氟西汀
中枢兴奋药	麻黄碱、咖啡因、芬氟拉明
拟儿茶酚类	苯丁胺
脂肪酶抑制药	奥利司他
脂类吸收阻滞药	非诺贝特、辛伐他汀
代谢刺激药	甲状腺素片
口服降糖药	二甲双胍、阿卡波糖

② 8 类减肥药归纳为三组，即中枢作用减肥药（表中前四类）、非中枢作用减肥药（表中第5、6、7类）与兼有减肥作用的降血糖药（最后一类）。③根据《中国成人超重和肥胖

内科常见病 | 193

控制指南》，减肥药的适应证为：食欲旺盛、饥饿难忍；合并高血压、高血糖、高血脂、脂肪肝；合并负重关节疼痛；肥胖引起呼吸困难或睡眠呼吸暂停综合征；体重指数（BMI）≥24kg/m^{2}且有上述并发症或BMI≥28kg/m^{2}不论有无并发症。④下列情况不宜使用减肥药：儿童；孕妇、乳母；对该类药有不良反应者；正在服用其他减肥药者。⑤注意服用的某种减肥药的不良反应，比如奥利司他在治疗早期有消化系统不良反应，可影响脂溶性维生素的吸收，还可导致肝脏损害，再如拟儿茶酚类苯丁胺可引起心率加快、血压升高，失眠、乏力、月经紊乱等。⑥减肥首先要针对病因，尤其是继发性肥胖症。⑦手术方式有吸脂、切脂、小胃手术等。

2. 偶联疗法

处方 ①二甲双胍、辛伐他汀；②利莫那班、奥利司他。

解析 ①减肥药包括食欲抑制药、递质再摄取抑制药、中枢兴奋药、拟儿茶酚类、脂肪酶抑制药、脂类吸收阻滞药、代谢刺激药与口服降糖药共8类药。其中较常用的是第8类与第6类，二甲双胍与辛伐他汀配伍，正是第8类与第6类的组合。②新近开发的利莫那班，属第1类，可有效抑制食欲，减轻体重，尚未发现明显不良反应；奥利司他属第5类，能使脂肪吸收减少30%，体重降低10%。

【中医治疗】

1. 辨证论治

    痰浊内盛导痰汤，其余三证均合方。
    小承保和胃热滞，脾虚参术黄芪防。
    脾肾阳虚首真武，辅以苓桂术甘襄。

简注

```
         ┌ 痰浊内盛证——导痰汤
肥胖症辨 │ 胃热滞脾证——小承气汤+保和丸
证论治   │ 脾虚不适证——参苓白术散+防己黄芪汤
         └ 脾肾阳虚证——真武汤+苓桂术甘汤
```

2.中成药剂

精制大黄荷丹片,防风通圣丸或散。

简注 上述中成药指:①精制大黄片;②荷丹片;③防风通圣散。

3.对药疗法

组方 ①精制大黄片、荷丹片;②防风通圣散、保和丸;③山楂精降脂片、薤白(血滞通胶囊);④泽泻、红曲;⑤绞股蓝总苷片、蜂蜡素胶囊。

方义 ①大黄降血压、调血脂、保肝、利胆、健胃、促进肠蠕动,可治疗单纯性肥胖、高脂血症等;荷丹片活血化瘀、化痰降浊,用于高脂血症痰浊夹瘀证。大黄片与荷丹片配伍,可治疗肥胖症痰浊内盛证。②防风通圣散解表通里、清热解毒,用于大便秘结、小便短赤;保和丸消食导滞、健脾和胃,用于食积停滞、脘腹胀满。二成药配伍,对肥胖症有一定疗效。③山楂消食化积、行气散瘀,其有效成分主要是黄酮类、三萜皂苷类,脂肪酸等,所含脂肪酸促进脂肪消化调血脂机制可能与增加胆固醇排泄有关,山楂精降脂片可治疗高脂血症,故可用于肥胖症;薤白通阳散结、行气导滞,本品含大蒜氨酸与前列腺素,故可降解动脉脂质斑块,其提取物称血滞通胶囊,可治疗肥胖症。④泽泻利水、渗湿、泄热,主含泽泻萜醇、天门冬素等,有降血压、降血糖、调血脂等作用,故可用于肥胖症;红曲胶囊具有健脾消食、活血化瘀的功能,他汀类调血脂药是其活性成分,既可降低总胆固醇,又可减少甘油三酯,故亦可治疗肥胖症。⑤绞股蓝益气健脾、清热解毒，本品含80多种皂苷，具有明显的调血脂作用，绞股蓝总苷片养心健脾、益气活血，用于高脂血症与肥胖症；蜂蜡素胶囊主要为二十八烷醇、三十烷醇，健脾益胃、调理血脂，用于肥胖症痰浊内盛证。

4.针灸疗法

（1）常选穴位

百会大椎督脉选，大肠曲池肾涌泉。

胃经丰隆足三里，交替针刺见飞燕。

简注 ①选用6个穴位交替针刺，即百会、大椎、曲池、涌泉、丰隆、足三里。②百会、大椎均属督脉；大肠曲池属大肠经；涌泉属肾经；丰隆、足三里均属胃经。③飞燕指赵飞燕，她是汉成帝的皇后，身材苗条轻盈。

（2）精选对穴与方义

①百会、大椎：皆属督脉，又都为诸阳之会穴，可治百病。②曲池、涌泉：曲池属手阳明大肠经，调和气血，通经活络，可治消渴；涌泉属足少阴肾经，清热降火、平肝息风，可治口渴引饮。③丰隆、足三里：皆属足阳明胃经。足三里为四总穴之一，用于内伤、食积、二便失调、五劳羸瘦、七伤虚乏；丰隆沟通脾胃二经，清降痰浊，为治痰之要穴，而胖人多痰，故可用于肥胖症。④梁丘、丰隆：皆属胃经，前者为胃经郄穴，能通经活络、理气和胃，后者为络穴，可健脾化痰、和气降逆，二穴配伍，标本兼治。

【中西医结合治疗】

处方 ①辛伐他汀、山楂精降脂片；②利莫那班、红曲胶囊。

简注 ①调血脂药辛伐他汀既降甘油三酯与总胆固醇，又升保护性高密度脂蛋白，用于肥胖症较好；山楂精降脂片亦然，故二药具有协同作用。②利莫那班属食欲抑制药，用于肥胖症较好；红曲胶囊其活性成分即调脂药他汀类。

【心悟】

常用中西减肥药。

　　　　减肥药物换一类，两种中药交相辉。
　　　　首先针对病因疗，运动锻炼最健美。

简注 中西减肥药。

中西减肥药	
类　型	代表药
食欲抑制药	利莫那班
递质再摄取抑制药	西布屈明
中枢兴奋药	麻黄碱
脂肪酶抑制药	奥利司他
脂类吸收阻滞药	辛伐他汀
代谢刺激药	甲状腺素片
口服降血糖药	二甲双胍
中草药类	防风通圣散、精制大黄片

①常用减肥药8类，中草药取代了拟儿茶酚类苯丁胺，因后者不良反应较大。②中草药类制剂主要指防风通圣散与精制大黄片。

三十五、痛风

痛风是嘌呤代谢障碍引起的异质性代谢病。临床表现为高尿酸血症、痛风性关节炎反复发作、痛风石、尿结石与间质性肾炎等，相当于中医学的"肢体痹"。

【诊断】

　　　　家史诱因中老年，突发肾痛关节炎。
　　　　血尿酸高痛风石，滑液石检尿酸盐。
　　　　超声结石可显影，困难可用秋水仙。

简注 ①第四句"滑液石检"是说滑囊液或痛风石活检发现尿酸盐结晶,即可确诊为痛风。②第六句诊断如有困难时,可用秋水仙碱作诊断性治疗,如症状迅速缓解,可反证为痛风病。

【西医治疗】

1. 常用疗法

　　少食鱼虾蟹肉豌,每日饮水过二千。
　　急性特效秋水仙,激素非甾体抗炎。
　　慢性丙磺舒始少,别嘌呤醇抑尿酸。
　　积极治疗伴发病,严重可把手术选。

简注 ①一般疗法包括:避免高嘌呤饮食如沙丁鱼、虾蟹等海味;动物心、肝、肾等内脏、肉类,以及豌豆。要严格戒酒、应多饮水,每日保持尿量在2000ml以上。②急性期要早期、足量使用三类药:传统特效药秋水仙碱;非甾体抗炎药(NSAID)如吲哚美辛、双氯芬酸、布洛芬等;较重者短期应用激素,常用泼尼松、地塞米松等。③间歇期与慢性期要用降低尿酸的药物。降尿酸药有两类,即促进尿酸排泄药与抑制尿酸生成药,前者如丙磺舒(小剂量开始),后者如别嘌醇。④积极治疗原发、继发、伴发病如高血压病、高脂血症、糖尿病、肥胖症、肾病、骨髓增生性疾病等。⑤严重时可选择剔除痛风石及矫形关节术。

2. 偶联疗法

处方 ①秋水仙碱、布洛芬;②泼尼松、秋水仙碱;③丙磺舒、别嘌醇;④苯溴马隆、碳酸氢钠;⑤磺吡酮、碳酸氢钠。

解析 ①秋水仙碱是治疗急性痛风性关节炎的特效药物,其机制是由于抑制了炎症细胞的趋化及其释放的炎症因子;布洛芬属非甾体抗炎药,其机制是抑制了前列腺素的合成而达到消炎与镇痛的效果。②如布洛芬疗效差,可用糖皮质激素泼尼松，该类药物的特点是起效快、缓解率高，但停药后易出现症状"反跳"，同时使用秋水仙碱则可避免"反跳"。③慢性痛风较重时，可合用促尿酸排泄药丙磺舒与抑制尿酸生成的药物别嘌醇。④如痛风反复发作，可用强力排尿酸药苯溴马隆（苯溴香豆素），加用碳酸氢钠可碱化尿液，使尿酸不易结晶。⑤慢性痛风还可用磺吡酮，本药为保泰松衍生物，排尿酸作用优于丙磺舒；加用碳酸氢钠作用有二，一是可减少磺吡酮的胃肠刺激作用，二是减少尿酸在尿道的结晶。

【中医治疗】

1. 辨证论治

> 风寒湿阻蠲痹最，风湿热郁白虎桂。
> 痰瘀痹阻桃红饮，独活寄生肝肾亏。

简注

```
                    ┌ 风寒湿阻证——蠲痹汤
痛风（肢体痹）      │ 风湿热郁证——白虎加桂枝汤
辨证论治            │ 痰瘀痹阻证——桃红饮
                    └ 肝肾亏虚证——独活寄生汤
```

2. 中成药剂

> 三妙丸与四妙丸，木瓜天麻风痛安。

简注 上述中成药指：①三妙丸；②四妙丸；③木瓜丸；④天麻片；⑤风痛安胶囊。

3. 对药疗法

组方 ①苍术、黄柏（二妙丸）；②白芍、炙甘草；③三妙丸、木瓜丸；④四妙丸、当归拈痛丸。

方义 ①二妙丸清热燥湿,用于湿热下注,源于《丹溪心法》。苍术燥湿健脾、祛风散寒,主含苍术醇可调节神经内分泌功能,可促进胃肠蠕动并降低血糖,用于湿阻中焦、风食痹证；黄柏清热燥湿、泻火解毒，主含小檗碱、木兰花碱可降血压、镇静、降血糖、松弛骨骼肌，用于湿热痿证。二药合用，可治疗痛风性关节炎。②白芍补血养血，主含芍药苷、牡丹酚芍药花苷，具有良好的解痉作用，并能恢复细胞免疫功能，与炙甘草合用有协同镇痛作用，且治标又治本，故二药配伍，可治疗痛风性关节炎。③三妙丸源于《医学正传》，是在二妙丸的基础上增加了牛膝。牛膝补肝肾、强筋骨，引药下行，专治下焦湿热；木瓜丸祛风散寒、除湿通络，用于风寒湿痹。二成药合用，可治痛风。④四妙丸即三妙丸加薏苡仁，薏苡仁能渗湿，且能舒筋缓急，主治湿热下注之痿证；当归拈痛丸源于《医学启源》，可利湿清热，疏风止痛。二成药配伍，可用于痛风性关节炎。

4. 针灸疗法

（1）常选穴位

外关中渚三焦经，膀胱膏肓胆肩井。

内池合谷与肩髃，三穴大肠手阳明。

简注 ①取穴7个，即外关、中渚、膏肓、肩井、内池、合谷与肩髃。②外关、中渚均属三焦经；膏肓属膀胱经；肩井属胆经；内池、合谷与肩髃均属手阳明大肠经。

（2）精选对穴与方义

①肾俞、太溪：肾俞属足太阳膀胱经，具有益水壮火、温阳化气、强健腰膝、利水渗湿之功；太溪属足少阴肾经原穴，为俞土穴，又是回阳九针穴之一，具有滋肾阴、壮元阳、补命火、强腰膝之功。二穴配伍，源于《儒门事亲》，可治痛风。②百会、环跳：百会与环跳配伍，源于《针灸聚英》，亦可治痛风。百会属督脉，主治百病；环跳属足少阳胆经，是马丹阳天星十二穴之一，具有通经活络、祛风除湿、强筋健腰之功，主治腿股风痹等症。二穴合用，对痛风有肯定的疗效。

【中西医结合治疗】

处方 ①秋水仙碱、三妙丸;②布洛芬、天麻片;③别嘌醇、当归拈痛丸。

简注 ①急性痛风可合用秋水仙碱与三妙丸;②急性期还可用布洛芬与天麻片。天麻片祛风除湿、补益肝肾、通络止痛,可用于风湿痹阻、肝肾不足所致痹证;③别嘌醇抑制尿酸生成,适用于尿酸生成过多或不适合使用排尿酸的慢性痛风患者,辅以当归拈痛丸疗效更好。

【心悟】

痛风与代谢综合征(MS)密切相关。

> MS全球常见病,心血管病高危因。
> 四高之外高尿酸,脂肪肝大炎症轻。
> 动脉硬化并冠心,群集发生伴痛风。

简注 ①四高指高血压、高血糖、高血脂、高体重(肥胖)。②原发性痛风与以下10种疾病密切相关,常群集发生:肥胖症、糖尿病、胰岛素抵抗、高脂血症、脂肪肝、动脉硬化、冠心病、高血压病、低度炎症反应、多囊卵巢综合征。

三十六、更年期综合征

更年期是由中年进入老年的一个过渡时期。女性更年期是指卵巢逐渐衰老,卵巢功能衰退,雌激素分泌退化,月经逐渐停止,生殖能力终止的过程,所以又称围绝经期(WHO,1994年推荐采用),妇女更年期多数在45—50岁。男性更年期相当隐秘,不像女性更年期那样引人注目,它是一个更加和缓的渐进过程,一般在60岁以后,睾丸功能由盛到衰,此时开始进入更年期。

所谓更年期综合征是指由于男女性腺功能衰退,出现自主神经系统功能紊乱、心血管系统功能紊乱、代谢功能紊乱及性功能障碍等一系列症候群，如阵发性发热、出汗、心悸、情绪低落、忧郁焦虑、烦躁易怒，月经停止、浮肿肥胖、骨质疏松，前列腺增生、外生殖器与乳房萎缩等，也就是说既有生理症，也有心理症。女性更年期综合征相当于中医的"绝经前后诸证"。

【诊断】

　　　　病史生理心理症，体检退变低性功。

　　　　血尿雌雄激素低，促性腺素高水平。

简注 ①诊断依据三个方面，即病史病因、临床表现与辅助检查。②病史主要参考年龄。③临床表现两方面：生理症与心理症；器官退行性变体征与性功能减退。④辅助检查：血、尿中雌激素、雄激素浓度低，如雌二醇（E_2）、睾酮、17-羟皮质类固醇（17-OHCS）、17-酮皮质类固醇（17-KS）；促性腺激素（Gn），如卵泡刺激素（FSH）及促性腺激素释放激素（GnRH）浓度高（高水平）。

【西医治疗】

1. 常用疗法

　　　　轻症心理干预好，重症性激素治疗。

　　　　二联三联雌孕雄，己烯雌酚甲丙睾。

　　　　维D钙剂抗焦虑，非激素药不可少。

简注 ①轻症主要实施心理干预。主要是对患者进行正言开导、心理疏泄、自我训练、生物反馈、娱乐疗法等。假以时日，就能达到新的平衡。情绪上要保持镇定自如，消除思想顾虑，不要过分紧张与焦虑，还可进行自律训练、自我松弛，肌电生物反馈与皮温生物反馈疗法也有较好疗效。②重症要用性激素治疗，如己烯雌酚（乙蔗酚）、替勃龙（利维爱，三联）、尼尔雌醇、甲羟孕酮（安宫黄体酮）、甲睾酮（甲基睾丸素）、丙酸睾酮等。二联指雌孕激素序贯疗法，三联指具有雌激素、孕激素与雄激素三类作用的替勃龙（利维爱）。③同时还要应用非激素药，主要针对骨质疏松与精神症。前者如二磷酸盐、氨基酸螯合钙胶囊、维生素D、降钙素，后者如抗抑郁药帕罗西汀（赛乐特）、抗焦虑药镇静药地西泮（安定片）、阿普唑仑（佳静安定）、艾司唑仑（舒乐安定）及调整自主神经功能的谷维素等。

2. 偶联疗法

处方 ①替勃龙（利维爱）、谷维素；②尼尔雌醇、甲睾酮；③氨基酸螯合钙胶囊、维生素D。

解析 ①替勃龙（利维爱）是新型甾体化合物，本药兼具雌激素、孕激素与雄激素的作用，对更年期综合征疗效良好；谷维素能调整自主神经功能，可辅助治疗更年期综合征。②尼尔雌醇是雌三醇的衍生物，为长效的口服雌激素，临床用于雌激素缺乏引起的更年期综合征，由于可能诱发子宫内膜腺癌，故辅以甲睾酮抑制子宫内膜生长且还能防治骨质疏松症。③氨基酸螯合钙每日口服一粒，可减缓骨质丢失；维生素D适用于绝经期妇女缺少户外活动者，与钙剂合用有利于钙的吸收完全。

【中医治疗】

1. 辨证论治

　　肝肾阴虚杞菊丸，疏肝滋肾一贯煎。
　　肾阴阳虚合二方，二仙二至宜加减。
　　心肾不交应交通，摄生天王补心丹。

简注

更年期综合征（绝经前后诸证）辨证论治
- 肝肾阴虚证——杞菊地黄丸
- 肝郁肾虚证——一贯煎
- 肾阴阳两虚证——二仙汤合二至丸
- 心肾不交证——天王补心丹

2. 中成药剂

　　　逍遥越鞠交泰丸，更年安康补心丹。

　　　杞菊地黄与二至，坤泰胶囊坤宝参。

简注 上述中成药指：①逍遥丸（颗粒）；②越鞠丸（水丸）；③交泰丸；④更年安；⑤更年康；⑥天王补心丹（丸）；⑦杞菊地黄丸；⑧二至丸；⑨坤泰胶囊；⑩坤宝丸。

3. 对药疗法

组方 ①酸枣仁、柏子仁；②百合、知母；③肉桂、黄连（交泰丸）；④女贞子、墨旱莲（二至丸）；⑤逍遥丸（颗粒）、越鞠丸（水丸）；⑥更年安、天王补心丹（丸）；⑦杞菊地黄丸、坤宝丸；⑧天王补心丹（丸）、坤泰胶囊。

方义 ①酸枣仁与柏子仁是中成药天王补心丹的主药，而天王补心丹可治更年期综合征。②百合与知母配伍，源于《金匮要略》，可治七情郁结所致的百合病。百合宁心安神，知母滋阴润燥，二药配伍，一润一燥，一补一泻，可治情志不遂的更年期综合征。③肉桂与黄连组成交泰丸，源于《韩氏医通》，可治心肾不交的更年期综合征。肉桂和心血、补命火，黄连清心热、泻心火，二药配伍，一冷一热，一阴一阳，阴阳相济，相得益彰。④女贞子、墨旱莲组成二至丸，源于《医方集解》与《证治准绳》，具有补益肝肾，滋阴止血的功效。用于肝肾阴虚，眩晕耳鸣，咽干鼻燥，腰膝酸痛，主治更年期综合征肝肾阴虚证。⑤逍遥丸（颗粒）疏肝健脾，养血调经；越鞠丸（水丸）行气解郁、调理气机，二成药合用，可用于更年期综合征肝气不舒证。⑥更年安滋阴清热、除烦安神；天王补心丹（丸）滋阴养血、补气安神，二成药合用于更年期综合征心肾不交证。⑦杞菊地黄丸、坤宝丸合用于更年期综合征肝肾阴虚证。⑧天王补心丹（丸）、坤泰胶囊合用于更年期综合征心肾不交证。

4.针灸疗法

（1）常选穴位

主穴五俞双侧选，随症加减半个月。

肝肾直刺捻转补，余三斜刺平补泻。

简注 ①主穴取双侧五俞，即心俞、肝俞、脾俞、肺俞、肾俞；②一个疗程半个月，随症加减：失眠加神门；抑郁加内关、太冲；③肝俞、肾俞直刺1cm，用捻转补法；心俞、脾俞、肺俞斜刺1cm，用平补平泻法。

（2）精选对穴与方义

①神门、三阴交：神门属手少阴心经，具有安神定志、清心凉营之功；三阴交属足太阴脾经，可治失眠、健忘诸证。二穴配伍，一气一血，一心一肾，可交通心肾。②通里、照海：通里属手少阴心经络穴，用于治疗心悸，怔忡；照海属足少阴肾经，又为八脉交会穴之一，具有养心安神之功。二穴配伍，亦一心一肾，安神定志之功益彰。

【中西医结合治疗】

处方 ①替勃龙（利维爱）、更年康（强力脑清素片）；②地西泮（安定片）、更年宁心胶囊；③帕罗西汀、天王补心丹（水丸）；④雷洛昔芬、逍遥丸（颗粒）。

简注 ①替勃龙（利维爱）对本病的疗效甚好；更年康补肾健脾、养心安神，用于本病脾肾两虚、心神失养者。②地西泮（安定片）抗焦虑，更年宁心胶囊滋阴清热、安神除烦，二药合用有协同作用。③帕罗西汀抗抑郁，天王补心丸与其有协同作用。④雷洛昔芬为选择性雌激素受体调节药，用于防治骨质疏松，逍遥丸疏肝养血，二药配伍，可治疗更年期综合征。

【心悟】

更年期综合征不论轻重，都应进行心理治疗。

轻症心理疗为主，重症心理疗为辅。

开导训练反馈法，关爱疗法效特殊。

简注 如何对更年期综合征进行心理治疗呢？分述如下。

①认知疗法：认知疗法本质上属于第二代行为疗法，因此首先要努力使每个处于更年期的人具备旷达的胸怀及豁达的人生观，使她（他）们从容安详地迎接一生自然的生理变化，善于自我宽解，保持乐观情绪，正确处理人际关系（包括与子女的关系），进一步增强自信心，明确自己仍然具有充分的社会价值；其次要学习更年期心理卫生常识，认清更年期的某些生理失调与心理失调都是暂时的，经过一段时间的自身调整，就能达到新的平衡。②行为调节药的使用：另外要针对性地使用一些抗焦虑药如地西泮、阿普唑仑（佳静安定）、氯氮䓬（利眠宁），抗抑郁药如丙咪嗪、多塞平、帕罗西汀，谷维素能调整间脑功能，对自主神经失调有一定作用。中药更年康、逍遥散、坤宝丸、天王补心丹（水丸）也可使用。③自我训练法：即自律训练、自我松弛。④生物反馈法：肌电生物反馈与皮温生物反馈疗法也有较好疗效。⑤文体活动疗法：此外，还要鼓励患者合理安排工作、学习与生活，积极主动地参加文体活动，唱歌跳舞，欣赏音乐，适当参加体育锻炼，坚持晨练，增进生活情趣，保持乐观心态，借以消除其负性情绪，减轻更年期症状。⑥大自然疗法：又称天然疗法，包括旅游观景、养花种草、高山疗法、岩洞疗法等。⑦关爱疗法：家庭关爱疗法尤宜于女性更年期综合征患者，丈夫对妻子的急躁、多疑、焦虑、易怒等表现应耐心引导与劝慰，要多一些理解沟通与支持，对更年期性生理与性心理，应有正确的认识，由于卵巢功能衰退，体内雌激素水平低下，女性外生殖器萎缩，乳房萎缩下垂，阴道干燥弹性减弱，约半数更年期妇女可能出现性功能障碍，这一阶段要注意调整性生活的频率和性抚

慰时间，适度而和谐的性生活，有利于减轻更年期的神经精神症状，有助于心身健康。

关爱疗法对于更年期综合征有特殊疗效。更年期妇女和男子的配偶及其子女、亲属，应对更年期的生理与心理变化有所了解并正确对待，人到更年期，由于情绪波动，性格变化而感到苦恼、烦躁时更需要家庭成员的关心、体贴、同情、爱护、照顾、忍让，更需要有一个家庭支持系统！尤其夫妻双方在这一时期更需要相敬如宾，相濡以沫，互敬互爱，互谅互让，风雨同舟，琴瑟和谐，共同迎接生命的第二个青春！

常见风湿性疾病

三十七、类风湿关节炎

类风湿关节炎（RA）是一个累及小关节为主的多系统自身免疫病，其病理改变为慢性滑膜炎，临床特征为对称性多个关节肿痛甚至畸形致残。相当于中医学的"痹证""历节风"。

【诊断】

晨僵至少一小时，首小关节是四肢。

三个以上关节肿，腕掌近指常对称。

皮下结节活动见，双手 X 线有改变。

上述异常超六周，RF 阳性抗体有。

简注 歌诀罗列了 1987 年美国风湿病学会（ARA）类风湿关节炎的诊断标准，上述 7 条标准只要具备其中 4 项，即可诊断为类风湿关节炎（RF 指类风湿因子）。

【西医治疗】

1. 常用疗法

卧床制动急性期，理疗锻炼恢复期。

两类药物快慢联，抗炎抑免两相济。
目前推崇下阶梯，老年用药九注意。
晚期畸形手术宜，关节置换滑膜去。

简注 ①WHO将治疗本病的药物分为两大类，即改善症状药（快作用）与控制病情药（慢作用），两类药物应联合应用，既可缓解症状又可控制疾病发展，既抗炎镇痛又调整免疫，能获较好疗效，故言快慢两相济。②非甾体抗炎药（NSAID）与激素均属快作用药，前者如阿司匹林、布洛芬、吲哚美辛（消炎痛）等非选择性抑制COX药（环加氧酶-Ⅰ类、Ⅱ类药），近来又有选择性抑制COX-Ⅱ（COX-2）药的问世，优于非选择性抑制COX药如塞来昔布、美洛昔康。甲氨蝶呤、环孢素等属慢作用药，甲氨蝶呤是目前治疗本病的首选药之一。

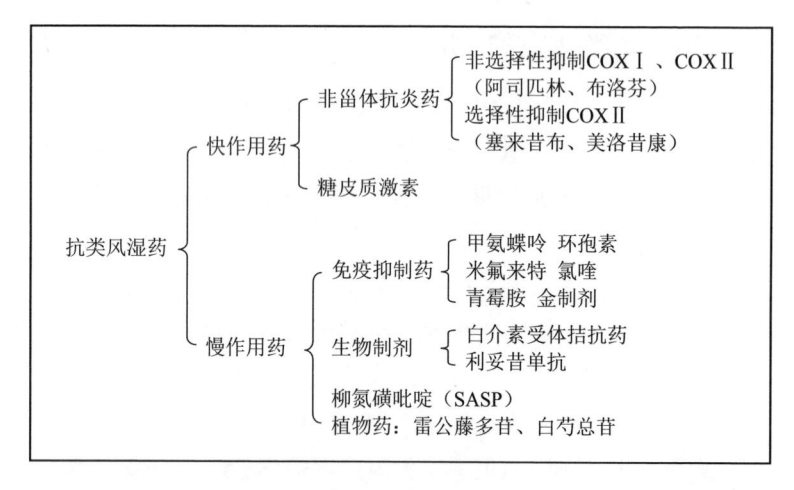

```
                          ┌ 非甾体抗炎药 ┌ 非选择性抑制COXⅠ、COXⅡ
                 ┌ 快作用药 ┤             │ （阿司匹林、布洛芬）
                 │         │             └ 选择性抑制COXⅡ
                 │         │               （塞来昔布、美洛昔康）
                 │         └ 糖皮质激素
  抗类风湿药 ┤
                 │         ┌ 免疫抑制药 ┌ 甲氨蝶呤 环孢素
                 │         │           │ 米氟来特 氯喹
                 │         │           └ 青霉胺 金制剂
                 └ 慢作用药 ┤ 生物制剂 ┌ 白介素受体拮抗药
                           │           └ 利妥昔单抗
                           │ 柳氮磺吡啶（SASP）
                           └ 植物药：雷公藤多苷、白芍总苷
```

③目前已不提倡金字塔上台阶方案，而是采用下阶梯方案，此方案主张一开始就用激素、非甾体抗炎药、金制剂、甲氨蝶呤、硫唑嘌呤等多种药物联合治疗，以期早期缓解病情，显效后逐一撤除，最后以一种简单且不良反应小的药物维持。

类风湿关节炎的"下阶梯"治疗

1. 糖皮质激素
2. 非甾体抗炎药 —— 五种 (六类抗类风湿药中的五种)
3. 植物药 —— 四种
4. 生物制剂 —— 三种
5. 免疫抑制药 —— 两种
6. 柳氮磺吡啶 —— 一种

④老年患者用药需注意：应用非甾体抗炎药更易引起胃肠道反应，常需合用胃黏膜保护药，如 H_2 受体拮抗药雷尼替丁与质子泵抑制药奥美拉唑等；COX-2 抑制药如塞来昔布、美洛昔康，更宜于老年类风湿关节炎患者；由于老年患者肾小球滤过率下降，甲氨蝶呤应给予小剂量，还可避免肺间质纤维化；柳氮磺吡啶应小剂量使用，还应加服碳酸氢钠，既能减轻其胃肠道反应，又能促进其排泄；羟氯喹亦应小剂量使用，用药前应查心电图，心动过缓、传导阻滞者禁用；青霉胺易引起老年患者味觉障碍与皮疹，亦应减少剂量；环孢素有明显肾毒性，老年患者最好不用；小剂量糖皮质激素宜给予非甾体抗炎药有较强反应的老年患者，同时应辅以控制病情的慢作用药物，还应补钙、补充维生素 D，避免骨质疏松症与骨坏死；对老年 RA 患者，特别要注意个体化并密切观察病情。

2. 偶联疗法

处方 ①布洛芬缓释胶囊（芬必得）、青霉胺；②美洛昔康（宏强片），甲氨蝶呤（MTX）；③双氯芬酸（双氯灭痛）、依那西普；④泼尼松、柳氮磺吡啶（SASP）；⑤甲氨蝶呤（MTX）、柳氮磺吡啶（SASP）；⑥布洛芬缓释胶囊（芬必得）、雷尼替丁；⑦泼尼松、维生素 D_2 胶性钙注射液。

解析 ①前已述及，改善症状药（快作用）与控制病情药（慢作用）应联合应用。按照本病的治疗原则与用药原则，可将布洛芬缓释胶囊（芬必得）与小剂量的青霉胺联合应用。②按照本病的治疗原则，也可合用美洛昔康（宏强片）与甲氨蝶呤（MTX）。③双氯芬酸（双氯灭痛）与依那西普（生物制剂）配伍，也符合本病的治则。④本病还可伍用小剂量泼尼松与柳氮磺吡啶（SASP）。⑤近来认为，慢作用药是目前控制类风湿关节炎的主要药物，但多年临床实践证明，单一应用慢作用药很难完全阻止病情发展，所以2种或2种以上慢作用药物联合应用已成为国内外医学专家的共识，故甲氨蝶呤与柳氮磺吡啶配伍疗效尤佳，只是老人应该小剂量。⑥布洛芬缓释胶囊（芬必得）易出现胃肠道反应，故需合用胃黏膜保护药雷尼替丁。⑦为避免泼尼松引起骨质疏松症与骨坏死，常辅以维生素D_2胶性钙注射液。

【中医治疗】

1. 辨证论治

　　　　活动期证辨三型，阴虚丁氏清络饮。

　　　　湿热痹阻四妙丸，桂芍知母错杂证。

　　　　缓解二证常恋邪，邪痹筋骨独寄生。

　　　　痰瘀互结二方合，指迷茯苓逐身痛。

简注

```
                        ┌ 阴虚内热证——丁氏清络饮
                活动期 ─┤ 湿热痹阻证——四妙丸
  类风湿关节    │       └ 寒热错杂证——桂枝芍药知母汤
  炎（痹症）    ┤
  辨证论治      │       ┌ 肝肾亏损，邪痹筋骨证——独活寄生汤
                缓解期 ─┤ 痰瘀互结，经脉痹阻证——身痛逐瘀汤+
                        └   指迷茯苓丸
```

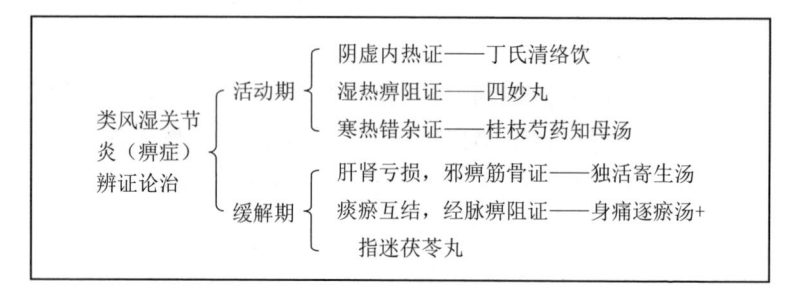

2.中成药剂

尪痹颗粒蠲痹片,火把花根舒筋丸。

简注 上述中成药指:①尪痹颗粒;②蠲痹补肾片;③火把花根片;④舒筋丸。

3.对药疗法

组方 ①豨莶草、臭梧桐(豨桐丸);②豨莶草、伸筋草;③尪痹颗粒、独活寄生颗粒;④蠲痹补肾片、火把花根片;⑤马钱子、地龙(马钱子散)。

方义 ①豨莶草主含豨莶苷、苦味质等,有抗炎、镇痛与非特异免疫作用,能祛风湿、利关节;臭梧桐主含常山黄酮苷、臭梧桐素与植物血凝素等,能祛风湿、通经络。二药配伍组成豨桐丸,用于类风湿关节炎。②豨莶草与伸筋草配伍治疗类风湿关节炎疗效较好,前者属祛风湿热药,后者属祛风寒湿药。伸筋草主含石松碱、石松三醇及香草酸、阿魏酸等成分,具有明显的解热止痛作用。③尪痹颗粒补肝肾、强筋骨、祛风湿、通经络;独活寄生合剂养血舒筋、补益肝肾、祛风除湿。二成药合用,具有协同作用。④蠲痹补肾片与尪痹颗粒具有同样的功用;火把花根片即昆明山海棠主含雷公藤碱、山海棠素、山海棠酸等成分,具有抗炎、抗癌及免疫调节等作用,可祛风除湿、舒筋活络、清热解毒。二药合用,可治疗类风湿关节炎。⑤马钱子散由马钱子与地龙组成,用于风湿闭阻所致的痹证。马钱子主含番木鳖碱(士的宁)及马钱子碱,具有明显的镇痛及抗炎作用,因不良反应较重,故须炮制后入丸散用;地龙主含蚯蚓素、黄色素等成分,具有良好的解热、抗菌与增强免疫等作用。

4.针灸疗法

(1)常选穴位

合谷曲池大肠俞,肩髃环跳足三里。

经外奇穴臂中刺,或依痛处定穴取。

内科常见病 | 211

简注 ①主穴6个，即合谷、曲池、肩髃、环跳、足三里和臂中。②合谷、曲池均属大肠经，臂中属经外奇穴。③或依痛处取阿是穴。

（2）精选对穴与方义

①肾俞、太溪：针刺肾俞与太溪既可治痛风，也能治类风湿关节炎。②悬钟、风池：悬钟又名绝骨，属足少阳胆经，为髓之会穴，具有通经络、祛风湿、充髓强骨之功；风池亦属足少阳胆经，本穴具有通经活络、调和气血之功。二穴配伍，可治历节风，相当于类风湿关节炎。

【中西医结合治疗】

处方 ①布洛芬、雷公藤总苷片；②美洛昔康、白芍总苷片。

简注 ①非甾体抗炎药具有镇痛消肿作用，是改善症状的常用药，但不能控制病情，同时应用雷公藤总苷片则有助于改善病情。雷公藤化学成分有70多种，主要成分为雷公藤碱、雷公藤酮，具有抗炎及免疫抑制作用。②美洛昔康与白芍总苷片合用治标又治本，因为白芍主含芍药苷、芍药内酯与牡丹酚芍药花苷等，既能镇痛又可使处于低下状态的细胞免疫功能恢复正常。

【心悟】

类风湿关节炎的"下台阶"治疗

抗风湿药六类分，不外快与慢作用。
前者又分两类药，后者制剂有四种。
先用五联控病情，递减最终一种行。

简注 常用抗类风湿药。

类风湿关节炎的心理治疗 类风湿关节炎是七大典型心身病之一，紧张刺激对本病的发生与演变有着重要作用，许多病例都是由于情绪剧烈波动后发生，都是由于紧张、不良生活刺激而加重的。本病患者性格特征为"顺从—受虐型"，常有隐藏于内心的焦虑、愤怒、不安全感，但一般不表现出来，明尼苏达多相人格调查表（MMPI）人格测验显示自我牺牲、受虐性、顺从、羞怯、自觉性强，由于这些患者极易发生心理矛盾，而长期心理困扰又易于继发神经内分泌功能障碍，皮质激素水平增高，这就又造成免疫功能障碍，引起血管痉挛同时患病部位肌肉也长期紧张，结果引起了关节病变，如关节肿大、疼痛、僵硬甚至畸形等病变。

类风湿关节炎属于免疫复合物疾病，其基本病理改变是滑膜炎由急性转为慢性。滑膜液中的IgG类风湿因子可自身结合而形成中等大小的免疫复合物并激活补体，进而引发单核巨噬细胞系统吞噬或清除免疫复合物，这就引起后者释放溶酶类物质如胶原酶、弹性蛋白酶、水解酶，以及前列腺素、破骨细胞活化因子引起侵蚀作用。

类风湿关节炎的治疗十分困难，目前的非特异对症治疗药与慢作用抗风湿药都不大理想，中药雷公藤具有较肯定的疗效，辅以心理治疗，疗效会更好。常用的心理疗法如下。

1. 渐进放松法

可松弛紧张情绪，减少肌张力，减轻肌痛。

2. 自我训练法

可在家中实施并应持之以恒。

3. 自然疗法

应鼓励本病患者寄情山水、养花修行、焚香烹茶、静坐垂钓或者读诗书、弄琴瑟、对弈，这将有利于疏导内心的焦虑、愤怒、不安全感。

4. 家庭疗法

Cabb通过对本病大规模的家庭调查，发现多数患者具有特殊家庭史，家庭疗法对这些患者具有较大的针对性，可调整紊乱的家庭关系。

5. 认知疗法

认知疗法即理智情感疗法。Ellis认为，认知与信念是产生情绪与行为的根源，因此，类风湿关节炎的不良情绪与行为反应，可通过免疫—神经—内分泌网络进行认知重建，矫正其病理改变，增强其康复信心。

6. 行为疗法

（1）避免寒冷、潮湿、疲劳、营养不良与上呼吸道感染，培养良好的生活习惯。

（2）饮食中要有丰富的蛋白质和足量的维生素，贫血患者可少量输血，如有慢性病灶如扁桃体炎应尽早摘除扁桃体。另外要注意生活环境、习惯行为、人格性格、人际关系的改善并消除心理上的矛盾，心理疏泄法是消除心理障碍的有效方法。

（3）加强行为指导。发热及关节明显肿痛时应卧床休息，症状基本控制后可适当活动，过度休息和限制活动反致关节失用、肌肉萎缩、关节僵直，活动时注意和治疗性锻炼相结合，包括主动和被动的关节运动。

（4）逐步建立强盛人格。

（5）严重精神障碍时加用氯丙嗪。

7. 音乐疗法

音乐疗法也是治疗本病的一个重要方面，常用的音乐疗法有：音乐共乘法（音乐与情绪同步法）、参与性音乐疗法、自我训练合背景音乐法、生物反馈合背景音乐、辨证施乐法。常用音乐处方如爱尔兰民歌《夏天最后一朵玫瑰》、加拿大民歌《红河谷》，以及南宋抗金名将岳飞的《满江红》、孔子的《碣石调幽兰》等，继而再欣赏门德尔松的《乘着歌声的翅膀》与德沃夏克的《月亮颂》，以及四川民歌《太阳出来喜洋洋》、广东音乐《喜洋洋》等。

三十八、系统性红斑狼疮

系统性红斑狼疮（SLE）是一种自身免疫性结缔组织病，其基本病理改变是体内有大量自身抗体和免疫复合物，临床可出现各个系统和脏器损害的症状。相当于中医学的"蝶疮"或"周痹"。

【诊断】

蝶形红斑或盘形，口腔溃疡光过敏。
关节浆膜与肾炎，神经病变精神症。
全身细胞均减少，狼疮与带都阳性。
三种抗体皆非阴，十一有四即确诊。

简注 ①上述11条是1982年美国风湿病学会对本病的诊断标准，上述11项中，如有4项以上为阳性结果，即可诊断为系统性红斑狼疮（SLE）。②三种抗体阳性指抗双链DNA抗体、抗Sm抗体及抗核抗体（ANA）阳性。

【西医治疗】

1. 常用疗法

治宜分型又分型，主药激素长期需。
皮损显著用氯喹，疼痛常用非甾体。
效差辅以抑免剂，危象对症与冲击。
妊娠低量水杨酸，产后哺乳应禁忌。

简注 ①本病疗法包括轻型、重型、暴发型、缓解期的治疗等。②不论哪种类型，都应长期使用激素。轻型使用小剂量泼尼松，重型大剂量顿服。③抑免剂指细胞毒性药，如环磷酰胺、硫唑嘌呤、环孢素等。④狼疮危象可用甲泼尼龙冲击，环磷酰胺冲击；急性肾衰竭可透析、心力衰竭适当应用洋地黄制剂。

2.偶联疗法

处方 ①布洛芬、羟氯喹；②泼尼松、氯喹；③泼尼松、环孢素；④地塞米松、利妥昔单抗；⑤甲泼尼龙、环磷酰胺（CTX）；⑥泼尼松、毛花苷C（西地兰）；⑦泼尼松、多巴胺。

解析 ①本病轻型可用非甾体抗炎药，如有皮疹可用羟氯喹。羟氯喹具有抗炎和免疫调节作用，毒性仅为氯喹的一半。②本病不论轻、中、重型，皆可用糖皮质激素，故泼尼松与氯喹亦可用于轻型患者。③中、重型患者如用泼尼松效果差，可加用免疫抑制药如环孢素。④生物制剂的应用为本病的治疗尤其是难治性复发患者开辟了一条新途径，故可将地塞米松与利妥昔单抗联合应用。⑤狼疮危象应采用甲泼尼龙与环磷酰胺冲击疗法，每天1次，连续3天静脉滴注。⑥患者如有心力衰竭，可用泼尼松与毛花苷C（西地兰）。⑦如出现肾衰竭，可用泼尼松与多巴胺。

【中医治疗】

1.辨证论治

气营热盛清瘟饮，阴虚玉女合液增。

热郁泻白葶苈枣，犀角地黄瘀热证。

脾肾两虚济生肾，气血两亏用八珍。

脑虚瘀热清宫汤，伤肝疏肝散茵陈。

简注

系统性红斑狼疮（蝶疮）辨证论治
- 气营热盛证——清瘟败毒饮
- 阴虚内热证——玉女煎+增液汤
- 热郁积饮证——葶苈大枣泻肺汤+泻白散
- 瘀热痹阻证——犀角地黄汤
- 脾肾两虚证——济生肾气丸
- 气血亏虚证——八珍汤
- 脑虚瘀热证——清宫汤
- 瘀热伤肝证——茵陈蒿汤+柴胡疏肝散

2. 中成药剂

　　　　知柏地黄二至丸，昆明海棠雷公苷。

简注 上述中成药指：①知柏地黄丸；②二至丸；③昆明山海棠片；④雷公藤总苷。

3. 对药疗法

组方 ①昆明山海棠、雷公藤；②知柏地黄丸、二至丸。

方义 ①昆明山海棠详见前述，既可用于类风湿关节炎，也可治疗红斑狼疮，雷公藤亦然。②知柏地黄丸滋补肝肾、主治肝肾阴虚证，源于《医方考》；二至丸源于《医方集解》与《证治准绳》，功用补益肝肾、滋阴止血。二成药配伍，可用于红斑狼疮阴虚内热证。

4. 针灸疗法

（1）常选穴位

　　　　两组交替四穴均，华佗夹脊主选胸。

　　　　风池间使足三里，大椎合谷复溜肾。

简注 甲组取风池、间使、足三里与华佗夹脊之胸3、胸7、胸11；乙组取大椎、合谷、复溜（足少阴肾经）、华佗夹脊之胸5、胸9。两组都取4个穴，交替使用。

（2）精选对穴与方义。

①阳辅、腰阳关：阳辅属足少阳胆经经火穴，有疏肝解郁、通络止痛之功；腰阳关属督脉，用于腰骶疼痛、下肢痿痹。二穴配伍，可治狼疮。②委中、下廉：委中属足太阳膀胱下合穴，又为四总穴之一，可舒筋活络、强健腰膝；下廉属手阳明大肠经，用于肘臂痛、头痛、腹痛等痛症。二穴配伍，亦可用于红斑狼疮。

【中西医结合治疗】

处方 ①泼尼松、昆明山海棠；②地塞米松、雷公藤。

简注 ①本病首选泼尼松治疗，辅以昆明山海棠疗效更好；

内科常见病 | 217

②应用地塞米松亦可,辅以雷公藤疗效更好。

【心悟】

红斑狼疮(SLE)与类风湿关节炎(RA)的鉴别

哲学思想相似论,用于鉴别风湿病。

病因病机有交叉,临床表现亦类同。

自身抗体狼疮多,诊断国际金标准。

治疗也有相似性,预后狼疮更险凶。

简注

<table>
<tr><th colspan="2">鉴别点</th><th>SLE 与 RA 的鉴别要点</th><th></th></tr>
<tr><td colspan="2"></td><td>系统性红斑狼疮(SLE)</td><td>类风湿关节炎(RA)</td></tr>
<tr><td colspan="2">发病</td><td>女性多见,超过 90%
发病率 70/10 万</td><td>女性常见
发病率(320~360)/10 万</td></tr>
<tr><td rowspan="3">病因</td><td>遗传</td><td>易感基因 HLA-DR2、DR3</td><td>DR1、DR4 高频率</td></tr>
<tr><td>神经内分泌</td><td>雌激素↑↑</td><td>雌激素↓</td></tr>
<tr><td>环境</td><td>紫外线、某些药物、感染(病毒为主)</td><td>感染(细菌、病毒、螺旋体)</td></tr>
<tr><td colspan="2">发病机制</td><td>免疫失调,产生大量自身抗体</td><td>免疫紊乱</td></tr>
<tr><td colspan="2">临床特征</td><td>颊部蝶形红斑</td><td>晨僵、皮下结节、关节畸形</td></tr>
<tr><td colspan="2">实验室检查</td><td>类风湿因子(RF)阳性 20%~40%
抗双链 DNA 抗体(+)、抗 Sm 抗体(+)、抗核抗体(+)</td><td>RF(+)高达 70%~80%</td></tr>
<tr><td colspan="2">诊断标准</td><td>11 条 4 条以上</td><td>7 条 4 条以上</td></tr>
<tr><td colspan="2">治疗特色</td><td>首选激素</td><td>激素并非首选</td></tr>
<tr><td colspan="2">预后</td><td>1 年生存率 96%,5 年生存率 85%,10 年生存率 75%</td><td>3 年内关节破坏率达 70%</td></tr>
</table>

自身免疫病与自身抗体

自身免疫病多多,八大系统都囊括。

风湿疾病最多见，其中本病中老多。

常见二十六种病，自身抗体必检测。

大水冲了龙王庙，抑制免疫乃治则。

简注 ①自身免疫性疾病又称免疫复合物病。②在常见26种内科自身免疫病中，风湿病就有8种。③自身抗体好比大水，自身免疫病好比大水冲了龙王庙。④此类疾病的治则是抑制免疫，主要应用激素与其他免疫抑制药。

常见26种自身免疫病。

常见26种自身免疫病		
八大系统	自身免疫病	自身抗体
呼吸系统	支原体肺炎	冷凝试验（+）、IgM↑
	肺结节病	IgG↑↑、IgA↑
循环系统	感染性心内膜炎	5% RF（+）
	多发性大动脉炎	抗主动脉抗体（+）
消化系统	胃体胃炎	抗壁细胞抗体（+） 抗内因子抗体（+）
	溃疡性结肠炎	抗结肠上皮细胞抗体（+）
	原发性胆汁性肝硬化	抗线粒体抗体（+） 抗平滑肌抗体（+）
泌尿系统	链球菌感染后急性肾炎	抗M蛋白（+）
	狼疮性肾炎	ANA（+）、AMA（+）、抗ds-DNA（+）
	肺出血-肾炎综合征	抗基底膜抗体（+）
血液系统	自身免疫性溶血性贫血	温抗体（+）、冷抗体（+）
	特发性血小板减少性紫癜	抗血小板抗体即PAIgG（+）
内分泌- 代谢系统	桥本病	TRAb（+）
	甲状腺功能亢进症（Graves病）	TPOAb（+）、TgAb（+）
	糖尿病	抗胰岛B细胞抗体（+）
	艾迪生病	抗肾上腺抗体（+）

续表

八大系统	自身免疫病	自身抗体
免疫系统	风湿病（RA）	RF（+）
	系统性红斑狼疮（SLE）	抗 ds-DNA(+)、ANA(+)、AMA(+)
	干燥综合征	抗 SSA 抗体（+）、抗 SSB 抗体（+）
免疫系统	硬皮病	ANA（+）、抗 scl-70 抗体（+）
	白塞病	抗口腔黏膜抗体（+）
	强直性脊柱炎	IgA ↑↑
	结节性多动脉炎	抗动脉壁抗体（+）
	韦格纳肉芽肿	ANCA（+）
神经系统	吉兰-巴雷综合征	抗髓鞘抗体（+）
	重症肌无力	AchRAb（+）

IgM. 免疫球蛋白 M；IgG. 免疫球蛋白 G；IgA. 免疫球蛋白 A；RF. 类风湿因子；ANA. 抗核抗体；AMA. 抗肌纤维抗体；ds-DNA. 双链 DNA；TPOAb. 甲状腺过氧化物酶抗体；TgAb. 甲状腺球蛋白抗体；TRAb. 促甲状腺素受体抗体；ANCA. 抗中性粒细胞抗体；AchRAb. 乙酰胆碱受体抗体。SSA 与 SSB 均属于抗核抗体的亚型——核细颗粒型；抗 scl-70 抗体也属于抗核抗体的亚型——核仁型

神经精神科常见病

神经系统常见病

三十九、三叉神经痛

三叉神经痛是一种原因未明的三叉神经分布区短暂而反复的剧痛，又称痛性抽搐，相当于中医学的"面风痛"。

【诊断】

> 原发继发首分辨，继发病因显易见。
> 原发依据有三条，部位性质触发点。
> 剧痛反复又短暂，阳性体征未发现。

简注 ①继发性应进行病因诊断，常见病因有：脑桥、延脑、半月节或三叉神经通路的肿瘤、血管畸形、动脉瘤等血管疾病；带状疱疹、蛛网膜炎等感染直接刺激三叉神经；多发性硬化引起脑干脱髓鞘或脑干梗死亦可引起三叉神经痛。②原发三叉神经痛诊断依据三方面：三叉神经分布区反复发作性、短暂性剧痛，性质为电击样、刀割样、撕裂样、针刺样，历时数秒至1～2min，疼痛以面颊、上下颌及舌部最明显；触压扳机点如上下唇、鼻翼外侧、舌侧缘、颊黏膜、眼眶上缘等诱发区，其中口角、鼻翼、颊部、舌部最敏感，轻触即诱发三叉神经痛；无神经系统阳性体征。

【西医治疗】

1.常用疗法

> 继发治疗去病因，原发首选卡马平。

　　　　大量维 B_{12} 四周用，顽固可用哌咪清。
　　　　无效封闭与射频，减压手术近推崇。

简注

　　三叉神经痛首选卡马西平治疗，顽固者可用匹莫齐特（哌咪清）。近年来推崇三叉神经微血管减压术，适用于各种治疗措施无效者。

2.偶联疗法

处方 ①卡马西平、苯妥英钠；②氯硝西泮、维生素 B_{12}；③匹莫齐特（哌咪清）、无水乙醇（封闭）。

解析 ①本病首选卡马西平即酰胺咪嗪，其作用机制与调节钙通道有关，与苯妥英钠合用疗效更好，因苯妥英钠降低了突触传递。②如上述二药无效，可用氯硝西泮。氯硝西泮或称氯硝安定，为苯二氮䓬受体激动药，其机制与其促进抑制性神经递质γ氨基丁酸（GABA）的释放有关，还由于苯二氮䓬类增加氯通道开放频率，引起神经元超极化从而抑制神经元放电，降低了神经细胞的兴奋性；大剂量维生素 B_{12} 可纠正氯硝西泮的不良反应如嗜睡、步态不稳。③顽固性的三叉神经痛可口服匹莫齐特（哌咪清），同时进行封闭治疗。匹莫齐特原用于精神分裂症，也可用于本病；无水乙醇用来封闭治疗，用无水酒精封闭三叉神经分支或半月神经节，可达止痛效果。

【中医治疗】

1.辨证论治

　　　　风寒袭络芎茶调，风热伤络芎芷膏。
　　　　芎辛导痰风痰阻，胃火清胃饮有效。
　　　　肝胆火炽龙胆泻，阴虚镇肝熄风好。
　　　　瘀血内阻通窍话，辨证七型要记牢。

简注

```
                   ┌ 风寒袭络证——川芎茶调饮
                   │ 风热伤络证——芎芷石膏汤
    三叉神经痛    │ 风痰阻络证——芎辛导痰汤
    （面风痛）  ┤ 胃火上攻证——清胃饮
    辨证论治      │ 肝胆火炽证——龙胆泻肝汤
                   │ 阴虚阳亢证——镇肝熄风汤
                   └ 瘀血内阻证——通窍活血汤
```

2. 中成药剂

延胡索片七叶莲，川芎茶散正天丸。

简注 上述中成药指：①延胡索片；②七叶莲片；③川芎茶调饮；④正天丸。

3. 对药疗法

组方 ①七叶莲（片）、三七；②细辛、生地黄；③延胡索、白芷；④延胡索、川芎茶调散（颗粒）；⑤重楼、强力天麻杜仲胶囊；⑥七叶神安片、正天丸。

方义 ①七叶莲又称救命草，产自云南深山，可祛风除湿、活血止痛，主含神经修复因子，对三叉神经痛有良好的镇痛效果；三七主含皂苷、黄酮苷，具有镇痛、抗炎等作用。二药配伍，疗效更好。②细辛主含细辛醚、甲基丁香油酚，能解表散寒、祛风止痛，用于各种原因引起的头痛、牙痛；生地黄主含梓醇、桃叶珊瑚苷，清热凉血、养阴生津。二药配伍，清热止痛，直达下焦，可治三叉神经痛等面痛。③前已述及，延胡索与白芷组成元胡止痛片，用于包括三叉神经痛的各种病痛。④延胡索主要含有20余种生物碱，其中甲素和丑素的镇痛作用较明显；川芎茶调散（颗粒）疏风止痛，用于风寒外袭的三叉神经痛。⑤重楼又名蚤休或七叶一枝花，可清热解毒、消肿止痛；强力天麻杜仲胶囊活血散寒、舒筋止痛。二药合用，镇痛疗效更彰。⑥七叶神安片即三七叶总皂苷，可活血止痛；正天丸疏风活血、通络止痛，可用于神经性头痛。二药合用，具有协同作用。

4.针灸疗法

（1）常选穴位

　　　额支头维率合谷，阳白解溪与攒竹。
　　　上颌四白合谷取，上关颧髎迎香如。
　　　下颌翳风夹承浆，颊车下关内庭足。

简注 ①三叉神经额支（第一支）痛取6个穴；②上颌支（第二支）痛取5个穴；③下颌支（第三支）痛也取6个穴。

（2）精选对穴与方义

鱼腰、四白：鱼腰属头颈部经外奇穴，主治眼部诸病证，具有疏通经络、调和气血的作用；四白属足阳明胃经，可清热通络、明目散风，主治目疾、头痛与面部病证。鱼腰在眶上孔处，四白在眶下孔处，二穴又称上下两孔，配伍可使气血畅通，疏通足阳明经络，而三叉神经痛主因足阳明经络气血凝滞不行，不通则通，故精选二穴，可治愈三叉神经痛。

【中西医结合治疗】

处方 ①卡马西平、七叶莲片；②氯硝西泮、野木瓜注射液。

简注 ①本病首选西药卡马西平，首选中药七叶莲，二药配伍，有协同作用。②顽固三叉神经痛可用氯硝西泮与野木瓜注射液。氯硝西泮的主要机制与其促进抑制性神经递质γ氨基丁酸（GABA）的释放有关；木瓜主含皂苷、黄酮类，可舒筋活络、和胃化湿，原用于风湿麻痹证，也可用于本病的治疗。

【心悟】

三叉神经痛常用药疗流程。

　　　原发病因尚不清，急则治标药先行。
　　　首选卡马苯妥英，无效氯硝阿替林。

肌注维 B_{12} 大剂量，顽固木瓜哌咪清。

简注 三叉神经痛的常用药物治疗。

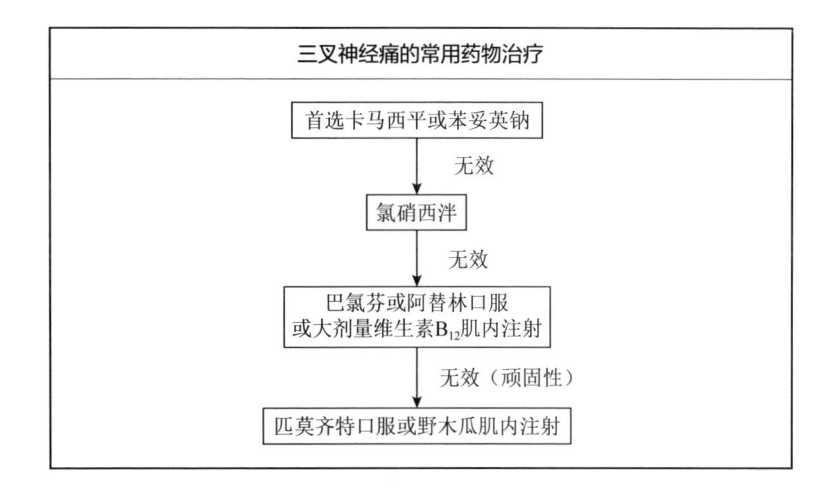

```
三叉神经痛的常用药物治疗

    首选卡马西平或苯妥英钠
            │ 无效
          氯硝西泮
            │ 无效
    巴氯芬或阿替林口服
    或大剂量维生素B₁₂肌内注射
            │ 无效（顽固性）
    匹莫齐特口服或野木瓜肌内注射
```

四十、面神经炎

面神经炎即特发性面神经麻痹或称贝尔麻痹，是因茎乳孔内面神经非特异性炎症所致的周围性面瘫，相当于中医学的"口僻"。

【诊断】

　　风寒侵袭病毒染，一侧表情肌瘫痪。
　　贝尔现象眼裂宽，口角下垂唇沟浅。
　　排除中枢性面瘫，吉兰巴征要鉴别。

简注 本病诊断要点如下。

①病毒感染史与风寒侵袭史等。②临床表现为单侧表情肌瘫痪：额纹消失，眼裂扩大，眼睑闭合不全，用力闭眼时露出白色巩膜，此即贝尔现象；患侧口角下垂，鼻唇沟变浅。③排除中枢性面瘫：中枢性面瘫仅限于病侧下面部表情肌运动障碍，上面部表情肌运动正常，且多伴有偏瘫。④还要排除吉兰-巴

神经精神科常见病 | 225

雷综合征（GBS），该综合征可有周围性面瘫，但多为双侧并伴对侧肢瘫，且有脑脊液检查的蛋白—细胞分离现象。

周围性面瘫与中枢性面瘫的鉴别		
鉴别点	周围性面瘫	中枢性面瘫
神经元部位	同侧下运动神经元	对侧上运动神经元
面瘫范围	全面肌瘫	眼裂以下
蹙额皱眉	不能完成	正常
眼闭合不全	明显	正常或轻
角膜反射	减退或消失	正常
瞬目反射	减退	正常
偏瘫	无	常有
病因	病毒感染或冷风侵袭	大脑或脑干的病变

【西医治疗】

1. 常用疗法

　　急性早期用激素，维B臀肌日一注。
　　热敷红外超短波，无环鸟苷日三服。
　　加兰他敏恢复期，眼药吻合减压术。

简注 ①本病治疗包括药物治疗、理疗、眼部治疗与手术，后者又有面神经管减压术与吻合术。②肌内注射维生素 B_1、维生素 B_{12}，每日1次。③阿昔洛韦（无环鸟苷）用于带状疱疹引起的面神经炎；④护眼用左氧氟沙星眼药水及贝复舒眼剂。

2. 偶联疗法

处方 ①维生素 B_1、维生素 B_{12}；②地塞米松、阿昔洛韦（无环鸟苷）；③加兰他敏、东莨菪碱。

解析 ①急性期肌内注射维生素 B_1、维生素 B_{12}，每日1次，可促进神经髓鞘的恢复。②急性期应用地塞米松，连用1周；

如为带状疱疹病毒引起的亨特综合征，可口服阿昔洛韦，每日3次，连服7～10天。亨特综合征是指病变在膝状神经节的面神经炎，除周围性面瘫，舌前2/3味觉障碍、听觉过敏外，尚有患侧乳突部疼痛，耳郭和外耳道感觉减退、外耳道与鼓膜出现疱疹。阿昔洛韦是人工合成的嘌呤核苷类衍生物，它是20世纪70年代末第一个广谱、高效的抗病毒药，被认为是抗病毒治疗的一大进展。③本病恢复期（后遗症期）肌内注射氢溴酸加兰他敏，加兰他敏为抗胆碱酯酶药，可改善神经肌肉间的传导，用于神经系统疾病引起的感觉、运动障碍；东莨菪碱为抗胆碱药，可扩张毛细血管，改善微循环。二药合用，可纠正后遗症期的后遗症。

【中医治疗】

1. 辨证论治

　　风寒袭络小续命，风热阻络银翘用。
　　风痰阻络二方合，导痰汤与牵正迅。
　　气虚血瘀久不愈，补阳还五调和营。

简注

面神经炎（口僻）辨证论治
- 风寒袭络证——小续命汤
- 风热阻络证——银翘散
- 风痰阻络证——牵正散+导痰汤
- 气虚血瘀证——补阳还五汤

2. 中成药剂

　　大小活络丹或丸，每日一剂牵正散。

简注 上述中成药指：①大活络丹；②小活络丹；③牵正散（僵蚕、全蝎与白附子各1g）。

3. 对药疗法

组方 ①小活络丹、牵正散；②补阳还五口服液、银翘解毒颗粒。

方义 ①小活络丹祛风除湿、活血止痛,用于瘀血、顽痰阻络的面神经炎;牵正散由僵蚕、全蝎、白附子组成,用于急性期与恢复期的面神经炎。②补阳还五口服液用于本病气虚血瘀证,银翘解毒颗粒用于本病风热阻络证。二成药配伍,用于本病兼有二证者。

4.针灸疗法

(1)常选穴位

胆胃各二主穴七,阳白风池太冲取。

地仓颊车与合谷,翳风直刺一寸易。

简注 ①本病取穴7个;②其中足少阳胆经2个(阳白与风池)、足阳明胃经2个(地仓与颊车)。

(2)精选对穴与方义

合谷、太冲:合谷属手阳明大肠经原穴,具有调和气血、通经活络、清热安神、行气开窍之功;根据五脏有病取之十二元(原)理论,太冲属足厥阴肝经原穴,亦具调和气血、通经活络、清热利湿之功。合谷之气、太冲主血,二穴配伍,一气一血、一阳一阴、一升一降,相互促进,有助于本病的康复。

【中西医结合治疗】

处方 泼尼松、牵正散。

简注 本病急性期要用糖皮质激素,如泼尼松或地塞米松;牵正散既可用于急性期,也可用于恢复期。二药配伍,用于急性期尤佳。

【心悟】

热疗是治疗面神经炎的主要方法。

面瘫主因寒冷侵,面神经管压神经。

寒者热之乃治则,热疗热敷及早行。

红外线与超短波。透热疗法茎乳孔。

鳝鱼甲鱼皆热性，多食改善其病情。

简注 ①冷风侵袭是面瘫的主因，尤其是对流过堂风与夜风。②《内经》强调疗寒以热，故应及早实施热疗。③面神经穿过骨性面神经管，经茎乳孔出颅，故热疗部位应在茎乳孔附近。④红外线为热效应。⑤多食黄鳝与甲鱼有助于改善病情。

四十一、偏头痛

偏头痛是反复发作的一侧搏动性头痛，是临床常见的原发性头痛，临床特征为反复发生的一侧偏头痛，常伴恶心呕吐、畏光、畏声与倦怠等，相当于中医学的"头风""脑风"。

【诊断】

情绪紧张是诱因，有无先兆定类型。

常有家族遗传史，神经检查无阳征。

诊断标准遵国际，不典型者用反证。

简注 根据偏头痛发作类型、家族史和神经系统检查，通常可做出临床诊断。

国际头痛协会（IHS）2004年诊断标准

无先兆偏头痛诊断标准

①符合②～④特征的至少5次发作。②头痛发作（未经治疗或治疗无效）持续4～72h。③至少有下列中的2项头痛特征：单侧性；搏动性；中或重度头痛；日常活动（如步行或上楼梯）会加重头痛，或头痛时会主动避免此类活动。④头痛过程中至少伴有下列1项：恶心和（或）呕吐；畏光和畏声。⑤不能归因于其他疾病。

伴典型先兆的偏头痛性头痛诊断标准

①符合②～④特征的至少2次发作。②先兆至少有下列中的1种表现，但没有运动无力症状：完全可逆的视觉症状，包括阳性表现（如闪光、亮点或亮线）和（或）阴性表现（如

神经精神科常见病 | 229

视野缺损）；完全可逆的感觉异常，包括阳性表现（如针刺感）和（或）阴性表现（如麻木）；完全可逆的言语功能障碍。③至少满足以下2项：同向视觉症状和（或）单侧感觉症状；至少1个先兆症状逐渐发展的过程≥5min和（或）不同的先兆症状接连发生，过程≥5min；每个先兆症状持续5~60min。④在先兆症状同时或在先兆发生后60min内出现头痛，头痛符合无先兆偏头痛诊断标准中的②~④项。⑤不能归因于其他疾病。

【西医治疗】

1. 常用疗法

中重治疗特异性，麦角曲普坦首用。
轻度非甾体抗炎，严重吗啡杜冷丁。
对症止吐奋乃静，安定莨菪眩晕停。

简注 ①中重度患者可直接选用麦角类制剂（麦角胺、二氢麦角胺）与曲普坦制剂（舒马曲普坦、那拉曲普坦）；②严重呕吐可用奋乃静。

2. 偶联疗法

处方 ①布洛芬、地西泮；②麦角胺、舒马曲普坦；③哌替啶（杜冷丁）、多潘立酮（吗丁啉）。

解析 ①轻度患者可用非甾体抗炎药如布洛芬，辅以抗焦虑药地西泮，既可镇静又能增强布洛芬的止痛作用。②中、重度要用麦角类制剂如麦角胺，能终止偏头痛急性发作，配伍5-羟色胺受体选择性激动药如舒马曲普坦疗效更好。③严重发作患者剧烈头痛，应给予哌替啶（杜冷丁）终止发作。恶心、呕吐是本病突出的伴随症，也是常用药物的不良反应，故可合用止吐药多潘立酮（吗丁啉）。

【中医治疗】

1. 辨证论治

天麻钩藤肝阳亢，风火上扰散偏汤。

风痰阻络沉重胀,半夏天麻白术方。

通窍活血痰阻窍,补中益气气血伤。

简注

偏头痛（头风、脑风）辨证论治
- 肝阳上亢证——天麻钩藤饮
- 风火上扰证——散偏汤
- 风痰阻络证——半夏天麻白术汤
- 瘀血阻窍证——通窍活血汤
- 气血两虚证——补中益气汤

2.中成药剂

养血清脑镇脑片,太极通天口服液。

简注 上述中成药指:①养血清脑颗粒;②镇脑宁片;③太极通天口服液。

3.对药疗法

组方 ①正天丸、太极通天口服液;②镇脑宁胶囊、养血清脑颗粒。

方义 ①正天丸用于风寒、瘀血、血虚引起的偏头痛,太极通天口服液用于风邪上扰、瘀血阻滞的偏头痛,二成药配伍有协同作用。②镇脑宁胶囊息风通络,用于肝风内动的偏头痛,养血清脑颗粒养血平肝,用于血虚肝亢的偏头痛,二成药配伍有协同作用。

4.针灸疗法

（1）常选穴位

太阳印堂足临泣,百会上星与头维。

风池太冲四神总,外关率谷合谷俱。

简注 ①共取12个穴;②留针半小时。

（2）精选对穴与方义

悬钟透三阴交（透穴）：悬钟属足少阳胆经,又为八会穴

神经精神科常见病 | 231

之髓会，可疏调肝胆气机，用于治疗颈项强痛、偏头痛等；三阴交属足太阴脾经，又为四阳九针穴之一，具有补脾胃、理肝肾之功，用于治疗头晕、失眠等症。针刺悬钟透三阴交，从阳引阴，能疏通经络而止痛。

【中西医结合治疗】

处方 麦角胺、复方羊角胶囊。

简注 中、重度偏头痛常首选麦角胺，本药为5-羟色胺受体非选择性激动药，能迅速终止偏头痛的急性发作，辅以复方羊角胶囊疗效更好。复方羊角胶囊由羊角、川芎、白芷、制川乌组成，可平肝镇痛，用于各型偏头痛。

【心悟】

偏头痛的心理治疗。

心理治疗颇重要，行为指导催眠好。

自我训练六公式，生物反馈有良效。

安定"左洛"心得安，勿忘行为调节药。

简注 偏头痛的心理治疗效果较好，在治疗偏头痛诸多疗法中占重要地位。常用的心理疗法有以下5种。

①行为指导法：注意劳逸结合，生活规律化，逐渐改变性格中不成熟之处，还要少饮烈酒、节制饮食，勿过饥过饱，也不要摄取高脂食物，禁食含酪胺高的食物如干酪、扁豆、红葡萄酒、啤酒、腌鱼、鸡肝、香蕉、柑橘、巧克力等。一旦发作，须静卧，保持安静。②催眠疗法：当患者进入浅度睡眠状态时，应直接暗示偏头痛先兆症状消失，剧烈头痛减轻以至消失，精神障碍消失。③自我训练法：舒尔茨标准六公式中着重额部凉感公式，通过自我训练可恢复大脑自我控制功能，纠正血管舒缩功能紊乱。④生物反馈法：手指升温反馈训练与颞动脉搏动反馈及数据可治疗偏头痛。⑤行为调节药：如地西泮、利眠药、舒必利、普萘洛尔（心得安）均

可镇静安神并调节 5-HT 血浓度，必要时要用抗抑郁药舍曲林（左洛夏）、氟西汀（百忧解），此二药都能降低偏头痛发作的频率与强度。

四十二、脑血栓形成

脑血栓形成是脑梗死中最常见类型，是指脑动脉主干病变导致血管狭窄或闭塞进而形成血栓并出现相应的症状与体征的急性缺血性脑血管病，相当于中医学的"中风"。

脑血管病是指各种血管源性病因引起的脑部疾病的总称，又称"脑卒中"或"中风"。它是导致人类死亡的三大疾病之一，其发病率、患病率、死亡率随年龄增长而增加，75 岁以上者发病率是 45—55 岁年龄组的 5~8 倍。因此，WHO 将每年的 10 月 29 日定为"世界卒中日"。

【诊断】

> 静态发病局灶症，昏迷呕吐无或轻。
> 部分常有前驱症，脑液正常色透明。
> CT 核磁定类型，动脉硬化是病因。

简注 ①局灶症指颈内动脉系统和（或）椎－基底动脉系统的症状与体征，如黑矇、偏瘫、偏盲、眩晕、呕吐，甚至昏迷等。

脑血栓形成的临床表现	
血栓部位	临床表现（局灶症、定位症）
颈内动脉	对侧偏瘫、面部轻瘫、偏身感觉障碍、一过性黑矇、霍纳征
大脑前动脉	偏瘫（下肢为重）、精神症、嗅觉障碍、尿失禁
大脑中动脉	典型三偏征（对侧偏瘫、同向偏盲、偏身感觉障碍），常伴失语
椎－基底动脉	首发眩晕、耳鸣、呕吐、共济失调、构语困难、吞咽障碍
大脑后动脉	偏盲、黑矇、共济失调、不自主运动（手足徐动和震颤）、交叉瘫

神经精神科常见病 | 233

②有前驱症者约25%，如乏力、肢体麻木、眩晕等。③脑CT在发病后24~48h逐渐显示低密度梗死灶。

【西医治疗】

1. 常用疗法

包括一般治疗8条，特殊治疗8条。

（1）一般治疗8条的要点：①营养支持，水电平衡；②吸氧以保持呼吸道通畅；③控制血糖在6~9mmol/L；④降血压谨慎血管紧张素转化酶抑制药（ACEI）；⑤降颅压，用甘露醇、呋塞米；⑥预防消化道出血，用H_2受体拮抗药（H_2RB）/质子泵抑制药（PPI）；⑦预防血栓，用低分子肝素；⑧抗生素抗感染消炎。

一般治疗8种，休息营养对症。

吸氧控糖消炎，二降二防调控。

（2）特殊治疗8条的要点。

特殊治疗8条，溶栓抗凝中药。

降纤清基脑保，外科康复治疗。

早期溶栓与抗凝，尿激肝素华法林。

降纤脑保营养剂，自由基团应廓清。

调整血压降颅压，康复治疗复体能。

简注 ①超早期溶栓治疗：常用溶栓药为尿激酶，通常在发病6h内应用。②抗凝血治疗：应用肝素、低分子肝素或华法林。③降纤治疗：尤其适用于高纤维蛋白原血症，如降纤酶、巴曲酶、蚓激酶等。④脑保护治疗：包括采用钙通道阻滞药、神经营养剂、自由基清除剂等。临床常用的钙通道阻滞药如尼莫地平；神经营养药有三磷酸腺苷、辅酶A、细胞色素C、胞磷胆碱、脑活素、溴隐亭等；自由基清除剂如维生素C、维生素E、地塞米松、谷胱甘肽，以及新制剂依达拉奉注射液等。

⑤调整血压勿太低，否则反而影响大脑血供，加重病情。故宜慎重降血压。常用对脑血管影响小的药物如拉贝洛尔、卡托普利等。⑥降低颅压：如有脑水肿，可应用20%甘露醇快速静脉滴注，每6小时1次，亦可用25%的山梨醇与50%葡萄糖静脉滴注，还可用呋塞米（速尿）与10%白蛋白联合应用。⑦康复治疗：恢复期要进行体能和技能的训练以降低致残率。

2. 偶联疗法

处方 ①尿激酶、甘露醇；②低分子肝素（法安明）、拉贝洛尔；③硝普钠、巴曲酶；④尼莫地平、地塞米松；⑤胞磷胆碱、维生素E；⑥重组人组织型纤溶酶原激活物（rt-PA）、依达拉奉。

解析 ①本病的特殊治疗包括超早期溶栓、抗血小板聚集、抗凝血、脑保护治疗等。如病情较重，要超早期溶栓，最常用的溶栓药物是尿激酶，发病6h内静脉滴注；如有脑水肿与高颅压，可选用甘露醇快速静脉滴注。②低分子肝素（法安明），本品抗凝血，可防止血栓扩展和新血栓形成；患者发病24h后如血压较高，应加用降血压药拉贝洛尔，本药对脑血管影响较小，故常为首选。③本病亚急性期可使用血管扩张药硝普钠，本品能改善缺血区脑供血。还可进行降纤治疗如静脉滴注巴曲酶，巴曲酶即蛇凝血霉素，本品可降解纤维蛋白原，抑制血栓形成，提高梗死侧脑血流灌注。④脑保护治疗常用钙通道阻滞药如尼莫地平，还可使用自由基清除剂如地塞米松。⑤胞磷胆碱是神经细胞营养剂之一，可促进脑细胞营养代谢，配伍维生素E清除自由基，有助于本病的早日康复。⑥重组人组织型纤溶酶原激活物（rt-PA）是我国最常用的溶栓药物之一；依达拉奉是新自由基清除剂，可明显增加脑内N-乙酰门冬氨酸（NAA）的含量，抑制脂质过氧化，从而抑制脑细胞、血管内皮细胞、神经细胞的氧化损伤，用于改善脑血栓形成所致的神经症状、日常生活活动能力和功能障碍。

【中医治疗】

1.辨证论治

    肝阳暴亢风火扰,天麻钩藤饮见效。
    风痰阻络导痰汤,真方白丸也较好。
    气虚血瘀补阳五,镇肝熄风风动早。

简注

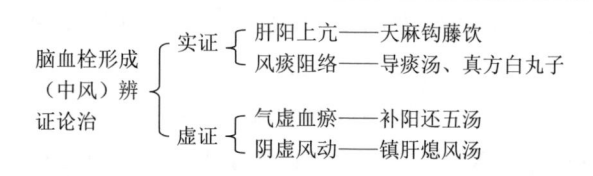

```
              ┌ 实证 ┌ 肝阳上亢——天麻钩藤饮
脑血栓形成 ┤      └ 风痰阻络——导痰汤、真方白丸子
 (中风)辨 ┤
  证论治   └ 虚证 ┌ 气虚血瘀——补阳还五汤
                 └ 阴虚风动——镇肝熄风汤
```

2.中成药剂

    人参华佗再造丸,脑明五加银杏叶。

简注 上述中成药指:①人参再造丸;②华佗再造丸;③脑明注射液;④刺五加注射液;⑤银杏叶片。

3.对药疗法

组方 ①刺五加、银杏叶;②川芎、葛根;③脑安颗粒(胶囊)、人参再造丸;④益脑宁片、华佗再造丸;⑤脉络宁注射液、消栓口服液。

方义 ①刺五加益气健脾、补肾安神,糖苷是其主要有效成分,本品具有明显的抗应激、耐缺氧作用,还能改善大脑供血量,调整血脂,调节内分泌功能紊乱,能降低细胞脂质过氧化,故可用于脑梗死;银杏叶主要成分为银杏黄酮,功用活血止痛,可用于脑血管痉挛。二中药合用,可用于脑血栓形成。②川芎为活血止痛药、主含川芎嗪生物碱,能扩张心脑血管,增加脑血流量,改善微循环,还可抑制血小板聚集,预防血栓再形成,故可用于本病的防治;葛根为发散风热药,主要含黄酮类物质，亦能扩张心脑血管，改善微循环、抑制血小板聚集，故二药配伍，有协同作用。③脑安颗粒活血化瘀、益气通络，用于脑血栓形成属气虚血瘀证候者；人参再造丸益气养血、活血通络，亦用于本病气虚血瘀证者。④益脑宁益气补肾、活血通脉，用于气虚血瘀、肝肾不足导致的脑卒中及其后遗症；华佗再造丸活血化瘀、化痰通络，用于脑卒中恢复期与后遗症。二成药皆用于本病恢复期患者及其后遗症。⑤脉络宁注射液清热养阴、活血化瘀，用于脑血栓形成及后遗症；消栓口服液即补阳还五汤，功用补气、活血通络，用于本病疗效好。二成药配伍，一为注射液，一为口服液，具有良好的协同作用。

4. 针灸疗法

（1）常选穴位

合谷曲池手三里，膀胱大杼肩髃遗。

环跳昆仑阳陵泉，阳明解溪足三里。

任脉廉泉督哑门，通里三阴交太溪。

前五臂瘫中五腿，下五謇涩不言语。

简注 ①合谷、曲池、手三里、肩髃都属手阳明大肠经的穴位；②前二句5个穴主治上肢瘫；③中间两句5个穴主治下肢瘫；④末两句5个穴主治脑卒中不语。

（2）精选对穴与方义

①人中、合谷：人中属督脉，可苏厥逆、清神志，醒脑开窍，回阳救逆；合谷属手阳明大肠经原穴，可通经活络、镇静安神、通降肠胃。二穴配伍，一上一下、一升一降，醒脑开窍，启闭苏厥，用于本病急性期甚佳。②手三里、足三里：手三里与足三里配伍，源于《席弘赋》，二穴合用，可治疗脑血栓形成后遗症——偏瘫，包括颈内动脉血栓、大脑前动脉与中动脉血栓等。脑血栓形成的病机总因本虚标实，而脾胃不足为本虚的

主要病因，盖过食肥甘、嗜饮酒浆，可损伤脾胃以致脑腑功能失调，扰乱脑窍，窜犯经络，发为脑卒中。手三里属手阳明大肠经，可祛风通络、和胃利肠；足三里属足阳明大肠经，可健脾和胃、调和气血。二穴配伍，一胃一肠，宣通胃肠，调整气机，可治偏瘫、半身不遂。

【中西医结合治疗】

处方 ①重组人组织型纤溶酶原激活物(rt-PA)、刺五加注射液；②尿激酶、刺五加注射液；③尼莫地平、消栓口服液。

简注 ①重组人组织型纤溶酶原激活物优于尿激酶，且有更高的安全性与有效性，宜在发病后 3h 内静脉滴注。刺五加益气健脾、补肾安神，糖苷是其主要有效成分，故可用于脑梗死。②尿激酶在中国应用最普遍，为避免梗死灶继发出血，不宜同时使用活血化瘀的中药，故急性期还是配伍刺五加注射液安全可靠。③尼莫地平为二氢吡啶类钙通道阻滞药，可解除脑血管痉挛，对缺血性脑损伤有保护作用；消栓口服液补气、活血、通络，常用于治疗脑血管意外后遗症。二药配伍，可用于脑血栓形成恢复期。

【心悟】

急性脑血管病的临床类型

中风分为两类型，缺血性与出血性。

前者脑梗小中风，后者细分四亚型。

最多见为脑血栓，故应熟悉脑血供。

简注 ①见急性脑血管病的临床分类。②小中风即短暂性脑缺血发作（TIA）。③见脑血供各动脉分支。

```
                    ┌短暂性脑缺血发作（TIA）
              ┌缺血性┤           ┌脑血栓形成（最多见）
              │     └局灶性脑梗死 ┤脑栓塞
急性脑血管     │                 └腔隙性梗死
病临床类型    │     ┌脑出血
              └出血性┤蛛网膜下腔出血
                    │硬膜外出血
                    └硬膜下出血
```

脑血供各动脉分支示意图

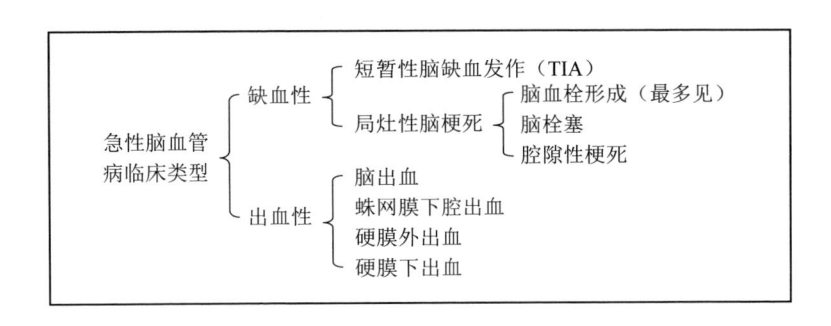

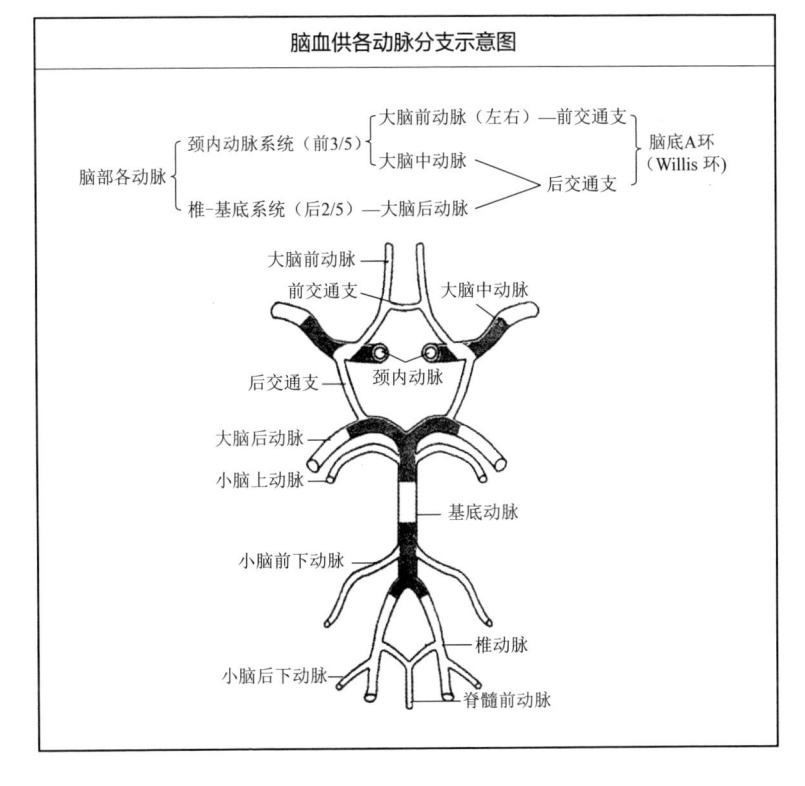

```
                          ┌大脑前动脉（左右）—前交通支┐
          ┌颈内动脉系统（前3/5）┤                        │脑底A环
脑部各动脉┤                  └大脑中动脉————————后交通支┘（Willis环）
          └椎-基底系统（后2/5）—大脑后动脉
```

应高度重视血栓病的防治

　　血栓疾病危害多，脑梗心梗肺栓塞。

　　易患因素需明了，诱因应对务晓得。

　　放之全身而皆准，运动弹袜预防可。

神经精神科常见病 | 239

抗凝溶栓基本法，食疗梯度亦紧迫。

简注 ①血栓病是循环血液中异常的血凝块造成的疾病，如脑血栓形成（脑梗死中最常见类型）、冠心病（心绞痛或心肌梗死）、肠系膜动脉血栓形成及四肢动脉血栓形成（周围动脉闭塞性疾病）、血栓性静脉炎、深静脉血栓形成和肺栓塞等。血栓疾病危害较为严重，可引起偏瘫、意识障碍、双目失明、心力衰竭、肢体缺血性坏死、休克、昏迷甚至死亡等。此类疾病发病率多年来居高不下，其中脑血栓形成、心肌梗死、肺栓塞是三大常见死亡原因。国际血栓与止血学会确定每年的10月13日为"世界血栓日"。②本病的易患因素如长期住院、骨折、妊娠、癌症、老龄等。③诱因有糖尿病、高脂血症、肾病综合征、肥胖、烟酒嗜好、精神紧张等。④预防措施如运动锻炼、穿弹力袜、控制体重、情绪稳定、按时服药等。⑤基本疗法如使用抗凝血药与溶栓药。⑥食疗第一阶梯：西红柿、西蓝花、黄瓜、苹果；第二阶梯：茴子白、紫皮洋葱、大蒜、香菇；第三阶梯：油菜、油麦菜等。

四十三、脑出血

脑出血是指原发性、非外伤性脑实质出血，相当于中医学的"偏枯""大厥"。

【诊断】

动态发病便失禁，头痛呕吐血压升。

意识障碍定位症，脑膜刺激征阳性。

既往高血压病史，激动用力是诱因。

CT高密度阴影，血性脊液脑压增。

简注 ①典型患者诊断依据三方面，即中老年高血压病患者，在体力活动或情绪激动时突然发病；出现偏瘫、失语与意识障碍。②迅速出现定位表现。

- 内囊出血：三偏征即同向偏盲、对侧偏瘫、偏身感觉障碍。
- 脑桥出血：交叉瘫。
- 中脑出血：四肢瘫。
- 小脑出血：共济失调、眩晕、频繁呕吐。
- 脑叶出血：偏瘫、失语、视野缺损、精神症。
- 脑室出血：极为严重，预后不良，常在24h内死亡。

③脑膜刺激征阳性。④既往有高血压病史。⑤常有激动、用力等诱因。⑥CT为首选检查，CT可提供直接依据，可见圆形或椭圆形高密度区，边界清楚。⑦脑脊液异常：颅压增高，外观为洗肉水样或均匀血性脑脊液。

【西医治疗】

1. 常用疗法

绝对卧床少搬动，鼻饲清除脑水肿。
调整控制高血压，积极防治并发症。
平衡水电强营养，止血抗凝药酌用。
危重开颅清血肿，康复治疗早进行。

简注 ①一般治疗：绝对卧床，就近抢救，尽量避免搬动；禁食24~48h，以后酌情下胃管鼻饲。②消除脑水肿，降低颅内压：选用20%甘露醇、10%呋塞米（速尿）、10%复方甘油溶液、10%白蛋白及地塞米松静脉滴注。③血压应控制在150~160/90~100mmHg为宜，常用卡托普利、美托洛尔（倍他乐克）等。④常见并发症有感染、应激性溃疡、痫性发作、中枢性高热、下肢血栓形成等，可用抗生素、雷尼替丁、溴隐亭等治疗。⑤非高血压性脑出血：应用止血药、抗凝血药维生素K、氨基己酸、鱼精蛋白、凝血因子或新鲜血浆。⑥危重患者如小脑出血>10ml、脑叶出血>30ml，应给予外科手术治疗，常用手术为开颅血肿消除术、脑室引流术。⑦康复治疗：

脑出血后只要患者生命体征平稳，病情稳定，康复治疗应及早进行，这对于患者神经功能，提高生活质量大有裨益。包括肢体康复、语言康复与精神心理康复。

2.偶联疗法

处方 ①甘露醇、呋塞米；②贝那普利、氨甲苯酸（止血芳酸）；③阿莫西林、雷尼替丁；④地西泮、溴隐亭。

解析 ①积极控制脑水肿是治疗脑出血急性期的关键，如有脑疝征象，应快速静脉滴注20%甘露醇，以降低颅内压、消除脑水肿，常与呋塞米合用或交替使用。②调控血压应考虑患者的年龄、病史等，如收缩压＞200mmHg，可口服贝那普利等转换酶抑制药；如有凝血功能障碍，可使用氨甲苯酸。③本病如有并发症如肺部感染与尿路感染，可用阿莫西林抗感染，如有应激性溃疡，可用雷尼替丁防治消化道出血。④如出现中枢性高热，可用多巴胺受体激动药溴隐亭，常与地西泮合用。

【中医治疗】

1.辨证论治

风火闭窍阳闭证，羚角钩藤送安宫。

痰湿蒙窍是阴闭，涤痰汤灌苏香中。

元气败脱回救阳，参附生脉共奏功。

简注

脑出血（偏枯、大厥）辨证论治
- 风火闭窍证（阳闭）——羚角钩藤汤送服安宫牛黄丸
- 痰湿蒙窍证（阴闭）——涤痰汤灌服苏合香丸
- 元气败脱证（脱证）——参附汤合生脉散

2.中成药剂

回春再造丸华佗，醒脑静液大活络。

简注 上述中成药指：①中风回春丸；②华佗再造丸；③醒脑静注射液；④大活络丹。

3. 对药疗法

组方 ①参附注射液、生脉饮（颗粒、胶囊、注射液）；②大活络丹（胶囊）、醒脑静注射液；③中风回春丸（胶囊、片）、华佗再造丸。

方义 ①脑卒中有闭证与脱证之分，脱证要合用参附注射液与生脉饮。前者回阳救逆、益气固脱，后者益气复脉、养阴生津。②大活络丹祛风除湿、活络化痰，用于风痰瘀阻所致的脑卒中；醒脑静注射液开窍醒脑、清热解毒，本方源于《温病条辨》安宫牛黄丸并进行了加减与改进，用于脑卒中闭证及偏瘫等病证。二成药配伍，可用于脑出血及其后遗症。③中风回春丸活血化瘀、舒筋通络，用于痰瘀阻络所致的脑卒中；华佗再造丸功用雷同中风回春丸，二成药合用于脑出血恢复期和后遗症。

4. 针灸疗法

（1）常选穴位

主穴风府与哑门，配穴多少应随症。

昏迷百会与水沟，高压曲池和太冲。

失禁秩边阴陵泉，肢瘫上下各不同。

尺泽外关二间上，下选环跳泉阳陵。

简注 ①主穴2个，即风府与哑门。②配穴随病证而定，昏迷、高血压、尿失禁均取穴2个。③上肢瘫痪取3个穴，即尺泽、外关、二间；下肢瘫痪取2个穴，即环跳、阳陵泉。

（2）精选对穴与方义

①百会、涌泉：百会属督脉，为诸阳之会，针刺可迅速升提阳气，主治脑卒中；涌泉属足少阴肾经井穴，又是回阳九针穴之一，可通关开窍、苏厥回逆。二穴配伍，可用于脑出血闭证。

②哑门、涌泉：哑门亦属督脉，是督脉与阳维脉交会脉，又是回阳九针穴之一，涌泉也是回阳九针穴之一，二穴配伍，用于脑出血闭证、实证。③哑门、关冲：哑门与关冲配伍，源于《百症赋》。哑门前已述及，关冲属手少阳三焦经，为井金穴，可开窍醒神、回阳救逆。哑门为病处取穴，关冲为循经远处配穴，二穴合用，通经活络，开窍回阳之功益彰。④哑门、廉泉：哑门属督脉，与舌本相连，可开神窍、利发音，廉泉属任脉，位于舌本下，可通窍络、利发音。二穴配伍，出于俞募配穴法、前后配穴法、任督配穴法，可用于脑出血失语症。⑤哑门、风府：皆属督脉，风府又是督脉与阳维脉交会穴，能祛风散邪、醒脑开窍。二穴配伍，主治中风舌缓、突发失音不能言。⑥廉泉、通里：配伍可用于各种失语症。廉泉属任脉已如前述，通里属手少阴心经络穴，通于表，达于里，可调心气，通窍络，疗失语。⑦商阳、少商：配伍用于脑出血急救。商阳属手阳明大肠经，可清热开郁、宣通肌表，用于中风跌倒、不省人事；少商属手太阴肺经，亦治卒暴昏沉，二穴配伍，符合表里取穴法，因肺与大肠相表里，为起死回生之妙法。⑧中冲、少泽：中冲属手厥阴心包经，主治中风跌倒、不省人事，少泽属手太阳小肠经，功用同中冲，故二穴合用有协同作用，用于脑出血闭证。

【中西医结合治疗】

处方 ①甘露醇、醒脑静注射液；②呋塞米、中风回春丸。

简注 ①应用甘露醇降低颅内压，是治疗脑出血急性期的重要环节；醒脑静功效与安宫牛黄丸相近，用于脑卒中。二药配伍，用于脑出血有协同作用。②呋塞米消除脑水肿、降低颅内压的疗效亦好，辅以中风回春丸疗效更好。

【心悟】

脑卒中四病的鉴别。

中风四病要鉴别，三大层次九要点。

①-③点属病史，④-⑥点为表现。
⑦-⑨点是辅检，记分鉴别更简便。

简注

<table>
<tr><td colspan="5" align="center">主要急性脑血管病的鉴别</td></tr>
<tr><td rowspan="2">鉴别点</td><td colspan="2">缺血性脑卒中</td><td colspan="2">出血性脑卒中</td></tr>
<tr><td>脑血栓形成</td><td>脑栓塞</td><td>脑出血</td><td>蛛网膜下腔出血</td></tr>
<tr><td>①常见病因</td><td>动脉硬化、短暂性脑缺血发作</td><td>风湿性心脏病等心脏病史</td><td>高血压、动脉硬化</td><td>动脉瘤、血管畸形</td></tr>
<tr><td>②发病年龄</td><td>50岁以上</td><td>20—40岁</td><td>50岁以上</td><td>40岁以上</td></tr>
<tr><td>③发病缓急</td><td>较缓</td><td>最急</td><td>急</td><td>急</td></tr>
<tr><td>④意识障碍</td><td>少</td><td>少</td><td>多</td><td>一过性</td></tr>
<tr><td>⑤偏瘫</td><td>有</td><td>有</td><td>常有</td><td>少见</td></tr>
<tr><td>⑥脑膜刺激征</td><td>多无</td><td>多无</td><td>偶有</td><td>明显</td></tr>
<tr><td>⑦脑脊液</td><td>清</td><td>清</td><td>压力高、血性</td><td>压力高、血性</td></tr>
<tr><td>⑧CT</td><td>低密度区</td><td>低密度区</td><td>高密度区</td><td>高密度区</td></tr>
<tr><td>⑨脑血管造影</td><td>动脉分支狭窄或闭塞</td><td>动脉分支狭窄或闭塞</td><td>出现无血管区</td><td>动脉瘤血管畸形</td></tr>
</table>

记分法鉴别出血性脑血管病与缺血性脑血管病。

<table>
<tr><td colspan="3" align="center">记分法</td></tr>
<tr><td>发病急</td><td>1分</td><td rowspan="5">总分＞11分　出血性
总分＜5分　缺血性
5～11分　两者皆可能
（符合率 98%）</td></tr>
<tr><td>活动时发病</td><td>2分</td></tr>
<tr><td>剧烈头痛</td><td>4分</td></tr>
<tr><td>呕吐</td><td>4分</td></tr>
<tr><td>昏迷</td><td>4分</td></tr>
<tr><td>颈强直</td><td>4分</td></tr>
</table>

神经精神科常见病

四十四、癫痫

癫痫是一组由大脑神经元异常高频放电而引起的短暂中枢神经系统功能失常为特征的慢性脑病,临床上可表现为运动与感觉、意识和行为及自主神经不同程度的障碍。相当于中医学的"痫症""羊痫风"。

癫痫是神经系统的常见病,根据病因分为特发性(遗传性)癫痫、继发性(症状性)癫痫与隐源性癫痫。流行病学资料显示癫痫发病率为500/10万;死亡率为(1.3~3.6)/10万,为一般人群的2~3倍。WHO把每年的6月28日定为"癫痫关爱日"。65岁以上的癫痫患者多为症状性癫痫,原发病因以脑血管病(脑卒中)、脑瘤为主。

【诊断】

> 确定病史具五性,部分全面持续型。
> 神经影像脑电图,生化检验可协诊。
> 诊断步骤分两步,病因诊断应分明。

简注 ①本病主要依据患者的确切的发作病史,具有短暂性、发作性、反复性、间歇性、刻板性。②还要依据临床三型的具体表现。根据国际抗癫痫联盟2001年分类,癫痫主要分为部分性发作、全面性发作与癫痫持续状态。部分性发作又有单纯型与复杂型的不同,即单纯部分性发作与复杂部分性发作,前者旧称局限性发作,后者旧称精神运动性发作,全面性发作主要包括强直阵挛发作与失神发作,前者旧称大发作,后者旧称小发作。癫痫四种主要类型的临床特点。③癫痫持续状态实质上是大发作的一种特殊类型。④辅助检查主要指神经影像学与脑电图。脑电图是诊断癫痫最常用的辅助方法,大发作表现为高波幅棘波,小发作表现为棘慢波交替,精神运动性发作表现为低电压平顶波、局限性发作表现为棘尖波。

⑤实验室检查和生化检验如血常规、血糖、血脂、血钙、苯丙酸尿的测定、大便虫卵与脑脊液检查等。⑥诊断步骤分为两步,首先确定是否为癫痫,其次分析病因,进行病因诊断。⑦本病病因诊断指原发性与继发性,原发性多由遗传所致,继发性因素有脑外伤、脑炎、囊虫病、脑瘤、阿尔茨海默病;全身因素如尿毒症、肝昏迷、低血糖等;诱因有睡眠不足、疲劳饥饿、精神刺激、饮酒等。⑧癫痫持续状态的诊断要点可概括为下列歌诀。

癫痫 4 种主要临床类型的特点			
全面性发作		部分性发作	
强直阵挛发作 (大发作)	失神发作 (小发作)	单纯 (局限性发作)	复杂 (精神运动性发作)
• 特征:意识模糊,全身对称性抽搐 • 三期 — 强直期,5~30s — 阵挛期,1~3min — 惊厥后期,10余分钟至数小时	• 特征:一过性意识障碍 • 儿童多见 — 持续5~20s — 动作中止、语言中断、呆立不动、呼之不应	• 特征:以局部症状为特征而无意识障碍 • 亚型(二亚型) — 运动性发作 — 体感性发作	• 特征:以意识障碍和精神症状为突出表现 • 亚型(六亚型) — 特殊感觉性 — 内脏感觉性 — 记忆障碍性 — 思维障碍性 — 情感障碍性 — 自动症

  典型病史与诱因,发作状态症征明。
  结合脑电多棘波,生化CT磁共振。
  病因诊断重中重,原发继发应区分。

【西医治疗】

1. 常用疗法

  根据类型选药新,首选次选记分明。
  丙戊酸盐乃广谱,合理用药长疗程。
  持续状态强防护,首选安定苯妥英。

不良反应严观察，手术适应顽难症。

简注 ①不同的临床类型选择不同的抗癫痫药，简编如下。

首选次选记分明，首选常为老传统。

次选多为新型药，拉莫三嗪替加宾。

癫痫各型应用的药物		
发作类型	首选	次选
强直阵挛发作	苯妥英钠、苯巴比妥	丙戊酸钠、氯硝西泮、拉莫三嗪、艾司唑仑
失神发作	苯琥胺、乙琥胺	丙戊酸钠、三甲双酮、唑尼沙胺、艾司唑仑
单纯部分性发作	苯妥英钠、苯巴比妥	丙戊酸钠、扑米酮、唑尼沙胺
复杂部分性发作	卡马西平、奥卡西平	丙戊酸钠、加巴喷丁、替加宾、拉莫三嗪
癫痫持续状态	地西泮、苯妥英钠、水合氯醛	氯硝西泮、丙泊酚
难治癫痫持续状态	异戊巴比妥钠、咪达唑仑	利多卡因、硫喷妥钠

②丙戊酸盐类药如丙戊酸钠、丙戊酸镁、丙戊酰胺等。③合理用药是指要坚持单药小剂量递增治疗原则、坚持必要时联合用药的原则、坚持长期用药原则、坚持增减药物、停药换药原则。特别是停、减药物，应遵循缓慢和逐渐减量原则，一般应在完全控制发作4～5年后，根据患者病情逐渐减量，减量1年左右无发作者方可停药。另外，用药宜个体化，并要严密观察其不良反应。疗程视癫痫类型而定，通常3～5年。④癫痫持续状态首选地西泮（安定）与氯硝西泮静脉注射或静脉滴注，继而用苯妥英钠、苯巴比妥维持治疗。其治疗歌诀可概括如下。

供氧通气插切管，降低颅压抗感染。

降温营养纠水电，一线二苯二西泮。

速效足量重复联，病因治疗乃关键。

⑤对于药物治疗无效的顽固性癫痫患者可实施外科手术，包括胼胝体切开术、前颞叶切除术和癫痫病灶切除术等。

2. 偶联疗法

处方 ①苯妥英钠、维生素 B_1；②苯妥英钠、氯硝西泮；③苯琥胺、乙酰唑胺；④苯妥英钠、叶酸；⑤卡马西平、维生素 B_6；⑥丙戊酸钠、维生素 B_6；⑦拉莫三嗪、维生素 B_6；⑧地西泮、异戊巴比妥钠。

解析 ①抗癫痫药的基本原则是尽可能单一药物治疗且从小剂量开始，70%～80% 的患者可控制发作，因此癫痫大发作即全面强直阵挛发作可首选苯妥英钠，又因苯妥英钠易引起神经炎，故应辅以维生素 B_1。②鉴于苯妥英钠可引起失神发作（小发作），届时也可合用氯硝西泮治疗苯妥英钠引起的失神发作。③失神发作常选苯琥胺，但该药效能不及三甲双酮，故常合用乙酰唑胺，后者为碳酸酐酶抑制药，可单独用于失神发作，二药合用，由于机制不同，故合用于失神发作有协同作用。④苯妥英钠还首选于局限性发作即单纯部分性发作，由于该药还可能干扰叶酸代谢，故应及时补充叶酸。⑤卡马西平首选于精神运动性发作即复杂部分发作，该药易产生恶心呕吐等不良反应，故可辅以维生素 B_6。⑥丙戊酸钠为广谱抗癫痫药，可用于多种类型的癫痫，辅以维生素 B_6 可矫正其胃肠道不良反应。⑦拉莫三嗪为新型抗癫痫药，可用于顽固性癫痫，亦引起的恶心呕吐等消化道反应，故亦应辅以维生素 B_6。⑧癫痫持续状态反应首选地西泮静脉注射，但因半衰期较短，故应辅以异戊巴比妥钠缓慢静脉注射。

【中医治疗】

1. 辨证论治

风痰上扰定痫丸，或用礞石滚痰丸。

黄连温胆痰热扰,肝郁涤痰龙胆泻。

瘀阻通窍活血汤,肝肾阴虚左归丸。

脾虚痰湿醒脾汤,柴胡桂枝顽症验。

简注

```
                    ┌ 风痰上扰证——定痫丸
                    │ 痰热内扰证——黄连温胆汤
                    │ 肝郁痰火证——龙胆泻肝汤+涤痰汤
癫痫(羊痫风、       │ 瘀阻清窍证——通窍活血汤
痫症)辨证论治        │ 脾虚痰湿证——醒脾汤
                    │ 肝肾阴虚证——左归丸
                    └ 顽      症——柴胡桂枝汤
```

2. 中成药剂

牛黄清心磁朱丸,当归龙荟礞滚痰。

简注 上述中成药指:①牛黄清心丸;②磁朱丸;③当归龙荟丸;④礞石滚痰丸。

3. 对药疗法

组方 ①礞石滚痰丸、当归龙荟丸;②磁朱丸、左归丸;③羊痫风丸、医痫丸;④癫痫宁、癫痫康。

方义 ①癫痫有实证、虚证之分,实证可用礞石滚痰丸与当归龙荟丸。前者用于痰火扰心的癫狂惊悸,后者用于肝胆火旺、肝郁痰火证。②磁朱丸用于本病虚证,左归丸亦然,二成药合用于心肾阴虚、肝肾阴虚证。③羊痫风丸息风止惊,清心安神,用于癫痫;医痫丸祛风化痰,定痫止搐,用于痰阻脑络所致癫痫。二成药可合用于本病发作期。④癫痫宁片豁痰开窍,息风安神,用于风痰上扰所致癫痫,癫痫康亦然,二成药合用于本病大发作,具有协同作用。

4. 针灸疗法

(1) 常选穴位

风池内关与人中,强刺督胆心包经。

或取心俞并肝俞，平补平泻神门心。

简注 ①人中属督脉，风池属胆经，内关为心包经；②心俞、肝俞均属足太阳膀胱经，神门属手少阴心经。

（2）精选对穴与方义

①后溪、鸠尾：后溪属手太阳小肠经井木穴，又为八脉交会脉之一，可宣通阳气，宁心安神、通络止痛，用于治疗热性病证、癫痫、头项强痛等，为治癫痫之专穴；鸠尾属任脉络穴，主治癫狂痫，为治癫痫之配穴。二穴配伍，治疗癫痫有良效。②神庭、身柱：神庭与身柱皆属督脉，神庭主灸羊痫风，身柱主治羊痫风，亦可灸。两穴合用，可治癫痫。③劳宫、涌泉：劳宫属手厥阴心包经，为荥火穴，可凉血息风、理气和胃，镇静安神；涌泉属足少阴肾经，为井木穴，可醒脑开窍、镇静安神。劳宫位于手心，涌泉位于足心，二穴配伍，一上一下、一心一肾、一水一木，相互促进，共奏清上安下、息风镇静、抗痫止痉之效。

【中西医结合治疗】

处方 ①苯妥英钠、牛黄清心丸；②苯巴比妥、磁朱丸；③丙戊酸钠、礞石滚痰丸。

简注 ①苯妥英钠首选于强直阵挛发作与单纯部分性发作，也可用作癫痫持续状态的维持治疗，辅以牛黄清心丸清心化痰、镇惊祛风，则治疗癫痫疗效更好。②苯巴比妥亦首选于强直阵挛癫痫性发作与单纯部分性发作，如辅以磁朱丸用于虚证较好。③如为实证，则可联用丙戊酸钠与礞石滚痰丸。前者为广谱抗癫痫药，后者用于风痰上扰证。

【心悟】

各型癫痫的常用药。

　　　　首选次选记分明，首选常为老传统。

　　　　次选多为新型药，拉莫三嗪替加宾。

神经精神科常见病 | 251

广谱丙戊酸盐类，唑尼沙胺现少用。

简注 ①癫痫各型应用的药物。②传统老药常首选，新药常为次选。③丙戊酸盐类药如丙戊酸钠、丙戊酸镁、丙戊酰胺等。④唑尼沙胺也是广谱，但可能引起肾结石，故现已少用。

癫痫各型应用的药物		
发作类型	首　选	次　选
强直阵挛发作（大发作）	苯妥英钠、苯巴比妥	丙戊酸钠、氯硝西泮、拉莫三嗪
失神发作（小发作）	苯琥胺、乙琥胺	丙戊酸钠、三甲双酮、唑尼沙胺
单纯部分性发作（局限性发作）	苯妥英钠、苯巴比妥	丙戊酸钠、扑米酮、唑尼沙胺
复杂部分性发作（精神运动性发作）	卡马西平、奥卡西平	丙戊酸钠、加巴喷丁、替加宾
癫痫持续状态	地西泮、利多卡因、苯妥英钠、苯巴比妥	水合氯醛、氯硝西泮、丙泊酚

四十五、帕金森病

帕金森病（PD）又称震颤麻痹，是一种常见于中老年锥体外系神经变性疾病。临床特征为静止性震颤、肌强直、运动迟缓和姿势步态障碍，相当于中医学的"肝风"。

帕金森病是一种慢性、进展性、运动障碍性疾病，隐匿起病，缓慢进展。症状始于一侧上肢，逐渐波及同侧下肢，再累及对侧上下肢，很难治愈。WHO将每年的4月11日定为"世界帕金森病日"。

【诊断】

震颤搓丸过六十，运动迟缓肌强直。

慌张步态下坡甚，起病隐袭黑质失。

CT脑液无异常，基因检测正电子。

简注 ①本病诊断依据发病年龄、临床表现与病程，以及基因突变、正电子发射断层扫描（PET）异常等。②典型表现是静止性震颤，常为首发症状，表现为拇指与屈曲的示指间呈"搓丸样动作"。③运动迟缓呈"面具脸"。④肌强直呈"铅管样"与"齿轮样"。⑤步态呈前冲样或称慌张步态，下坡时更突出。⑥采用正电子发射断层扫描（PET）可发现患者黑质多巴胺能神经元显著丢失；DNA印迹技术可发现患者基因突变。

【西医治疗】

1. 常用疗法

> 综合治疗重心身，首选药疗少递增。
> 左旋多巴最基本，金刚安坦开马君。
> 抑酶丙炔苯丙胺，DR激动溴隐亭。
> 康复定向手术疗，移植基因有前景。

简注 ①帕金森病（PD）很难治愈，应采用综合治疗，包括药物治疗、手术治疗、康复治疗与心理治疗，但首选药物治疗，且宜小剂量缓慢递增。②心理疗法可用于本病的辅助治疗（见下述"心悟"）③左旋多巴是治疗本病的基本、最有效的药物；金刚烷胺促进释放多巴胺，苯海索（安坦）、丙环定（开马君）都属于抗胆碱能药，对震颤和强直有一定效果；司来吉兰（丙炔苯丙胺）是单胺氧化酶抑制药，可延长多巴胺作用时间；溴隐亭是多巴胺受体激动药。④如药物无效，可采用立体定向手术治疗。⑤还应进行康复训练、教育、指导与心理疏泄。本病早期无须特殊药物治疗，应鼓励患者多做主动运动，晚期要对患者进行语言、进食、走路及各种日常生活的康复训练和指导，包括语音语调锻炼、面部肌肉的锻炼、手部四肢及躯干的锻炼、松弛呼吸肌锻炼、步态及平衡锻炼及姿势恢复锻炼等。⑥细胞移植及基因治疗虽有较好前景，但尚不能应用于临床。

2. 偶联疗法

处方 ①左旋多巴、苄丝肼（美多巴）；②左旋多巴、卡比多巴（帕金宁）；③复方左旋多巴、司来吉兰；④复方左旋多巴、溴隐亭；⑤复方左旋多巴、普拉克索；⑥苯海索（安坦）、金刚烷胺。

解析 ①左旋多巴是治疗本病最有效的药物，其机制是作为多巴胺的合成前体可通过血脑屏障，脱羧后转变成多巴胺，从而维持纹状体神经递质平衡，调节基底节运动功能；苄丝肼为外周多巴胺脱羧酶抑制药，可使循环中左旋多巴含量增高 5~10 倍，因而它进入中枢的量也增多。二药合用组成美多巴，既可减少左旋多巴用量，又可降低左旋多巴心血管系统的不良反应。②左旋多巴与卡比多巴的复方称帕金宁，后者亦为外周多巴胺脱羧酶抑制药。③司米吉兰为单胺氧化酶抑制药，可抑制神经元内多巴胺分解，增加脑内多巴胺含量，其与复方左旋多巴合用有协同作用。④溴隐亭为麦角碱类多巴胺受体激动药，与复方左旋多巴合用可增加疗效。⑤普拉克索为非麦角碱类多巴胺受体激动药，作用优于溴隐亭。⑥苯海索为我国常用的抗胆碱能药，能缓解本病的震颤症状，其机制是抑制乙酰胆碱，相对提高多巴胺效应；金刚烷胺可促进神经末梢释放多巴胺并减少其再摄取，二药合用有协同作用。

【中医治疗】

1. 辨证论治

气血两虚益养通，八珍天麻钩藤饮。
肝肾阴虚定风珠，风痰阻络导痰行。
补阳还五血瘀风，阴阳两虚地黄饮。

简注

```
                    ┌ 标实 ┌ 风痰阻络证——导痰汤
帕金森病              │      └ 血瘀动风证——补阳还五汤
（肝风）              │      ┌ 肝肾阴虚证——大定风珠
辨证论治              └ 本虚 │ 气血两虚证——八珍汤+天麻钩藤饮
                             └ 阴阳两虚证——地黄饮子
```

2. 中成药剂

六味归芍地黄丸，天麻丸或天麻片。

简注 上述中成药指：①六味地黄丸；②归芍地黄丸；③天麻丸（片）。

3. 对药疗法

六味地黄丸、天麻丸（片）：六味地黄丸滋阴补肾，用于本病肝肾阴虚证，辅以天麻丸祛风除湿，补益肝肾，二成药配伍补肾养阴、柔肝息风，具有协同作用。

4. 针灸疗法

（1）常选穴位

　　肝胆大肠三焦经，风池阳陵泉太冲。
　　曲池外关主穴五，随证加减贵变通。

简注 主穴取5个，即风池、阳陵泉、太冲、曲池和外关，分属四经，即肝经、胆经、大肠经与三焦经。

（2）精选对穴与方义

太溪、太冲：太溪属足少阴肾经原穴，滋肾阴、壮元阳；太冲属足厥阴肝经原穴，疏肝理气、平肝息风。二穴配伍，一补一泻、滋肾平肝移盈补亏，清上安下，可用于帕金森病。

【中西医结合治疗】

处方 复方左旋多巴、天麻丸。

简注 复方左旋多巴有两种标准制剂，一是苄丝肼（美多

神经精神科常见病 | 255

巴），一是帕金宁，辅以天麻丸补益肝肾，疗效更好。

【心悟】

帕金森病的心理疗法。

> 本病慢性进展病，药物不能阻病情。
> 综合治疗是原创，心理疗法应运生。
> 认知行为音乐疗，改善症状有作用。

简注 ①本病虽然首选药物治疗，但只能改善症状，不能阻止病情发展，更无法治愈。②心理疗法可用于本病的辅助治疗，包括认知疗法、行为疗法与音乐疗法等，对改善症状有一定作用。

- 认知疗法：包括端正认知保持乐观心态以延缓衰老、避免接触环境毒品，避免感染与外伤，避免应用利舍平、甲基多巴，以及吩噻嗪类和丁酰苯类，必要时应用抗抑郁药。
- 行为疗法：行为治疗也是心理治疗的一个重要方面，本病早期无须特殊药物治疗，应鼓励患者多做主动运动，晚期要对患者进行语言、进食、走路及各种日常生活的康复训练和指导，包括语音语调锻炼、面部肌肉的锻炼、手部四肢及躯干的锻炼、松弛呼吸肌锻炼、步态及平衡锻炼及姿势恢复锻炼等。
- 音乐疗法。
  - 音乐处方法：主要聆听竖琴乐曲，如《竖琴的音乐世界》《竖琴协奏曲集》《星际天籁》等。
  - 参与性音乐疗法：患者学会竖琴演奏可防治其失语、失用、失认症，因此本法可用于团体治疗。美国北伊利诺大学音乐教授普莱斯年轻时就患帕金森病，他每天弹竖琴就能使各种症状中止，反之，不练习竖琴就会发现说话困难、手足肌肉失控。

- 积极聆听法：帕金森病患者可聆听《山水情》（舒心篇）；帕金森病患者晚期常有慌张步态，此时可观听摇滚乐。摇滚乐节奏强烈、台风不受拘泥、气氛热烈欢快、充满活力，有助于改善患者的慌张步态。

常见精神性疾病

四十六、抑郁症

抑郁症是各种原因引起的、以持久心境低落状态为特征的一种心境障碍，是以抑郁心境为中心的临床综合征。包括原发性抑郁与继发性抑郁，前者又称真性抑郁症，是情感障碍中最常见、最重要的临床类型，也是当今威胁人类健康和生命的最常见世界性心理疾病，称为"人类第一心理杀手"且呈上升趋势，相当于中医的郁证。

【诊断】

不可或缺四标准，症状标准首当冲。

9项至少有4项，严重标准三内容。

病程至少达二周，排除继发抑郁症。

简注 原发性抑郁症四项诊断标准指症状标准、严重标准、病程标准与排除标准。

①症状标准：以心境低落为主，并至少有下列9项中的4项：无愉快感、疲乏感、精神迟滞或激越、自责或内疚感、思维能力下降、自杀念头或自伤行为、睡眠障碍、食欲降低、性欲减退。②严重标准：社会功能受损，社会适应困难。③病程标准：至少持续2周。④排除标准：排除器质性精神障碍或精神活性物质所致抑郁。

【西医治疗】

1. 常用疗法

　　　　及时使用药物新，SSRI常用灵。
　　　　帕罗西汀氟西汀，西酞普兰舍曲林。
　　　　无效采用电抽搐，同时心疗应合并。
　　　　支持认知行为疗，人际音乐与家庭。

简注 ①抗抑郁药是当前治疗抑郁症的主要药物，此类药物已发展到第三代，即5-羟色胺再摄取抑制药（SSRI），代表药有氟西汀、帕罗西汀、舍曲林等。②如药疗无效或者有自杀倾向，应给予电抽搐治疗。③常需同时进行心理治疗，如支持疗法、认知疗法、行为指导法、人际心理疗法、愉悦疗法、音乐疗法等。

2. 偶联疗法

处方 ①氟西汀（百忧解）、维生素B_6；②马普替林（路滴美）、复合维生素B；③阿米替林（依拉维）、葡醛内酯（肝泰乐）；④氯米帕明（氯丙咪嗪）、利血生。

解析 ①抗抑郁药的应用原则是尽可能单一用药且足量、足疗程，目前常用的抗抑郁药。临床一般推荐的一线药是非三环类包括抑制5-羟色胺（5-HT）回收药与四环类阻滞去甲肾上腺素（NE）的回收药。氟西汀属于前者，由于可能有恶心、呕吐等不良反应，故辅以维生素B_6。②马普替林属于四环类抗抑郁药，由于可能产生肝损伤，故辅以复合维生素B保肝。③我国不少地区首选阿米替林治疗抑郁症，为临床最常用的三环类抗抑郁药，肝损伤为其常见不良反应之一，故应配伍葡醛内酯（肝泰乐）以保肝。④氯米帕明也是我国首选抗抑郁药之一，可能出现粒细胞减少，故辅以利血生以"升白"。

【中医治疗】

1. 辨证论治

　　　　肝郁柴胡疏肝散,半夏厚朴阻气痰。
　　　　心脾两虚归脾汤,心神失养枣麦甘。
　　　　肝肾阴虚杞菊地,脾肾阳虚四神丸。

简注

```
                  ┌ 肝气郁结证——柴胡疏肝散
                  │ 痰气交阻证——半夏厚朴汤（四七汤）
抑郁证（郁证）    │ 心脾两虚证——归脾汤
辨证论治          ┤ 心神失养证——甘麦大枣汤
                  │ 肝肾阴虚证——杞菊地黄丸
                  └ 脾肾阳虚证——四神丸
```

2. 中成药剂

　　　　养血归脾越鞠丸,当归龙荟礞滚痰。

简注 上述中成药指:①养血归脾丸;②越鞠丸;③当归龙荟丸;④礞石滚痰丸。

3. 对药疗法

组方 ①养血归脾丸、柴胡疏肝丸;②越鞠丸、当归龙荟丸。

方义 ①养血归脾丸源于《正体类要》,能益气补血、健脾养心,主治心脾气血两虚证,如心悸怔忡、失眠健忘等;柴胡疏肝丸源于《证治准绳》,可疏肝行气、活血止痛,主治肝气郁滞证,如情志抑郁、脘腹胀满。二成药配伍,对抑郁症有一定疗效。②越鞠丸源于《丹溪心法》,可行气解郁,主治神经症等证;当归龙荟丸又名龙脑丸,源于《素问宣明方论》,可泻肝实火,主治神志不宁、谵语发狂等证,二成药可合用抑郁症。

4. 针灸疗法

(1) 常选穴位

　　　　交替针刺穴两组,心肝脾肺肾五俞。

巨阙太冲三阴交，以上八穴第一组。

二组百会三阴交，神庭神门安眠五。

简注 一组8个穴，二组5个穴，交替使用，以免疲劳效应，降低疗效。

（2）精选对穴与方义

①支正、劳宫：支正属手太阳小肠经络穴，具有疏调经气、清心定志之功，主治七情郁结、癫狂头痛等证；劳宫属手厥阴心包经，为荥火穴，具有安心神、散瘀结之功，主治脏躁、癫狂等证。二穴配穴，可治抑郁症。②膻中、天枢：膻中属任脉，乃气之会穴，又是心包络之募穴，具有调气降逆、宽胸利膈之功，用于治疗短气、脏躁、心中懊侬等证；天枢属足阳明胃经，具有调中和胃、理气健脾之功，本穴斡旋上下、职司升降。二穴配伍，可治抑郁症。

【中西医结合治疗】

处方 ①帕罗西汀（赛乐特）、养血归脾丸；②马普替林（路滴美）、越鞠丸。

简注 ①帕罗西汀具有很强的阻止5-羟色胺再摄取的作用，本品宜于伴有焦虑症的抑郁症患者，作用比三环类快且远期疗效好，另外不良反应轻微而短暂，辅以养血归脾丸疗效更好。②马普替林属四环类，国际、国内都提倡首选，本品奏效快，不良反应少，辅以越鞠丸疗效更好。

【心悟】

掌握临床常用抗抑郁药。

抗抑郁药有三类，三环非三抑胺酶。

非三环类最常用，氟西汀与路滴美。

前者抑制5-HT，后者阻滞NE回。

简注

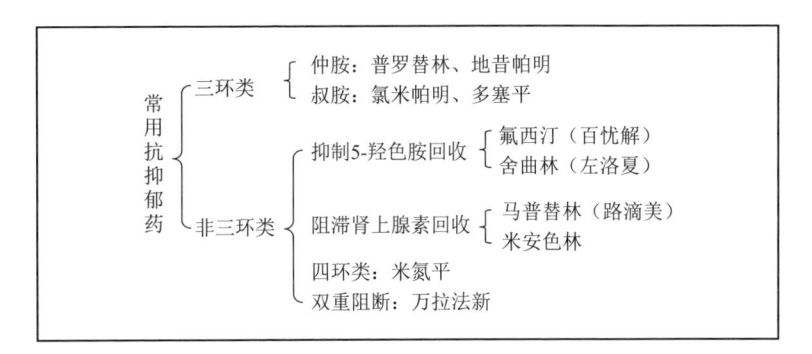

```
                    ┌ 仲胺：普罗替林、地昔帕明
         ┌ 三环类 ─┤
         │          └ 叔胺：氯米帕明、多塞平
         │
常用     │          ┌ 抑制5-羟色胺回收 ┬ 氟西汀（百忧解）
抑郁 ────┤          │                  └ 舍曲林（左洛夏）
药       │          │
         │          │                  ┌ 马普替林（路滴美）
         └ 非三环类┤ 阻滞肾上腺素回收 ┤
                    │                  └ 米安色林
                    │ 四环类：米氮平
                    └ 双重阻断：万拉法新
```

【典型病例】

王某，男性，37岁，太原某中学副校长，主因神志颓唐、精神萎靡、情绪消沉、不修边幅4个月于2008年5月4日非急症就诊于我院门诊部。患者2008年初因爱人英年早逝而痛不欲生，当年夫人不顾家中父母的强烈反对，毅然嫁与当时是一位普通教师的他，婚后夫妻十分恩爱，他因无后顾之忧而奋发努力，终于当选某重点中学的副校长，但好景不长，夫人身患乳癌而撒手人寰。王先生痛心疾首、肝肠寸断，终至不理发、不洗澡，对同事与邻居不理不睬达数月之久，伴长期失眠，形容憔悴，甚至有轻生念头，患者的家人曾送其去精神病院治疗，初诊为抑郁症，经服用新型抗抑郁药"氟西汀、马普替林"后疗效一般，遂来我院就医。患者否认有精神病家族史。查体血压100/60mmHg，心率120次/分，痛苦面容，反应迟钝，心肺（-），肝脾未及，生理反射存在，病理反射（-）；心理测量艾森克人格问卷（EPQ）为抑郁质，十六种人格因素问卷（16PF）提示缺乏自信，有较强自卑感，有依赖性和被动性，谨小慎微，缺乏亲密朋友，缺乏社会支持，拟诊为心境障碍抑郁症。嘱患者间断改服多塞平与中药

归脾丸并实施心理疏泄法、行为指导法、认知疗法、愉悦疗法、音乐疗法,后者包括积极聆听法、音乐催眠法、音乐开郁法及中医辨证施乐法。由于患者重度抑郁,开始选用了凄切悲凉、如泣如诉的羽调乐曲《江河水》与《胡笳十八拍》疏泄郁结之气,继而聆听欢快热烈、朝气蓬勃的角调乐曲《满庭芳》与《翠湖春晓》改善情绪,并辅以诗词疗法,嘱患者反复咏诵唐代大诗人元稹悼亡妻的《遣悲怀》三首及宋代大文豪苏东坡悼亡妻的《江城子》,最初王先生热泪盈眶、涕泗滂沱,此时我们不失时机地"塞因塞用,通因通用",及时地实施了升华疗法,让患者体会司马迁在《史记》导言中的名句:"文王拘而演周易;仲尼厄而作春秋;屈原放逐,乃赋离骚;左丘失明,厥有国语;孙子膑足,兵法修列;不韦迁蜀,世传吕览,韩非囚秦,说难孤愤,诗书三百篇,大抵圣贤发愤之为也",鼓励患者笑迎厄运,直面人生,勇往直前,终于使其逐步振作起来,经 2 个月轮番心理治疗,患者彻底从痛苦中解脱出来,如今凤凰涅槃,心境已恢复常态,抑郁症已荡然无存,随访二年,已完全康复。

四十七、神经衰弱

神经衰弱是神经症中最常见的一种,临床特点是易兴奋、易疲劳并伴烦躁、头痛、失眠等心理生理症状,相当于中医学的"心血虚"。

【诊断】

气质抑郁中间型,心理应激是诱因。

自主神经功能乱,查体辅检无阳性。

临床五型应明确,排除躯体器质病。

简注 ①病前有易感素质,患者气质为抑郁质,其性格特征为懦怯、多疑、寡欢,神经类型属于自卑、敏感、依赖性强的弱型+中间型,所谓弱型是指神经过程强度弱,所谓中间型是指患者思维方式介乎抽象思维型与艺术型之间。②常有心理、社会因素：指患者有较多的生活事件、精神创伤、过度疲劳及慢性躯体疾病等以致诱发情绪紧张、身心疲惫。③本病的实质是功能性疾病，是皮质功能失调导致的自主神经功能紊乱，并无躯体器质性疾病，故体格检查及其他辅助性检查无阳性结果。④分型诊断。

五型神经衰弱的临床表现	
临床表现	临床特点
兴奋型	• 易兴奋、易激惹 • 易与人冲突，事后又悔 • 不能胜任细致工作 • 内感觉增强 • 心悸、胸闷、头胀、出汗
衰弱型	• 精神萎靡、疲乏无力 • 健忘、学习与工作效率低下
兴奋－衰弱型	• 夜间睡眠障碍 • 白天昏昏欲睡
自主神经功能紊乱型	• 心脏神经症 • 胃肠神经症 • 性功能障碍
情绪障碍型（疑病焦虑型）	• 情绪不稳定、易焦虑、易烦恼、易伤感 • 抑郁悲切、缺乏信心、惊恐不安

排除精神分裂症与其他神经症包括焦虑症、抑郁症、癔症（分离性障碍）、强迫症、恐惧症、疑病症。

【西医治疗】

1. 常用疗法

　　心理治疗最基本，认知疏导与放松。

　　生物反馈及森田，文体作息要调整。

　　音乐处方治失眠，中外名曲酿气氛。

谷维素与地西泮，药物理疗共奏功。

简注 本病的治疗原则是采取心理治疗、药物治疗、物理治疗等综合措施，往往要配合合理的作息制度、文娱活动、体育锻炼和体力劳动，才能改善全身状况。

①基本疗法是心理治疗。

- 认知疗法：神经衰弱大多可找到一些心理冲突的原因，而心理冲突的产生除与外界应激有关外，也与患者的易感素质有关，患者常有过度联想和任意推断，以致对客观现实与躯体感受形成曲解，从而引发多重内心冲突。应纠正患者的错误认知，促使患者认知改变，尤其是要帮助患者调整对生活的期望，减轻现实生活的压力，认知疗法往往有事半功倍的疗效。
- 心理疏导：应以认真负责的态度，取得患者信任，用简单明了的语言，讲清疾病本质，说明预后良好，借以消除患者的忧虑，增强康复信心。
- 放松疗法：神经衰弱患者，大多有紧张情绪，常伴有紧张性头痛、失眠，各种放松疗法，包括保健功、瑜伽术、生物反馈训练等，均能使患者精神松弛，对缓解紧张有一定疗效。
- 生物反馈疗法：肌电、皮温、心率生物反馈治疗均有较好疗效。
- 森田疗法：本疗法由日本心身学专家森田作马首创。部分神经衰弱患者有疑病倾向，但求生欲望强烈，森田疗法建设性地利用这一精神活力，把注意从自身引向外界，以消除患者对自身感受过分关注，往往对消除症状有较好效果。
- 音乐处方法：主要是聆听巴洛克音乐的集大成者，欧洲音乐之父，德国著名音乐家巴赫的乐曲。巴赫是历史上最伟大的音乐工程师，他用音符做巧妙的排列组合，从简单的旋律中创造出缠绵悱恻的情感和和声，充满着温暖与宁静，催人安眠。例如《哥德堡变奏曲》《巴赫管风琴作品集》等。失眠是神经衰弱患者的一个主要临床表现，巴赫的多数乐曲令人安眠。此外，拉威尔的《水的游戏》、德彪西的《梦》、福雷的《月光》、舒曼的《梦幻曲》及塔特的《平安夜》，这些旋律优美、节奏舒缓的乐曲配合呼吸训练，都能很快使人安然入睡。另外，还可聆听专门用来治疗的日本系列，如睡眠音乐《小憩》《松弛》《晚安》等，我国民族音乐家华彦钧的《二泉映月》、吕文成的《烛影摇红》也可用来催眠。

②治疗神经衰弱应采取综合措施，往往要配合合理的作息制度、文娱活动、体育锻炼和体力劳动，才能改善全身状况。③药物治疗：抗焦虑药如地西泮（安定）与自主神经调节药如谷维素。④物理治疗如空气负离子吸入、钙离子透入等。

2. 偶联疗法

处方 ①地西泮、谷维素；②羟嗪、γ-氨基丁酸（氨酪酸）；③阿普唑仑（佳静安定）、维生素 B_6。

解析 ①地西泮是最常用的抗焦虑药，其机制是促进氨酪酸的释放。γ-氨基丁酸（氨酪酸）是抑制性神经递质；谷维素可调整自主神经功能，可改善神经精神失调。二药配伍，可用于神经衰弱。②羟嗪（安泰乐），属非苯二氮䓬类抗焦虑药，适用于轻度焦虑、紧张、情绪激动，亦用于失眠等神经衰弱症；氨酪酸促进脑代谢，可恢复脑细胞功能，改善记忆障碍，故亦可用于神经衰弱。③阿普唑仑（佳静安定）为新型苯二氮䓬类，其抗焦虑作用比地西泮强10倍，适用于治疗焦虑、抑郁、失眠等，故可用于神经衰弱，因本品可引起恶心、倦乏、精神不集中等症，故可辅以维生素 B_6。

【中医治疗】

1. 辨证论治

    柴胡疏肝肝气郁，半夏厚朴阻痰气。
    丹栀逍遥气化火，天王补心心阴虚。

简注

```
            ┌ 肝气郁结证——柴胡疏肝散
神经衰弱    │ 痰气壅阻证——半夏厚朴汤
（心血虚） ─┤
辨证论治    │ 气郁化火证——丹栀逍遥散
            └ 心阴亏虚证——天王补心丹
```

2. 中成药剂

    柏子养心补心丹，养心归脾灵芝片。

简注 上述中成药指：①柏子养心丸；②天王补心丹；③养血归脾丸；④灵芝片。

3. 对药疗法

组方 ①酸枣仁、五味子；②肉桂、黄连；③龙骨、牡蛎；④柏子养心丸、天王补心丹；⑤养血归脾丸、灵芝片（胶囊）；⑥黄芪、刺五加。

方义 ①酸枣仁宁心安神，五味子敛肺滋肾，二药配伍，一入肝经，一入肾经，内收外敛，除烦安神之效愈著。②肉桂与黄连组成交泰丸，源于《韩氏医通》，功效清心安神，主治心肾不交、失眠怔忡。③龙骨、牡蛎配伍，源于《伤寒论》桂枝甘草龙骨牡蛎汤，主治心悸怔忡、烦躁不安。龙骨与牡蛎皆含碳酸钙与磷酸钙，功效重镇安神，具有镇静、抗惊厥作用，故可用于神经衰弱。④柏子养心丸养心安神，天王补心丹养血安神。二成药配伍，具有协同作用。⑤养血归脾丸补血养心；灵芝宁心安神，主含核苷类、三萜类，具有镇静、抗惊厥等作用。二药配伍，可用于神经衰弱。⑥黄芪与刺五加合用称北芪五加片,功效益气健脾,宁心安神,用于心脾两虚、心身不宁所致的失眠多梦、体虚乏力。黄芪主含苷类、黄酮等,可增强机体免疫功能,提高机体抗病力;刺五加主含多种糖苷,能改善大脑皮质的兴奋、抑制过程,改善大脑供血、调节内分泌功能紊乱。二药合用,可治疗神经衰弱。

4. 针灸疗法

(1) 常选穴位

内关合谷足三里,丰隆风池与太溪。

神门太冲三阴交,百会心俞共十一。

简注 共取11个穴。

(2) 精选对穴与方义

①神门、太溪:神门属手少阴心经原穴,可疏调心气、安神定志;太溪属足少阴肾经原穴,可滋肾阴、壮元阳、补命火、强肝肾。简言之,神门清心火,太溪滋肾水,二穴配伍、交通心肾,宁心安神,故可治神经衰弱所致失眠诸证。②通里、大钟:配伍源于《百症赋》,通里属手少阴心经络穴,能疏调心气、镇静安神,大钟属肾少阴肾经络穴,能疏调肾气、益精强神。二穴配伍,一心一肾,一阴一阳,清心滋肾,安神定志,可治疗神经衰弱失眠诸证,证属阴虚火旺、心肾不交者。③申脉、照海:配伍源于《灵光赋》。申脉属足太阳膀胱经,又是八脉交会穴之一,可安神定志、舒筋活络;照海属足少阴肾经,可清神志,安心神、滋肾阴。二穴配伍,一脏一腑,一表一里、一升一降、一阴一阳,开窍利机、镇静安神,主治神经衰弱,证属阴阳失调者。

【中西医结合治疗】

处方 ①地西泮、五味子糖浆;②艾司唑仑(舒乐安定)、刺五加片。

简注 ①地西泮是治疗神经症最常用的药物,五味子糖浆

神经精神科常见病 | 267

益气生津、补肾宁心，用于神经衰弱心肾不交证。②艾司唑仑（舒乐安定）为高效苯二氮䓬类，辅以刺五加片疗效更好。刺五加有效成分是多糖苷、异嗪皮啶、绿原酸等，具有明显的抗疲劳、抗应激等作用，可改善大脑皮质兴奋、抑制过程，故可用于神经衰弱。

【心悟】

神经衰弱与躯体形式障碍相似。

神经衰弱渐销声，没在躯体障碍中。
后者形式有六类，神经紊乱更趋同。
尚有躯体化障碍，二病交叉相融通。

简注 ①神经症临床类型有7种，即焦虑症、抑郁症、神经衰弱、癔症、疑病症、恐惧症和强迫症。中国精神障碍分类系统与诊断标准（CCMD）目前为第三版，将神经症分类为焦虑症、神经衰弱、恐惧症、强迫症、躯体形式障碍与其他，抑郁症归属心境障碍而癔症另辟专病，现称分离性障碍。②躯体形式障碍又有六亚型，即躯体化障碍、未分化躯体形式障碍、疑病症、躯体形式的自主神经功能紊乱、躯体形式的疼痛障碍，以及其他躯体形式障碍，其临床表现类似于神经衰弱，尤其是自主神经功能紊乱与躯体化障碍几乎等同于神经衰弱。

四十八、分离性障碍

分离性障碍或称癔症，是由明显心理因素或不良暗示引起的一组病症，表现为短暂的精神障碍与躯体障碍，又称歇斯底里。相当于中医学的"脏躁"。

【诊断】

癔症性格多女性，精神躯体症典型。
心理因素为诱因，客观检查无阳性。

简注 ①患者具有癔症性格，表现为情感丰富、暗示性强、自我中心、富于幻想、情绪不稳、喜欢夸张、感情用事、心胸狭窄。②患者多为女性，神经类型属于弱型＋艺术型，所谓艺术型是指对事物的感性认识比较敏感。③典型的精神障碍与躯体障碍。前者以情感爆发最常见，可伴意识障碍、附体体验、双重人格；后者有感觉障碍（如癔球症、癔症性失明、管视等）、运动障碍（如瘫痪、抽搐、失语等）、自主神经功能障碍（如癔症性呕吐、呃逆、癔症性呼吸困难即过度换气综合征等）。

本病多数在心理因素的促发下急性起病，如生活事件、内心冲突或强烈的情绪体验、暗示和自我暗示等。体检与其他辅助检查无异常，可排除器质性疾病。

癔症的两类临床表现	
精神障碍（分离性障碍）	躯体障碍（转换性障碍）
• 情感爆发：最为常见，尽情发泄 • 意识障碍：昏睡朦胧、木僵痴呆 • 附体体验：好像鬼神附体一般 • 双重人体：不同时间以两种身份出现	• 感觉障碍 　- 失明、管视（癔症性失明） 　- 耳聋（癔症性耳聋） 　- 癔球症（梅核气） 　- 皮肤麻木、过敏、感觉缺失 　- 与神经分布不符的躯干半侧刀切感 • 运动障碍 　- 半瘫、偏瘫、截瘫（不固定） 　- 癔症性痉挛发作：抽搐类癫痫大发作 　- 癔症性失语：常用手势 • 自主神经功能障碍 　- 癔症性呕吐：进食后即发生，但无恶心 　- 神经性厌食 　- 神经性呃逆：声响大、连续 　- 过度换气综合征

【西医治疗】

1. 常用疗法

心理治疗最重要，经典方法暗示好。

改良诱导催眠术，适当辅以行为药。

合理解释矫认知，功能障碍需理疗。

简注 ①心理治疗包括暗示疗法、催眠疗法、行为疗法、认知疗法等；②最经典的是暗示疗法，诱导疗法是经改良后的一种暗示治疗，例如利用静脉注射葡萄糖酸钙引起发热反应进行言语诱导暗示，以达到治疗癔症性瘫痪的目的；③催眠疗法适宜于治疗癔症性遗忘症、缄默症、木僵状态等；④行为调节药如抗焦虑药地西泮与抗抑郁药氟西汀；⑤功能障碍不能站立或行走或躯体感觉缺失的患者如耳聋、失明与失声，可先用行为疗法系统脱敏、循序渐进、进行言语或肢体功能训练，无效可用理疗，如直流电按摩或感应电刺激治疗。

2. 偶联疗法

处方 ①地西泮（安定）、维生素 B_1；②氯丙嗪、维生素 B_6；③10%葡萄糖酸钙注射液、10%葡萄糖注射液。

解析 ①癔症急性发作时，应肌内注射地西泮以抗惊厥，辅以维生素 B_1 疗效更好。②癔症抽搐也可肌内注射氯丙嗪镇静，辅以维生素 B_6 疗效更好。③暗示疗法是治疗癔症的经典疗法，如可用10%葡萄糖液稀释的葡萄糖酸钙液，缓慢静脉注射引起发热反应进行暗示，以达到治疗癔症性瘫痪的目的。

【中医治疗】

1. 辨证论治

气阴两虚参芪地，补阳还五正气虚。

痰气交阻四七汤，甘麦大枣痰心迷。

痰热互结连温胆，痰瘀阻窍汤痰涤。

肝气郁结两方用，柴胡疏肝逍遥局。

简注

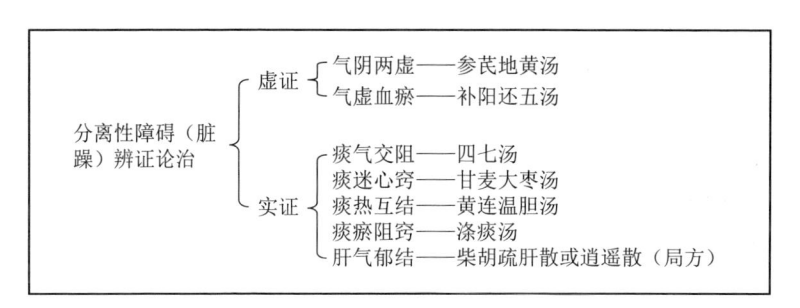

```
                    ┌ 虚证 ┌ 气阴两虚——参芪地黄汤
                    │      └ 气虚血瘀——补阳还五汤
分离性障碍（脏       │
躁）辨证论治         │      ┌ 痰气交阻——四七汤
                    │      │ 痰迷心窍——甘麦大枣汤
                    └ 实证 ┤ 痰热互结——黄连温胆汤
                           │ 痰瘀阻窍——涤痰汤
                           └ 肝气郁结——柴胡疏肝散或逍遥散（局方）
```

2. 中成药剂

柴芝多糖安乐片，强力脑清活力源。

简注 上述中成药指：①柴芝多糖片；②安乐片；③强力脑清素片；④活力源泉口服液。

3. 对药疗法

组方 ①脑乐静、灵芝片（胶囊）；②安乐片、活力源口服液。

方义 ①脑乐静即甘麦大枣汤，能养心、健脑、安神，中医一向用于精神恍惚、悲伤欲哭的脏躁；灵芝宁心安神、健脾和胃，用于神经衰弱、失眠健忘等。二成药配伍，可治疗癔症。②安乐片疏肝解郁、定惊安神，用于神经症；活力源口服液主要成分是生脉散，能益气养阴、强心益肾，用于气阴两虚证。二成药配伍，亦可治癔症。

4. 针灸疗法

（1）常选穴位

发作痉挛与抽搐，人中太冲并合谷。

上肢瘫痪取三穴，后溪曲池又合谷。

下肢环跳阳陵泉，再加涌泉肾经出。

失音天突廉泉取，不可或缺人中肾。

失明亦取穴三个，睛明承泣及攒竹。

耳聋听宫和听会，还取翳风近乳突。

简注 ①涌泉为足少阴肾经所出为"井"；②人中又称水沟，属督脉；③翳风位于乳突前下方。

（2）精选对穴与方义

①人中、内关：人中属督脉，能醒脑开窍，回阳救逆，镇静安神，可用于治疗脏躁（癔症）；内关为手厥阴心包经络穴，又为八脉交会穴之一，能宽胸理气、宁心安神，用于治疗妇人脏躁、癫狂、痫证等。二穴配伍，可治疗发作期的癔症。②神门、三阴交：神门属手少阴心经原穴，又是俞土穴，可安神定志、清心凉营，用于妇人脏躁、小儿抽风等；三阴交属足太阴脾经，又是回阳九针穴之一，可通气滞、调气血，可治疗头晕、失眠等神志病证。二穴配伍，一气一血，一心一肾，养心安神，能治脏躁。

【中西医结合治疗】

处方 地西泮、强力脑清素片。

简注 地西泮是最常用的治疗癔症急性发作的药物，辅以强力脑清素片疗效更好。强力脑清素片由刺五加、五味子、鹿茸与甘油磷酸钠组成。刺五加能改善大脑皮质兴奋、抑制过程，五味子能调节皮质兴奋与抑制，使之趋于平衡，鹿茸精具有强心、抗应激作用，而甘油磷酸钠为滋补强壮药，用于病后恢复期，四药共奏益气健脾、补肾安神之功，可用于神经症心脾两虚证。

【心悟】

癔症抽搐与强直阵挛性癫痫发作的鉴别。

鉴别要领要九点，心因有无发作前。
起病历时意识态，形式伤痕与二便。
瞳孔对光脑电图，暗示影响可检验。

简注

癔症与强直阵挛性癫痫发作的鉴别		
鉴别点	癔症	强直阵挛性癫痫
发作前心理因素	明显	无
起病	常在人多时发病	不定时
意识	不完全丧失	完全丧失
抽搐形式	形式多变、富于表演色彩	强直收缩或痉挛
瞳孔	对光反应灵敏	散大,对光反应消失
跌伤、咬伤、二便失禁	无	有
脑电图	正常	异常
历时	几分钟至数小时	数十秒至数分钟
暗示影响	发作极易受暗示影响	发作不受暗示影响

老年常见病

四十九、睡眠呼吸暂停综合征

睡眠呼吸暂停综合征（SAS）是一种很常见的睡眠紊乱，它是指在睡眠过程中，口鼻呼吸气流停止达 10s 以上，引起间歇性低氧血症伴高碳酸血症及睡眠结构紊乱的临床综合征，随病情发展可导致高血压、冠心病、心律失常、脑卒中等多种并发症。SAS 是一种很常见的睡眠紊乱，老年人发病率高达 40% 左右，其发病的危险因素与人类行为有密切的关系，不少学者认为它是一种典型的"生活方式相关疾病"，具体来说与肥胖有关，与烟酒有关，与经常服用催眠药等有关，SAS 相当于中医学的"鼾眠"。

【诊断】

呼吸暂停十秒余，打鼾发声三有一。

夜眠紊乱低通气，白昼嗜睡记忆退。

确诊多导睡眠图，三型分析靠血气。

诱因常是行为异，肥胖烟酒镇静剂。

简注 睡眠呼吸暂停综合征（SAS）是一种很常见的睡眠紊乱，其诊断要点如下。

①临床特点：睡眠过程中，口鼻呼吸气流停止达 10s；睡眠打鼾者占 1/3；夜眠紊乱呈低通气状态，呼吸气流降低幅度超过正常气流的 50% 以上，同时伴低氧血症和觉醒并持续 10s 以上；白天多嗜睡，其严重程度与呼吸暂停及其导致的觉醒或未觉醒程度有关，且常伴精神抑郁，还可导致早晨头痛、记忆力下降。②确切诊断：依据临床表现，依据多导睡眠图

（polysom-nography，PSG），可确诊本症。PSG是确诊本症的检查手段。该项检查同步记录脑电图、肌电图、口鼻气流、胸腹呼吸运动、眼动图、心电图、动脉血氧饱和度等多项检查，可准确了解患者在睡眠时呼吸暂停的情况。③分型诊断：参考血气分析，可进行分型诊断与病因诊断。SAS分为三型，即阻塞型、中枢型与混合型。

- 阻塞型：相关疾病见于肥胖、鼻部结构异常、巨舌、咽壁肥厚、腭垂肥大粗长、扁桃体肥大、肢体肥大、甲状腺功能减退等。上述病因均可引起吸气时胸腔负压增大，软腭、舌坠入。咽腔造成阻塞，呼吸暂停出现，随之动脉血氧分压下降，二氧化碳分压增加，pH降低，刺激了化学感受器使患者憋醒，气流恢复。本型的特点是患者睡眠时口和鼻无气流，但胸、腹式呼吸仍存在。
- 中枢型：临床上神经系统疾病累及中枢者，均以中枢型为主，常见病如脑血栓形成、脑出血、脑瘤、脑炎、脊髓灰质炎等。还可见于呼吸肌力减弱疾病，如神经性肌病、肌强直、重症肌无力、膈肌瘫痪等。患者的大脑皮质对低氧血症引起的呼吸反馈控制不稳定，还可从血气分析中得到证实。本型的特点是患者睡眠时口和鼻气流与胸、腹式呼吸同时停止。
- 混合型：上述二型兼而有之者，开始为中枢型，继而为阻塞型。

④诊断还应注意诱发因素及危险因素，有以下几个方面。

- 肥胖：肥胖是引起SAS最常见的危险因素，研究表明，一旦颈围超过一定阈值，则SAS严重程度呈直线上升。
- 饮酒：可使普通打鼾症患者发展到睡眠暂停，另外可使患者觉醒阈提高，是缺氧加重，此外酒精还可抑制舌下神经。

- 吸烟：研究表明，吸烟是一种独立危险因素，吸烟与睡眠紊乱有量效关系。
- 镇静药：经常服用镇静催眠药易导致或加重SAS，另外还可提高SAS觉醒阈，从而使睡眠呼吸暂停时间延长。

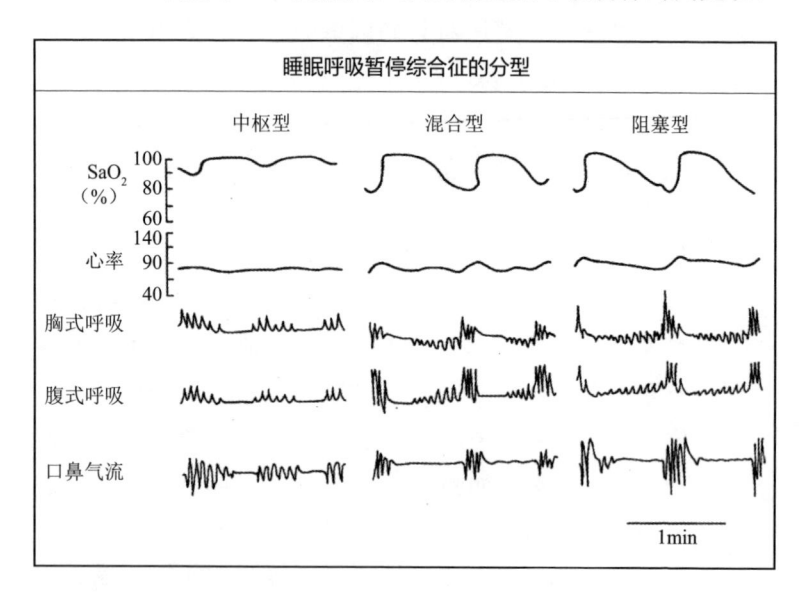

睡眠呼吸暂停综合征的分型

	中枢型	混合型	阻塞型
SaO_2（%）			
心率			
胸式呼吸			
腹式呼吸			
口鼻气流			

【西医治疗】

1. 常用疗法

正压通气为首选，行为治疗不可缺。
控制热量减体重，忌烟戒酒多锻炼。
提倡合理科学眠，病因治疗莫迟延。
三类药物差强用，口矫手术亦为三。

简注 ①气道正压通气治疗（CPAP）：CPAP始于20世纪80年代，现已广泛用于临床，获得了明显的近期和远期疗效，是目前公认的治疗本病的首选疗法。②行为疗法：改进生活方式；从饮食习惯做起，控制能量摄入；坚持体育锻炼，多运动以减轻体重；戒烟戒酒；避免劳累，最好侧卧睡眠。③尽量不用镇静药,尤其是苯二氮䓬类。④加强睡眠医学教育,提倡科学高效睡眠。

- 睡眠时间要充分:成人每天约需 7h。如患者入睡困难,睡眠潜伏期延长,有效睡眠时间缩短,甚至昼夜颠倒、出现时间差性睡眠障碍等昼夜节律紊乱,要有意识地消除心理紧张、改变睡眠环境、避免服用影响睡眠的食物或药物,尤其是苯二氮䓬类,养成良好的睡眠习惯、保持觉醒—睡眠节律,必要时可用短暂午睡弥补夜间睡眠不足,但要注意可能导致的睡眠—觉醒周期缩短,早起床长时间夜间活动。
- 睡眠体位要舒适:提倡采用右侧卧,努力做到"卧如弓",这种方式类似于胎儿在母体中的状态,左侧卧易压迫心脏而仰卧更应避免,否则更易引起 SAS。
- 睡眠方向要正确:应与地球磁力线方向一致,也就是说要南北卧床、头北脚南,这样一来人体内的生物分子可迅速由紊乱转为定向排列,气血运行畅通,一觉醒来,心身俱爽。
- 睡眠方法要得当:包括睡前一杯热牛奶;睡前热水泡脚,睡前想象小白羊跳篱笆或聆听单调而柔和的乐音;按摩头部或做眼保健操;枕头适中与舒适清洁的床铺与被褥等。
- 睡眠心态要平和:临睡前最好"一日三省乎己",做到心平气和、情绪稳定、不要对不愉快的事情耿耿于怀。
- 时间睡眠效率高:睡着的时间与在床上时间的比,称时间睡眠效率,要提高此效率,一是要能迅速入睡,二是睡眠时间充分,因此要对患者进行睡眠约束:教导患者减少在床非睡时间,若上床 15~20min 不能入睡,则应起床,只在有睡意时才上床,上床后不阅读报纸杂志、不看书、不看电视与录像。

- "快波睡眠"勿惊扰：根据脑电图的变化，人类睡眠分为慢波睡眠（正相睡眠）与快波睡眠（异相睡眠），成人睡眠一开始首先进入慢波睡眠，持续 80～100min 后转入快波睡眠，快波睡眠持续 20～30min 后又转入慢波睡眠，周而复始，尽量不要在快波睡眠时唤醒患者，否则老人会烦躁、恼怒、激动甚至发脾气。
- 勿睡懒觉折阳寿："过犹不及"，睡眠时间过长，反而使人智力下降、昏昏沉沉，如睡眠时间超过 10h，会导致寿命缩短、会增加心脑血管血栓危险性，从而引起心肌梗死与脑卒中。

⑤病因治疗：纠正基础疾病与原发、继发病，如遗传病、扁桃体肥大、神经系统疾病、甲状腺功能减退、肥胖症、糖尿病与心力衰竭等。⑥药物治疗：目前已试用于临床，但疗效尚不满意，包括：减轻上气道阻力的药物：如麻黄碱滴鼻，抗生素抗感染；呼吸兴奋药如口服甲羟孕酮 20～40mg，每日 3 次，可兴奋呼吸。适用于绝经后与肥胖妇女，乙酰唑胺也可刺激呼吸；改变睡眠结构，减少快波睡眠期：如普罗替林、氯米帕明。⑦近年来口腔内矫正器的应用是治疗 OSAS 的新技术：常用各种手术方法有悬雍垂软腭咽成形术、下颌骨前移或舌骨悬吊术及气管切开造瘘术。

2.偶联疗法

处方 ①阿莫西林、10% 麻黄碱滴鼻液；②甲羟孕酮、普罗替林；③乙酰唑胺、氯米帕明。

解析 ①本病疗法之一是针对肥胖、甲状腺功能减退与糖尿病等原发病，目前，药物治疗的疗效尚不满意，可用抗生素抗感染如应用阿莫西林，同时可用麻黄碱滴鼻液减轻上呼吸道阻力。②甲羟孕酮（安宫黄体酮）可兴奋呼吸中枢，适用于肥胖妇女与绝经后的妇女，同时可应用三环类抗抑郁药普罗替林。普罗替林作用相似于最常用的抗抑郁药阿米替林，但精神兴奋作用较强，可改变睡眠结构，减少快波睡眠期，从而有利于患者的早醒。③乙酰唑胺是碳酸酐酶抑制药，又是呼吸兴奋药，也可刺激呼吸，故有助于本病的治疗，常配伍三环类抗抑郁药如氯米帕明。氯米帕明（氯丙咪嗪）为一种安全可靠、起效迅速的三环类抗抑郁药，亦可改变睡眠结构，减少快波睡眠期，从而达到改善睡眠呼吸暂停的病理状态。

【中医治疗】

1. 辨证论治

痰浊内阻二陈汤，湿困脾阳平胃良。

心气阳虚养心丹，肾气亏损八地黄。

简注

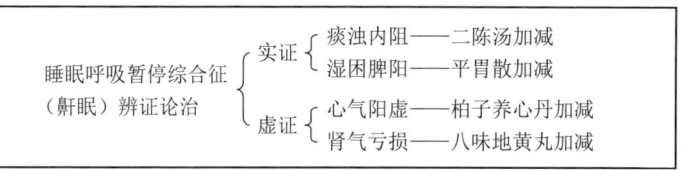

睡眠呼吸暂停综合征（鼾眠）辨证论治
- 实证
  - 痰浊内阻——二陈汤加减
  - 湿困脾阳——平胃散加减
- 虚证
  - 心气阳虚——柏子养心丹加减
  - 肾气亏损——八味地黄丸加减

2. 中成药剂

半夏天麻养心丹，参苓白术八味丸。

简注 上述成药指：①半夏天麻丸；②柏子养心丹；③参苓白术散；④金匮肾气丸（八味地黄丸）。

3. 对药疗法

组方 ①半夏、茯苓；②苍术、厚朴；③人参、石菖蒲；④制附子、熟地黄。

方义 ①半夏与茯苓为二陈汤的主药，二药配伍可理气化痰，从而醒神开窍，可用于痰浊内阻证。②苍术与厚朴为平胃散的主药，具有健脾除湿之功，可用于湿困脾阳证。③人参益心气，石菖蒲宁神志，可用于心气阳虚证。④制附子大

老年常见病 | 279

辛大热，为温阳诸药之首，而善补阳者，必于阴中求阳，故佐以熟地黄滋阴补肾，从而更能振奋肾阳，可用于肾气亏损证。

4. 针灸疗法

（1）常选穴位

主穴取五配穴三，百会水沟合谷连。

足三里与三阴交，天枢丰隆及关元。

简注 ①主穴取5个穴，即百会、水沟、合谷、足三里和三阴交；②配穴取3个穴，即天枢、丰隆和关元；③共奏健脾祛痰化湿、舒经活络通窍之功。

（2）精选对穴与方义

照海、瘈脉：照海属足少阴肾脉，又为八脉交会穴（通于阴跷脉）。照海既属足少阴肾经别出，又为阴跷脉所生，通贯五脏，为阴气会归之所，故针刺照海可调整肾经与阴跷脉气血的作用，能协调阴阳，开窍利机，对阴阳失衡的睡眠诸疾有很好的疗效；瘈脉属足少阳三焦经，在耳后颞骨下、茎乳孔前下方，针刺可收缩局部肌肉但却松弛支气管平滑肌，从而起到了扩张气道的作用。照海与瘈脉配伍，远近结合，用于本病阻塞型效果良好。

【中西医结合治疗】

处方 ①贝那普利、复方丹参注射液；②氨茶碱缓释片、清开灵注射液。

简注 ①患者如有高血压病，可用血管紧张素转化酶抑制药贝那普利，辅以复方丹参注射液疗效更好，后者由丹参与降香组成，可改善心功能和心肌供血，此外还有短暂降血压作用。②本病还可用平喘药氨茶碱，本品可兴奋中枢，增强呼吸肌的收缩力；清开灵清热解毒、镇静安神，患者有感染时可配伍应用。

【心悟】

要明确睡眠呼吸暂停综合征的治疗原则。本病的治疗原则有以下五条。

1. 消除睡眠低氧和睡眠结构紊乱，改善临床症状。

2. 本病首选气道正压通气治疗，可消除打鼾、白天嗜睡困倦等症状，另外心理行为疗法也不可或缺。后者指针对肥胖症、酒精依赖者、催眠药依赖者的心理疗法。

3. 加强病因治疗，消除原发与基础疾病，防止并发症的发生。

4. 采用多种治疗方式，长期干预，提高生活质量，改善预后。

5. 必要时手术治疗。

五十、阿尔茨海默病

阿尔茨海默病（Alzheimer disease，AD）是老年人最常见的神经系统退行性疾病，又称原发性老年期痴呆，也是老年期痴呆最重要的类型。主要表现为八大障碍，即认知障碍、记忆障碍，以及思维、语言、书写、计算、行动与精神障碍，相当于中医学的"痴呆"。据统计，65岁以上的老人患病率为5%，而85岁以上的老人患病率则高达20%。

AD可分为家族性与散发性两类，其病程演变可分为轻度、中度与重度三个阶段。本病病程5~10年，少数可存活10年以上。WHO将每年的9月21日定为"世界痴呆日"。

【诊断】

　　遗传环境家族史，主要障碍是认知。

　　结合心理可初诊，确诊病理赖支持。

　　CT核磁脑室沟，脑电波形少慢迟。

简注 ①认知障碍依据神经心理学检查，如简易精神状态检查量表、痴呆评定量表等。②确诊有赖病理诊断：镜下可见神经元减少和胶质增生，伴轴索和突触异常；皮质和海马神经纤维缠结，颗粒空泡变性和血管淀粉变。③CT和MRI可见侧脑室扩大，脑沟增多，增宽。④脑电图早期改变是波幅降低和α节律减慢，α波明显减少；晚期则表现为弥漫性慢波。⑤上述诊断步骤。

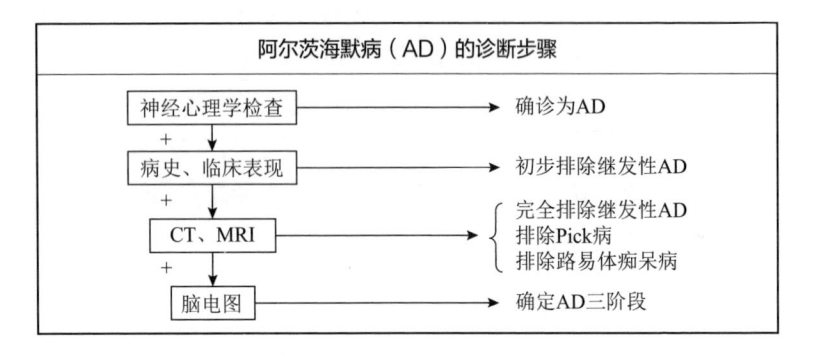

```
                阿尔茨海默病（AD）的诊断步骤
         ┌─────────────────┐
         │ 神经心理学检查  │──────→ 确诊为AD
         └─────────────────┘
                  +
         ┌─────────────────┐
         │ 病史、临床表现  │──────→ 初步排除继发性AD
         └─────────────────┘
                  +                  ┌ 完全排除继发性AD
         ┌─────────────────┐         │
         │    CT、MRI      │─────→  ┤ 排除Pick病
         └─────────────────┘         │
                  +                  └ 排除路易体痴呆病
         ┌─────────────────┐
         │     脑电图      │──────→ 确定AD三阶段
         └─────────────────┘
```

【西医治疗】

1. 常用疗法

　　　　他克林能增胆碱，六周加量认知善。

　　　　脑复康新脑活素，信息改善促代谢。

　　　　维E非甾雌替代，康复治疗尤戒烟。

　　　　心理疗法近活跃，五种措施助延年。

简注 ①他克林能改善认知功能，每6周增加剂量40mg/d，直至160mg/d。②吡拉西坦（脑复康）、吡硫醇（脑复新）、脑活素为促进脑细胞代谢药，可增加神经信息传导。③维生素E、雌激素、非甾体抗炎药皆可保护神经元。④康复治疗相当重要，尤其注意要避免与重金属接触。⑤心理疗法近年来相当热门。

- 理智－情绪疗法：促使患者学会控制情绪、驾驭情绪，保持心境愉快、乐观向上、生气勃勃、情绪饱满，遵守心理保健条例，保持神经系统平稳。
- 行为指导疗法：加强营养，尤其对蛋白质需要量必须满足，还要保证摄入充足的维生素；善于用脑，具体来说，要勤学好思、积极向上、培养各种兴趣、不断学习新知识、阅读各种书籍、报刊，这对于防治老年期痴呆有非常积极的意义；要鼓励患者积极参加各种社会日常活动，维持生活能力，养成良好的卫生习惯、学会自我保健、生活规律、起居有常、饮食有节。要加强体育锻炼，特别要多活动手指。手的精细动作可以刺激大脑，活动手指防止大脑功能衰退。特别要注意戒烟，避免长期饮酒及煤气中毒，还要加强家庭和社会对患者的照顾、帮助和训练。有定向和视空间能力障碍的患者应尽量减少外出，以防意外。

- 心理疏泄疗法：即正言开导法。老年期痴呆常有情绪压抑、淡漠欣快，行为散漫或不稳定，甚至出现暴怒等冲动行为，要恰当应用宣泄手段，使患者将积郁已久的苦闷倾诉出来，减轻其心理压力。
- 行为调节药：必要时应用抗精神失常药奋乃静、氯氮平、舒必利以消除精神障碍，还要应用改善认知功能的药物如毒扁豆碱、石杉碱甲（他克哈伯因）等。
- 艺术疗法：包括音乐疗法、舞蹈疗法、绘画疗法、诗歌疗法、书法疗法，尤其是音乐疗法，对本病具有较好疗效，常用的音乐疗法包括：积极聆听法、音乐喜乐法、参与性音乐疗法与音乐按摩穴位法等。音乐处方如轻松喜悦之曲如《喜洋洋》《百鸟朝凤》《黄莺吟》等，尤以风格清静淡远的乐曲为主，如《梅花三弄》《汉宫秋月》《出水莲》《满庭芳》等。

2. 偶联疗法

处方 ①阿米三嗪、萝巴新；②他克林（派克致）、尼莫地平；③脑活素、维生素 E；④雌激素、阿司匹林；⑤美金刚、吡拉西坦（脑复康）；⑥氟西汀、吡硫醇（脑复新）。

解析 ①阿米三嗪与萝巴新合成都可喜，适用于大脑功能不全。阿米三嗪兴奋呼吸,增加动脉氧分压和血氧饱和度;萝巴新增加大脑线粒体的氧利用,并增强阿米三嗪的作用强度和维持时间。二药合用促进新陈代谢,可改善脑缺血和脑血微循环;故可用于阿尔茨海默病。②他克林为一新型可逆性中枢胆碱酯酶抑制药,可用于轻、中度阿尔茨海默病;尼莫地平为选择性脑血管平滑肌的钙通道阻滞药,尤其对脑血管痉挛作用更明显,具有保护或促进记忆作用,二药合用有协同作用。③脑活素即脑蛋白水解物,可改善脑能量代谢,改善记忆,改善认知;维生素 E 清除自由基,可抗衰老,属于神经性保护治疗。④雌激素可改善海马细胞的糖转运,增加脑血流量,非甾体抗炎药如阿司匹林亦属神经保护性治疗。⑤美金刚原属抗震颤麻痹药,此外还有改善认知功能,具有调节谷氨酸活性的作用,故可用于中晚期阿尔茨海默病;吡拉西坦属脑代谢赋活剂,与美金刚合用疗效更佳。⑥氟西汀为三环类抗抑郁药,可控制本病的精神症状;吡硫醇为维生素 B_6 的衍生物,能增强大脑新陈代谢,改善全身同化作用,可用于老年性痴呆。

【中医治疗】

1. 辨证论治

> 髓海不足七福饮,脾肾两虚"还少"用。
> 肝肾阴虚"知柏地",痰浊阻窍施"洗心"。
> 瘀血内阻"通窍汤",诸邪为患辨五证。

简注

阿尔茨海默病(痴呆)辨证论治
- 髓海不足证——七福饮
- 脾肾两虚证——还少丹
- 肝肾阴虚证——知柏地黄丸
- 痰浊阻窍证——洗心汤
- 瘀血内阻证——通窍活血汤

2. 中成药剂

心脉通宁银杏叶,川芎嗪用注射液。

简注 上述中成药指:①心脉通片;②银杏叶片;③川芎嗪注射液。

3. 对药疗法

组方 ①银杏叶、蛇足石杉(千层塔);②血栓心脉宁胶囊、血塞通软胶囊(注射液);③银杏叶片、川芎嗪注射液。

方义 ①银杏叶的主要成分有槲皮素、白果素、银杏酮等,能增加脑血流量,对老年性脑功能不全、记忆损害等具有明显改善作用,可用于各种类型的痴呆;中药蛇足石杉(千层塔)主含石杉碱甲,为一强效抗胆碱酯酶药,对痴呆患者的记忆障碍有明显的改善作用。②血栓心脉宁胶囊的主要成分是人参、丹参、麝香、水蛭等,功效益气活血、开窍止痛;血栓通软胶囊的成分是三七总皂苷,功效活血祛瘀,通脉活络。二成药合用,治疗本病有协同作用。③银杏叶主要含总黄酮及白果总内酯,可扩张心脑血管,改善心脑功能,可用于老年性痴呆等病;川芎嗪具有抗血小板聚集、扩张小动脉,改善微循环及脑循环的作用,二药可合用于阿尔茨海默病。

4. 针灸疗法

(1) 常选穴位

督脉百会与哑门,连同大椎并神庭。

神门内关足三里,强刺心胃心包经。

简注 ①共取七穴,其中督脉就有四穴,即百会、哑门、大椎和神庭。②神门属心经,内关属心包经,足三里属胃经。

(2) 精选对穴与方义

交替针刺。

①百会、神门:百会属督脉,又是手、足三阳经与督脉交

会脉，故可主治百病。本穴清热开窍、健脾宁神，主治神经头面病证；神门属手少阴心经输穴、原穴，本穴安神定志，清心通络，亦主治神志病证。②哑门、神庭：哑门与神庭皆属督脉。哑门是督脉与阳维脉之交会穴，又是回阳九针穴之一，具有疏通经络、醒脑开窍之功效，主治神志病证，神庭亦主治神志病证。二穴定位，一在后发际正中直上0.5寸，一在前发际正中直上0.5寸，具有协同作用。

【中西医结合治疗】

处方 ①都可喜、银杏叶注射液；②双氢麦角碱、蛇足石杉。

简注 ①前已述及都可喜可治疗本病，银杏叶亦然，二药合用有协同作用。②双氢麦角碱商品名喜得镇，属α受体拮抗药，扩张脑血管，还能直接作用于中枢多巴胺受体和5-羟色胺受体，增加脑血流量和对氧的利用，改善脑细胞代谢功能，故可用于阿尔茨海默病，辅以蛇足石杉疗效更好，蛇足石杉主含石杉碱甲（哈伯因），易通过血脑屏障，对真性胆碱酯酶具有选择性抑制作用。

【心悟】

老年期痴呆的临床类型及阿尔茨海默病的权重。

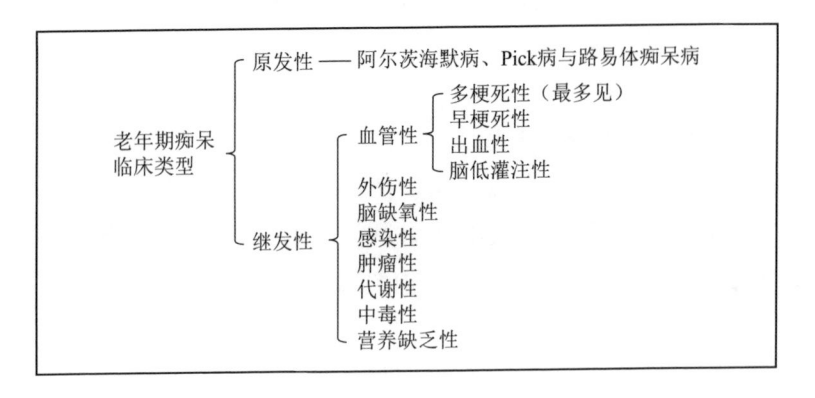

```
                          ┌ 原发性 ── 阿尔茨海默病、Pick病与路易体痴呆病
                          │                    ┌ 多梗死性（最多见）
                          │            ┌ 血管性┤ 早梗死性
                          │            │      │ 出血性
   老年期痴呆              │            │      └ 脑低灌注性
   临床类型                │            │ 外伤性
                          │            │ 脑缺氧性
                          └ 继发性 ─────┤ 感染性
                                       │ 肿瘤性
                                       │ 代谢性
                                       │ 中毒性
                                       └ 营养缺乏性
```

五十一、良性前列腺增生症

良性前列腺增生症又称良性前列腺肥大，简称前列腺增生，是老年男性常见病。前列腺增生一般从 40 岁开始，患病率随年龄增加而上升，90 岁以后达到顶峰，患病率高达 88%，该病有三个主要特征：前列腺体积增大，膀胱出口阻塞，以及尿频、夜尿增多与排尿困难等下尿路症状，归属中医学的"癃闭"。

【诊断】

老龄睾酮失平衡，排尿困难进行性。
直肠指诊腺体大，超声检查更分明。
特异抗原应测定，排除腺癌之可能。

简注 ①病因病史是诊断依据之一：患者中老年，双氢睾酮与雌激素失衡。②临床表现也是诊断依据之一：患者尿频，排尿困难呈进行性，直肠指诊前列腺腺体增大，质韧，中间沟消失或隆起。③应常规做超声检查，直接测量前列腺增大的体积与内部结构。④还应测定血清前列腺特异性抗原（PSA），以排除合并前列腺癌的可能性。

【西医治疗】

1. 常用疗法

用药种类共有五，首选 α_1 受体抗阻。
特拉唑嗪最常用，高选必坦餐后服。
非那雄胺保列治，度他雄胺亦激素。
抗胆碱药谨慎用，新药亦致尿留潴。
它如植物降脂药，部分最终需手术。

简注 ①常用药物共有 5 类，即 α_1 受体拮抗药、激素类、M 受体拮抗药、植物药与调血脂药。α_1 受体拮抗药如特拉唑嗪、多沙唑嗪、阿夫唑嗪、坦索罗辛（必坦）等，但以特拉唑嗪最常用，对症状较轻者有良效。②激素类以 5α 还原酶抑制药非那雄胺（保列治）最重要，一个疗程需 3 个月，可使 40g 以上的前列腺缩小，改善排尿功能。此外，也可使用新药度他雄胺。③ M 受体拮抗药（抗胆碱药）应谨慎使用，因可能导致急性尿潴留，故应该用于 $α_1$ 受体拮抗药治疗后，仍有尿频、尿急等尿路刺激征的患者，常用新制剂如酒石酸托特罗定（舍尼亭）、盐酸索利纳新（卫喜康）。④其他如植物药、调血脂药等皆可应用。植物药如花粉提取物、非洲李子树皮提取物等；调血脂药指能降低胆固醇的他汀类与美帕曲星。⑤非手术疗效不佳者，部分最终需手术，如开放术、电切术、激光术等。

2. 偶联疗法

处方 ①特拉唑嗪、非那雄胺（保列治）；②阿夫唑嗪、依立雄胺；③坦洛新（哈乐）、保前列；④阿魏酰 γ-丁二胺、植物生长素（舍尼通）；⑤护前列、伯泌松；⑥前列康、美帕曲星（甲帕霉素）。

解析 ①特拉唑嗪为 $α_1$ 受体拮抗药，是喹唑啉的衍生物，主要用于控制血压、降低冠心病的发病率，此外还是前列腺增生症比较理想的药物，能迅速解除排尿梗阻症状，有利于排尿的通畅。这是因为 $α_1$ 受体密集分布在膀胱颈与前列腺，而分布在膀胱体部的稀少；非那雄胺（保列治）是一种 4-氮甾体激素化合物，这是一类 5α 还原酶抑制药，后者能将睾酮代谢为更强效的双氢睾酮，而双氢睾酮是前列腺生长所依赖的物质，由于保列治抑制了双氢睾酮的生成，从而可使前列腺消肿，但逆转过程需 3 个月以上。综上所述，二药组合，一快一慢，一对因一对症，标本兼治且不良反应有所减轻。②阿夫唑嗪是一种较新的喹唑啉的衍生物，它能高选择性地拮抗存在于膀胱颈与前列腺的 $α_1$ 受体，松弛泌尿生殖道的张力，从而使与前列腺肥大相关的尿道的张力、阻力和压力降低，故适用于轻中度前列腺肥大；依立雄胺为 5α 还原酶Ⅱ型选择性抑制药，可降低前列腺体内双氢睾酮的含量，适用于前列腺增生症。③坦洛新（哈乐）是 $α_1$ 受体亚型 $α_{1A}$ 的特异拮抗药，而存在于膀胱颈与前列腺的 $α_1$ 受体主要为亚型 $α_{1A}$，故本品适用于轻中度前列腺肥大；保前列来源于锯叶棕果、一支黄花与七叶树种子的提取物，本品选择性地穿透前列腺膜，作用于前列腺肥大部位，达到了消炎、消肿的目的，适用于Ⅰ、Ⅱ期前列腺肥大。二药组合，具有协同作用。④阿魏酰 γ- 丁二胺即 P5，植物生长素即 EA-10，二药配伍即舍尼通。本品阻断雄激素受体，舒张膀胱逼尿肌与尿道平滑肌，抑制前列腺上皮细胞增殖，抑制内源性炎症介质合成，并具有抗炎消肿作用，适用于前列腺增生。⑤护前列主含干锯叶棕、干紫维花叶浸出物，具有抗炎与增强膀胱、前列腺等部位血液循环的作用，适用于Ⅰ期、Ⅱ期前列腺肥大与慢性前列腺炎；伯泌松主含游离脂肪酸及其酯化物，可延缓前列腺增生的发展，减轻前列腺充血水肿，适用于轻中度前列腺肥大，但应进餐时服用，以免引起恶心等不良反应。⑥前列康是由植物花粉制成的口服片剂，含多种氨基酸、酶、维生素与微量元素能使增生的前列腺体积缩小，内分泌功能改善；美帕曲星（甲帕霉素）本为抗深部真菌药，它还能抑制胆固醇而调血脂，而胆固醇及其代谢产物促进前列腺增生，故本品可用于前列腺肥大。

【中医治疗】

1. 辨证论治

膀胱湿热八正散，浊瘀阻代抵当丸。
肺热壅盛清肺饮，肝郁气滞沉香散。
脾气不升二方用，补中益气春泽联。
济生肾气肾阳衰，阴亏猪苓六味丸。

简注

```
                    ┌ 膀胱湿热证——八正散
                    │ 浊瘀阻塞证——代抵当丸
                    │ 肺热壅盛证——清肺饮
前列腺增生（癃     ┤ 肝郁气滞证——沉香散
闭）辨证论治       │ 脾气不升证——补中益气丸合春泽汤
                    │ 肾阳衰惫证——济生肾气丸
                    └ 肾阴亏耗证——六味地黄丸合猪苓汤
```

2. 中成药剂

前列舒乐癃闭通，代抵当丸尿塞通。

前列桂黄前列通，前列回春前列欣。

简注 上述中成药指：①前列舒乐颗粒；②癃闭通胶囊；③代抵当丸；④尿塞通片；⑤前列桂黄片；⑥前列通胶囊；⑦前列回春胶囊；⑧前列欣胶囊。

3. 对药疗法

组方 ①穿山甲、肉桂（癃闭通胶囊）；②癃闭舒胶囊、前列舒乐颗粒；③尿塞通片、前列欣胶囊；④前列桂黄片、前列通胶囊；⑤前列舒丸、前列安栓；⑥桑螵蛸、海螵蛸；⑦乌药、益智仁（缩泉丸）。

方义 ①穿山甲属破血消癥药，主含硬脂酸、二十三酰丁胺等，可活血消癥、通经消肿；肉桂属温里药，主要成分为桂皮醛、肉桂酸，可补火助阳、温经通脉。此二药配伍组成癃闭通胶囊，能活血软坚、温阳利水，可用于早期前列腺增生。②癃闭舒胶囊益肾活血、清热通淋；前列舒乐颗粒补肾益气、化瘀通淋。二成药配伍，可协同治疗前列腺增生症。③尿塞通片理气活血、通淋散结；前列欣胶囊活血化瘀、清热利湿。二成药合用于前列腺增生症，具有协同作用。④前列桂黄片祛瘀散结、通窍利尿；前列通胶囊清利湿浊、化瘀散结。二成药合用于前列腺增生症，亦具有协同作用。⑤前列舒丸扶正固本益肾利尿，用于慢性前列腺炎与前列腺增生症；前列安栓清热利湿通淋，化瘀散结止痛，可用于慢性前列腺炎。二成药配伍，一内服一塞肛，可用于前列腺增生。⑥桑螵蛸为固精缩尿药，可补肾助阳，用于遗精遗尿、阳痿白浊；海螵蛸即乌贼骨，亦为固精缩尿药，主含碳酸钙与微量元素。二药配伍，可治疗前列腺增生。⑦乌药、益智仁合用，源于《妇人良方》缩泉丸，可治下元虚冷、小便频数，亦可用于中老年前列腺肥大诸证。

4. 针灸疗法

（1）常选穴位

针灸亦应辨证治，通用五穴需十次。
三阴交与阴陵泉，中极募穴任脉是。
足太阳经膀胱俞，强壮足三里应知。

简注 ①本病取穴以足太阴脾经与足太阳膀胱经为主，通用的五穴是三阴交、阴陵泉、膀胱俞、中极、足三里。②取穴隔日1次，一个疗程需10次。③三阴交与阴陵泉属足太阴脾经；膀胱俞属足太阳膀胱经，是膀胱的背俞穴；中极属任脉，是膀胱募穴；足三里属足阳明胃经，是强壮保健要穴。

（2）精选对穴与方义

交替针刺。

①膀胱俞、秩边：膀胱俞属足太阳膀胱经，乃膀胱经气所发，为膀胱之背俞穴，主治小便不利、癃闭等膀胱气化功能失调病证；秩边亦属足太阳膀胱经，亦主治小便不利，此二穴配伍，可治前列腺肥大与慢性前列腺炎。②膀胱俞、中极：针刺膀胱俞通治中极前列腺炎与前列腺增生，无论辨证为湿热下注、肾阴不足或是气滞血瘀；中极属任脉，为膀胱之募穴，有益肾利膀胱、化气行水、通利小便的作用。二穴配伍，可

治前列腺炎与良性前列腺增生。③肾俞、会阴：肾俞是肾的背俞穴，主治泌尿生殖系统疾病；会阴属任脉，会阴穴为生死穴，可以通任督二脉，针灸主治男女前后二阴疾病，能起到抗炎、止痛和消肿的作用。二穴配伍，可治良性前列腺增生。④白环俞、秩边：白环俞属足太阳膀胱经，可治泌尿生殖系统疾病；秩边亦属膀胱经，可治二便不利。二穴配伍，亦可治良性前列腺增生。

【中西医结合治疗】

处方 ①特拉唑嗪、前列舒丸；②非那雄胺（保列治）、尿塞通片。

简注 ①特拉唑嗪主要对症，前列舒丸主要对因，二药组合，治标又治本，具有协同作用。②非那雄胺（保列治）作用较缓，尿塞通片作用较快，二药组合，缓急相济，亦具有协同作用。

【心悟】

如何分析血清前列腺特异性抗原（PSA）？

临床上将前列腺增生分成3度。1度肿大：前列腺较正常增大1.5～2倍，中央沟变浅，突入直肠的距离为1～2cm；2度肿大：腺体呈中度肿大，大于正常2～3倍，中央沟消失或略突出，突入直肠2～3cm；3度肿大：腺体肿大严重，突入直肠超过3cm，中央沟明显突出，检查时手指不能触及上缘。2度肿大以上常需动态观察PSA。

PSA正常参考值为血清总值（t-PSA）< 4ng/ml，游离PSA（f-PSA）< 0.8ng/ml，两者比值 > 0.25。前列腺癌时，60%～90%患者t-PSA明显上升，而且t-PSA/f-PSA < 0.1。不过即使t-PSA < 4ng/ml，仍有前列腺癌的风险；另外，前列腺增生与前列腺等良性疾病,约有14%的患者t-PSA轻度上升，故应动态观察。

五十二、骨质疏松症

骨质疏松症是由于单位体积内骨组织量减少（低骨量）、骨质量衰退，骨微细结构破坏，导致骨脆性增加，机械强度明显降低，从而容易发生骨痛甚至骨折的一种慢性全身病，本病相当于中医学的"骨痿""骨枯"。

骨质疏松症可分为三大类，即原发性、继发性与特发性。①原发性又可分为两种类型：Ⅰ型（绝经后骨质疏松）由破骨细胞介导，最常见于绝经不久的女性为高转换型，快速的骨丢失主要为小梁骨，特别是脊柱和桡骨远端；Ⅱ型（老年性骨质疏松）多在65岁以后发生，主要侵犯椎体和髋骨，与高龄、慢性钙缺乏、骨形成不足有关。②继发性者常继发于其他疾病，内分泌代谢病如甲状腺功能亢进症、甲状旁腺功能亢进症、库欣综合征、糖尿病、性腺功能减退症；血液病如多发性骨髓瘤、白血病等；此外还有胃肠道疾病、长期卧床、制动、失用废用。③第三类为特发性、多有遗传家族史，女性多于男性。

本病是老年人的一种常见病，随着人类寿命的延长，社会的老龄化，其发生率逐渐上升，据统计，我国60岁以上老年人患骨质疏松症的约有2500万，每年此项医疗费开支巨大，美国60岁以上老年人患骨质疏松症的有2000万，每年有130万人骨折，医疗费每年100亿。骨质疏松症造成的危害可致残、致死，且耗资大，给老人、家庭和社会增加了沉重的经济和精神负担，因此防治骨质疏松症已成为一个世界性的重要公共卫生问题之一，它已成为世界卫生保健工作的重点，WHO把每年的10月20日定为"世界骨质疏松症日"。

【诊断】

骨痛症状最明显，尤以腰背更常见。

定期拍摄X线片，骨量测定最准确。

原发继发特发辨，疑难病例骨活检。

简注 骨质疏松症是一种以低骨量和骨组织微结构破坏为特征，导致骨骼脆性增加和易发生骨折的全身病。其诊断依据如下。

①临床表现：骨痛是最常见、最主要的症状，尤以腰背痛更多见。②X 线片是最简单、最经济判定骨密度的方法，虽对于早期诊断意义不大，但可动态观察本病。③骨量测定：骨矿含量（BMC）和骨密度测量（BMD）是判断低骨量，确定骨质疏松的重要手段。目前可应用高精度非创性单光子(SPA)、双光子等仪器；女性骨质疏松症诊断标准是骨密度低于正常年轻妇女骨量峰值超过 2.5 个标准差；男性骨质疏松症低于 2 个标准差。④三型诊断：骨质疏松症可分为三种临床类型，即原发性、继发性与特发性。

- 原发性又分为两种亚型。Ⅰ型（绝经后骨质疏松）最常见于绝经不久的女性（多在 51—65 岁）；Ⅱ型（老年性骨质疏松）多在 65 岁以上发生。
- 继发性常继发于内分泌代谢病（如库欣综合征、甲状腺功能亢进症、糖尿病等）、血液病（多发性骨髓瘤、白血病）与胃肠道疾病，以及长期卧床、制动等废用性失用。
- 特发性：多见于 8—14 岁青少年，多数有遗传家族史，女性多于男性。椎体骨折最常见。

⑤骨组织活检：对疑难病例，可在髂嵴取骨活检切片，观察并量化成骨细胞、破骨细胞，以及骨皮质、骨松质和骨小梁的结构和连接性。

【西医治疗】

1. 常用疗法

　　　　合理膳食多锻炼，基本药物维丁钙。
　　　　雌孕雄素可三联，尼尔雌醇利维爱。

绝经锶盐、PTH，雷洛昔芬四烯K。
依普黄酮氟化物，二膦酸盐降钙肽。

简注 ①一般治疗：合理膳食：应摄入足够钙、维生素D、维生素B$_{12}$、维生素K，蛋白质摄入应适量；坚持食疗，喝牛奶，多吃豆制品、虾皮、紫菜、海带等高钙食物；少饮酒和咖啡，不服镇静药，不吸烟；加强体育锻炼，注意防止跌倒，减少骨折的发生。②钙剂与维生素D是防治本病的基本药物，但剂量不宜过大或过小，联合用药可增强疗效。③性激素补充疗法（HRT）。HRT的原则是进行生理性补充，保持妇女健康的生理状况，并应个体化治疗，可选用下列制剂：尼尔雌醇，化学名戊炔雌三醇，口服1～2mg，每2周1次，可联合应用甲羟孕酮（安宫黄体酮）；利维爱，化学名7-甲基异炔诺酮，拉丁名Livial，又名替勃龙（Tibolone），具有雌、雄、孕激素作用。④除尼尔雌醇、利维爱用于绝经后骨质疏松症外，还可用锶盐（新一代的雷奈酸锶）、甲状旁腺素（PTH）、雷洛昔芬（选择性雌激素受体调节药）与维生素K$_2$（四烯甲萘醌）。⑤刺激骨形成的药物：适用于骨转换低的老年性原发性骨质疏松症，如依普黄酮：既抑制骨吸收，又促进骨形成；氟化物，主要指氟化钠，可增加脊椎骨和髋部骨密度。另外，甲状旁腺素（PTH）是当前促进骨形成的代表性药物。⑥抑制骨吸收的药物：对不宜性激素补充疗法（HRT）或男性原发性骨质疏松症呈骨转换高者，可选用抑制骨吸收药物。如二膦酸盐（如依替膦酸钠、阿仑膦酸盐等）；又如降钙素。降钙素有两种制剂，即鲑鱼降钙素与鳗鱼降钙素。降钙素是由甲状腺滤泡旁细胞（即C细胞）所分泌的，是多肽激素，故降钙素又称降钙肽。

2. 偶联疗法

处方 ①葡萄糖酸钙、维生素D；②尼尔雌醇、甲羟孕酮（安宫黄体酮）；③利维爱、依替膦酸钠；④鲑鱼降钙素、依普黄酮；

⑤阿仑膦酸钠、氟化钠；⑥帕米膦酸钠、乳酸钙；⑦甲状旁腺素、阿法骨化醇。

解析 ①钙剂与维生素 D 是防治本病的基本药物，联合用药可增强疗效。②尼尔雌醇化学名戊炔雌三醇，联用甲羟孕酮（安宫黄体酮）具有雌、孕激素作用，治疗骨质疏松症有协同作用。③利维爱化学名 7-甲基异炔诺酮，具有雌、孕、雄激素作用，本品适用于绝经期后引起的骨质疏松症；依替膦酸钠抑制骨吸收，也主要用于治疗妇女绝经期后骨质疏松症。④对不宜性激素补充疗法的女性或男性原发性骨质疏松症，可选用降钙素，降钙素对破骨细胞有急性抑制作用，能减少体内钙由骨向血中的流动量，其中以鲑鱼降钙素疗效最好；依普黄酮既抑制骨吸收，又促进骨形成，联合降钙素治疗骨质疏松症有协同作用。⑤阿仑膦酸钠为第三代氨基二膦酸盐类骨吸收抑制药，其抗骨吸收作用较依替膦酸钠强 1000 倍，主要用于绝经后妇女的骨质疏松症；氟化钠刺激骨形成，适用于老年性原发性骨质疏松症，可增加脊椎骨和髋部骨密度。二药合用于骨质疏松症，具有协同作用。⑥帕米膦酸钠是常用的三种二膦酸盐之一，二膦酸盐抑制破骨细胞的生成和骨吸收，可用于骨质疏松症，用药期间，常需补充钙剂如乳酸钙。⑦小剂量甲状旁腺激素促进骨形成，增加骨量，与阿法骨化醇合用，疗效更好，后者是活性维生素 D。

【中医治疗】

1. 辨证论治

肝肾阴虚两方选，左归饮与六味丸。

肾气亏虚亦二方，右归饮或八味丸。

脾肾阳虚合二方，参苓白术济肾丸。

若是寒凝脉痹证，当归四逆汤加减。

简注

```
骨质疏松症（骨痿、    ┌ 肝肾阴虚证——左归饮或六味地黄丸
骨枯）辨证论治      │ 肾气亏虚证——右归饮或八味地黄丸
                   │ 脾肾阳虚证——参苓白术散合济生肾气丸
                   └ 寒凝脉痹证——当归四逆汤加减
```

2. 中成药剂

骨仙片与密骨片，仙灵骨葆归肾丸。

简注 上述中成药指：①骨仙片；②密骨片；③仙灵骨葆胶囊；④归肾丸。

3. 对药疗法

组方 ①淫羊藿、蛇床子；②骨仙片、仙灵骨葆胶囊。

方义 ①淫羊藿属补阳药，其主要成分是淫羊苷、木脂素等。淫羊藿对破骨细胞有抑制作用，同时又促进成骨细胞的生长，使钙化骨形成增加；蛇床子亦有温肾壮阳作用，其主要成分是蛇床明素、花椒毒素等，具有雄激素样作用，可延缓衰老，抗骨质疏松。二药是中药补骨二号的君药，可阻止骨质疏松症的发生与发展。②骨仙片由骨碎补、牛膝等组成，具有填精益髓、强筋健骨等功能，能抗骨质疏松；仙灵骨葆胶囊由淫羊藿、补骨脂等组成，具有滋补肝肾、接骨续筋等功能，能提高骨密度。二成药配伍，可治疗老年骨质疏松症。

4. 针灸疗法

（1）常选穴位

补肾健脾用五穴，元气虚损任关元。

三阴交与足三里，太溪肾俞表里选。

简注 ①本病常取五穴，即关元、三阴交、足三里、太溪和肾俞。所选五穴，都有补肾健脾的作用。②任脉的关元穴用于元气虚损。③三阴交属足太阴脾经，足三里属足阳明胃经，

老年常见病 | 297

脾胃互为表里。④太溪属足少阴肾经，肾俞属足太阳膀胱经，肾与膀胱互为表里。

（2）精选对穴与方义

交替针刺。

绝骨（悬钟）、大杼；绝骨、阳陵泉：骨痿应取八会穴，盖肾精不足，则无以生髓，则病髓枯，髓枯以养骨，则病骨痿，骨痿则筋不能任用，则病筋软，故治疗本病可取髓会绝骨、骨会大杼及筋会阳陵泉，疗程3个月，两组穴位应交替进行。

【中西医结合治疗】

处方 ①维丁胶性钙注射液、骨仙片；②利维爱、仙灵骨葆胶囊；③鲑鱼降钙素、骨松宝颗粒。

简注 ①维丁胶性钙由维生素 D_2（骨化醇）与胶性钙组成，是治疗骨质疏松症的基本药物，辅以骨仙片疗效更好。②利维爱适用于绝经期后的骨质疏松症，辅以仙灵骨葆胶囊疗效更好。③鲑鱼降钙素主要用于男性骨质疏松症，辅以骨松宝颗粒疗效更好。后者主要成分是淫羊藿、续断等，功效补肾活血、强筋壮骨，用于骨质疏松症肝肾不足证。二药合用，具有协同作用。

【心悟】

原发性骨质疏松症两种亚型的鉴别

原发性骨质疏松症的临床亚型。

原发性骨质疏松症的临床亚型		
鉴别点	Ⅰ型（绝经后）	Ⅱ型（老年型）
年龄	51—65岁	65岁以上
性别	女性多见，男女之比为1:6	男女之比为1:2
病因	雌激素缺乏	衰老
骨折部位	脊椎	脊椎与髋部
骨丢失	骨小梁为主	骨小梁和骨皮质
甲状旁腺功能	被抑制	被刺激
雌激素治疗反应	早期有效	疗效较差

骨质疏松症的心理疗法

1. 认知疗法

首先要端正对骨质疏松症的认识。人的一生骨量变化分三个阶段，第一阶段为骨量上升期，30—35岁达到骨峰期；第二阶段是骨代谢平衡期，女性30—50岁，男性30—70岁；第三阶段是骨量减少期，女性50岁，男性70岁以后。因此对老人来说，骨质疏松并非必然，只要保持科学生活方式，就能保持较高的骨峰值，就可以延缓骨质疏松症的发生，避免骨折等并发症。要认识到活动过少或过度运动均可导致骨质疏松，而吸烟、酗酒、高蛋白和高盐饮食，饮大量咖啡、维生素D摄入量不足或光照少等均为骨质疏松的危险因素，端正了认知，可以趋利避害。

2. 行为疗法

（1）讲究合理膳食，提高骨峰值量：饮食中营养要全面，食谱要合理，最好每天喝一斤纯牛奶，还可以多吃点海参、鱿鱼，提倡多吃黑木耳，不要多吃加工过细的食品如精面粉、精白米、火腿肠，不宜过久烹炒菜肴，过熟的食物钙质少，甚至完全缺损钙质。

（2）积极参加体育锻炼，主动加强户外运动：每年4月7日是WHO确定的世界卫生日（世界健康日），其宣传主题是体育锻炼，口号是运动有益健康。缺乏体力活动会增加高血压、高血脂、肥胖症、抑郁症、骨质疏松发生的危险。就骨质疏松而言，人们从事经常性的体育活动可使骨骼负重增加，而负重增加可对成骨细胞产生刺激，增加骨形成，减少钙丢失，从而预防骨质疏松症的发生。户外活动又增加了与紫外线的接触机会，这就促进了维生素D的合成。另据报道，60岁以上的人每天坚持长跑，会使自己骨龄只相当于40岁，整整可以年轻20年！

（3）避免干扰因素，补充两性激素：影响成骨细胞代谢的干扰因素有过度吸烟、酗酒及饮用浓咖啡，三者都应避免。女性绝经期前后，尤其绝经早期，要不失时机补充少量雌激素，维持5～10年，甚至终生，男性则补充雄激素或者依替膦酸钠等（羟乙膦酸钠）。

3.简易精神疗法

对患者进行指导、保证、劝解、疏导和调整环境。如出现骨折等并发症应给予心理疏导、分散和转移负性情绪，减轻对疼痛的主观体验，使患者思想上由消极转为积极，情绪上由悲观转为乐观，行动上由被动转为主动，保持心理平衡。

妇产科常见病

五十三、经前期综合征

本综合征是由 Frank 在 1931 年首先描述的，所谓经前期综合征是指妇女反复在黄体期（月经前 1~2 周）周期性出现的躯体、精神及行为改变，严重时影响生活质量，发生率为 30%~40%，严重者占 5%~10%，又称经前期紧张综合征，归属中医学"月经前后诸证"。月经来潮后，症状自然消失。

本病病因不明，与多种因素有关。其发病可能由于卵巢激素失调、神经递质异常和心理-社会因素综合作用所致，精神心理因素与本病的严重程度有较大关系。

本病多见于 25—45 岁妇女，常因家庭不和睦或工作紧张激发，症状出现于月经前 1~2 周，主要症状可归纳为 3 类。①躯体症状：表现为头痛、乳房胀痛、肢体水肿、口糜、腹泻等；②精神症状：激惹、焦虑、抑郁、情绪不稳定、疲乏、睡眠改变等；③行为改变：思想不集中、工作效率低、易有犯罪行为或自杀企图。

【诊断】

病史特点周期发，经前三类症状"扎"。

躯体精神行为异，面容口乳有变化。

PRL、E_2 浓度高，基础体温应检查。

简注 ①病因病史是诊断依据之一：患者多见于 25—45 岁妇女，伴随月经周期反复发作，常因家庭不和、工作紧张等而诱发。②临床表现也是诊断依据之一：患者周期性出现的躯体、精神及行为改变；体征可有颜面水肿，口腔溃疡，乳房触痛性结节等。③实验室检查可有血清泌乳素（PRL）、雌二醇

（E_2）水平升高。④必要时同时记录基础体温，以了解临床表现与卵巢功能的关系。

【西医治疗】

1.常用疗法

　　　　焦虑抑郁调心境，阿普唑仑氟西汀。
　　　　经前氟芬酸丁酯，经后半期溴隐亭。
　　　　螺内酯B_6消胀肿，抑制排卵药两种。

简注 ①有明显焦虑，可用阿普唑仑，有明显抑郁，可用氟西汀或帕罗西汀。②减轻躯体症状可用前列腺素合成酶抑制药氟芬那酸丁酯软膏，经前12天开始外用，以消除疼痛；月经后半期使用溴隐亭口服，可缓解乳房胀痛；螺内酯利尿，可消除水肿；维生素B_6可调节自主神经系统与下丘脑－垂体－卵巢轴，也能消除乳房胀痛。③抑制排卵药有两种：一是口服避孕药，一是促性腺激素释放激素激动药，皆能治疗本综合征。

2.偶联疗法

处方 ①帕罗西汀、维生素B_6；②阿普唑仑、维生素E；③阿普唑仑、氟芬那酸丁酯软膏；④螺内酯、维生素B_6；⑤溴隐亭、维生素A；⑥黄体酮、螺内酯。

解析 ①患者如有抑郁，可在黄体期合用帕罗西汀与维生素B_6。前者抗抑郁优于罗西汀；后者可调节自主神经系统与下丘脑－垂体－卵巢轴并消除乳房胀痛。②患者如有焦虑，可在经前合用阿普唑仑与维生素E，以补充维生素。③阿普唑仑消除患者的焦虑症，外用氟芬那酸丁酯软膏可减轻患者的疼痛。④患者如有水肿，可合用螺内酯与维生素B_6。前者利尿消肿，后者矫正螺内酯可能引起的恶心呕吐等不良反应。⑤患者如乳房胀痛较明显，可合用溴隐亭与维生素A。溴隐亭主要用来回乳，本品是多巴胺受体激动药，主要激动D_2受体，又是一种催乳激素（PRL）的抑制药，可减轻乳房胀痛；维生素A旨在补充维生素。⑥黄体晚期可用黄体酮，口服或注射，以减轻躯体症状。如肢体水肿明显，可加用螺内酯。

【中医治疗】

1. 辨证论治

　　　　肝郁气滞柴舒散，肝肾阴虚一贯煎。
　　　　心肝火旺丹栀逍，脾肾阳虚需加减。
　　　　苓桂术甘合右归，气滞血瘀血府选。
　　　　痰火上扰二择一，生铁落饮礞滚痰。

简注

经前期综合征（月经前后诸证）辨证论治
- 肝郁气滞证——柴胡舒肝散
- 肝肾阴虚证——一贯煎
- 心肝火旺证——丹栀逍遥散
- 脾肾阳虚证——右归丸合苓桂术甘汤
- 气滞血瘀证——血府逐瘀汤
- 痰火上扰证——礞石滚痰丸或生铁落饮

2. 中成药剂

　　　　二逍杞菊右归丸，血府逐瘀礞滚痰。

简注 上述中成药指：①逍遥丸；②丹栀逍遥丸；③杞菊地黄丸；④右归丸；⑤血府逐瘀口服液；⑥礞石滚痰丸。

3. 对药疗法

组方 ①逍遥丸、益母颗粒；②右归丸、五苓片（散）；③杞菊地黄丸、血府逐瘀口服液；④益母草颗粒（胶囊）、妇科十味片。

方义 ①逍遥丸疏肝健脾，养血调经；益母颗粒调经养血，化瘀生新。二成药配伍，散郁调经功能益彰。②右归丸温补肾阳，五苓片（散）温阳化气、利湿行水。二成药配伍，用于颜面、

妇产科常见病 | 303

四肢水肿患者甚佳。③杞菊地黄丸与血府逐瘀口服液配伍，用于本病肝肾阴虚兼气滞血瘀证较好。④益母草颗粒（胶囊）单味组成，调经活血；妇科十味片由当归、川芎、白芍、赤芍、熟地黄、白术、延胡索、香附、甘草与大枣组成，可养血活血，调经止痛，疏肝解郁。二成药配伍，可用于经前期综合征肝郁气滞证。

4. 针灸疗法

（1）常选穴位

基本治疗四穴用，神门百会与太冲。

脾肝肾经三阴交，宁神定志调平衡。

简注 ①本病主因气血不足（脾肾阳虚或肝肾阴虚）与气滞血瘀，故基本治疗用四穴。②神门属心经原穴，可镇静宁神；百会为督脉入脑之处，可安神定志；太冲属肝经原穴，可养血疏肝解郁。③三阴交属足太阴脾经，是脾肝肾三经交会穴，可健脾摄血、补肝益肾。④共奏宁神定志、行气活血、阴阳平衡之功。

（2）精选对穴与方义

①神门、百会：神门镇静宁神，百会安神定志。二穴配伍，相得益彰。②肝俞、三阴交：肝俞补肝肾、益精血，三阴交补肝益肾健脾。二穴配伍，疗效甚佳。③光明、足临泣：光明属足少阳胆经之络穴，有联络肝胆气血的作用，可用于乳房胀痛；足临泣亦属足少阳胆经，为八脉交会穴，用于月经不调。二穴配伍，用于乳房胀痛甚佳。

【中西医结合治疗】

处方 ①复方炔诺酮片（避孕片1号）、逍遥丸；②氟芬那酸丁酯软膏、益母草颗粒（胶囊）；③螺内酯、五苓片（散）。

简注 ①复方炔诺酮片属短效口服避孕药，可减轻躯体症状，合用逍遥丸疗效更好。②氟芬那酸丁酯软膏经前12天开始应用，可消除疼痛，合用益母草颗粒（胶囊）疗效更好。③螺内酯消肿，五苓片（散）亦然，二药配伍有协同作用。

【心悟】

经前期紧张综合征莫紧张。经前期紧张综合征即经前期综合征，精神心理因素与本病的严重程度有较大关系。故应实施心理治疗，以消除其情绪紧张。常用的心理疗法如下。

1. 心理疏泄法

首先应给予患者心理安慰的疏导，使之精神松弛，重新控制情绪行为。

2. 认知疗法

同时应告知患者女性生理卫生知识及心理因素与本综合征的关系，让患者了解月经来潮后，症状就会消失，端正了认知，经前期紧张就会减轻。

3. 行为疗法

包括系统脱敏法、渐进放松疗法、自主训练法、生物反馈疗法及行为调节药（地西泮、氟西汀、维生素 B_6）的应用等。

4. 转移环境法

患者要在症状出现之前，避开应激境地。

5. 催眠疗法

嗜睡阶段就能明显减轻症状。

6. 音乐疗法

（1）积极聆听法：可直接聆听带有指导语的音乐，如《让紧张消失》，包括四种有效的放松和缓解紧张的技术。

（2）自我训练合背景音乐法。

（3）辨证施乐法：本病中医辨证为肝郁气滞证、肝郁化火证、肾虚肝郁证、肝肾阴虚证，应针对性地选择相应乐曲，在月经第 10 天开始就倾听相关乐曲，如《翠湖春晓》《牧歌》《浔阳曲》《流波曲》，每天 1 次，每次 30min。

五十四、自然流产

妊娠不足 28 周，胎儿体重不足 1kg 而终止者，称为流产。包括早期流产与晚期流产，前者指妊娠不足 12 周而终止，后者指妊娠 12~28 周而终止。流产又有自然流产与人工流产的不同，自然流产占总妊娠的 10%~15%，其中早期流产超过 80%。

自然流产的临床类型包括先兆流产、难免流产、完全流产、不全流产、稽留流产、习惯性流产，以及流产合并感染，其中先兆流产与习惯性流产较为多见，相当于中医学的"胎动不安"与"滑胎"。

【诊断】

依据病史与症征，多数基本能确诊。

协诊需做 B 型超，"放免""绒促"与孕酮。

还需明确其类型，处理预后均确定。

简注 ①根据病史与临床表现，多数基本能确诊。②协诊需做 B 超、妊娠试验、放射免疫法测定绒毛膜促性腺激素（hCG）及测定血清孕酮水平：B 超观察妊娠囊；妊娠试验可用早早孕纸条和 hCG；血清孕酮的测定。③辅助检查有利于诊断流产类型，进而明确预后，确定处理方法。

【西医治疗】

1. 常用疗法

先兆流产

可用少量镇静剂，甲状腺片甲功低。

黄体不足黄体酮，保胎两周辅维 E。

习惯性流产

尽早肌注黄体酮，绒促性腺素也行。

同时维 E 应补充，主动免疫可试用。

皮注丈夫 L 细胞，前臂内侧或多臀。

简注

先兆流产　病因有胚胎因素、母体因素、环境因素与免疫因素，母体因素又有全身病、内分泌失调等。可用少量镇静药安抚孕妇；如甲状腺功能减退症可用甲状腺片，如黄体功能不足可用黄体酮，保胎两周并辅以维生素 E（生育酚）。

习惯性流产　①习惯性流产应尽早肌内注射黄体酮，或者肌内注射 hCG，同时维生素 E（生育酚）应及时补充。②习惯性流产的病因之一是免疫因素，如母体具有抗精子抗体或抗父方淋巴细胞抗体不足等，此时可采用免疫治疗。主动免疫治疗之一是将患者丈夫的淋巴细胞，皮内注射于女方前臂内侧或臀部多处，以提高妊娠成功率。

2. 偶联疗法

处方　①黄体酮、维生素 E（生育酚）；②甲羟孕酮（安宫黄体酮）、维生素 B_6。

解析　①无论先兆流产还是习惯性流产，均可用此二联疗法：肌内注射黄体酮，同时口服维生素 E（生育酚）。黄体酮为天然孕激素，主要由黄体分泌，又称孕酮，孕激素在雌激素作用的基础上，促进子宫内膜继续增厚，有利于胚胎发育，抑制子宫收缩而起到保胎作用；维生素 E 又称生育酚、产妊酚，可维持和促进生殖功能：促进卵泡生长发育，促进排卵与黄体生成，并使黄体分泌孕酮增加。②也可口服甲羟孕酮（安宫黄体酮），因其可能引起恶心、呕吐等反应，故应同时应用维生素 B_6。

【中医治疗】

1. 辨证论治

先兆流产

　　　　肾虚寿胎丸固肾，气血虚弱胎元饮。
　　　　血热保阴煎加味，桂枝茯苓血瘀证。

妇产科常见病　| 307

习惯性流产

　　　滑胎多虚补当先，无论孕后与孕前。

　　　肾亏补肾固冲丸，气血虚弱泰磐散。

简注

```
                    ┌ 肾虚证——寿胎丸
先兆流产（胎动   │ 气血虚弱证——胎元饮
不安）辨证论治   │ 血热证——保阴煎加苎麻根
                    └ 血瘀证——桂枝茯苓丸加味
```

```
习惯性流产（滑   ┌ 肾气亏损证——补肾固冲丸
胎）辨证论治     └ 气血虚弱证——泰山磐石散
```

2. 中成药剂

　　　保胎灵与孕康液，孕妇金花育胎丸。

简注 上述中成药指：①保胎灵；②孕康口服液（颗粒）；③孕妇金花片；④嗣育保胎丸；⑤滋肾育胎丸。

3. 对药疗法

组方 ①保胎灵、阿胶（烊化）；②滋肾育胎丸、白术（煎服）。

方义 ①保胎灵由14种药物组成，即熟地黄、续断、杜仲（炭）、槲寄生、菟丝子（饼）、巴戟天（去心）、阿胶、枸杞子、山药、白术（炒）、白芍、五味子、牡蛎、龙骨（煅），可补肾，固冲，安胎。用于先兆流产，习惯性流产及因流产引起的不孕症；阿胶（烊化）补血止血，滋阴润肺。两者合用，既可治疗先兆流产，又可治疗习惯性流产。②滋肾育胎丸由15种药物组成，即菟丝子、砂仁、熟地黄、人参、桑寄生、阿胶（炒）、首乌、艾叶、巴戟天、白术、党参、鹿角霜、枸杞子、续断、杜仲，可滋补肝肾，益气培元。养血安胎，强壮身体。用于脾肾两虚，冲任不固所致的滑胎（习惯性流产和先兆流产）；辅以白术（煎服），既可治疗先兆流产，又可治疗习惯性流产。

4. 针灸疗法

（1）常选穴位

主穴前四配内关，漏谷脾经中极选。

胃经归来足三里，每日一次十五天。

简注 ①20周前妊娠终止，无论早期流产与晚期流产，皆可针刺5个穴位以保胎，即漏谷、中极、归来、足三里与内关。主穴取漏谷、中极、归来与足三里，配穴取内关；②漏谷属足太阴脾经；中极属任脉；归来与足三里属足阳明胃经；内关属手厥阴心包经之络穴；③足三里为强壮要穴，内关为八脉交会穴，通于阴维脉；④针灸保胎，一个疗程15天，每日1次。

（2）精选对穴与方义

带脉、气门：带脉属足少阳胆经，主治妇科经带病证，是治疗滑胎的专穴；气门属胸腹部经外奇穴，位于正中线脐下3寸，旁开3寸处，主治多种妇科病，是治疗流产的专穴。二穴配伍，可治滑胎。

【中西医结合治疗】

处方 ①黄体酮、保胎灵；②滋肾育胎丸、维生素E（生育酚）；③喜运培坤丸、维生素B_6。

简注 ①黄体酮与保胎灵的作用，均参见上述。②滋肾育胎丸与维生素E（生育酚）的作用，均见上述。③喜运培坤丸是藻露堂传世秘方，包括了四君子汤、四物汤、当归补血汤和归脾汤，具有补气、养血、滋阴、益肾的功效，本品对妇女气血两亏、心悸烦躁、头晕乏力、腰膝酸软、月经不调、子宫发育不良、习惯性流产及女性不孕症均有显著疗效；维生素B_6具有安定孕妇情绪作用。

妇产科常见病

【心悟】

应加强对自然流产的预防。

自然流产可预防，婚前检查病因彰。

四大因素应明了，孕后安胎增营养。

简注 ①预防为主是我国卫生工作的方针，加强对自然流产的预防十分必要。②婚前检查病因可彰显自然流产的四大因素，即胚胎因素、母体因素、环境因素与免疫因素。③明确流产的四大因素，有助于对因治疗。黄体功能不足者，及时给予黄体酮、维生素E、叶酸等；甲状腺功能减退者，可用小剂量甲状腺片2周；如母体具有抗精子抗体或抗父方淋巴细胞抗体不足等，应采用主动免疫治疗。方法是将患者丈夫的淋巴细胞，皮内注射于女方体内以提高妊娠成功率；如有精神紧张，焦虑忧伤着，应实施心理治疗，安定其情绪，增强其信心。④孕后应安胎，避免劳累，谨慎性交（尤其妊娠12周之前），增强体质，加强营养。

五十五、不孕症

育龄夫妇同居2年，未避孕而2年内未受孕者称不孕症，包括原发性不孕与继发性不孕，前者指2年内从未妊娠者，后者指曾有过妊娠而后未避孕连续2年不孕者。反复流产和异位妊娠而未获得活婴，也属于不孕范畴。原发性不孕中医学称为"绝嗣"，继发性不孕中医学称为"断续"。

【诊断】

询问病史男女方，体检性器性征双。

特殊检查进一步，精液常规女多项。

卵巢卵管宫腹镜，B超磁共振成像。

简注 ①根据男女双方的病史与内外生殖器与性征，多数基本能确诊。②进一步的男女方特殊检查。

男方主要检查精液常规,包括量、形态、密度、存活率等。

女方主要检查卵巢功能、输卵管通畅试验、宫腔镜、腹腔镜、B超、磁共振等。卵巢功能检查又包括卵泡刺激素(FSH)、黄体生成素（LH）、泌乳素（PRL）、雌二醇（E_2）、孕酮（P）等的测定。③总之,不孕症的诊断依据不外乎三方面,即病史、临床表现与辅助检查。

【西医治疗】

1. 常用疗法

治疗生殖器质病,抗炎针对病原菌。

诱导排卵氯米芬,绒促尿促溴隐亭。

免疫不孕泼尼松,阿司匹林长期用。

辅助生殖技术高,开拓创举新途径。

简注 ①治疗生殖道器质性病变要针对病原菌:输卵管慢性炎症及阻塞,应将庆大霉素、地塞米松加入0.9%氯化钠注射液中,经子宫腔缓慢注入输卵管内;严重阴道炎给予氟康唑、奥硝唑或克林霉素;如为生殖系统结核,可用异烟肼、利福平等抗结核药。②内分泌性不孕可诱导排卵,如用促排卵药氯米芬（首选）、绒毛膜促性腺激素（简称绒促）、尿促性腺激素（简称尿促）及溴隐亭等。③免疫性不孕给予泼尼松与阿司匹林,孕前与孕中需长期口服。④人类辅助生殖技术乃一大创举,其为治疗不孕不育症开辟了新的途径。辅助生殖技术包括人工授精、体外受精——胚胎移植与卵胞质内单精子注射。

2. 偶联疗法

处方 ①异烟肼、维生素B_6;②氯米芬、绒毛膜促性腺激素（简称绒促）;③溴隐亭、维生素B_6;④泼尼松、阿司匹林。

解析 ①患者如为生殖系统结核,可用异烟肼,同时应及时补充维生素B_6,因为异烟肼可使维生素B_6排泄增加而导致

妇产科常见病 | 311

体内缺乏,这就引起γ氨基丁酸减少而致中枢过度兴奋、周围神经炎,出现肌肉震颤、步态不稳、手脚麻木等不良反应。②氯米芬为促排卵药,连用5天,3个月经周期为一疗程。卵泡成熟后,绒毛膜促性腺激素(简称绒促)肌内注射一次。③溴隐亭是多巴胺受体激动药,主要激动D_2受体,是泌乳素的抑制药,适用于高泌乳素血症导致排卵障碍者。由于溴隐亭主要有恶心、呕吐等不良反应,故应配伍维生素B_6。④自身免疫性不孕者应给予泼尼松,每日3次,因泼尼松属免疫抑制药,能对抗磷脂抗体,加用阿司匹林,孕前与孕中均需长期口服,可防止反复流产和死胎的发生。

【中医治疗】

1. 辨证论治

  肾虚辨证有三种,气虚毓麟阳温肾。
  阴虚清骨滋肾汤,再加种玉汤养精。
  肝郁开郁种玉汤,湿热仙方活命饮。
  血瘀少腹逐瘀汤,启宫丸治痰湿证。

简注

不孕症辨证论治
- 肾气虚证——毓麟珠
- 肾阳虚证——温肾丸
- 肾阴虚证——清骨滋肾汤合养精种玉汤
- 肝郁证——开郁种玉汤
- 湿热证——仙方活命饮
- 血瘀证——少腹逐瘀汤
- 痰湿证——启宫丸

2. 中成药剂

  乌鸡白凤定坤丹,肝郁气滞逍遥丸。

简注 上述中成药指:①乌鸡白凤丸;②定坤丹;③逍遥丸。

3. 对药疗法

组方 ①紫石英、白石英；②定坤丹、阳起石丸。

方义 ①紫石英味甘性温，入心肝经，可治女性血海宫寒不孕，白石英亦甘温，入心肾肺胃经。紫石英入血分，白石英走气分，二药配伍，气血并治，暖下元之功增强，可用于女子气血不足、宫寒不孕。②定坤丹用于不孕症气血两虚、肝郁气滞证，局方阳起石丸治子宫虚寒不孕，二成药配伍，相得益彰。

4. 针灸疗法

（1）常选穴位

虚证六穴实选五，脾经胃经背俞主。

归来子宫三阴交，三穴必取勿踌躇。

实证肝俞丰隆加，关元气海肾俞补。

简注 ①不孕症辨证，不外虚证与实证两大类。虚证取6个穴，即归来、子宫、三阴交、关元、气海和肾俞；实证选五穴，即归来、子宫、三阴交、肝俞和丰隆。所用穴位，以足太阴脾经、足阳明胃经与相应背俞穴为主。②归来、子宫与三阴交，三穴必取。③实证加肝俞与丰隆，采用泻法；虚证加关元、气海与肾俞，采用补法。

（2）精选对穴与方义

子宫、三阴交：子宫穴属胸腹部奇穴，可治疗不孕症等妇科病；三阴交属足太阴脾经，亦可治疗不孕症等妇科病。两穴配伍，相得益彰。

【中西医结合治疗】

处方 ①氯米芬、乌鸡白凤丸；②溴隐亭、逍遥丸。

简注 ①氯米芬拉丁名克罗米芬，首选于内分泌性不孕，辅以乌鸡白凤丸疗效更好。②溴隐亭又名溴麦亭，用于无排卵高催乳素血症，辅以逍遥丸治疗女性不孕症疗效更好。

【心悟】

"试管婴儿"是人类辅助生殖技术的一大创举,也为治疗不孕不育症开辟了新的途径。

> 试管婴儿破天荒,二〇一〇获"诺奖"。
> 基本技术有三种,女性年龄最影响。

简注 ①"试管婴儿"是人类辅助生殖技术的一大创举,被称为人类医学史上的奇迹,其为治疗不孕不育症开辟了新途径。为此,罗伯特·爱德华兹获得2010年诺贝尔生理学或医学奖。②辅助生殖技术的基本技术有三种,即人工授精、体外受精——胚胎移植、卵胞质内单精子注射。③影响试管婴儿成功率的因素有多种,包括女性年龄、不孕的病因、中心实验室质量与操作水平等。其中,年龄是影响其成功率的最重要因素。随着年龄的增长,卵子数量减少,质量下降,受精率下降,妊娠率明显降低而流产率增加,43岁以上妇女的流产率高达50%以上。

五十六、滴虫性阴道炎

滴虫性阴道炎是由阴道毛滴虫引起的常见的阴道炎症,主要症状是阴道分泌物增多及外阴瘙痒,分泌物为稀薄脓性,黄绿色,泡沫状,有异味,属中医学"阴痒""带下病"范畴。

【诊断】

> 直接间接两传播,主症阴痒黄带多。
> 黏膜充血出血点,宫颈草莓有泡沫。
> 分泌物中滴虫现,即可确诊不容说。

简注 ①诊断依据之一是有直接不洁性交史或间接滴虫污染源,如公共浴池、游泳池、坐便器等。②临床表现也是诊断依据:主症阴痒、黄带多;阴道黏膜充血,有点状出血点;宫颈也充血,呈草莓状,分泌物有泡沫。③阴道分泌物中发现滴虫，即可确诊。

【西医治疗】

1. 常用疗法

  硝咪唑类全身用，口服注射皆可行。

  甲硝替硝奥硝唑，杀灭阴道毛滴虫。

  局部冲阴日一次，乳酸醋酸PP粉。

简注 ①甲硝唑（灭滴灵）为第一代硝咪唑类，替硝唑为第二代，奥硝唑为第三代，三药口服或注射均可杀灭阴道毛滴虫。②局部用药可增强阴道防御能力。可用1%乳酸或醋酸或1:5000高锰酸钾溶液（PP粉）熏洗外阴、冲洗阴道，每日1次，10次为一疗程。

2. 偶联疗法

处方 ①替硝唑、1%乳酸溶液；②奥硝唑、1:5000高锰酸钾溶液（PP粉）。

解析 ①替硝唑口服，辅以1%乳酸溶液熏洗外阴疗效好。②奥硝唑为第三代硝咪唑类，口服杀灭阴道毛滴虫疗效良好，不良反应较少，辅以1:5000高锰酸钾溶液（PP粉）冲洗阴道疗效更好。

【中医治疗】

1. 辨证论治

  肝经湿热龙胆泻，湿虫滋生二方联。

  萆薢渗湿易黄汤，蛇床子方熏洗煎。

  肝肾阴虚较少见，可用知柏地黄丸。

简注

滴虫性阴道炎（阴痒、带下病）辨证论治	肝经湿热证——龙胆泻肝汤
	肝肾阴虚证——知柏地黄丸
	湿虫滋生证——萆薢渗湿汤合易黄汤

2. 中成药剂

龙胆泻肝湿热去，知柏地黄肝肾虚。

简注 上述中成药指：①龙胆泻肝丸；②知柏地黄丸。

3. 对药疗法

组方 ①龙胆泻肝丸、蛇床子洗方；②知柏地黄丸、洁尔阴泡腾片（洗液）。

方义 ①龙胆泻肝丸用于带下病肝经湿热证，辅以蛇床子洗方熏洗外阴、冲洗阴道甚好。蛇床子洗方主要成分有蛇床子、地肤子、蒲公英、苦参、大黄、黄柏、威灵仙、薄荷，功效清利湿热，兼以杀虫。②知柏地黄丸用于带下病肝肾阴虚证，辅以洁尔阴泡腾片（洗液）疗效良好。洁尔阴洗液主要成分有蛇床子、艾叶、独活、石菖蒲、苍术、薄荷、黄柏、苦参、地肤子、茵陈、土荆皮、栀子、山银花。功效清热燥湿，杀虫止痒，适用于真菌性、滴虫性阴道炎。

4. 针灸疗法

（1）常选穴位

基本治疗五穴取，主选肝经三穴侣。

大敦肝井蠡沟络，太冲原穴补阴虚。

任脉中极膀胱募，三阴交属脾经御。

简注 ①治疗阴痒常取五穴，即大敦、蠡沟、太冲、中极与三阴交。主要选择肝经三穴：井穴大敦、络穴蠡沟、原穴太冲。大敦泄肝热、止阴痒；蠡沟疏泄肝胆湿热、杀虫止痒；太冲既可清肝经湿热，又能补肝肾阴虚。②中极属任脉，又是膀胱募穴，可清下焦湿热，调带止痒。③三阴交属脾经，能清下焦湿热，止外阴瘙痒。

（2）精选对穴与方义

下髎、中极：下髎穴属足太阳膀胱经，主治带下、腹痛、便秘、小便不利等；中极属任脉，可清下焦湿热，调带止痒，主治带下、阴痒、癃闭、不孕等。二穴配伍，源于晋朝皇甫谧的《针灸甲乙经》。该书中说："女子苍汁不禁、赤沥、阴中痒，下髎主之；女子阴痒及痛，经闭不通，中极主之"。

【中西医结合治疗】

处方 奥硝唑、龙胆泻肝丸。

简注 奥硝唑能有效杀灭阴道毛滴虫，龙胆泻肝丸清热利湿、杀虫止痒，二药配伍，相得益彰。

【心悟】

如何鉴别几种阴道炎？

排除三种阴道炎，真菌细菌与老年。

病因症征妇检明，涂片镜检是关键。

简注 ①滴虫性阴道炎需要和真菌性阴道炎（阴道假丝酵母菌病）、细菌性阴道炎（病）与老年性阴道炎（萎缩性阴道炎）加以鉴别。②鉴别要点不外乎三方面，即病因、临床表现（症状与体征）、实验室检查和其他检查。其中，涂片镜检是确诊的依据。③列表鉴别要点如下。

	种阴道炎的鉴别			
	滴虫性阴道炎	真菌性阴道炎	细菌性阴道炎	萎缩性阴道炎
病因	• 直接：不洁性交史 • 间接：滴虫污染源如公共浴池、游泳池、坐便器等	• 长期应用广谱抗生素，大量使用免疫抑制药 • 妊娠、糖尿病、肥胖等	• 频繁性交或多个性伴侣 • 阴道灌洗使之碱化，降低了阴道的自净作用	• 自然绝经及卵巢去势 • 产后闭经或药物 • 卵巢功能衰退，雌激素水平降低
症状	阴痒、黄绿带多、泡沫状，有臭味	重度阴痒、灼痛、性交痛、尿痛，白色凝乳状分泌物，或豆腐渣样，略有腥臭味	轻度阴痒、烧灼感，分泌物稀薄、灰白色，有鱼腥臭味	外阴不适、灼热、瘙痒，分泌物稀薄、淡黄色

续表

	滴虫性阴道炎	真菌性阴道炎	细菌性阴道炎	萎缩性阴道炎
体征	阴道黏膜充血、子宫颈呈草莓状	外阴红肿，阴道黏膜红肿，糜烂及溃疡，附有白色块状物	阴道黏膜基本正常，但阴道壁附灰白分泌物	阴道上皮皱襞萎缩、菲薄，甚至消失，阴道黏膜充血，有时呈浅表溃疡
涂片镜检	阴道分泌物中发现滴虫	可见芽生孢子与假丝酵母菌及少量白细胞	可见线索细胞（各种厌氧菌），白细胞极少	可见大量基底层细胞与白细胞

五十七、慢性盆腔炎

盆腔炎性疾病是指女性上生殖道及周围组织的一组感染性疾病，包括急性盆腔炎与慢性盆腔炎，慢性盆腔炎或称慢性附件炎，现更名为盆腔炎性疾病后遗症，可导致子宫内膜炎、输卵管炎、输卵管积水、输卵管囊肿、输卵管卵巢炎、输卵管卵巢脓肿、盆腔腹膜炎与盆腔结缔组织炎，相当于中医的"妇人腹痛""癥瘕"证。

【诊断】

诊断标准三方面，最低附加特异连。
最低妇检举压痛，附加标准六项全。
特异阴超磁共振，活检腹腔镜需检。
初诊病史症征验，终须明确何病原。

简注 ①诊断标准有三方面，即最低标准、附加标准与特异标准。

- 最低标准：宫颈举痛或子宫压痛或附件区压痛。
- 附加标准：体温升高、脓性分泌物、涂片大量白细胞、血沉快、C反应蛋白阳性、宫颈淋病奈瑟菌或衣原体阳性。

- 特异标准：阴道超声、磁共振、子宫内膜活检与腹腔镜检提示盆腔炎性疾病征象。

②依据病史、临床表现与辅助检查，本病可初诊。③确诊本病后，需进一步明确病原体，以便针对性地加以治疗。

【西医治疗】

1. 常用疗法

急发广谱抗生素，同时二酶加辅助。
糜蛋白酶质酸酶，或用胎盘液肌注。
理疗支持不可少，久不好转需手术。

简注 ①慢性盆腔炎急性发作者应使用广谱抗生素，如阿莫西林、羧苄西林、头孢西丁钠、多西环素与甲硝唑等。②同时加用α糜蛋白酶或透明质酸酶，或者肌内注射胎盘组织液，这有助于粘连软化、瘢痕吸收。③还要加强支持疗法，如高蛋白、高热量、高维生素饮食；维持水、电解质与酸碱平衡等，理疗也不可少，如超短波、离子透入等。④如久不好转出现后遗症如输卵管阻塞、输卵管卵巢粘连、输卵管积水、输卵管卵巢脓肿、异位妊娠等则需手术。

2. 偶联疗法

处方 ①头孢西丁钠、多西环素；②头孢曲松钠、甲硝唑；③克林霉素、庆大霉素；④左氧氟沙星、甲硝唑；⑤阿莫西林胶囊、α糜蛋白酶注射液；⑥多西环素、透明质酸酶注射液。

解析 ①头孢西丁钠属第二代头孢菌素，对革兰阴性菌有明显作用，加广谱抗生素多西环素有协同作用。②头孢曲松钠属第三代头孢菌素，对革兰阴性菌作用更强；甲硝唑对革兰阳性菌或革兰阴性厌氧杆菌和球菌都有较强的抗菌作用，常用于产后盆腔炎、败血症和骨髓炎等的治疗；也可与其他抗菌药合用防止外、妇科手术时厌氧菌感染。③克林霉素又叫氯洁霉素，对多数革兰阳性菌（G^+）和某些厌氧革兰阴性菌（G^-）

皆有较好疗效；庆大霉素属于氨基糖苷类抗生素，主要用于革兰阴性菌与金黄色葡萄球菌的感染。因慢性盆腔炎多为G^-菌感染，故克林霉素与庆大霉素合用，具有协同作用。④左氧氟沙星对厌氧菌、支原体、衣原体及军团菌均有较强的杀菌作用，辅以甲硝唑治疗本病疗效更好。⑤阿莫西林胶囊属广谱青霉素类，加用α糜蛋白酶注射液有助于粘连软化、瘢痕吸收。⑥多西环素属广谱抗生素，加用透明质酸酶注射液用于"癥瘕"证疗效好。

【中医治疗】

1. 辨证论治

    湿热瘀阻银甲丸，气滞血瘀膈下煎。
    寒湿瘀阻少腹逐，亦可桂枝茯苓丸。
    血瘀肾虚宽带汤，气虚血瘀理冲选。

简注

慢性盆腔炎（癥瘕）辨证论治
- 湿热瘀阻证——银甲丸
- 气滞血瘀证——膈下逐瘀汤
- 寒湿瘀阻证——少腹逐瘀汤或桂枝茯苓丸
- 血瘀肾虚证——宽带汤
- 气虚血瘀证——理冲汤

2. 中成药剂

    湿热瘀阻金刚藤，亦可妇科千金片。
    气滞血瘀血府逐，寒湿桂枝茯苓丸。

简注 上述中成药指：①金刚藤胶囊；②妇科千金片；③血府逐瘀口服液；④桂枝茯苓丸。

3. 对药疗法

组方 ①金刚藤胶囊、妇科千金片；②桂枝茯苓胶囊、少腹逐瘀丸；③血府逐瘀口服液、妇宝颗粒。

方义 ①金刚藤胶囊清热解毒、消肿散结,用于附件炎;妇科千金片清热除湿、益气化瘀,二药合用于慢性盆腔炎湿热瘀阻证。②桂枝茯苓胶囊与少腹逐瘀丸配伍,可用于慢性盆腔炎寒湿瘀阻证。③血府逐瘀口服液、妇宝颗粒可合用于慢性盆腔炎气滞血瘀证。

4.针灸疗法

(1)常选穴位

主穴配穴六穴要,胆经带脉冲任调。

任脉中极与关元,脾经阴陵三阴交。

白环俞属膀胱经,肝肾脾虚湿热矫。

简注 ①本病常取主穴、配穴6个穴位,即带脉、中极、关元、阴陵泉、三阴交与白环俞。②带脉属胆经,可调理冲任,调理经气;中极清理下焦,利湿化浊;关元、三阴交调理肝肾脾;阴陵泉健脾利湿止带;白环俞利下焦湿邪。③六穴可矫正肝、肾、脾虚及湿热瘀阻。

(2)精选对穴与方义

带脉、三阴交:此对穴源于《针灸资生经》。带脉属胆经,为足少阳胆经、带脉二经交会穴,可理下焦、止带下的功效;三阴交属脾经,可调理肝脾肾,主治带下等妇科疾病。

【中西医结合治疗】

处方 ①头孢曲松钠(菌必治)、妇炎康片;②克林霉素胶囊、血府逐瘀口服液。

简注 ①头孢曲松钠(菌必治)属第三代头孢菌素,对革兰阳性菌、革兰阴性菌皆有较好疗效,辅以妇炎康片疗效更好。②克林霉素胶囊对多数革兰阳性菌和某些厌氧革兰阴性菌皆有较好疗效,辅以血府逐瘀口服液疗效更好。

【心悟】

应掌握慢性盆腔炎的中西医治疗原则。

盆腔炎疾多迁延，易致不孕卵巢炎。

务求及时合理疗，治则始终要贯穿。

简注 慢性盆腔炎是指女性上生殖道的一组感染性疾病，包括子宫内膜炎、输卵管炎、输卵管卵巢炎、输卵管卵巢脓肿、盆腔腹膜炎与盆腔结缔组织炎等。盆腔炎性疾病多发生在性活跃期，如未得到及时、合理、彻底的治疗，易于导致不孕症、宫外孕、慢性盆腔炎，以及炎症反复发作，迁延不愈。因此，应该很好地掌握慢性盆腔炎的中西医治疗原则。

①西医：反复发作者，在应用广谱、敏感、经验性与个体化抗菌药治疗的基础上，辅以超短波、离子透入等物理疗法，必要时手术，平时要增强体质，提高免疫力。②中医：本病主要采用中医辨证论治，以清热解毒为主，祛湿化瘀为辅。除口服中药外，还应配合外敷中药，保留灌肠等外治法。

儿科常见病

五十八、维生素 D 缺乏性佝偻病

本病是由于儿童体内维生素 D 不足致使钙磷代谢紊乱，产生的以骨骼病变为特征的全身慢性营养性疾病，典型表现为生长着的长骨干骺端和骨组织矿化不全或骨质软化，相当于中医学的"夜惊""五迟""五软"等。本病临床上分为初期（早期）、活动期（激期）、恢复期与后遗症期，活动期又分为前期与后期。

【诊断】

诊断正确有三条，病因辅检与"临表"。

明显降低血清 D_3，早期诊断最可靠。

骨骼 X 线金标准，激期改变亦紧要。

简注 ①正确诊断依据三方面，即病因病史、临床表现与辅助检查。②早期诊断最可靠的依据是血清 D_3（胆骨化醇）明显降低。③骨骼 X 线的改变也是金标准之一（金标准两项，即血清 D_3 与骨骼 X 线）。活动期（激期）X 线检查提示长骨骨骺端钙化带消失，呈杯口状、毛刷状改变，骨骺软骨带增宽，骨质疏松，骨皮质变薄，可有骨干弯曲畸形或青枝骨折。

【西医治疗】

1. 常用疗法

常量口服一月期，以后预防量维系。

重症一次维 D_3 注，剂量二十万单位。

一个月后应复查，同时适当补钙剂。

简注 ①常量指每日 2000~4000U 维生素 D_3，1 个月后改预防量每日 400U。②重症一次大剂量 20 万 U 维生素 D_3（胆骨化醇）肌内注射。

2.偶联疗法

处方 ①葡萄糖酸钙片、维生素D胶丸；②乳酸钙片、维生素D_3注射液。

解析 ①葡萄糖酸钙片与维生素D胶丸合用于轻症佝偻病。②乳酸钙片与维生素D_3注射液合用于重症佝偻病。

【中医治疗】

1.辨证论治

> 初期五味子参汤，恢复后遗"补造"裹。
> 活动二方宜加减，后期补肾地黄匡。
> 前期益脾镇惊散，或用阿胶鸡子黄。

简注

```
                    ┌ 初期：肺脾气虚证——人参五味子汤
                    │         ┌ 前期：脾虚肝旺证——益脾镇惊散、
佝偻病（五迟、   ┤ 活动期 ┤       阿胶鸡子黄汤
五软）辨证论治   │         └ 后期：脾肾亏虚证——补肾地黄丸
                    └ 恢复期与后遗症期：肾虚骨弱证——补天大造丸
```

2.中成药剂

> 颗粒龙牡玉屏风，六味地黄肾虚用。

简注 上述中成药指：①龙牡壮骨颗粒；②玉屏风颗粒；③六味地黄丸。

3.对药疗法

组方 ①牛黄、鸡子黄；②龙牡壮骨颗粒、六味地黄丸。

方义 ①牛黄化痰开窍、凉肝息风、清热解毒。含钙剂、维生素D等；鸡子黄别名鸡卵黄，含蛋白质、卵磷脂、维生素A、钙剂等，可滋阴润燥、养血息风，可治小儿惊厥。二药合用，可治疗佝偻病。②龙牡壮骨颗粒用于佝偻病脾肾亏

虚，六味地黄丸用于肾虚骨弱证，二成药合用，有协同作用。

4.针灸疗法

（1）常选穴位

主四配一常灸五，夜啼中冲与身柱。

"五迟""五软"心脾俞，临证酌情再配伍。

简注 ①本病采用灸法。常灸五穴：主穴取四穴，即中冲、身柱、心俞和脾俞；配穴亦取四穴，即太溪、昆仑、风池和肾俞，但临证取其一。②夜啼患儿主穴取中冲与身柱；"五迟""五软"患儿主穴取心俞与脾俞。所谓"五迟"是指立迟、行迟、语迟、发迟和齿迟；五软是指头项软、口软、手软、足软和肌肉软，均属于小儿生长发育障碍病证。③患儿若有足外翻，配穴取太溪；若有足内翻，配穴取昆仑；若有颈软，配穴取风池；若有腰软，配穴取肾俞。

（2）精选对穴与方义

①中冲、身柱：夜啼患儿灸中冲与身柱。②心俞、脾俞："五迟""五软"患儿灸心俞与脾俞。

【中西医结合治疗】

处方 维生素D_2胶性钙注射液、龙牡壮骨颗粒。

简注 治疗佝偻病补钙要加维生素D，病情较重者要用维生素D_2胶性钙注射液，而龙牡壮骨颗粒主含龙骨、牡蛎、葡萄糖酸钙、乳酸钙等，故应联合应用。

【心悟】

治疗佝偻病，维D加钙剂。

对因治疗佝偻病，维D_2D_3作用相同。

轻者口服重注射，同时钙剂要加用。

简注 ①佝偻病主因维生素D不足以致钙磷代谢紊乱，故应补充维生素D。维生素D_2即骨化醇，维生素D_3即胆骨化醇，两者作用相同。②较轻的佝偻病，可口服维生素D胶丸；较重的佝偻病，则应注射维生素 D_2 胶性钙注射液或维生素 D_3 注射液。

五十九、支气管肺炎

本病是累及支气管壁与肺泡的炎症，主要表现为发热、咳嗽、发绀、气促与肺部啰音，为小儿时期最常见的肺炎。本病以2岁以内的小儿多发，病情有轻症与重症的不同，相当于中医学的"肺热喘咳"。

【诊断】

烧咳气促主症多，体征息快发绀啰。

病前常有"上感"史，胸片阴影"病原"何。

简注 ①诊断依据病因病史、临床表现与辅助检查三方面。患者病前常有上呼吸道感染病史。②主要症状有发热、咳嗽、气促与食欲减退、精神不振等全身症状。③主要体征有呼吸加快、发绀、肺部啰音等。④胸部X线片有斑点状阴影或融合成大片状阴影。⑤本病初诊后，还需进一步明确病原体是细菌、病毒、支原体还是衣原体。为此需做细菌涂片与菌培养、病毒分离和血清学等检查，常见的病原体有肺炎链球菌、流感嗜血杆菌、呼吸道合胞病毒、流感病毒、肺炎支原体等。

【西医治疗】

1. 常用疗法

抗炎细菌病毒明，肺球首选青头红。

肺杆头孢曲松钠，金葡苯唑氯唑青。

支原衣原红阿用，病毒干扰利巴林。

对症激素治并发，生物制剂疗重症。

简注 ①抗感染先要明确病原体是细菌还是病毒。如为细菌，抗生素应用要早期、足量、足疗程、联合并参考药敏。②不同的病菌选择不同的抗生素：如为肺炎球菌首选青霉素、头孢菌素、红霉素等；如为肺炎克雷伯菌首选头孢曲松钠（头孢三嗪、菌必治）；如为金黄色葡萄球菌首选苯唑西林或氯唑西林。③如为肺炎支原体或衣原体感染，首选红霉素、罗红霉素、阿奇霉素等；如为病毒要用利巴韦林（病毒唑）或α干扰素。④对症有氧疗、物理降温、气道管理等。⑤糖皮质激素常用制剂是氢化可的松与地塞米松。肺炎合并呼吸功能衰竭、中毒性休克、中毒性脑病、脑水肿等常需应用激素，疗程3～5天。⑥重症患儿要用生物制剂，如丙种球蛋白等。

2. 偶联疗法

处方 ①青霉素、克拉维酸钾；②注射用青霉素钠、利巴韦林（病毒唑）；③阿莫西林、毛花苷C（西地兰）；④头孢曲松钠（头孢三嗪、头孢曲松）、阿米卡星（丁胺卡那霉素）；⑤替卡西林、克拉维酸钾；⑥阿莫西林、克拉维酸钾；⑦阿奇霉素、维生素B_6。

解析 ①支气管肺炎的病因以肺炎球菌多见，故首选青霉素；克拉维酸钾是一种新型β内酰胺抗生素，具有强力抑制β内酰胺酶的作用。二药联用，可克服细菌因产生β内酰胺酶而引起的耐药性，从而提高疗效。②如为细菌与病毒的混合感染，可合用注射用青霉素钠与利巴韦林（病毒唑）。③如合并心力衰竭，可次第使用阿莫西林与毛花苷C（西地兰）。④如为肺炎克雷伯菌感染，首选头孢曲松钠（头孢三嗪、菌必治），辅以阿米卡星（丁胺卡那霉素）更好，但要注意对肾功能的损伤。⑤如为铜绿假单胞菌感染，首选替卡西林加克拉维酸钾。⑥如为卡他莫拉菌感染，首选阿莫西林加克拉维酸钾。⑦如为肺炎支原体或衣原体感染，首选阿奇霉素等大环内酯类，辅以维生素B_6可减轻其胃肠道不良反应。

【中医治疗】

1. 辨证论治

常证六种变二型，风寒华盖大青龙。

风热银翘合麻杏，阴虚沙参麦冬饮。
痰热五虎合葶苈，毒热二方加减用。
黄连解毒麻杏石，肺脾气虚五味参。
参附救逆心阳衰，邪陷羚钩合清心。

简注

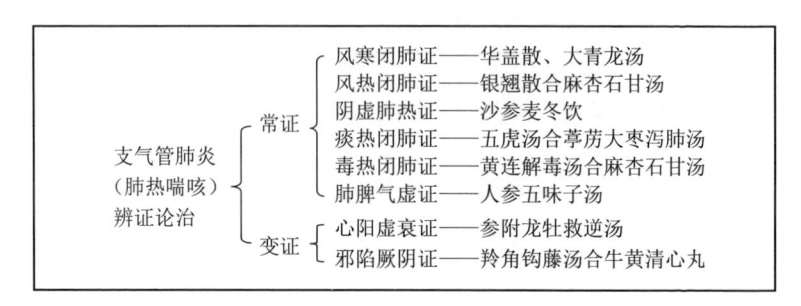

支气管肺炎（肺热喘咳）辨证论治
- 常证
  - 风寒闭肺证——华盖散、大青龙汤
  - 风热闭肺证——银翘散合麻杏石甘汤
  - 阴虚肺热证——沙参麦冬饮
  - 痰热闭肺证——五虎汤合葶苈大枣泻肺汤
  - 毒热闭肺证——黄连解毒汤合麻杏石甘汤
  - 肺脾气虚证——人参五味子汤
- 变证
  - 心阳虚衰证——参附龙牡救逆汤
  - 邪陷厥阴证——羚角钩藤汤合牛黄清心丸

2. 中成药剂

通宣理肺麻甘冲，养阴清肺玉屏风。
肺闭常用二成药，肺热喘咳痰热清。

简注 上述中成药指：①通宣理肺口服液；②小儿麻甘冲剂；③养阴清肺口服液；④玉屏风颗粒；⑤小儿肺热喘咳口服液；⑥痰热清注射液。

3. 对药疗法

组方 ①小儿麻甘冲剂、痰热清注射液；②小儿肺热喘咳口服液、痰热清注射液。

方义 ①二成药皆可用于风热闭肺证；②二成药皆可用于痰热闭肺证。

4. 针灸疗法

（1）常选穴位

风寒闭肺证多见，不宜繁多针三穴。
胆经风池督风门，首选太阴肺列缺。

简注 ①本病以风寒闭肺证较为多见，通常取三穴，即列缺、风池与风门;②首选手太阴肺经的列缺穴,此穴为八脉交会穴,主治肺系病证;③风池属足少阳胆经、风门属督脉。

(2)精选对穴与方义

俞府、云门:俞府属足少阴肾经,有降气止痛之功,云门属手太阴肺经,有肃肺止咳之效。二穴配伍,金水相生,可治支气管肺炎。

【中西医结合治疗】

处方 ①阿莫西林胶囊、通宣理肺口服液;②罗红霉素胶囊、痰热清注射液;③阿奇霉素分散片、玉屏风颗粒。

简注 ①阿莫西林胶囊与通宣理肺口服液合用于风寒闭肺证。②罗红霉素胶囊与痰热清注射液合用于风热闭肺证。③阿奇霉素分散片与玉屏风颗粒合用于肺脾气虚证。

【心悟】

如何鉴别肺炎球菌性肺炎与支气管肺炎。

鉴别要点亦三条,病史辅检与"临表"。

病原有同也有异,实变体征多或少。

胸片大叶和小叶,关键菌毒见分晓。

简注 ①鉴别要点不外乎三方面,即病因病史、临床表现(症状与体征)、实验室检查和其他检查。其中,菌培养、病毒分离是确诊的关键。②具体鉴别内容。

肺炎球菌性肺炎与支气管肺炎的鉴别		
鉴别点	肺炎球菌性肺炎(大叶性肺炎)	支气管肺炎(小叶性肺炎)
病因	病原体主要是肺炎链球菌	常见的病原体有肺炎链球菌、流感嗜血杆菌、呼吸道合胞病毒、流感病毒、肺炎支原体等
病史	患者病前常有上呼吸道感染、疖、痈等病史	患者病前亦常有上呼吸道感染病史

续表

鉴别点	肺炎球菌性肺炎（大叶性肺炎）	支气管肺炎（小叶性肺炎）
临床表现	• 典型症状为稽留热、铁锈色痰、针刺样胸痛与呼吸困难 • 典型肺实变体征：触诊语颤增强、叩诊浊音、听诊有湿啰音与管状呼吸音	• 主要症状有发热、咳嗽、气促与食欲减退、精神不振等全身症状 • 主要体征有呼吸加快、发绀、肺部啰音等

辅助检查	• X线检查（胸部正、侧位片）：大叶性肺炎病理分期为充血期、红肝变期、灰肝变期与消散期，四期胸部X线片的征象分别如下
	  - 充血期表现为肺纹理增粗
	  - 红肝变期与灰肝变期统称为实变期，胸部X线片呈现叶性或段性分布的密度增高大片致密阴影
	  - 消散期可见不规则斑片状阴影
	• 病原学检查：痰菌培养在24~48h可以确定病原体，主要是肺炎链球菌；病原菌检测是确诊的主要依据
		• 胸部X线片有斑点状阴影或融合成大片状阴影
		• 菌培养、病毒分离和血清学等检查，提示常见的病原体有肺炎链球菌、流感嗜血杆菌、呼吸道合胞病毒、流感病毒、肺炎支原体等
		• 菌培养、病毒分离是确诊的关键

六十、小儿腹泻

本病是一组多病原、多因素引起的以大便次数增多、大便性状改变为特点的消化道综合征，是我国婴幼儿最常见的疾病之一，是造成小儿营养不良、儿童发育障碍的主要原因，属中医学"泄泻"范畴。

小儿腹泻有急性、迁延性与慢性的不同，急性腹泻指病程连续在2周以内，又包括轻型、重型与特殊型三种类型。特殊型腹泻如轮状病毒肠炎、诺沃克病毒肠炎、产毒性细菌肠炎、侵袭性细菌肠炎、出血性大肠埃希菌肠炎、抗生素诱发的肠炎，其中以轮状病毒肠炎最常见，即小儿秋季腹泻；慢性腹泻指病程连续在2个月以上者。小儿腹泻按病因可分为感染性腹泻与非感染性腹泻，前者常由病毒、细菌、真菌和寄生虫引起，后者可由饮食、过敏、先天酶缺陷及气候等因素引起。

【诊断】

    依据病史与症征，大便常规协初诊。
    先定侵袭非侵袭，应作菌培血清型。
    水电酸碱失衡否，程度性质需判定。

简注 ①依据病史（包括喂养史）、临床表现（症状与体征）、大便常规检查可初步诊断有无小儿腹泻。②先要确定病因，根据大便中有无白细胞，确定是侵袭性或非侵袭炎性病变。为此，应做菌培养、细菌血清型和毒性检测。③还要判定有无脱水、电解质紊乱与酸碱失衡。如有脱水，需明确其程度与性质。

【西医治疗】

1. 常用疗法

急性腹泻

    水样腹泻十之七，液体疗法要合理。
    双歧杆菌蒙脱石，护膜微生态制剂。
    黏脓血便参药敏，感染控制强免疫。
    避免使用止泻药，补锌世卫近建议。

迁延性与慢性腹泻

    微量元素维生素，黏膜修复多有助。
    烟叶锌铁ABC，特异病原抗生素。
    药敏试验定制剂，综合治疗勿延误。
    黏膜保护微生态，菌群平衡毒吸附。

简注

急性腹泻 ①水样腹泻约占70%，多为病毒感染，一般不用抗生素，应合理使用液体疗法，这是降低本病死亡率的关键。常用的液体疗法有口服补液与静脉补液两种，前者用于防治轻中度脱水,后者用于防治重度脱水。液体疗法首先要定量(输液总量)、定性(溶液种类)、定速(输液速度),还要选用黏膜保护剂与微生态制剂,如蒙脱石、双歧杆菌等。②黏液脓血便约占30%,多为细菌感染,应参考药敏试验选择抗菌药,如氨基糖苷类、第三代头孢菌素类、大环内酯类与抗真菌药。③WHO近来建议,对于急性腹泻患儿,应每日补锌,疗程10d左右。

迁延性与慢性腹泻 ①微量元素锌、铁与维生素A、维生素B、维生素C、烟酸、叶酸等多有助于修复肠黏膜。②分离出特异病原的患儿,应根据药敏选择抗生素。③微生态制剂与黏膜保护剂,可维持肠道菌群平衡,吸附毒素,增强其屏障功能。

2. 偶联疗法

处方 ①口服补液盐(ORS)、双歧杆菌三联活菌;②口服补液盐(ORS)、头孢布烯。

解析 ①WHO推荐口服补液盐(ORS)纠正小儿腹泻有轻中度脱水者,其成分包括葡萄糖、氯化钠、氯化钾;双歧杆菌三联活菌属于微生态制剂。所谓微生态制剂是指能在人体肠道定植生长、繁殖且无毒、有益无害的活菌,可调整肠道正常菌群达到生理平衡,从而治愈腹泻等疾病。②如有黏液脓血便,则联用口服补液盐(ORS)与头孢布烯,因为脓血便提示侵袭性细菌感染,故应使用第三代头孢菌素,而头孢布烯为可以口服的第三代头孢菌素。

【中医治疗】

1. 辨证论治

　　　　常五变二共七种,风寒藿香正气用。
　　　　湿热葛根芩连汤,脾虚白术散参苓。
　　　　伤食保和丸加减,脾肾阳虚主四神。

气阴两虚暴泻儿,加减乌梅汤人参。

阴竭阳脱合二方,生脉散加参附龙。

简注

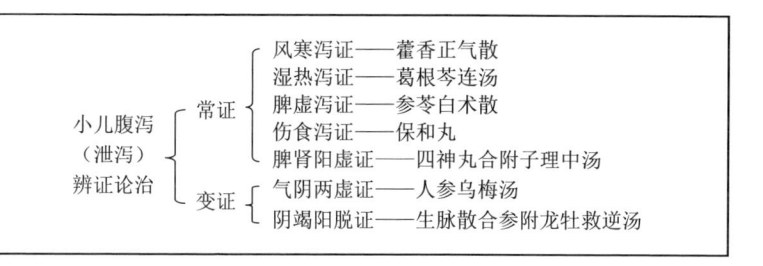

```
                   ┌ 风寒泻证——藿香正气散
                   │ 湿热泻证——葛根芩连汤
            ┌ 常证 ┤ 脾虚泻证——参苓白术散
小儿腹泻     │     │ 伤食泻证——保和丸
（泄泻）    ┤     └ 脾肾阳虚证——四神丸合附子理中汤
辨证论治     │     ┌ 气阴两虚证——人参乌梅汤
            └ 变证 ┤
                   └ 阴竭阳脱证——生脉散合参附龙牡救逆汤
```

2.中成药剂

保和藿香正气液,附子理中四神片。

葛根芩连用微丸,脾虚参苓白术散。

简注 上述中成药指:①藿香正气口服液;②保和丸;③附子理中丸;④四神片;⑤葛根芩连微丸;⑥参苓白术散。

3.对药疗法

组方 ①藿香正气口服液、保和丸;②葛根芩连微丸、参苓白术散。

方义 ①藿香正气口服液用于风寒泻证,辅以保和丸和胃消食。②葛根芩连微丸用于湿热泻证,辅以参苓白术散补脾健胃。

4.针灸疗法

（1）常选穴位

主穴取四奇穴一,阳明胃经足三里。

中脘脾俞止泻穴,配穴气海内庭胃。

简注 ①本病主穴取四,即足三里、中脘、脾俞与止泻穴,其中,止泻穴即利尿穴,为经外奇穴。主治腹泻、腹痛、尿潴留、肾炎等。②足三里属足阳明胃经,脾俞属足太阳膀胱经,中脘属任脉。③配穴取任脉气海与足阳明胃经的内庭穴。

儿科常见病 | 333

（2）精选对穴与方义

天枢、止泻：天枢穴属足阳明胃经，主要治疗腹泻、腹痛、便秘、痢疾等肠胃病证；止泻穴即利尿穴，为经外奇穴。主治腹泻、腹痛、尿潴留、肾炎等。二穴配伍，相得益彰。

【中西医结合治疗】

处方 ①头孢克洛干混悬剂（希克劳）、葛根芩连微丸；②益生菌、参苓白术散。

简注 ①二药合用，有协同抗感染作用，可用于小儿感染性腹泻。②小儿稚阳之体，易发生腹泻，包括感染性与非感染性，益生菌、参苓白术散联用相得益彰。益生菌除防治肠道菌群紊乱外，还能促进消化、增强免疫，而参苓白术散补脾胃、益肺气，用于脾虚泄泻。

【心悟】

应明确本病的中西医治疗原则。

殊途同归中西医，明确治则纲举提。

液体疗法要三定，知常达变运化脾。

简注 ①中医与西医殊途同归。因此，临床上应贯彻中西医结合的治疗原则。明确了本病的中西医治疗原则，就能抓住关键，纲举目张，获得良好的治疗效果。②西医的治则是：调整饮食，预防和纠正脱水，合理用药，加强护理，防治发生并发症；急性腹泻要注意水与电解质平衡和抗感染，要实施液体疗法。常用的液体疗法有口服、静脉补液，重型尤其要注意定量、定性、定速（三定）；慢性腹泻则应注意肠道菌群失调及饮食疗法。③中医治疗本病以八纲辨证为主，运脾化湿为基本原则。要知常达变。还要辅以针灸、推拿等外治法。

六十一、儿童遗尿症

一般来说，5岁以后如果仍不能在夜间自主控制排尿而出现尿床者，称儿童夜间遗尿症。儿童遗尿症可分器质性与功能性两大类，前者见于脊柱裂或其他脊髓病变，发病低于10%，后者居多数，是由于大脑皮质与皮质下中枢功能失调所致，发病超过90%。功能性遗尿症又有原发性与继发性两种，病因有遗传因素、感染因素、神经内分泌因素以及心理－社会因素。儿童遗尿症属中医学"遗尿"范畴，俗称尿床。

【诊断】

依据病史与症征，辅助检查资料明。

尿常规与尿培养，平片膀胱尿道影。

尿流动力学检测，流率内压应测定。

简注 ①本病的诊断依据依然是三方面，即依据病史与临床表现及辅助检查。②病史注意有无遗传因素，遗尿是否由婴儿开始，后来才出现者及日间有排尿症状者可能是继发性遗尿，同时有便秘或神经系统疾病者可能继发于神经源性膀胱。③做全身详细体检以了解临床表现，特别注意膀胱括约肌张力是否正常，有无脊柱裂，会阴部感觉有无减退及下肢活动是否正常。④辅助检查：尿系列、尿培养等实验室检查；X线片观察有无脊柱裂，膀胱尿道造影观察有无机械性梗阻；尿流动力学检测：尿流率检查观察有无下尿路梗阻；膀胱内压测定观察有否无抑制性收缩。

【西医治疗】

1. 常用疗法

中枢兴奋氯酯醒，甲氯芬酯遗尿丁。

三环抗郁丙咪嗪，常需保肝米帕明。

简注 ①儿童遗尿症药物以甲氯芬酯与盐酸丙咪嗪较常用。甲氯芬酯又名氯酯醒，商品名为遗尿丁，为中枢兴奋药，能调节脑细胞的代谢，用于儿童遗尿症，疗效较好。②盐酸丙咪嗪属三环抗抑郁药，拉丁名为米帕明。属行为调节药，又是抗胆碱能药，可放松逼尿肌抑制排尿，还可降低睡眠深度，加强膀胱括约肌的自主控制，能使患儿逐步建立起排尿条件反射，又因可能引起肝功能损伤，故需合用保肝药。

2. 偶联疗法

处方 ①甲氯芬酯（氯酯醒、遗尿丁）、复合维生素 B；②盐酸丙咪嗪、肝泰乐。

解析 ①甲氯芬酯（氯酯醒、遗尿丁）因可能引起胃部不适，故辅以复合维生素 B 片口服。②盐酸丙咪嗪可能引起肝功能损伤，故需合用保肝药葡醛内酯（肝泰乐）。

【中医治疗】

1. 辨证论治

下元虚寒菟丝散，肝胆湿热泻龙胆。
肺脾气虚两方好，补中益气缩泉丸。
心肾不交桑螵散，导赤散合交泰丸。

简注

儿童遗尿症（遗尿）辨证论治
- 下元虚寒证——菟丝子散
- 肝胆湿热证——龙胆泻肝丸
- 肺脾气虚证——补中益气丸合缩泉丸
- 心肾不交证——桑螵蛸散、交泰丸合导赤散

2. 中成药剂

补中益气缩泉丸，龙胆泻肝导赤散。

简注 上述中成药指：①补中益气丸；②缩泉丸；③龙胆泻肝丸；④导赤散。

3. 对药疗法

组方 ①黄连、肉桂（交泰丸）；②乌药、益智仁（缩泉丸）；③补中益气丸、缩泉丸；④交泰丸、导赤散。

方义 ①黄连、肉桂配伍即交泰丸,源于《韩氏医通》卷下,二药炼蜜为丸,空腹盐水送下,用于心肾不交证。②乌药、益智仁配伍即缩泉丸,源于《校注妇人良方》,重在温肾祛寒,与补中益气丸合用于肺脾气虚证,也可用于下元虚寒证。③补中益气丸与缩泉丸二成药合用于肺脾气虚证。④交泰丸与导赤散二成药合用于心肾不交证。

4. 针灸疗法

(1) 常选穴位

主穴取四两穴任,中极关元调肝肾。

俞募配穴膀胱俞,阴虚三阴交诸证。

简注 ①本病主穴取四,即中极、关元、膀胱俞与三阴交。其中,任脉取两穴,即中极与关元,可调理肝肾。②膀胱俞属足太阳膀胱经,与中极合用称俞募配穴,可调理膀胱,有助于对尿液的约束能力。③三阴交属足太阴脾经,可治泌尿生殖系统阴虚诸证。

(2) 精选对穴与方义

①肾俞、膀胱俞:均属足太阳膀胱经,两穴合用,主治一切泌尿系统疾病。②关元、三阴交:局部取关元,循经取三阴交,可作为治疗遗尿的主穴。关元乃三阴经与任脉之会穴,为三焦元气出入之处,温针可固摄肾元;三阴交交通肝脾肾,复上会任脉。两穴配伍,能调摄肾与水府膀胱的气化功能,从而可治遗尿。

【中西医结合治疗】

处方 ①甲氯芬酯(氯酯醒、遗尿丁)、山药散;②盐酸丙咪嗪、补骨脂。

简注 ①甲氯芬酯(氯酯醒、遗尿丁)用于儿童遗尿症,疗效较好,辅以炒怀山药粉疗效更好。②半数以上的儿童遗尿症使用盐酸丙咪嗪后遗尿迅速停止,补骨脂为治疗遗尿的要药，可单独应用。二药合用，可防止遗尿症复发。

【心悟】

本病还应实施心理－行为疗法。

　　　　百病皆需心理疗，不可或缺行为调。

　　　　本病"心疗"有六种，固摄下元效果好。

简注 心理治疗是整个医疗工作中不可缺少的一个重要方面，百病皆需进行心理－行为疗法。

夜间遗尿症在儿童期较常见。儿童遗尿症发病率男孩5岁70%，10岁为3%；女孩5岁为3%，10岁为2%，儿童遗尿症可分器质性与功能性两大类，前者发病率＜10%，后者居多，是由于大脑皮质与皮质下中枢功能失调所致，发病超过90%。至于皮质功能失调，心理、行为、体质、人格及教养等方面的障碍是更主要的原因。调查表明，本病患儿大多是过敏体质，心理上有神经质倾向，性格偏于焦虑、紧张和自卑，情绪易激动，有较强的依赖性，究其原因，除遗传因素外，还与家庭成员死亡、变换新环境、失去父母的照顾，以及黑暗恐惧、受惊、母子关系冲突和精神过度紧张有关。本病的心理－行为疗法归纳为以下六种。

①简易精神疗法：坚持接受、支持、保证三项原则十分重要，安慰与鼓励十分必要，打骂与惩罚反而加重病情。②家庭疗法：父母要关心、理解患儿，要检讨家长既往不恰当的做法，重视亲子沟通，改善亲子关系。③放松疗法：包括渐进松弛法与生物反馈法。④行为疗法：包括建立合理的作息制度、避免疲劳与紧张、晚上少饮水、憋尿训练、闹钟惊醒法等，借以逐步建立排尿条件反射。⑤行为调节药：如丙咪嗪、阿米替林等抗抑郁药。⑥音乐疗法：由于功能性遗尿与心理因素关系密切，催眠又是排除心理障碍的有效方法，加之儿童时期最适宜催眠术，故音乐催眠疗法用于治疗遗尿的成功率非常

高。其机制主要是"解除压力"原理,治疗师"将需要小便时立即起来"这样的意识"种植"在孩子大脑深处"潜意识"之中,就在大脑中建立了正常的排尿机制,建立了"小肚一胀,就要起来小便"的兴奋点,这一强大兴奋灶能够提醒患儿及时清醒,起床小便。

此外还可实施音乐电针灸疗法。中医认为,若肾气不足,下元不能固摄,每致膀胱约束无权,而发生遗尿。取穴关元、中极、三阴交、肾俞、膀胱俞通以音乐电流,充益肾气,固摄下元,调补脾肾,振奋膀胱,效果好。

六十二、儿童多动症

儿童多动症或称儿童多动综合征,又称注意力缺陷多动症或注意缺陷障碍。本病以多动和冲动、注意力不集中或注意持续时间短暂、参与事件能力差为特点,但智力基本正常,本病半数4岁前起病,男童多见,1/3以上患儿伴学习困难和心理异常及品行障碍,约30%患儿在青春期以后症状消失,本病属中医学的"躁动"范畴。

【诊断】

遗传环境病史明,临床表现行为紊。

心理测试按标准,注意分散多冲动。

依据还是三方面,标准四版手册定。

简注 ①本病的诊断依还是三方面,即依据病史、临床表现及辅助检查(心理测试)。②病史注意有无遗传因素、环境因素与其他因素。遗传:患儿的父亲年幼时有注意力不集中的情况;环境:家庭不和、经济窘迫、父母性格不良等;其他:产伤、铅中毒等。③临床表现为行为紊乱,如活动过度、认知障碍、注意力不集中、情绪不稳、冲动任性与学习困难等。④心理测试按1994年美国《精神疾病诊断手册》第4版诊断标准,包括注意分散、多动冲动等具体内容。

【西医治疗】

1. 常用疗法

    中枢兴奋抗抑郁，$α_2$受体激动药。
    常用药物共三类，代表制剂需牢记。
    哌甲酯与苯丙胺，可乐定和二丙咪。

简注 ①儿童多动症常用三类药物，即中枢兴奋药、三环抗抑郁药与$α_2$受体激动药。②中枢兴奋药代表制剂如哌甲酯（利他林）、苯丙胺；三环抗抑郁药如丙咪嗪（米帕明）、氯丙咪嗪（氯米帕明）；$α_2$受体激动药如可乐定（苯胺咪唑啉）。

2. 偶联疗法

处方 ①哌甲酯（利他林）、复合维生素B片；②盐酸丙咪嗪（米帕明）、葡醛内酯（肝泰乐）；③可乐定（苯胺咪唑啉）、酵母片。

解析 ①中枢兴奋药哌甲酯（利他林）仅限于6岁以上的患儿，每日早晨上学前口服，间断用药数月，因可能引起胃部不适、食欲缺乏，故辅以复合维生素B片口服。②盐酸丙咪嗪一般不首选，如哌甲酯（利他林）无效可选用，因可能引起肝功能损伤，故需合用保肝药葡醛内酯（肝泰乐）。③可乐定（苯胺咪唑啉）是$α_2$受体激动药，用于合并抽动症状的多动症，因可能引起食欲缺乏、恶心等不良反应，故可辅以酵母片。

【中医治疗】

1. 辨证论治

    肾虚肝亢杞菊地，黄连温胆痰火去。
    心脾两虚用二方，甘麦大枣合归脾。

简注

> 儿童多动症（躁动）辨证论治 ┌ 肾虚肝亢证——杞菊地黄丸
> 　　　　　　　　　　　　　├ 痰火内扰证——黄连温胆汤
> 　　　　　　　　　　　　　└ 心脾两虚证——甘麦大枣汤合归脾汤

2. 中成药剂

　　杞菊地黄静灵液，脑乐静液归脾丸。

简注　上述中成药指：①杞菊地黄丸；②静灵口服液；③脑乐静液；④人参归脾丸。

3. 对药疗法

组方　①杞菊地黄丸、静灵口服液；②脑乐静液、人参归脾丸。

方义　①二成药合用于肾虚肝亢证，静灵口服液的主要成分是知柏地黄丸。②二成药合用于心脾两虚证，脑乐静液成分是甘麦大枣汤。

4. 针灸疗法

（1）常选穴位

　　基本治疗六穴取，宁心神门内关配。

　　三阴交调肝脾肾，合肾原穴伍太溪。

　　合肝原穴伍太冲，头部四神聪智益。

简注　①本病主穴、配穴常取 6 个穴，即神门、内关、三阴交、太溪、太冲与四神聪。②神门为心经原穴，内关为心包经络穴，二穴合用，可宁心镇静安神。③三阴交属足太阴脾经，为肝脾肾三经交会穴。合肝原穴太冲，合肾原穴太溪，可调养肝脾肾，育阴潜阳。④四神聪是头顶部奇穴，平刺可安神健脑益智。

（2）精选对穴与方义

　　膻中、总筋：膻中为任脉穴位，心包募穴，八会穴之一，气会膻中。总筋是推拿穴位名，又名总经。位于腕部掌侧横纹，正对中指处。按揉此二穴，每日1或2次，每次5～10min，可获较好的疗效。

【中西医结合治疗】

处方 ①哌甲酯（利他林）、静灵口服液；②盐酸丙咪嗪、人参归脾丸。

简注 ①中枢兴奋药哌甲酯（利他林）为治疗儿童多动症的主要药物，有效率达80%，辅以静灵口服液疗效更好。②哌甲酯（利他林）无效或合并抑郁症时，可选用盐酸丙咪嗪，辅以人参归脾丸疗效更好。

【心悟】

本病亦应实施心理疗法。

心理社会诱发因，亦使症状持续存。

常用"心疗"有五种，行为指导首当冲。

简注 家庭与心理－社会因素常成为本病发病的诱因与症状持续存在的原因，前者如父母关系不和、父母性格乖张、家庭破裂、童年不幸；后者如学校教育方法不当、社会风气不良、营养不足、环境污染等。

常用的心理疗法有5种，分述如下。

①行为指导法：本病首应实施合理的教育，应向患儿、父母和老师说明该病特点，注意教育方法，减少对患儿的不良刺激；教学中应有科学的教学计划和规律的生活制度，训练小儿的组织能力，加强心理卫生咨询，同时给予药物治疗。药物治疗以神经兴奋药最为有效，可首选哌甲酯（利他林），但6岁以下的小儿尽量少用药物，应以教育为主，此外还可应用催眠术。②饮食疗法：少食苹果、柑橘、西红柿，以及富含水杨酸（柳酸）的食品。③放松疗法：包括渐进松弛法与生

物反馈法。通过放松训练，可使长时间处于紧张状态的患儿得到松弛，多动症状就会有所好转。④娱乐疗法：如唱歌、跳舞、游戏等，借以活跃气氛，愉悦患儿心身，矫正其行为偏异。⑤音乐疗法：本病的临床表现以学龄前显著，随着小儿成熟而趋好转，少年期多无症状，但注意力不集中都可持续存在，音乐治疗主要针对其注意涣散。

音乐促进注意力集中，矫正注意涣散。患儿参与音乐治疗活动，需要始终注意乐曲全貌，这就促使患儿精神必须集中，从而强化了有意注意、选择性注意和分配性注意，假以时日，持之以恒，坚持疗程，患儿的病情就会好转乃至康复，因此可用积极聆听法治疗多动症。

关于乐曲选择，主要选择儿童音乐作品，即用音乐讲故事的方式，因为音乐故事最能打动孩子的心。借着音乐讲故事，会让孩子睁大眼睛，深深着迷，注意力高度集中。可选择肖邦、舒曼、德彪西、莫扎特、舒伯特、勃拉姆斯的有关音乐作品，但最孚盛名的要算普罗科菲耶夫的管弦乐童话故事"彼得与狼"，作曲家为孩子们介绍各种乐器：小鸟是长笛、鸭子以双簧管代表，猫则是单簧管，老爷爷是低音管，而可怕的狼是三支合奏的法国号，主角彼得则由弦乐表现，猎人的猎枪由小鼓、大鼓代表；更为有趣的是故事的内容：老爷爷告诉彼得，大灰狼很危险，最初彼得不相信，后来真的看到大灰狼吞食鸭子，他才勇敢地捉住了大灰狼，这个故事所配音乐让孩子们全神贯注，不仅学到了音乐，而且也从故事中受到了许多启发。

儿童是一个人一生中接受能力最强的时期，老师和医生所说的一切，对他们来说，具有绝对权威，因此音乐疗法对儿童多动症十分有效。

外科常见病

六十三、颈椎病

颈椎病是指颈椎间盘退行性变，及其继发性椎间关节退行性变所致脊髓、神经、血管损害而表现的相应症状与体征。临床类型包括神经根型、脊髓型、交感神经型、椎动脉型与复合型5型，其中以神经根型发病率最高（50%～60%），主要表现为肩痛并向上肢放射。脊髓型虽只占颈椎病的10%～15%，却是老年人最常见的脊髓病。表现为肢体与躯干麻木、无力，运动障碍甚至四肢瘫痪，症状时轻时重，但整体上呈进行性加重。颈椎病又称颈椎综合征，在老年人群中非常常见，属中医的"颈痹病""项强"。

【诊断】

退行性变中老年，急性损伤颈间盘。

临床表现多样化，五型各有其特点。

颈痛眩晕交感症，造影CT核磁检。

简注 ①本病的诊断依据包括三个方面，即依据病史、临床表现及辅助检查。②病史指中老年颈椎间盘既有退行性变，又有急性损伤。③临床表现多样化，临床五种类型（神经根型、脊髓型、交感神经型、椎动脉型与复合型）各有特点：神经根型最多见，主要表现为颈肩痛；脊髓型主要表现为步态不稳甚至瘫痪；交感神经型主要表现为头晕、眼花、恶心、呕吐、心动过速或过缓、血压增高或下降等；椎动脉型主要表现为眩晕、头痛、视觉障碍等；复合型则有多种类型的表现。④辅助检查指脊髓造影、椎动脉造影、X线、CT、MRI等特殊检查，有助于诊断与鉴别诊断。

【西医治疗】

1. 常用疗法

　　　　非手术疗有六种,自我保健与牵引。
　　　　推拿按摩及理疗,充气颈托戴围领。
　　　　肌松镇静非甾体,三类皆属疗对症。
　　　　短期交替用药好,局部注射皮质醇。
　　　　硬膜加注局麻药,手术途径三路行。

简注 ①首先采用非手术疗法,如自我保健、牵引、推拿按摩、理疗、戴颈托与药物治疗。自我保健指:工作时要定时改变姿势,做颈部轻柔活动及上肢运动;睡眠时宜睡平板床,枕头高度适当。②本病无特效药,药物治疗皆属对症。目前治疗颈椎病的三类药物指肌松药、镇静药与非甾体抗炎药,代表药物如氯唑沙宗、地西泮、布洛芬。长期使用易有不良反应,故应短期、交替使用。③必要时采用局部注射激素与局麻药。如有痛点,可局部注射泼尼松龙等皮质醇类药,如有神经根痛,可行颈硬膜外泼尼松龙加局麻药利多卡因注射,7~10天一次,3次一个疗程。④非手术治疗无效或反复发作的患者,宜采用手术疗法。手术途径可分为前路手术、前外侧手术与外路手术三种。

2. 偶联疗法

处方 ①对乙酰氨基酚(扑热息痛)、氯唑沙宗;②泼尼松龙、利多卡因。

解析 ①目前尚无治疗颈椎病的特效药,可用非甾体抗炎药与肌松药对症治疗,而对乙酰氨基酚与氯唑沙宗组成的复方制剂鲁南贝特可用于颈椎病,前者为非甾体抗炎药,后者为中枢性肌松药。②神经根型颈椎病可行颈硬膜外注射法,通常用"醋酸泼尼松龙"1.7ml,加2%的利多卡因4ml,每周1次,3次为一个疗程。

外科常见病

【中医治疗】
1. 辨证论治

　　　　羌活胜湿风寒阻，滞瘀活血汤筋舒。
　　　　痰湿天麻钩藤饮，六味肝肾均不足。
　　　　若为气血亏虚证，黄芪桂枝汤五物。

简注

颈椎病（颈痹病、项强）辨证论治 {
　风寒湿阻证——羌活胜湿汤
　气滞血瘀证——活血舒筋汤
　痰湿阻络证——天麻钩藤饮
　肝肾不足证——六味地黄丸
　气血亏虚证——黄芪桂枝五物汤
}

2. 中成药剂

　　　　颗粒颈痛颈复康，仙灵藤黄用胶囊。

简注 上述中成药指：①颈痛颗粒；②颈复康颗粒；③仙灵骨葆胶囊；④藤黄健骨胶囊。

3. 对药疗法

组方 ①豨莶草、地龙；②颈复康颗粒、骨增生镇痛膏；③颈痛颗粒、骨仙片；④仙灵骨葆胶囊、骨刺宁胶囊；⑤根痛平颗粒、骨刺丸。

方义 ①豨莶草主含豨莶苷，具有较强抗炎作用与镇痛作用，此处还有调节免疫功能与抗风湿作用等；地龙主含多种氨基酸与蚯蚓素，可清热息风、通络止痉，二药配伍，祛风除湿、活血通络疗效更佳，故可治颈椎病。②颈复康颗粒活血通络、散风止痛，用于风湿瘀阻所致的颈椎病；骨增生镇痛膏温经通络、祛风除湿、消瘀止痛，外用于多种骨质增生性关节炎与颈椎病等。③颈痛颗粒活血化瘀、行气止痛，用于气滞血瘀、脉络痹阻所致的神经根型颈椎病；骨仙片填精益髓、强壮筋骨、舒筋活络、养血止痛，用于因骨质增生引起的颈椎病。④仙灵骨葆胶囊滋补肝肾、接骨续筋；骨刺宁胶囊活血化瘀、通络止痛。二成药合用，治疗颈椎病有协同作用。⑤根痛平颗粒活血、通络、止痛，用于风寒阻络所致的颈椎病；骨刺丸祛风止痛，用于颈椎间盘退行病变、骨质增生所致的颈椎病。

4.针灸疗法

（1）常选穴位

舒经活络四穴取，八脉交会选后溪。

诸阳之会督大椎，局部天柱颈夹脊。

简注 ①治疗颈椎病最重要的4个穴位是后溪、大椎、天柱与颈夹脊；②后溪属手太阳小肠经，是八脉交会穴之一，与督脉也相通；③督脉的大椎为诸阳之会，针灸能激发诸阳经气，通经、活络、止痛；④局部取穴天柱与颈夹脊，天柱属足太阳膀胱经，毗邻颈椎；颈夹脊即颈椎夹脊，二穴皆能通经活络、理气止痛。

（2）精选对穴与方义

①中渚、后溪：中渚属手少阳三焦经，可疏导气机、活络止痛；后溪属手太阳小肠经，可宣导阳气，通络止痛。二穴配伍，疏通经脉、舒筋活络，止痛宁心之功效甚佳，故可用于颈椎病。②风府、手三里：风府属督脉，主治头痛、眩晕、颈项强痛；手三里属手阳明大肠经，主治手臂无力、上肢不遂等上肢病证。二穴配伍，用于颈椎病效好。

【中西医结合治疗】

处方 ①美洛昔康（宏强片）、颈痛颗粒；②布洛芬缓释胶囊（芬必得）、藤黄健骨胶囊。

简注 ①美洛昔康为烯醇酸类非甾体抗炎药，具有较强的抗炎、镇痛和解热作用，因其选择性地抑制环加氧酶-2（Cox-2），而对Cox-1抑制作用弱，故消化系统不良反应少而轻微，因此本品用于颈椎病较好；颈痛颗粒由三七、川芎、延胡索、白芍、威灵仙、葛根、羌活组成，用于气滞血瘀、脉络痹阻所致的神经根型颈椎病，而颈椎病中神经根型发病率最高。②布洛芬缓释胶囊（芬必得）属非甾体抗炎药，藤黄健骨胶囊主要成分是鸡血藤、熟地黄、肉苁蓉，可补肾、活血、止痛，二药配伍，可治疗颈椎病。

【心悟】

颈椎病的鉴别诊断特别重要

本病症征较复杂，故易误诊为其他。

鉴别诊断忒重要，五型均需排除法。

简注 ①颈椎病临床表现较为复杂，其类型包括神经根型、脊髓型、交感神经型、椎动脉型与复合型等五型，故易误诊为其他疾病，因此，鉴别诊断特别重要。②神经根型颈椎病应与肩关节周围炎、腕管综合征、胸廓出口综合征、肌萎缩型侧索硬化症、颈神经根肿瘤等鉴别。③脊髓型颈椎病应与颈椎骨折、脱位、结核、肿瘤所致的脊髓压迫症鉴别。④交感神经型与椎动脉型临床表现相似且可同时存在，应与能引起眩晕的多种疾病鉴别；应与冠心病、锁骨下动脉缺血综合征等加以鉴别。

颈椎病的心理 - 行为疗法

1. 行为疗法

生活中要注意富钙饮食，食谱要合理，要加强户外活动，延缓骨质疏松；工作中注意改变姿势，做颈部轻柔活动与上肢运动，促进颈部血液循环；睡眠时枕头高度要适当，要睡平板床。

2. 音乐疗法

音乐舒缓颈肌痉挛，延缓退行性病变，活跃新陈代谢。主要是实施音乐聆听法。除赏析海顿乐曲外，还应聆听活泼、轻松、欢快、优美的乐曲，如贺绿汀的《牧童短笛》、吕文成的《平湖秋月》以及彭修文的《瑶族舞曲》等。

六十四、肩关节周围炎

本病简称肩周炎，俗称凝肩、冻结肩。因 50 岁以后多见，故又称"五十肩"。肩周炎是肩周肌、肌腱、滑囊及关节囊的慢性损伤性炎症，因关节内、外粘连，故活动时疼痛、功能受限为其临床特点。临床分为四型三期，四型即肩关节腔病变型、滑囊病变型、肌腱炎及腱鞘炎型与其他型；三期为急性期、慢性期与恢复期，中医称为"漏肩风""肩凝"。

本病又称粘连性关节炎，女性多于男性，左侧多于右侧，多为中老年患病，尤以老年人更为多见，这是因为肩周炎的基本病因是老年人软组织退行性变。

【诊断】

主因肩部退行变，肩外疾病渐迁延。

肩痛三角肌萎缩，关节受限外展旋。

平片骨赘质疏松，冈上峰下钙化斑。

简注 ①本病的诊断依据包括三个方面，即依据病史、临床表现（症状与体征）及辅助检查。②病史主要有中老年肩部退行变，肩外疾病如颈椎病、心肺胆道牵涉痛迁延也能转变为肩周炎。③肩痛是主症，体征可见三角肌萎缩、肩关节活动受限，尤其是外展、外旋。④ X 线片可见肩锁关节骨质疏松、骨质增生和骨赘形成；冈上肌腱、肩峰下滑囊钙化斑影。

【西医治疗】

1. 常用疗法

早期理疗推按针，每日肩关节活动。

药疗类似颈椎病，肌松非甾体常用。

局部注射皮质醇，还应针对原发因。

简注 ①早期给予针灸、推拿、按摩、理疗。②无论病程长短、症状轻重，皆应每日主动进行肩关节活动。③本病的药物疗法类似颈椎病，常用中枢性肌松药与非甾体抗炎药（NSAID），也可局部注射泼尼松龙。④还应针对原发病对因治疗，如颈椎病、肩部外伤，以及心、肺、胆道疾病引起的肩部牵涉痛等。

2. 偶联疗法

处方 ①对乙酰氨基酚、氯唑沙宗；②美洛昔康、泼尼松龙。

解析 ①复方氯唑沙宗即鲁南贝特，由对乙酰氨基酚与氯唑沙宗组成。对乙酰氨基酚商品名为扑热息痛，氯唑沙宗为中枢性肌松药，可治疗颈椎病（见前述），也可治疗肩周炎。②本病如疼痛剧烈，难以入睡时，可应用非甾体抗炎药如美洛昔康。美洛昔康属第二代非甾体抗炎药，镇痛作用较强且不良反应较少；同时，可在痛点局部注射泼尼松龙，能明显缓解疼痛。

【中医治疗】

1. 辨证论治

　　　　风寒湿阻蠲痹汤，瘀滞身痛逐瘀方。
　　　　气血亏虚二方用，黄芪当归五物襄。

简注

肩周炎（漏肩风、肩凝）辨证论治	风寒湿阻证——蠲痹汤 气滞血瘀证——身痛逐瘀汤 气血亏虚证——黄芪当归汤或黄芪桂枝五物汤

2. 中成药剂

　　　　壮骨伸筋骨仙片，仙灵骨葆伸筋丹。

简注 上述中成药指：①壮骨伸筋胶囊；②骨仙片；③仙灵骨葆胶囊；④伸筋丹胶囊。

3. 对药疗法

组方 ①姜黄、羌活；②豨莶草、地龙；③壮骨伸筋胶囊，伤湿止痛膏；④骨仙片、骨质宁擦剂。

方义 ①姜黄属活血化瘀药，主含姜黄酮、姜烯等，功效活血行气、通经止痛，尤长于行肢臂而除痹痛；羌活属发散风寒药，主含谷甾醇、胡萝卜苷等，功能祛风胜湿、散寒止痛。二药配伍源于《太平惠民和剂局方》五痹汤，可治风湿痹痛、肩周炎等。②本病的病因有肩部原因与肩外因素，后者主因颈椎病所致肩部牵涉痛，因原发病长期不愈而转变为肩周炎，此时，可用于治疗颈椎病的对药豨莶草与地龙（见前述）。③壮骨伸筋胶囊补益肝肾、强筋壮骨、活络止痛，用于神经根型颈椎病，辅以伤湿止痛膏外用，疗效更好。④骨仙片既可治颈椎病，又能治肩周炎，骨质宁擦剂外用亦然。

4. 针灸疗法

（1）常选穴位

近取三肩"肩三针"，肩髃肩前与肩贞。

局部配伍阿是穴，远取阳陵泉会筋。

经验新用"中平"穴，足三里下一寸盈。

简注 ①共取六穴，尤其是要取"肩三针"即肩髃、肩前与肩贞三穴；②肩髃属手阳明大肠经，肩贞属手太阳小肠经，肩前属经外奇穴上肢穴之一；③局部配伍阿是穴。阿是穴又称天应穴、不定穴，位置在压痛点；④远取足少阳胆经的阳陵泉，此穴为八会穴之筋会，舒筋活络效好；⑤经验新发现了经外奇穴"中平"穴，治疗本病有良效，部位在足三里下一寸有余。

（2）精选对穴与方义

养老、条口：养老属手太阳小肠经郄穴，用于肩、背、肘、臂酸痛，止痛效佳，条口属足阳明胃经经穴，又称肩凝血，用于肩臂痛之肩凝病效良。此二穴配伍，能整体调节太阳经

外科常见病 | 351

与阳明经气血，通畅气血而止痛。

【中西医结合治疗】

处方 鲁南贝特、伸筋丹胶囊。

简注 鲁南贝特治疗肩周炎疗效较好，配伍伸筋丹胶囊有协同作用，因后者舒筋通络、活血祛瘀、消肿止痛，可用于颈椎病与肩周炎。

【心悟】

主动活动肩关节应贯穿肩周炎治疗全过程。

无论轻重早中晚，均应主动活动肩。

生命在于多运动，活动防止冻结肩。

简注 ①肩周炎三期为急性期（早期）、慢性期（中期）与恢复期（后期）。②本病无论轻重，也无论早中晚期，无论病程长短，均应主动活动肩关节，以防止冻结肩、肩凝的发生。

六十五、慢性胆囊炎

本病是胆囊慢性炎症性病变，可由结石、慢性感染、化学刺激，以及急性胆囊炎迁延所致，临床表现为上腹部隐痛、饱胀不适、食欲缺乏、消化不良等症状。慢性胆囊炎70%~95%的患者合并胆囊结石，故其临床类型分为结石性胆囊炎与非结石性胆囊炎。慢性胆囊炎多为单纯性胆囊炎，少数为坏疽性胆囊炎，中医称为"胁痛"。

胆结石是肝胆外科最常见的良性疾病，我国人群整体发病率为10%，随着年龄的增长发病率明显上升：60岁以上约20%，80岁以上则高达50%，而胆结石是引起慢性胆囊炎的主因之一。慢性胆囊炎的另一主因是急性胆囊炎的迁延，而老年人和肥胖女性又是急性胆囊炎的高发人群，老年人群急性胆囊炎的发病率超过10%。

【诊断】

急性反复常发作，多伴结石女性多。

胆痛放射右肩背，厌油腹胀嗳气恶。

墨菲氏征呈阳性，B超造影可定夺。

简注 ①本病常有急性胆囊炎反复发作的病史，70%～95%的患者伴有结石，女性较多见。②常见症状有胆绞痛并放射至右肩背，以及厌油腻、腹胀、嗳气、恶心等消化道症状；常见体征主要是墨菲征（胆囊触痛试验）呈阳性。③B超可显示结石，胆囊缩小，胆囊壁增厚；胆囊造影显影淡薄或不显影，提示收缩功能减低。④综合病史、临床表现（症状与体征）及辅助检查可明确诊断。

【西医治疗】

1. 常用疗法

伴结石者切胆囊，近用腹腔镜微创。

无石先行非手术，利胆溶石限脂肪。

高渗硫酸镁利胆，溶石熊鹅酸去氧。

腹痛主要抗胆碱，酌加镇痛剂少量。

简注 ①70%～95%的慢性胆囊炎患者合并胆囊结石，如有症状或结石直径超过2cm，宜及早行微创术切除胆囊。②如无结石，先进行非手术疗法，如利胆、溶石与低脂肪饮食等。③高硫酸镁指浓度为33%或50%者，具有松弛奥迪括约肌的作用从而利胆，可使滞留的胆汁易于排出。④溶石仅适用于胆固醇结石，可口服熊去氧胆酸或鹅去氧胆酸。⑤如有腹痛，要用抗胆碱药如阿托品、山莨菪碱（654-2）注射液，可加用哌替啶（杜冷丁）、美沙酮等镇痛药。

2. 偶联疗法

处方 ①高渗硫酸镁溶液、山莨菪碱（654-2）注射液；②阿托品注射液、哌替啶（杜冷丁）注射液；③熊去氧胆酸、

外科常见病 | 353

鹅去氧胆酸。

解析 ①高渗硫酸镁浓度多指50%，具有松弛奥迪括约肌的作用从而利胆，促使滞留的胆汁排出；山莨菪碱（654-2），为抗胆碱药。二药配伍，符合本病的治疗原则。②阿托品注射液与哌替啶（杜冷丁）注射液联用，解痉镇痛作用较好。阿托品对胆绞痛作用不及胃肠道痉挛绞痛，辅以哌替啶有协同作用（单用哌替啶或吗啡反加剧疼痛）。③熊去氧胆酸溶石作用较好，鹅去氧胆酸溶石作用较差，二药配伍，由于溶解胆固醇的动力学机制不同，疗效大于使用单一药，也大于两药的相加作用。

【中医治疗】

1. 辨证论治

　　　　肝郁气滞血瘀兼，柴胡疏肝失笑散。
　　　　肝郁脾虚逍遥用，瘀血阻络活复元。
　　　　大柴胡合茵陈蒿，肝胆湿热龙胆泻。
　　　　肝络失养肝阴虚，养阴柔肝一贯煎。

简注

慢性胆囊炎（胁痛）辨证论治	肝郁气滞兼血瘀证——柴胡疏肝散合失笑散 肝郁脾虚证——逍遥散加减 瘀血阻络证——复元活血汤 肝胆湿热证——大柴胡汤合茵陈蒿汤、龙胆泻肝汤 肝阴亏虚、肝络失养证——一贯煎加减

2. 中成药剂

　　　　消炎利胆胆通片，清肝利胆口服液。

简注 上述中成药指：①消炎利胆片；②胆石利通片；③胆石通胶囊；④清肝利胆口服液。

3. 对药疗法

组方 ①消炎利胆片、胆宁片；②胆石利通片、胆石通胶囊；

③清肝利胆口服液、龙胆泻肝丸；④茵陈、金钱草。

方义 ①二成药用于肝郁气滞证、不伴结石者较好。②二成药用于伴结石者较好。③二成药用于肝胆湿热证较好。④茵陈清利湿热，金钱草利胆排石，二药合用，可治伴有胆囊结石的胆囊炎。

4. 针灸疗法

（1）常选穴位

肝俞胆俞背俞穴，募穴期门日月选。

强壮保健足三里，胆囊新穴乃经验。

气滞内关公孙加，湿热曲池及外关。

简注 ①肝俞与胆俞均属足太阳膀胱经，肝俞是肝之背俞穴，胆俞是胆之背俞穴，肝俞与胆俞均可治慢性胆囊炎即中医所谓"胁痛"。②期门属足厥阴肝经，是肝之募穴，日月属足少阳胆经，是胆之募穴。期门与日月均可疏理肝胆之气机，从而均可治"胁痛"。③治疗慢性胆囊炎主穴共有6个，除上述四穴外，还有强壮保健足三里及经验新穴"胆囊穴"。④如为气滞，配穴内关与公孙；如为湿热，配穴曲池及外关。

（2）精选对穴与方义

①肝俞、胆俞：肝俞与胆俞均属足太阳膀胱经，肝俞是肝之背俞穴，胆俞是胆之背俞穴，二穴合用主治一切肝胆疾病，治疗"胁痛"，疗效尤佳。②期门、日月：期门属足厥阴肝经，是肝之募穴，日月属足少阳胆经，是胆之募穴。二穴均可疏理肝胆之气机，合用治疗"胁痛"，疗效亦佳。

【中西医结合治疗】

处方 ①消炎利胆片、熊去氧胆酸；②熊去氧胆酸、胆石利通片。

简注 ①消炎利胆片用于慢性胆囊炎肝郁气滞证、伴或不伴结石者均较好，辅以熊去氧胆酸疗效更好。②熊去氧胆酸

外科常见病 | 355

溶石作用较好，辅以胆石利通片疗效更好。

【心悟】

应明确慢性胆囊炎的治疗原则。

纲举目张高屋瓴，有无结石治不同。

明确中西医治则，手术与否应谨慎。

简注 ①纲举目张，高屋建瓴，中西医治则均应明确。②伴或不伴结石的治疗方法不同。伴胆囊结石者，均应行胆囊切除术；未伴胆囊结石或者症状较轻，B超显示胆囊尚具有一定功能者，可先行利胆、溶石等非手术治疗；年老体弱不能耐受手术者，应采用限脂、口服去氧胆酸与消炎利胆片等中西医结合疗法。③中医以疏肝、利胆、止痛为基本原则。实证宜理气活血、清利湿热，虚证宜补中滋阴、养血柔肝。

六十六、急性乳腺炎

本病又称哺乳期乳腺炎，是指乳腺的急性化脓性感染，多为产后哺乳的妇女，尤以初产妇产后3~4周更为常见，可发展为蜂窝织炎、化脓性乳腺炎或乳房脓肿。中医称为"乳痈"，分为淤乳期、成脓期与溃脓期。

【诊断】

产后哺乳经验少，断奶不当亦惹招。

乳淤皲裂细菌侵，胀痛红肿皮温烧。

同侧腋窝淋巴大，脉快白细胞增高。

简注 ①本病多为产后哺乳的妇女，尤以初产妇产后3~4周更为常见；也见于断奶不当。其病因一是乳汁淤积，二是乳房破损、皲裂，细菌入侵，尤其是金黄色葡萄球菌。②常见局部症状有乳房红肿胀痛，皮温高，常见体征为体温升高，脉搏加快，同侧腋窝淋巴结肿大及触痛。③白细胞总数与中性粒细胞增高。

【西医治疗】

1. 常用疗法

  常用头孢与青红，尤其苯唑Ⅱ新青。

  脓肿形成洁乳头，局部热敷硫苦用。

  并发乳瘘乙蔗酚，肌注苯甲雌二醇。

简注 ①本病的主要病原菌是金黄色葡萄球菌，可不必等菌培养与药敏试验应用青霉素、苯唑西林（新青Ⅱ）、头孢菌素，如患者过敏，可选红霉素等。②如已形成脓肿，可局部热敷25%硫酸镁（硫苦）。③如并发乳瘘，可口服乙蔗酚（己烯雌酚）或肌内注射苯甲雌二醇，直至乳汁停止分泌为止。

2. 偶联疗法

处方 ①苯唑西林（新青Ⅱ）、25%硫酸镁；②头孢氨苄、左氧氟沙星（左克）；③红霉素、维生素B_6。

解析 ①因本病的主要病原菌是金黄色葡萄球菌，故常用苯唑西林（新青Ⅱ），如已形成脓肿，可局部热敷25%硫酸镁。②头孢氨苄、左氧氟沙星（左克）配伍，治疗本病有协同作用。③如患者过敏，可选红霉素等大环内酯类。因红霉素易出现消化道反应，故辅以维生素B_6。

【中医治疗】

1. 辨证论治

  二方淤乳期加减，瓜蒌牛子活命仙。

  成脓期亦二方用，五味消毒透脓散。

  补气益阴溃脓期，四妙勇安方新编。

简注

```
                   ┌ 淤乳期——仙方活命饮或瓜蒌牛蒡子汤
急性乳腺炎（乳   │
痈）辨证论治     ┤ 成脓期——五味消毒饮或透脓散
                   │
                   └ 溃脓期——四妙勇安汤
```

2. 中成药剂

十全大补犀黄丸，生肌如意金黄散。

简注 上述中成药指：①十全大补丸；②犀（西）黄丸；③生肌散；④如意金黄散。

3. 对药疗法

组方 ①炒麦芽、炒山楂；②紫花地丁、蒲公英；③犀（西）黄丸、如意金黄散。

方义 ①炒麦芽不仅消食导滞，而且疏肝解郁。炒山楂不仅健脾开胃，而且化瘀消肿。二药合用，煎水当茶，为治疗"乳痈"的验方。②紫花地丁、蒲公英皆可清热解毒、消肿散结，蒲公英又称黄花地丁，二药合用，可治乳痈。③犀（西）黄丸清热解毒，可治乳痈；如意金黄散外敷，可用于乳痈各期。

4. 针灸疗法

（1）常选穴位

基本治疗四穴取，任脉膻中乳根胃。

肝募期门善疏肝，胆经肩井孕妇忌。

简注 ①基本治疗取四穴，即膻中、乳根、期门与肩井；②任脉膻中、胃经乳根均位于乳房局部，均可宽胸理气；③期门为肝之募穴，善于疏肝理气；胆经肩井泻肝胆火，为治疗本病的效穴。

（2）精选对穴与方义

①神封、膺窗：此对穴源于《备急千金要方》。神封穴属足少阴肾经，主治胸肺部等疾患：如胸胁支满，咳嗽气短，肺痈乳痈，呕吐，不欲食，卧寐不安，咳嗽，气喘，不嗜食，乳痈，胸胁胀满，现代又多用神封穴治疗胸膜炎，肋间神经痛，支气管炎，胸满，乳痈，肺炎，哮喘，胸膜炎，心动过速，乳腺炎，腹直肌痉挛等。膺窗穴属足阳明胃经，主治喘哮咳

逆，寒热，胸满短气，卧不得安，肋痛，乳痈，肠疝痛，唇肿，肠鸣泄注，胸塞痈肿。二穴配伍治疗乳痈，相得益彰。②肩井、心俞：胆经肩井泻肝胆火，为治疗本病的特效穴。《百症赋》云："肩井乳痈而极"；心俞属足太阳膀胱经，可泄邪热，消郁结。二穴配伍治疗乳痈，可获良效。

【中西医结合治疗】

处方 ①苯唑西林（新青Ⅱ）、犀（西）黄丸；②左氧氟沙星（左克）、十全大补丸。

简注 ①苯唑西林（新青Ⅱ）用于急性乳腺炎有良效，辅以犀（西）黄丸清热解毒，治疗乳痈疗效更好。②左氧氟沙星（左克）治疗乳痈疗效好、身体羸弱者应给予十全大补丸。

【心悟】

急性乳腺炎的分期治疗。

早期淤乳宜排空，抗菌药物足量用。

脓肿形成应引流，辅以中药热毒清。

简注 ①本病分为两期，即早期（淤乳期）与脓肿期（成脓期、溃脓期）。②早期蜂窝织炎不宜手术，应清除感染，排空乳汁；脓肿形成后要及时穿刺，脓液应做细菌培养与药敏试验。③未形成脓肿前，应给予有效的抗菌药，如足量的青霉素、苯唑西林（新青Ⅱ）、头孢菌素、红霉素等，同时局部冷敷与热敷；脓肿形成后，应及时做放射状切开引流。④配合清热解毒、活血化瘀的中草药辨证论治。五味消毒饮较为常用，其成分为：金银花、野菊花、蒲公英、紫花地丁与紫背天葵子。

六十七、乳腺囊性增生病

本病也称慢性囊性乳腺病与乳小叶增生，是内分泌失调引起的乳腺上皮、间质增生，复旧不全导致的非炎症、非肿瘤性疾病。常见于中年妇女，是乳腺实质的良性增生，同时伴有其他结构不良的病变。突出的临床表现是乳房周期性胀痛与肿块，中医称为"乳癖""乳核"。

【诊断】

中年女性多发病，激素雌孕比失衡。

乳房胀痛与肿块，触诊增厚弥漫性。

颗粒结节与片状，经前加重经后轻。

简注 ①本病常见于中年妇女，其病因是女性雌、孕激素比例失衡所致。②诊断主要依据临床表现：乳房胀痛与肿块；触诊单侧或双侧乳腺弥漫性增厚，肿块呈颗粒状、结节状与片状；往往具有周期性，即经前加重而经后减轻。

【西医治疗】

1. 常用疗法

性激素与溴隐亭，雌雄激素代用品。

它如碘剂天冬素，辅以维生素多种。

简注 ①本病可用性激素与溴隐亭调节内分泌失调，包括天然与人工合成的雌、雄激素。性激素如黄体酮、他莫昔芬（三氧苯胺）、甲基睾素或丙酸睾酮及达那唑等，其中他莫昔芬（三氧苯胺）为雌激素部分激动药，具有雌激素样作用。溴隐亭是多巴胺受体激动药，对乳房周期性胀痛与乳房结节，有较好的疗效。②其他如碘剂及天冬素片。碘制剂刺激腺垂体产生黄体生成素而抑制卵泡刺激素，从而降低雌激素的分泌；天冬素片即门冬酰胺片，可用于乳小叶增生。③维生素A、维生素B、维生素C、维生素E皆可用于本病的辅助治疗。

2. 偶联疗法

处方 ①他莫昔芬（三氧苯胺）、门冬酰胺片；②达那唑、维生素E；③溴隐亭、维生素B_6。

解析 ①他莫昔芬（三氧苯胺）具有雌激素样作用，可调节内分泌失调，门冬酰胺片即天冬素片，二药配伍，可用于乳腺囊性增生病。②达那唑为人工合成的弱雄激素，由于减少了雌激素，故可用于乳腺囊性增生病，辅以维生素 E 疗效更好。③溴隐亭是多肽类麦角生物碱，是多巴胺受体激动药，对乳房周期性胀痛与乳房结节有较好的疗效，因易出现消化道不良反应，故辅以维生素 B_6 片。

【中医治疗】

1. 辨证论治

　　　　内治外治辨证疗，证分两种要记牢。
　　　　逍遥蒌贝肝郁痰，冲任失调二方好。
　　　　二仙汤合四物汤，桂麝散或阳和膏。

简注

```
                            ┌ 肝郁痰滞证——逍遥蒌贝散加减
乳腺囊性增生病     ┌ 内治 ┤
（乳癖、乳核）    ┤        └ 冲任失调证——二仙汤合四物汤
辨证论治          └ 外治——桂麝散或阳和解凝膏
```

2. 中成药剂

　　　　乳核散结乳增宁，乳癖消片乳疾灵。

简注 上述中成药指：①乳癖消片；②乳增宁片；③乳核散结片；④乳疾灵颗粒。

3. 对药疗法

组方 ①橘核、荔枝核；②海藻、昆布；③乳核散结片、乳增宁片；④乳块消片、乳疾灵颗粒。⑤乳癖消片、小金丸。

方义 ①橘核行气散结，荔枝核行气散滞，二药配伍，可治乳癖。②海藻、昆布配伍称二海丸，源于《证治准绳》，用于瘰疬瘿瘤、乳腺增生。③乳核散结片、乳增宁片合用于乳癖冲任失调证。④乳块消片、乳疾灵颗粒合用于乳癖肝郁痰滞证。⑤乳癖消片用于痰热互结所致的乳癖、乳痈，小金丸

亦然。二成药配伍，有协同作用。

4.针灸疗法

（1）常选穴位

三穴雷同乳腺炎，屋翳太冲丰隆添。

主取肝胃两经络，乳癖乳核凝结散。

简注 ①基本治疗取六穴，其中三个穴位同乳痈，即膻中、乳根、期门；另三个穴位是屋翳、太冲与丰隆。②任脉膻中、胃经乳根均位于乳房局部，均可宽胸理气；期门为肝之募穴，善于疏肝理气。③屋翳属足阳明胃经，可宣畅、散结、化滞，主治咳嗽，气喘，乳痈，乳癖等；丰隆亦属胃经，为胃经络穴，可除湿化痰，通络消肿。④期门、太冲均属肝经，均可疏肝理气、化滞散结。⑤本病主取肝胃两经的穴位，用于治疗乳癖、乳核较好。

（2）精选对穴与方义

①太冲、合谷：此对穴源于《标幽赋》，标幽赋首载于金元·窦汉卿著的《针经指南》。窦汉卿指出："寒热痛痹，开四关而已之"。太冲、合谷，左右共四穴，合称四关，即人体在四侧位上远心端的四个关卡，对于平秘阴阳，协调气机至关重要。太冲为肝经原穴，可疏肝解郁；合谷为胃经原穴，而乳房为胃经所属，针刺合谷调理乳间之气机。②内关、太冲：内关、太冲配伍与四关穴异曲同工。针灸治则有"心胸若有病，速与内关谋"之说，此组方以内关为主，宽胸理气为先，辅以太冲疏肝解郁，相得益彰。

【中西医结合治疗】

处方 ①他莫昔芬（三氧苯胺）、乳增宁片；②达那唑、乳疾灵颗粒；③溴隐亭、乳康片。

简注 ①他莫昔芬（三氧苯胺）具有雌激素样作用，辅以乳增宁片疗效较好。②达那唑为人工合成的弱雄激素，辅以乳疾灵颗粒疗效亦好。③溴隐亭对乳房周期性胀痛与乳房结节，有较好的疗效，辅以乳康片疗效更好。

【心悟】

乳腺囊性增生病应与乳腺癌鉴别。乳腺囊性增生病与乳腺癌的鉴别。

鉴别五条三方面，病史症征与"辅检"。

有无"橘皮样外观"，关键有创需"活检"。

乳腺囊性增生病与乳腺癌的鉴别		
鉴别点	乳腺囊性增生病	乳腺癌
病因病史	• 中年女性，常无家族遗传史 • 雌、孕激素比例失衡	• 中老年女性，可有家族遗传史 • 雌酮、雌二醇含量增高 • 不孕、肥胖，初潮早、闭经晚
临床表现	• 乳房胀痛与肿块 • 触诊单侧或双侧乳腺弥漫性增厚，肿块呈颗粒状、结节状与片状 • 往往具有周期性，即经前加重而经后减轻	• 早期无痛、单发小肿块 • 触诊质硬，表面不光滑 • 表面皮肤凹陷，呈"酒窝征" • 真皮水肿，"橘皮样外观"皮肤 • 晚期皮肤破溃成溃疡
活组织检查（病理切片）	正常乳腺组织	各种类型的乳腺癌细胞
乳房钼靶X线片	无异常发现	细砂样钙化点
超声检查	无异常	肿瘤蟹足样生长，内部不均匀低回声，多普勒呈高阻血流信号

简注 ①本病首先要与乳腺癌鉴别，五条鉴别点归纳为三方面，即病史、临床表现（症状、体征）与辅助检查。②皮肤有无"橘皮样外观"，是鉴别乳腺囊性增生病与乳腺癌的重要特征。③最为关键的是有创的活组织检查（病理切片）。

外科常见病 | 363

五官科常见病

口腔科常见病

六十八、复发性口疮

复发性口疮又称复发性口腔溃疡，或称复发性阿弗他溃疡。本病周期性复发但又有自限性，是口腔黏膜病中最常见的溃疡类疾病，为孤立、圆性或椭圆形的浅表溃疡，好发于唇、颊、舌等处，具有明显的灼痛感。临床类型有轻型、疱疹型（口炎型）与重型，中医称谓"口糜"。

本病病因复杂，发病因素包括免疫因素、遗传因素、疾病因素与环境因素等，环境因素又包括心理环境、生活工作环境、社会环境等。在众多因素中，心理应激关系最为密切，研究显示在紧张、失眠、劳累中发生率增高；负性情绪及低社会价值评分与本病正相关，此外患者常有明显心理疾病如慢性焦虑、癔症、强迫症、疑病症和偏执，神经质个性特征的人易患复发性口疮。

【诊断】

系统疾病曾多种，周期复发自限性。

明显灼痛阿弗他，免疫遗传环境因。

溃疡特征可分型，红黄凹痛轻型定。

简注 ①本病的诊断主要根据周期性、复发性、自限性的病史。患者常有一些系统疾病如消化性溃疡、溃疡性结肠炎、肝胆疾病、糖尿病与月经紊乱等。②患者病因复杂，发病因素包括免疫因素、遗传因素与环境因素及系统性疾病因素等。③临床表现也是诊断依据之一。病损表现为孤立的圆形、椭圆形浅表溃疡，具有明显的灼痛。④依据溃疡特征可进行分型诊断，一般分型为三种，即轻型、重型与疱疹样阿弗他（aphtha）溃疡。轻型最多见，具有"凹红黄痛"特点：溃疡中央凹陷，周围红晕带，表面浅黄色假膜，灼痛感明显；重型溃疡大而深呈"弹坑"状；疱疹样溃疡几十个，可融合成片。

【西医治疗】

1. 常用疗法

> 局部用药有四条，消炎止痛腐蚀药。
>
> 持久不愈痛明显，三种药物封闭好。
>
> 全身治疗调免疫，针对病因五素要。

简注 ①局部用药有四类。

- 消炎类：药膜如复方氯己定地塞米松膜、地塞米松双层粘贴片、口腔溃疡膜；软膏如曲安西龙软膏；含漱液如3%复方硼酸液、醋酸氯己定（洗必泰）、复方氯己定含漱液（口泰）；含片如溶菌酶片、西地碘片（华素片）；散剂如复方皮质散。
- 镇痛类：0.5%盐酸达克罗宁液；2%利多卡因液。
- 腐蚀药：10%硝酸银；95%酒精。
- 局部封闭：如持久不愈或疼痛明显者，可用曲安奈德、泼尼松龙、1%普鲁卡因局部浸润。

②全身治疗。

- 针对消化系统疾病的治疗，如消化性溃疡、溃疡性结肠炎、肝炎、肝硬化等。
- 针对内分泌系统疾病的治疗，如糖尿病、月经紊乱等。
- 应用糖皮质激素与其他免疫抑制药，如泼尼松、地塞米松、甲氨蝶呤、硫唑嘌呤等。
- 应用免疫增强药如左旋咪唑、丙种球蛋白等。
- 五素指激素、抗生素、维生素、微量元素与谷维素（稳定情绪）。

2. 偶联疗法

处方 ①泼尼松、谷维素；②甲氨蝶呤、甲硝唑含漱液（糊剂）；③丙种球蛋白、0.5%达克罗宁液（软膏）；④雷尼替丁、10%硫酸锌糖浆；⑤左旋咪唑、复方氯己定含漱液（口泰）；⑥维生素B_6、复方氯己定地塞米松膜。

解析 ①泼尼松抑制免疫，谷维素调节自主神经功能，可稳定情绪。②甲氨蝶呤为细胞毒类的免疫抑制药，甲硝唑对口腔厌氧菌感染较好，可用其含漱液，或者软膏与乳膏。③丙种球蛋白属被动免疫增强药，有抗感染、抗过敏作用；达克罗宁属局麻药，有止痛、杀菌作用，且作用较持久，使用时应将其涂敷于溃疡面。④雷尼替丁为H_2受体拮抗药，可治疗原发病消化性溃疡，10%硫酸锌糖浆可补充患者微量元素的不足。⑤左旋咪唑为免疫增强药，复方氯己定含漱液（口泰）是口腔消炎溶液，二药配伍。可用于复发性口疮。⑥维生素B_6可安定情绪，复方氯己定地塞米松膜贴于口腔溃疡面，每次1小片，每日4次。

【中医治疗】

1. 辨证论治

　　　　脾胃伏火积热多，清胃玉女与凉膈。
　　　　心经热盛导赤散，口糜舌疮小肠火。
　　　　一贯六味甘露饮，三方皆治阴虚火。
　　　　脾肾阳虚八味丸，瘀血阻络复元活。

简注

```
                 ┌ 脾胃伏火证——清胃散、玉女煎、凉膈散
   复发性口疮     │ 心经热盛证——导赤散
   （口糜）辨    ┤ 阴虚火旺证——一贯煎、六味地黄丸、甘露饮
   证论治         │ 脾肾阳虚证——八味地黄丸
                 └ 瘀血阻络证——复元活血汤
```

2. 中成药剂

锡类青黛散珠黄，冰硼生肌山海棠。

简注 上述中成药指：①锡类散；②青黛散；③珠黄散；④冰硼散；⑤生肌散；⑥昆明山海棠。

3. 对药疗法

组方 ①昆明山海棠、珠黄散；②金水宝片、冰硼散。

方义 ①昆明山海棠有良好的抗炎与免疫抑制作用；珠黄散由珍珠与人工牛黄组成，可用于口腔溃疡。②金水宝片（胶囊）既能提高细胞免疫功能，又能清除自由基，故可用于复发性口疮；冰硼散（含片）清热解毒，用于口舌生疮。

4. 针灸疗法

（1）常选穴位

合谷涌泉足三里，地仓内庭颊车俱。

三阴交属太阴脾，连同曲池疗口糜。

简注 上述合谷、涌泉、足三里等8个穴位是用于复发性口疮较常用的。其中，合谷、曲池属手阳明大肠经；地仓、内庭、颊车、足三里属足阳明胃经；三阴交属足太阴脾经；涌泉属足少阴肾经。

（2）精选对穴与方义

①承浆、地仓：承浆属任脉，具有疏口面风邪，调气机乖逆之功，主治口部病证；地仓属足阳明胃经，又为阳跷脉交会

穴之一，具有聚散调配胃经气血及为阳跷脉提供阳热之气的功能，亦主治口面局部病证。②玉枕、廉泉：玉枕属足太阳膀胱经，主治五官病证；廉泉属任脉，主治口舌生疮等口舌病证。③脾俞、合谷：脾俞属足太阳膀胱经，合谷属手阳明大肠经。因"脾开窍于口"，又有"面口合谷收"之说，故取二穴配伍可治复发性口疮。

【中西医结合治疗】

处方 ①泼尼松、昆明山海棠；②胎盘脂多糖注射液、安神补心丸（胶囊）；③六味地黄丸、复方氯己定地塞米松膜；④丙种球蛋白、西地碘片（华素片）；⑤阿司匹林肠溶片、复方丹参滴丸。

简注 ①泼尼松抑制免疫，昆明山海棠亦然，二药合用有协同作用。②胎盘脂多糖抗感染、抗过敏，安神补心丸稳定情绪，可减少失眠，有助于本病的康复。③六味地黄丸用于口糜阴虚火旺证，辅以复方氯己定地塞米松膜疗效更好。后者为复方制剂，其组分为盐酸氯己定，维生素B_2，地塞米松磷酸钠，盐酸达克罗宁。盐酸氯己定为阳离子型表面活性消毒防腐剂，具有抗菌谱广、抗菌作用较强的特点，对革兰阳性菌和阴性菌有效，对真菌也有一定抑菌作用。④丙种球蛋白属免疫增强药，西地碘片（华素片）为局部消毒抗感染药，二药可合用于复发性口疮。⑤百病多因"瘀""凝"，阿司匹林肠溶片抗凝血，复方丹参滴丸化瘀，复发性口疮顽疾难医，难以根治。二药合用，具有较好疗效，但中病即止。

【心悟】

复发性口腔溃疡与消化性溃疡、溃疡性结肠炎等的异病同治。

三病病因多相同，感染遗传环境等。

故而病机有交叉，免疫异常最分明。

简注 辨证论治是中医的精髓，是指导临床诊治疾病的基本法则，"异病同治"就是在此原则指导下产生的。"异病同治"作为中医最基本的治疗原则之一，在临床实践中，对于提高临床疗效具有十分重要的指导意义。

异病同治指不同的疾病，在其发展过程中，由于出现了相同的病机，因而采用同一方法治疗的法则。中医治病的法则，不是着眼于病的异同，而是着眼于病机的区别。异病可以同治，既不决定于病因，也不决定于病证，关键在于辨识不同疾病有无共同的病机。病机相同，才可采用相同的治法。

复发性口腔溃疡、消化性溃疡（胃溃疡、十二指肠溃疡）与溃疡性结肠炎，这三种病的病因有共同之处：复发性口腔溃疡的病因有免疫因素、遗传因素、环境（如感染、应激）因素与系统性疾病（如消化性溃疡）因素；消化性溃疡的病因有感染、遗传、应激等；溃疡性结肠炎有免疫、感染、遗传、环境等因素。其中，免疫异常甚至出现自身免疫现象占较大的比重。基于此，三病皆可抗感染、止痛；而复发性口腔溃疡与溃疡性结肠炎则需应用糖皮质激素与其他免疫抑制药。

六十九、口臭

本病也称口腔异味，是指口腔与其他气腔所发出的臭气，它严重影响人们的社会交往与心理健康。近来，WHO已将口臭作为一种独立的疾病，据调查，中国发病率为27.5%，欧美则为50%，中医称为"口气"。

老年人口臭较为常见，这是因为：①老年人牙周生理性萎缩，牙齿间有缝隙，食物碎屑易停留而发酵；②口腔可能有牙齿残冠、残根，食物残渣易附着，经细菌作用而发酵；③慢性牙周病产生盲袋，易产生溢脓；④老年人消化功能减退，常有消化不良或反流性食道炎，可把胃内食物产生的气味呼出；或患消化性溃疡与慢性胃炎，导致嗳气、反酸、流涎、呕吐，也易产生口臭；⑤其他老年慢性病也能产生口臭，如鼻窦炎、咽喉炎、气管炎、肝硬化、尿毒症、糖尿病、便秘等。

【诊断】

口源与非明病因，自我他人鼻测评。

化学分析菌检验，电子鼻知硫化氢。

排除生理心理性，病因诊断首当定。

简注 ①本病的诊断依据之一是病因病史，包括口源性口臭与非口源性口臭。前者占多数，如龋齿、残根、残冠、牙龈炎、牙周炎及口腔黏膜病等都可以引起口臭，其中又以龋齿和牙周疾病为最常见的相关疾病；后者包括口腔邻近组织疾病如化脓性扁桃体炎、慢性上颌窦炎、萎缩性鼻炎等，可产生脓性分泌物而发出臭味；常见的内科疾病如急慢性胃炎、消化性溃疡出现酸臭味；幽门梗阻、晚期胃癌常出现臭鸭蛋性口臭；肝硬化并发肝性脑病患者体液为鱼腥味，糖尿病酮症酸中毒患者可呼出烂苹果气体，尿毒症患者有尿臊味；维生素缺乏、重金属中毒等疾病也可引起口臭；老年慢性病也能产生口臭，如鼻窦炎、咽喉炎、气管炎、肝硬化、便秘等。②自我感受与他人（亲人、朋友或配偶的反馈意见）的评定有助于早期诊断。③专业医师直接的鼻测法是口臭的客观评价方法中较易执行且较准确的一种。④实验室测试，如化学分析法（气相色谱/质谱技术硫化物监测器）、微生物和真菌检测、唾液培养等。⑤电子鼻是通过辨别口臭患者口腔中特征性的气味来诊断口臭的一种方法，可测定硫化氢的浓度。⑥还应排除生理性口臭与心理性口臭。生理性口臭如饥饿、食用了某些药物或洋葱、大蒜等刺激性食物，以及吸烟、睡眠时唾液分泌量减少所致的细菌大量分解食物残渣等都可能引起短暂的口臭。而健康人的口臭可能由于不良的口腔习惯和口腔卫生造成舌背的菌斑增多、舌苔增厚所引起。口臭与舌苔厚度的关系更为密切，因为舌苔越厚，越易形成厌氧环境，越利于厌氧菌的生长，从而也越利于挥发性硫化物的产生，导致口臭。

心理性口臭又称假性口臭，即患者本人自我感觉有口腔异味，但检查结果为阴性。可通过医生解释说明和心理咨询得到改善。

【西医治疗】

1. 常用疗法

积极治疗系统病，口腔气道胃肠等。

助消化药抗病原，幽门螺杆厌氧菌。

维敏阿莫吗丁啉，维C维D皆可用。

简注 ①积极治疗系统病（原发病），如牙周炎、龋齿、萎缩性鼻炎、慢性上颌窦炎、扁桃体炎、急性与慢性胃炎、幽门梗阻、长期便秘等。②使用助消化药，如干酵母片、多酶片、乳酶生等。③抗幽门螺杆菌如维敏胶囊、阿莫西林胶囊等，抗厌氧菌如青霉素V、甲硝唑等。④胃动力药多潘立酮（吗丁啉）促进胃排空，改善胃功能，可治疗口臭。⑤维生素C、维生素D皆可用于治疗口臭，尤其是维生素D不利于口腔细菌的生长。

2. 偶联疗法

处方 ①多酶片、胶体果胶铋（维敏）胶囊；②阿莫西林胶囊、奥硝唑；③多潘立酮（吗丁啉）、维生素D_2胶丸；④青霉素V、干酵母片。

解析 ①多酶片可助消化，胶体果胶铋（维敏）胶囊抑制幽门螺杆菌，故可治疗口臭。②阿莫西林胶囊抗幽门螺杆菌，奥硝唑抗厌氧菌，故亦可治疗口臭。③多潘立酮（吗丁啉）为胃动力药,维生素 D_2 胶丸不利于口腔细菌的生长,治疗口臭疗效较好。④青霉素 V 抗厌氧菌,干酵母片助消化,二药合用,可治疗口臭。

【中医治疗】

1. 辨证论治

    胃火炽盛清胃散,食积保和枳导丸。
    小陷胸与苇茎汤,热痰蕴结二方先。
    阴虚内热三方用,清燥救肺鼻便干。
    酸枣仁汤合四物,咽干知柏地黄丸。

简注

口臭(口气)辨证论治
- 胃火炽盛证——清胃散
- 热痰蕴结证——小陷胸汤、千金苇茎汤
- 脾虚食积证——保和丸、枳实导滞丸
- 阴虚内热证——清燥救肺汤、酸枣仁汤合四物汤、知柏地黄丸

2. 中成药剂

    保和枳实导滞丸,知柏地黄清胃散。

简注 上述中成药指:①保和丸;②枳实导滞丸;③知柏地黄丸;④清胃散。

3. 对药疗法

组方 ①苍术、白术;②枳实、白术;③保和丸、枳实导滞丸;④藿香清胃片、咽立爽口含滴丸。

方义 ①苍术、白术配伍,源于《张氏医通》,用于脾胃虚弱、痰食不运,故可治疗口臭。②枳实、白术配伍,源于《金匮要略》枳术汤,用于脾胃虚弱、消化不良、大便不爽,故亦可治疗口臭。③保和丸、枳实导滞丸合用于口臭脾虚食积证。④藿香清胃片助消化,咽立爽口含滴丸有特异香气,二药配伍,可用于口臭。

4.针灸疗法

（1）常选穴位

针刺手厥阴劳宫，善清各种内热证。

辅以太冲与内庭，疏肝和胃又清心。

简注 ①劳宫是手厥阴心包经的荥穴，荥主身热，五行中属火。心开窍于舌而心包行使心令，故针刺劳宫善清各种内热，主治口臭、口疮、心痛、中暑等病。②太冲属足厥阴肝经原穴，故针刺太冲可疏肝；内庭是足阳明胃经荥穴，故针刺内庭可和胃。③针刺劳宫、太冲、内庭三穴，共奏清心、疏肝、和胃之功，用于老年人口臭甚佳。

（2）精选对穴与方义

龈交、承浆：龈交是督脉的最后一个穴位，主治口臭等面部病证；承浆是任脉的最后一个穴位，亦主治面部病证。二穴配伍，用于老年人口臭甚佳。

【中西医结合治疗】

处方 ①多酶片、九制大黄丸；②胶体果胶铋（维敏）胶囊、保和丸；③多潘立酮（吗丁啉）、枳实导滞丸；④阿莫西林胶囊、知柏地黄丸；⑤干酵母片、藿香清胃片。

简注 ①多酶片可助消化，九制大黄丸的成分是大黄，用于胃肠积滞、大便燥结，二药配伍，可治口臭。②胶体果胶铋（维敏）胶囊抑制幽门螺杆菌，保和丸消食导滞，二药配伍，亦可治口臭。③多潘立酮（吗丁啉）为胃动力药，枳实导滞丸清利湿热、消食导滞，二药配伍，亦可治口臭。④阿莫西林胶囊抗幽门螺杆菌，知柏地黄丸用于口臭阴虚内热证，二药合用于口臭肝肾阴虚、虚火上炎证。⑤干酵母片助消化，藿香清胃片用于消化不良。二药配伍，合用于口臭、口苦。

【心悟】

应掌握口臭的治疗原则。

积极治疗原发病，心理行为调平衡。

药疗食疗宜并用，中西结合效更胜。

简注 ①要积极治疗原发疾病，重建口腔菌群平衡。②保持口腔卫生，保持大便通畅，保持充足睡眠，戒烟忌酒；药疗与食疗宜并用；还要拥有阳光心态，保持心理健康。③中西医相结合，中医要辨证论治，要辨证求因、审因论治、伏其所主、先其所因。

耳鼻咽喉科常见病

七十、梅尼埃病

梅尼埃病（Ménière disease）为内淋巴积水引起的内耳病变，主要表现为发作性眩晕、耳鸣及感音性听力减退三联征，本病也称膜迷路积水或内耳眩晕病，属中医的"眩晕"范畴。

【诊断】

反复发作旋转晕，常伴恶心耳胀鸣。

电测听力听阈损，综合分析能确诊。

简注 ①本病确诊较难。需要综合分析病史、临床表现、辅助检查及长期随访。②本病主要表现为发作性眩晕、耳胀耳鸣及感音性听力减退三联征，常伴恶心、呕吐、平衡障碍。③电测听提示听力曲线为感音神经性聋，听阈受损。④病因诊断应明确器质性或功能性，感染性或非感染性，先天（遗传）性或后天性。

【西医治疗】

1. 常用疗法

发作对症治疗先，高糖维 B_6 地西泮。

晕海西比谷维素，茶苯氟桂间歇然。

尼莫地平扩血管，长期利尿补钾盐。

它如补充维生素，维 BCE 与烟酸。

简注 ①发作期给予 50% 葡萄糖注射液、维生素 B_6 注射液、地西泮、谷维素、茶苯海明（晕海宁）、氟桂利嗪（西比灵）等。②间歇期除抗组胺药茶苯海明（晕海宁）与钙通道阻滞药氟桂利嗪（西比灵）外，还应给予尼莫地平、氢氯噻嗪、乙酰唑胺、维生素 B、维生素 C、维生素 E 与烟酸。③虽然使用的利尿药是中效类与弱效类，但长期利尿，注意补充氯化钾。

2. 偶联疗法

处方 ①茶苯海明（晕海宁）、谷维素；②氟桂利嗪（西比灵）、地西泮；③地芬尼多（眩晕停）、东莨菪碱；④尼莫地平、美克洛嗪（敏可静）；⑤倍他司汀（抗眩啶）、维生素 B_6。

解析 ①茶苯海明（晕海宁）又称乘晕宁，具有镇吐、防晕作用，谷维素可调节患者自主神经功能，因本病与自主神经功能紊乱有关，故二药合用，可用于本病发作期。②本病发作期还可合用氟桂利嗪（西比灵）与地西泮，前者为钙通道阻滞药，可改善脑血循环，后者可稳定自主神经功能。③本病与内耳微循环障碍有关，故间歇期可用抗胆碱药东莨菪碱扩张血管，地芬尼多（眩晕停）是国家基本药物，可增加椎-基底动脉血流量，调节前庭系统，具有抗眩晕及镇吐作用。二药配伍，用于本病间歇期。④间歇期还可合用尼莫地平与美克洛嗪（敏可静）。前者为钙通道阻滞药，可改善脑供血，解除脑血管痉挛，后者即抗组胺药美可洛嗪。⑤倍他司汀（抗眩啶）为组织胺 H_1 受体激动药，具有扩血管作用，尤其对脑椎动脉系统有明显扩张作用，主要用于梅尼埃病，因可出现恶心、呕吐等不良反应，故常配伍维生素 B_6。

【中医治疗】

1. 辨证论治

　　　　肝阳上亢平肝潜，天麻钩藤饮加减。
　　　　通窍活血窍瘀血，痰阻内蕴半术天。
　　　　八珍归脾气血亏，肾精不足左归丸。

简注

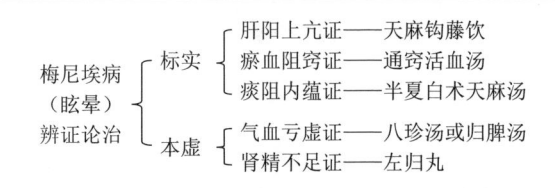

```
                      ┌ 肝阳上亢证——天麻钩藤饮
              ┌ 标实 ┤ 瘀血阻窍证——通窍活血汤
梅尼埃病      │      └ 痰阻内蕴证——半夏白术天麻汤
（眩晕） ─┤
辨证论治      │      ┌ 气血亏虚证——八珍汤或归脾汤
              └ 本虚 ┤
                      └ 肾精不足证——左归丸
```

2. 中成药剂

　　　　复方丹参眩晕宁，养血清脑晕复静。

简注 上述中成药指：①复方丹参片；②眩晕宁颗粒；③养血清脑颗粒；④晕复静片。

3. 对药疗法

组方 ①白果仁、干姜；②白术、茯苓；③强力天麻杜仲胶囊、龙胆泻肝丸；④眩晕宁颗粒、晕复静片；⑤养血清脑颗粒、复方丹参片。

方义 ①白果仁含白果酚、白果醇、银杏酸等有效成分，具有免疫抑制及抗过敏等作用；干姜回阳通脉，温肺化饮，其所含挥发油镇静、抗炎。二药组成白姜散，可治疗梅尼埃病。②白术、茯苓配伍源于《景岳全书》茯苓汤，治疗痰饮内停，水湿为患。白术主含白术多糖与苍术酮，可健脾燥湿；茯苓主含茯苓多糖、茯苓酸，可利水渗湿。由于梅尼埃病为内淋巴产生过多或吸收障碍，继而形成内耳膜迷路积水，二药合用，一健一渗，湿可除、饮可化，积水可消，故可治疗梅尼埃病。

③强力天麻杜仲胶囊用于本病肝阳上亢证,龙胆泻肝丸用于肝火上炎之眩晕证。二成药合用于本病,有协同作用。④眩晕宁用于本病痰浊中阻证,晕复静亦然。⑤养血清脑颗粒养血平肝、活血通络,辅以复方丹参片理气活血,疗效更好。

4.针灸疗法

(1)常选穴位

少阳手足主取五,前三后二气通疏。

听会侠溪配上下,耳门翳风与中渚。

简注 ①本病基本治疗取5个穴位:手少阳三焦经取三穴,即耳门、翳风与中渚;足少阳胆经取两穴,即听会与侠溪。其中,听会在上(耳屏切迹前),侠溪在下(足背第4、5趾间)。②取五穴共奏通上达下,疏导少阳经气,宣通耳窍之功。

(2)精选对穴与方义

交替针刺百会、中脘、足三里:百会属督脉,又是手、足三阳经与督脉交会穴,可主治百病;中脘属任脉,为胃的会穴,腑之会穴,回阳九针穴,具有调升降和胃气、理中焦、祛痰饮之功;足三里属阳明胃经下合穴,可调理肠胃、理气化痰。三穴交替针刺,可息风健脑、化痰止眩,用于梅尼埃病有良效。

【中西医结合治疗】

处方 ①眩晕停、眩晕宁;②西比灵、养血清脑颗粒。

简注 ①眩晕停配伍眩晕宁主要用于本病发作期。②西比灵与养血清脑颗粒合用,主要用于本病间歇期。

【心悟】

本病确诊较难,应掌握诊断步骤。

确诊较难四步骤,类眩晕症首排除。

头晕头昏晕厥等,区别周围与中枢。

排除眩晕非耳源,前庭他病亦排除。

五官科常见病 | 377

简注 ①诊断四步骤首要排除类眩晕症,如头晕、头昏、晕厥等。其他步骤是区别周围性眩晕与中枢性眩晕;排除非耳源性疾病引起的眩晕;还要排除其他前庭系统疾病。②区别周围性眩晕与中枢性眩晕并且排除中枢性眩晕。③排除非耳源性疾病引起的眩晕,如颈部疾病、中枢神经系统疾病、精神疾病等。④排除其他前庭系统疾病如前庭神经元炎、药物性耳蜗前庭损害、晕动病等。

周围性眩晕与中枢性眩晕的鉴别		
鉴别点	周围性眩晕	中枢性眩晕
眩晕性质	突发性、旋转性	旋转性或非旋转性
眩晕程度	较剧烈	较轻,可逐渐加重
相关变化	变动体位时眩晕加重	眩晕与变动体位无关
伴发症状	耳胀、耳鸣、耳聋、恶心、呕吐	多伴中枢症状
意识状态	无意识障碍	可有意识丧失
自发性眼震	水平旋转或旋转性	粗大、垂直或斜行
持续时间	数小时到数天	数天到数月
前庭功能	有前庭重振现象	有前庭减振现象
病因	耳性眩晕(内耳前庭至前庭神经颅外段之间的病变)	脑性眩晕(前庭神经颅内段、小脑、大脑病变)

七十一、晕动病

晕动病是指晕船、晕车、晕机和由于摇摆、旋转、加速度运动引起的一种疾病,其主要原因是运动对前庭器的过度刺激。前庭器的椭圆囊和球囊的囊斑是位置觉感受器,主要感受头在空间的位置和感知直线与左右加速度运动,三个半规管毛细胞主要感知旋转运动,当囊斑和毛细胞受到过度刺激时产生神经冲动,引起眼球震颤、面色苍白、冷汗头晕、恶心呕吐、唾液分泌、腹部不适、通气过度、血压下降、心动过缓等一系列迷走神经兴奋的临床表现。本病多在乘坐交通运输工具数分钟和数小时后发生，高温高湿、通风不良、气味异常、睡眠不足、过度疲劳、饥饿或饱餐，以及情绪紧张、情绪不佳如惊恐和忧郁均能促使本病发生，另外晕动病与视觉刺激也有一定关系，例如凝视快速运动或旋转物件，此外，小脑受刺激也是本病的又一机制。本病又称运动病，属于中医的"眩晕""风眩""虚眩"范畴。

【诊断】

乘车船机屡发生，平衡器官不适应。

眩晕恶心呕吐等，可分轻中重三型。

简注 ①晕动病属于理化因素所引起的疾病。本病常在乘坐各种交通工具时发生，初时感觉上腹不适，继有恶心，面色苍白，出冷汗，旋即有眩晕，精神抑郁，唾液分泌增多和呕吐，可有血压下降，呼吸深而慢，眼球震颤，严重呕吐引起失水和电解质紊乱，症状一般在停止运行或减速后数十分钟和几小时内消失或减轻。②本病的病机是由于人体平衡器官不适应所致。平衡器官即前庭器官，内耳迷路中的耳蜗、三个半规管与椭圆囊和球囊，三者合称为前庭器官。它是人体对自身运动状态和头在空间位置的感受器。③根据临床表现与辅助检查，可将本病的临床类型分为轻型、中度型与严重型三种，严重型患者可导致失水和电解质紊乱，出现少尿及血液酮体、pH和碱贮备增高甚至衰竭。

【西医治疗】

1. 常用疗法

抗胆碱药抗组胺，预服二药旅行前。

抗眩啶与敏克静，茶苯海明莨菪碱。

它如止吐镇静剂，安定吗丁胃复安。

简注 ①常用的抗组胺药有茶苯海明（晕海宁）、倍他司汀

（抗眩啶）与美克洛嗪（敏可静）；常用的抗胆碱药如东莨菪碱。②止吐药、镇静药亦可使用，如多潘立酮（吗丁啉）、甲氧氯普胺（胃复安）、地西泮（安定）等。

2. 偶联疗法

处方 ①苯海拉明、氨茶碱（乘晕宁）；②东莨菪碱、维生素 C；③东莨菪碱、氟桂利嗪（西比灵）；④桂利嗪（脑益嗪）、西替利嗪；⑤茶苯海明、舒必利。

解析 ①乘晕宁为苯海拉明与氨茶碱的复合物，有镇吐、防晕作用，可用于晕动病等引起的恶心、呕吐。②东莨菪碱为抗胆碱药，可改善微循环，能抗晕车、晕船，因其常有口干等不良反应，故可配伍维生素 C，症状即可缓解。③氟桂利嗪（西比灵）为选择性脑血管钙通道阻滞药，可改善前庭器官微循环，能抗晕车、晕船，配伍东莨菪碱有协同作用。④桂利嗪（脑益嗪）为哌嗪类钙通道阻滞药，可改善脑循环与冠脉循环，用于前庭性眩晕与平衡障碍；西替利嗪为抗组胺药，与桂利嗪合用于晕动病，疗效更好。⑤茶苯海明即乘晕宁，舒必利商品名为止吐灵，具有中枢性镇吐作用。二药配伍，可用于晕动病。

【中医治疗】

1. 辨证论治

<pre>
痰浊上蒙半术麻，苓桂术甘效亦佳。
肝肾阴虚杞菊地，归脾汤治气血差。
</pre>

简注

晕动病（眩晕、风眩、虚眩）辨证论治 { 痰浊上蒙证——半夏白术天麻汤或苓桂术甘汤
肝肾阴虚证——杞菊地黄丸
气血两虚证——归脾汤

2. 中成药剂

归脾白术散参苓,苓桂术甘晕复静。

简注 上述中成药指:①养血归脾丸;②参苓白术散;③苓桂术甘丸;④晕复静片。

3. 对药疗法

组方 ①丹参、生姜(或干姜);②人丹、生姜(或干姜);③泽泻、白术;④天麻、半夏;⑤参苓白术散、养血归脾丸;⑥晕复静片、眩晕灵颗粒。

方义 ①丹参扩张血管,改善微循环,提高细胞耐低氧能力,可缓解对交感神经的刺激;生姜解表散寒,温中止呕,化痰止咳,"乃呕家圣药",主含姜酮、姜烯酮,不仅止吐,而且镇静,是减轻晕动病最理想的天然药物。②人丹祛风健胃、辟秽排浊,用于晕车晕船、恶心呕吐、轻度中暑,辅以生姜(或干姜)更好。③泽泻与白术同用,源于《金匮要略》泽泻汤。泽泻主含泽泻萜醇A、B、C与天门冬素,常治痰饮停聚,清阳不升之头目昏眩;白术主含苍术酮、苍术醇、苍术醚,具有保肝、利胆、利尿、镇静等作用。二药配伍,可治晕动病。④天麻、半夏合用,源于《医学心悟》半夏天麻白术汤。天麻平肝息风,而止头眩;半夏燥湿化痰,降逆止呕,两者合用,为治风痰眩晕头痛之要药。⑤"无虚不作眩,无痰不作眩",故以参苓白术散振奋脾阳、健运脾气;养血归脾丸益气补血,健脾养心。⑥晕复静片化痰息风,可用于痰浊中阻的晕动病;眩晕灵颗粒健脾利湿、益肝补肾,用于痰湿中阻的头晕。二药配伍,治疗晕动病有协同作用。

4. 针灸疗法

(1)常选穴位

首选百会止眩晕,近取三穴头目清。

风池头维与太阳，髓之会穴加悬钟。

简注 ①本病基本治疗取 5 个穴位，即百会、风池、头维、太阳与悬钟。其中，百会属督脉；风池、悬钟属足少阳胆经；头维属足阳明胃经；太阳属经外奇穴。②本病取穴的原则是以头部与足少阳胆经为主，故首选百会，近取风池、头维与太阳；悬钟属足少阳胆经。③悬钟乃八会穴之髓会，充养髓海，为止晕要穴。

（2）精选对穴与方义

①百会、内关：百会属督脉，具有健脑宁神、平肝息风之功，用于眩晕、心悸等证；内关属手厥阴心包经络穴，宽胸理气，强心定志。二穴配伍，可用于晕动病。②风池、足三里：风池属足少阳胆经，具有通经活络、调和气血之功，可用于眩晕诸证；足三里属足阳明胃经，乃回阳九针穴之一，亦可疏通经络、调和气血。二穴配伍，亦可用于晕动病。③肝俞、悬钟："诸风掉眩，皆属于肝"，故取肝俞平肝息风、安神定志；悬钟属足少阳胆经，具有通经活络、疏调肝胆气机之功，二穴配伍，亦可用于眩晕诸证。④日月、意舍：日月属足少阳胆经，可治肝疾、胃疾、情绪病；意舍属足太阳膀胱经，主治呕吐等证。二穴配伍，亦可用于晕动病。

【中西医结合治疗】

处方 ①多潘立酮（吗丁啉）、苓桂术甘丸；②地西泮（安定）、参苓白术散；③地芬尼多（眩晕停）、杞菊地黄丸。

简注 ①多潘立酮（吗丁啉）为较强的多巴胺受体拮抗药，具有促胃动力作用，对多种病因引起的呕吐都有效；苓桂术甘丸健脾利水、温化痰饮，用于目眩心悸。二药配伍，可用于晕动病。②地西泮（安定）抗焦虑、镇静，具有安定情绪作用；参苓白术散振奋脾阳、健运脾气，二药配伍，亦可用于晕动病。③地芬尼多（眩晕停）有较弱的抗胆碱作用，可改善椎-

基底动脉供血不足，调节前庭功能，抑制呕吐；杞菊地黄丸用于晕动病属肝肾阴虚证者。二药配伍，亦可用于晕动病。

【心悟】

急则用西药或针刺，缓则用中药内服，中西医结合。

明确治则成竹胸，急则西药或金针。

缓则中药补气血，化痰健脾益肝肾。

简注 ①本病治疗的三原则是：避免诱因，旅行前半小时服用一次抗组胺药和抗胆碱药；发病时宜闭目仰卧，坐位时紧靠在固定处，同时选用抗组胺药和抗胆碱药，或者用针刺亦可（参见上述精选对穴与方义）；本病属于中医的"眩晕""风眩""虚眩"范畴。宜化痰息风、健脾调中、益肝补肾、益气补血。②晕动病发病急则用西药或者针刺，缓则用中药，要贯彻中西医结合的原则。

七十二、变应性鼻炎

变应性鼻炎又称过敏性鼻炎。本病是一种吸入外界过敏原而发生在鼻黏膜的变态反应性疾病，临床表现为鼻痒、打喷嚏、流清涕与鼻黏膜肿胀（鼻塞）等，本病发病呈常年性或季节性，故其临床类型为常年性变应性鼻炎与季节性变应性鼻炎，后者即"花粉症""枯草热"，相当于中医的"鼻鼽"。

【诊断】

遗传病史与环境，常年季节两类型。

前者鼻镜三试验，后者下鼻甲水肿。

鼻痒塞涕打喷嚏，涂片检查酸粒等。

简注 ①病因病史与环境是诊断依据之一。患者常有遗传史，周围环境有过敏原如尘土、螨虫、真菌与花粉等。②临床表现也是诊断依据之一。本病分为两种类型，即常年性变应性鼻炎与季节性变应性鼻炎，前者主要表现为鼻痒、鼻塞、流清涕、打喷嚏；后者主要表现为眼痒、结膜充血。③辅助检查也是诊断依据之一：常年性变应性鼻炎鼻镜检查发现鼻黏膜苍白、充血，查找变应原可做特异性皮肤试验、特异性 IgE 检测与鼻黏膜激发试验；季节性变应性鼻炎鼻镜检查发现下鼻甲水肿，鼻分泌物涂片检查可发现嗜酸性粒细胞增多。

【西医治疗】

1. 常用疗法

    治分特异与非疗，前者免疫两法好。
    一为常规一简化，简化短程快速叫。
    后者激素膜稳定，抗胆碱并组胺药。
    抗白三烯减充血，激素局部全身要。

简注 ①治疗分为特异性免疫疗法与非特异性药物疗法，免疫疗法又有常规与简化疗法的不同，简化疗法因缩短了疗程，故又称快速免疫疗法，即将变应原短期集中注射。②非特异性药物疗法包括：全身或局部使用激素，如地塞米松、丙酸倍氯米松鼻喷雾剂（伯克纳）；肥大细胞膜稳定剂如酮替芬、色甘酸钠滴鼻液；抗胆碱药如山莨菪碱（片剂或注射液）可减少鼻腔分泌物；抗组胺药即 H_1 受体拮抗药（抗过敏药），临床上多用第二代抗组胺药，如氯雷他定（开瑞坦）、西替利嗪（仙特敏）、地氯雷他定、左西替利嗪等；抗白三烯药如扎鲁司特、孟鲁司特等，可逆转变应性鼻炎的病理过程，有助于抗过敏；鼻内减充血药多为血管收缩药，可减轻鼻塞等症，如 1% 麻黄碱滴鼻液。

2. 偶联疗法

处方 ①氯雷他定（开瑞坦）、维生素 C 片；②西替利嗪（仙特敏）、1% 麻黄碱滴鼻液；③泼尼松、4% 色甘酸钠滴鼻液；④酮替芬、丙酸倍氯米松鼻喷雾剂（伯克纳）。

解析 ①氯雷他定（开瑞坦）为长效三环类抗组胺药，具有选择性阻断外周组胺 H_1 受体的作用。氯雷他定（开瑞坦）为国家基本药物，其作用优于阿司咪唑，主要用于变应性鼻炎；维生素C调血脂、解毒，可降低毛细血管通透性，此外还具有抗组胺作用。②西替利嗪抗组胺作用强而持久，亦优于阿司咪唑；麻黄碱滴鼻液兴奋α受体，可减少鼻黏膜的充血。③糖皮质激素抗过敏，既可全身用药，也可局部用药。口服泼尼松可迅速缓解症状；色甘酸钠为肥大细胞膜稳定剂，其滴鼻液可减轻鼻塞、流涕等症。④酮替芬亦为肥大细胞膜稳定剂，还具有抗组胺作用；辅以倍氯米松喷雾疗效更好。

【中医治疗】

1. 辨证论治

　　　　风寒外袭玉屏风，温肺止流丹亦行。
　　　　肺脾气虚水泛鼻，局方参苓白术通。
　　　　肾气亏虚右归丸，清热止嚏郁热壅。

简注

变应性鼻炎（鼻鼽）辨证论治 ┫ 风寒外袭证——玉屏风散或温肺止流丹
　　　　　　　　　　　　　　肺脾气虚证——参苓白术通窍汤
　　　　　　　　　　　　　　肾气亏虚证——右归丸
　　　　　　　　　　　　　　郁热内壅证——清热止嚏汤

2. 中成药剂

　　　　鼻炎康片玉屏风，颗粒辛芩畅鼻通。

简注 上述中成药指：①鼻炎康片；②玉屏风胶囊；③辛芩颗粒；④畅鼻通颗粒。

3. 对药疗法

组方 ①辛夷、苍耳子；②鹅不食草、白芷；③鹅不食草、菊花；④细辛、白芷；⑤辛芩颗粒、滴通鼻炎水；⑥畅鼻通颗粒、玉屏风散；⑦通窍鼻炎片、鼻炎康片；⑧辛夷鼻炎片、藿胆丸。

方义 ①苍耳子与辛夷配伍，源于陈无择氏苍耳散，可治疗变应性鼻炎。苍耳子主含苍耳苷、苍耳醇，具有扩张血管及抑菌作用；辛夷主含望春花素、桉叶素、玉兰碱等，能保护鼻黏膜、抗炎、抗过敏。②鹅不食草主含蒲公英甾醇等三萜类成分及黄酮类等，能通肺窍、利鼻气，临床多用于变应性鼻炎，单用即有效，配伍白芷疗效更好，因白芷主含欧前胡素、白芷毒素与花椒毒素等，具有解热、抗炎、镇痛、解痉等作用。二药配伍，用于鼻塞不通属于风寒所致者。③鹅不食草配伍菊花用于鼻塞不通偏于风热者，因鹅不食草辛温而菊花微寒，可疏散风热、清热解毒。④细辛散风邪、化湿浊、通鼻窍，为治鼻渊、鼻鼽之良药。与白芷配伍，疗效更好。⑤辛芩颗粒用于肺气不足、风邪外袭证；滴通鼻炎水祛风清热，宣肺通窍，二药配伍，亦可治疗变应性鼻炎。⑥畅鼻通颗粒解表散风，调和营卫，用于变应性鼻炎效好，辅以玉屏风散疗效更好。⑦通窍鼻炎片与鼻炎康片皆可宣肺通窍，可用于变应性鼻炎。其中，鼻炎康片为国家基本药物。⑧辛夷鼻炎片祛风清热，可治疗变应性鼻炎；藿胆丸源于《医宗金鉴》，清热通窍，为国家基本药物，用于鼻鼽郁热内壅证。

4. 针灸疗法

（1）常选穴位

一切鼻病四穴均，主取二穴手阳明。

原穴合谷终迎香，印堂鼻通鼻上根。

简注 ①包括变应性鼻炎的一切鼻病，基本治疗均取4个穴位，即合谷、迎香、印堂与鼻通。其中，合谷、迎香均属手阳明大肠经；印堂、鼻通（上迎香）均为经外奇穴。②本病的针灸处方以手阳明经与鼻腔局部为主。③合谷是手阳明经原穴，可治头面诸疾；迎香为手阳明经终止穴，通利鼻窍。④

印堂为奇穴,在鼻上额部两眉头之中;鼻通穴,又名上迎香,在两侧鼻根处,均治鼻炎、鼻窦炎、变应性鼻炎等。

(2)精选对穴与方义

风门、迎香:风门属足太阳膀胱经,解表邪热、调理肺气,主治一切鼻部诸病;迎香属手阳明大肠经,具有通鼻窍、散风邪、清肺泻火之功,为治疗一切鼻病与皮肤过敏的要穴。二穴配伍,可以改善过敏性鼻炎患者的鼻塞、鼻痒等病证。

【中西医结合治疗】

处方 ①左西替利嗪胶囊(畅然)、鼻炎康片;②氯雷他定(开瑞坦)、通窍鼻炎片。

简注 ①左西替利嗪优于西替利嗪,用于季节性、常年性变应性鼻炎与慢性特发性荨麻疹;鼻炎康片清热解毒、宣肺通窍,用于风邪壅肺所致的变应性鼻炎,其主要成分包括了《医宗金鉴》中的藿胆丸及氯苯那敏(扑尔敏)。②氯雷他定(开瑞坦)用于变应性鼻炎效果良好;通窍鼻炎片成分就是陈无择的苍耳散,亦可用于变应性鼻炎。

【心悟】

变应性鼻炎实质属Ⅰ型变态反应。

> 变态反应有四种,本病实质属Ⅰ型。
> Ⅰ型又分四亚类,呼吸消化肤全身。
> 变应鼻炎与哮喘,治疗小异而大同。

简注 ①变态反应分为四型,即Ⅰ型(速发型)、Ⅱ型(细胞毒型)、Ⅲ型(免疫复合物型)与Ⅳ型(迟发型)变态反应,本病实质属Ⅰ型变态反应。②Ⅰ型变态反应又分四亚类,即呼吸道变态反应、消化道变态反应、皮肤变态反应与全身变态反应。③变应性鼻炎与过敏性哮喘是临床常见的呼吸道变态反应。过敏性哮喘是支气管哮喘的一种类型,由于接触花粉、粉尘、皮毛、皮屑、某些药物与刺激性气味等诱发哮喘,因此称作过敏性哮喘。这两种疾病常在同一患者体内共存，其治疗方法也大同小异。均可用糖皮质激素、抗组胺药（H_1受体拮抗药）。

七十三、慢性咽炎

本病是咽部黏膜、黏膜下，以及淋巴组织的弥漫性炎症，为上呼吸道慢性炎症的一部分，多见于成人，较难治愈。病理类型包括单纯性、肥厚性、萎缩性与干燥性咽炎，相当于中医的"慢喉痹""慢喉喑"。

【诊断】

局部全身两因素，急性迁延慢病误。
咽干痒热异物感，晨起频咳恶心伍。
额镜观察咽后壁，三型诊断定程度。

简注 ①病因病史是诊断依据之一。患者具有局部与全身两方面的因素，前者如急性咽炎迁延不愈、烟酒过度、张口呼吸等；后者如贫血、消化不良、心血管等慢性疾病所致。②临床表现也是诊断依据之一。常见症状如咽干、咽痒、灼热感、异物感，以及晨起频繁刺激性干咳伴恶心等。③额镜观察咽后壁，依据淋巴滤泡、黏膜表面、咽侧索状态，可将本病分为三种类型，即单纯性、肥厚性、萎缩性与干燥性咽炎，并可确定其病变程度。

【西医治疗】

1. 常用疗法

针对局部全身病，控制气道慢炎症。
呋喃西林硼酸液，含化碘片度米芬。
急发雾化二素用，萎缩维生素补充。

简注 ①治疗要针对局部与全身病，如鼻炎、牙周炎、扁桃体炎、支气管炎、贫血、消化不良、心血管病、内分泌紊乱、免疫功能紊乱等，尤其是要积极治疗上、下呼吸道（气道的慢性炎症。②局部用药指呋喃西林含漱液、2%硼酸含漱液、含碘片、西地碘片（华素片）、度米芬喉片等。③慢性咽炎急性发作要雾化吸入二素，即地塞米松、克林霉素溶液或地塞米松、庆大霉素、糜蛋白酶等混合液。④慢性萎缩性与干燥性咽炎，要补充维生素A、维生素B_2、维生素C、维生素E，以促进黏膜上皮生长。

2. 偶联疗法

处方 ①阿莫西林胶囊、2%硼酸含漱液；②地塞米松、克林霉素溶液（雾化吸入）；③维生素C片、维生素E胶丸。

解析 ①慢性咽炎急性发作，首选青霉素治疗，故常用阿莫西林胶囊，辅以2%硼酸含漱液，疗效更好。②本病急发时也可雾化吸入地塞米松、克林霉素溶液。③维生素C片与维生素E胶丸，合用于慢性萎缩性与干燥性咽炎。

【中医治疗】

1. 辨证论治

热结津亏增液汤，肺肾阴虚用二方。
沙参麦冬合六味，另有百生汤祖望。
参苓白术脾气虚，配伍补中益气汤。

简注

慢性咽炎（慢喉痹、慢喉暗）辨证论治
- 热结津亏证——增液汤
- 肺肾阴虚证——百生汤（干祖望方）、沙参麦冬饮合六味地黄丸
- 脾气虚弱证——参苓白术散合补中益气汤

2. 中成药剂

健民咽喉金鸣片，草珊瑚含银黄液。

简注 上述中成药指：①健民咽喉含片；②金鸣含片；③复方草珊瑚含片；④银黄口服液。

3. 对药疗法

组方 ①金银花、黄芩；②罗汉果、玉竹；③罗汉果、西青果；④养阴清肺口服液、复方草珊瑚含片；⑤银黄口服液、健民咽喉含片；⑥喉康散、咽立爽口含滴丸。

方义 ①金银花与黄芩提取物组成银黄口服液，具有清热疏风、利咽解毒的功能，用于急、慢性咽炎。②罗汉果、玉竹颗粒养阴润肺、止咳生津，用于慢性咽炎。③罗汉果润肺化痰、止咳生津；西青果清热、利咽、生津。二药配伍，有协同作用。④养阴清肺口服液养阴清肺、清热利咽，辅以复方草珊瑚含片，可用于慢性咽炎。⑤银黄口服液可用于慢性咽炎急性发作，辅以健民咽喉含片疗效更好。⑥喉康散用于慢性咽炎急性发作，辅以咽立爽口含滴丸疗效更好（咽立爽为苗医处方）。

4. 针灸疗法

（1）常选穴位

基本治法取穴五，咽喉局部选天突。

列缺鱼际手太阴，照海太溪少阴足。

简注 ①本病基本治法取穴5个，即天突、列缺、鱼际、照海与太溪。取穴原则以手太阴肺经、足少阴肾经为主；②天突归于任脉，可治疗咳嗽、哮喘、咽喉肿痛等作用，属咽喉局部选穴；③列缺、鱼际属手太阴肺经。鱼际为手太阴荥穴，清肺利咽；照海、太溪属足少阴肾经；太溪为足少阴原穴，养肾阴，降虚火。

（2）精选对穴与方义

列缺、照海：列缺属手太阴肺经，系于咽喉；照海属足少阴肾经，通于阴跷脉而循喉咙，二穴配伍为八脉交会组穴，润肺利咽。

【中西医结合治疗】

处方 ①阿莫西林胶囊、复方草珊瑚含片；②维生素C片、养阴清肺口服液；③维生素A胶丸、银黄口服液。

简注 ①慢性咽炎急性发作常用阿莫西林胶囊，复方草珊瑚含片清利咽喉，是国家基本药物。二药合用，疗效更好。②养阴清肺口服液清热利咽，可用于慢性咽炎，辅以维生素 C 片疗效更好。③银黄口服液可用于慢性咽炎急性发作，辅以维生素 A 胶丸疗效更好，尤其是慢性萎缩性与干燥性咽炎。

【心悟】

应明确本病的中西医治疗原则。

治则明确治法清，尤其有助慢性病。
有利中西医结合，临症因人需变通。

简注 ①治疗原则是总结临床治疗实践经验与当代医疗科技发展水平决定的治疗标准的概括。明确了治疗原则，治疗方法就纲举目张了。尤其是有助于慢性病的治疗，有利于贯彻中西医结合的治疗方针。②慢性咽炎的西医治则是：坚持户外活动，保持室内空气清新，戒烟戒酒，避免辛辣食物；慢性肥厚性咽炎常需理疗；慢性萎缩性与干燥性咽炎，要补充维生素 A、维生素 B_2、维生素 C、维生素 E，以促进黏膜上皮生长；积极治疗慢性呼吸道炎症与某些全身病。中医治则是：养阴润肺、清热利咽、调理脾胃；标本兼治、内外同治、扶正祛邪；治上焦如羽，非轻不举。③医疗科学技术是在不断进步的，人们对疾病的认识也是在不断深入，所以治疗原则也在不断变化。正确的治疗原则只是相对概念，临证要因人而异，因病而异，因地制宜。

眼科常见病

七十四、急性细菌性结膜炎

本病是由细菌感染引起的急性结膜炎，又称急性卡他性结膜炎，俗称"红眼病"，可散发，也可流行于集体场所，相当于中医的"暴发火眼"。临床上分为潜伏期、早期、高峰期与恢复期。

【诊断】

接触患者起病急，结膜充血多分泌。

涂片刮片白细胞，菌培可见病原体。

简注 ①本病起病急骤或接触了"红眼病"患者。②常见症状为眼分泌物多，常使上下睫毛粘在一起；常见体征为结膜充血、眼睑肿胀。③其眼分泌物涂片或结膜刮片可见中性粒细胞；细菌培养可见葡萄球菌、肺炎球菌与流感嗜血杆菌等。

【西医治疗】

1. 常用疗法

眼液眼膏抗生素，细菌鉴定刮与涂。

革阴庆大与左克，革阳利福平润舒。

病重或伴全身症，抗菌药物加口服。

简注 ①本病以局部应用敏感抗生素眼液、眼膏为主。为此，需做结膜刮片、分泌物涂片并做细菌培养，如为革兰阳性菌要用利福平眼药水、氯霉素滴眼液（润舒），如为革兰阴性菌要用庆大霉素滴眼液与左氧氟沙星滴眼液（左克）等。②如病重或伴全身症状，应口服敏感抗生素、抗菌药。

2. 偶联疗法

处方 ①氯霉素滴眼液（润舒）、红霉素眼膏；②左氧氟沙星滴眼液（左克）、金霉素眼膏。

解析 ①润舒的主要成分是氯霉素，用于革兰阳性菌引起的结膜炎，辅料为玻璃酸钠增稠剂。玻璃酸钠可保护晶状体与视网膜，防治眼睛疲劳。红霉素眼膏亦用于革兰阳性菌引起的结膜炎，二药合用较好。②左氧氟沙星滴眼液（左克）

的辅料亦为玻璃酸钠，金霉素眼膏为广谱抗生素眼膏，二药合用于革兰阴性菌引起的结膜炎。

【中医治疗】

1. 辨证论治

　　辨证论治三证分，热重于风清肺饮。

　　风重于热银翘散，防风通圣风热盛。

简注

急性细菌性结膜炎（暴发火眼）辨证论治 $\begin{cases}$ 热重于风证——清肺饮 \\ 风重于热证——银翘散 \\ 风热俱盛证——防风通圣散 $\end{cases}$

2. 中成药剂

　　明目上清蒺藜丸，珍珠明目熊胆液。

简注 上述中成药指：①明目上清片；②明目蒺藜丸；③珍珠明目液；④复方熊胆滴眼液。

3. 对药疗法

组方 ①熊胆粉胶囊、天然冰片；②珍珠、冰片；③熊胆、珍珠；④明目上清片、复方熊胆滴眼液；⑤明目蒺藜丸、珍珠明目液。

方义 ①熊胆清热解毒、清肝明目，可用于目赤翳障；天然冰片即右旋龙脑，亦能明目去翳，二药配伍，既可内服，又可滴眼，复方熊胆滴眼液的成分即熊胆与冰片。②珍珠安神定惊，明目消翳，与冰片组成珍珠明目液，既可滴眼，又可内服治疗结膜炎。③熊胆、珍珠是珍珠散（《医学心悟》方）的主要成分，既可滴眼，又可内服治疗结膜炎。④明目上清片清热散风、明目止痛，可用于暴发火眼，辅以复方熊胆滴眼液疗效更好。⑤明目蒺藜丸清热散风、明目退翳，亦可用于暴发火眼，辅以珍珠明目液疗效更好。

4.针灸疗法

(1)常选穴位

　　　　局部三穴治为主,太阳瞳子髎攒竹。

　　　　合谷阳明经气调,太冲降火可明目。

简注 ①本病基本治法取穴5个,即太阳、瞳子髎、攒竹、合谷与太冲。其中,局部取三穴:太阳、瞳子髎与攒竹。②太阳经外奇穴,位于眼旁,点刺可清热明目;瞳子髎位于眼外眦外侧,属足少阳胆经,可疏泄肝胆火;攒竹位于目上,属足太阳膀胱经,可通络明目。③合谷属手阳明大肠经,可疏泄风热;太冲是足厥阴肝经原穴,降肝火而明目。

(2)精选对穴与方义

耳尖、行间:耳尖为经外奇穴,点刺可治急性结膜炎;行间是足厥阴肝经荥穴,可治目赤肿痛。

【中西医结合治疗】

处方 ①氯霉素滴眼液(润舒)、明目上清片;②左氧氟沙星滴眼液(左克)、明目蒺藜丸。

简注 ①润舒滴眼用于革兰阳性菌引起的结膜炎,与明目上清片合用,疗效更好。②左氧氟沙星滴眼液(左克)用于革兰阴性菌引起的结膜炎,与明目蒺藜丸合用,疗效更好。

【心悟】

细菌性结膜炎与病毒性结膜炎的鉴别。

　　　　八点区别三层次,病史症征辅检是。

　　　　菌毒培养最关键,其余参考综合知。

简注 ①鉴别点八条三层次,即病因病史、临床表现(症状与体征)与辅助检查。②辅助检查指分泌物与结膜涂片、刮片,以及细菌、病毒培养。

细菌性结膜炎与病毒性结膜炎的鉴别		
鉴别点	细菌性结膜炎	病毒性结膜炎
起病	较快,接触了"红眼病"患者	甚急、流行迅速
自觉症	烧灼感	流泪、刺痛
分泌物	黏液脓性	水样
角膜	一般无损害	有损害
耳前淋巴	不肿大	肿大、压痛
充血	中重度	重度
睑结膜	乳头增生	滤泡形成
涂片、刮片、培养	中性粒细胞;细菌培养可见葡萄球菌、肺炎球菌	单核细胞;培养分离出腺病毒

七十五、沙眼

本病是由沙眼衣原体引起的慢性传染性角结膜炎,因睑结膜表面呈沙粒状粗糙不平故名,本病仍是最主要的致盲眼病之一,相当于中医的"椒疮"。我国将沙眼分为病理三期,即Ⅰ期(进行活动期)、Ⅱ期(退行期)、Ⅲ期(完全瘢痕期),临床上将沙眼分为急性期与慢性期。

【诊断】

典型诊断并不难,四项符合两要点。

临床两期急慢性,病理三期ⅠⅡⅢ。

辅检有助病确立,刮片染色查抗原。

简注 ①典型患者诊断不难,符合下列四项中两项者即可:上睑结膜乳头增生或滤泡形成;角膜缘滤泡;上眼睑出现典型瘢痕;角膜缘上方血管翳。②本病多发于儿童与青少年,临床分为两期,即急性期与慢性期、前者常见症为眼痛、流泪、异物感,体征有球结膜充血、睑结膜乳头增生等;后者表现为弥漫性睑结膜充血、睑结膜肥厚、乳头增生、滤泡形成。

五官科常见病

③病理上分为三期,即Ⅰ期(进行活动期)、Ⅱ期(退行期)、Ⅲ期(完全瘢痕期)。④辅助检查有助于确立诊断,如结膜刮片后行染色,也可进行沙眼衣原体抗原检测法。

【西医治疗】

1. 常用疗法

眼液左克利福平,眼膏四环素红金。

严重口服抗生素,多西环素螺旋红。

简注 ①本病以局部应用敏感的抗菌药或抗生素眼液、眼膏为主。前者如左氧氟沙星滴眼液(左克)、利福平眼药水;后者如四环素眼膏、红霉素眼膏、金霉素眼膏。②严重时需口服抗生素,如多西环素(强力霉素)、螺旋霉素、红霉素。

2. 偶联疗法

处方 ①左氧氟沙星(左克)滴眼液、红霉素眼膏;②利福平眼药水、四环素眼膏。

解析 ①本病以局部应用敏感的抗菌药或抗生素眼液、眼膏为主。左氧氟沙星滴眼液与红霉素眼膏合用符合此用药原则。②利福平眼药水与四环素眼膏配伍亦符合沙眼的用药原则。

【中医治疗】

1. 辨证论治

风热壅盛银翘散,血热归芍红花散。

湿热除风清脾饮,辨证三型均加减。

简注

```
沙眼(椒疮)    ┌ 风热壅盛证——银翘散
辨证论治      ┤ 血热壅滞证——归芍红花散
              └ 湿热蕴结证——除风清脾饮
```

2. 中成药剂

   银翘解毒犀黄丸,黄连西瓜霜点眼。

简注 上述中成药指:①银翘解毒丸(片);②犀(西)黄丸;③黄连西瓜霜眼药水。

3. 对药疗法

组方 ①金银花、连翘;②麝香、牛黄。

方义 ①金银花与连翘是银翘解毒丸的主要成分。②麝香与牛黄是犀(西)黄丸的主要成分。

4. 针灸疗法

(1) 常选穴位

   四穴可治沙粒眼,合谷四白与二间。

   足太阳经睛明取,实者泻之泻法验。

简注 ①沙眼因睑结膜表面呈沙粒状粗糙不平,故俗称"沙粒眼",本病基本治法取穴4个,即合谷、四白、睛明与二间。其中,合谷与二间属手阳明大肠经;四白属足阳明胃经;睛明属足太阳膀胱经。②本病治则为"实者泻之",宜采用泻法。

(2) 精选对穴与方义

耳尖、曲池:耳尖为经外奇穴,点刺可治沙眼;曲池属手阳明大肠经之合穴,直刺1寸或按摩均可治目赤肿痛。

【中西医结合治疗】

处方 ①左氧氟沙星滴眼液(左克)、银翘解毒丸(片);②利福平眼药水、犀(西)黄丸。

简注 ①左氧氟沙星滴眼液局部应用,银翘解毒丸(片)内服,二药合用,具有协同作用。②利福平眼药水与犀(西)黄丸合用,亦具有协同作用。

【心悟】

沙眼是最常见的衣原体结膜炎。

   三种"衣原"结膜炎,沙眼致盲最常见。

治疗方法基本同，敏感药物是关键。

局部全身相结合，频度时间与性伴。

简注 ①衣原体体积介于细菌与病毒之间，兼有两者的某些特征。因感染了衣原体而引起的结膜炎称衣原体结膜炎，主要有沙眼、包涵体性结膜炎与性病淋巴肉芽肿性结膜炎，其中，沙眼仍然是致盲最常见的眼病。②三种衣原体结膜炎的治疗方法雷同，使用杀灭衣原体的敏感药物是关键。如红霉素、阿奇霉素、多西环素、磺胺嘧啶、利福平、司帕沙星等。③本病的治疗原则是局部用药与全身用药相结合，中西医相结合。局部滴眼每日5次左右，疗程10周以上；用药的原则是：一方面使用对衣原体敏感的药物，另一方面要保证使用频度与足够的时间。中医辨证论治一般分三型，治疗原则是疏风清热、凉血散瘀、除湿散邪。

七十六、飞蚊症

飞蚊症是指眼前有飘动着的小黑影，尤其是看明亮背景时更明显，常伴有闪光感，飞蚊症是玻璃体混浊的主要临床表现。所谓玻璃体混浊又是指玻璃体内出现不透明体（混浊物），其主要病因有玻璃体液化、玻璃体后脱离、玻璃体变性、玻璃体积血与炎症等，而飞蚊症最重要的病因正是玻璃体液化与玻璃体后脱离。飞蚊症相当于中医的"蝇影飞越""云雾移睛"。

【诊断】

主因液化与脱离，高度近视老年期。

眼前阴影闪光感，裂隙灯下空间黑。

检眼镜见韦斯环，漂浮点丝状及絮。

简注 ①患者常有高度近视或已届老年和有老年病，此为诊断依据之一。②主要的临床表现是眼前有飘动着的小黑影，常伴有闪光感。③裂隙灯下可见玻璃体液化区呈黑色空间；检眼镜在视神经乳头的附近可见一个混浊环，即韦斯环（Weiss 环），还可见漂浮点状、丝状及絮状物漂浮。

【西医治疗】

1. 常用疗法

　　　　抗炎止血对病因，激素六酶与抗菌。
　　　　尤其碘剂最常用，氨肽碘与沃丽汀。

简注 ①本病对因治疗应与对症治疗相结合，包括积极治疗高血压病与糖尿病等原发病与老年病，酌情使用激素、抗生素、止血药，以及碘剂、钙剂、酶制剂等。②常用酶制剂有六种，即巴曲酶、蝮蛇抗栓酶、蚓激酶、尿激酶、菠萝蛋白酶、透明质酸酶（玻璃酸酶），可促进血液吸收。③临床上以碘剂最为常用，如外用氨肽碘滴眼液及内服卵磷脂络合碘（沃丽汀）。

2. 偶联疗法

处方 ①卵磷脂络合碘（沃丽汀）、氨肽碘滴眼液；②菠萝蛋白酶、四环素可的松眼膏。

解析 ①卵磷脂络合碘（沃丽汀）促进视网膜组织内呼吸，增进视网膜新陈代谢，具有明显的抗炎和改善视网膜电流图的作用，可用于玻璃体混浊飞蚊症；氨肽碘改善眼部新陈代谢，与沃丽汀合用于飞蚊症有协同作用。②菠萝蛋白酶用作抗水肿和抗炎药，用于各种原因引起的炎症、水肿、血肿，因而可用于飞蚊症；四环素可的松眼膏抗菌、消炎，用于外眼感染。二药合用于飞蚊症，具有协同作用。

【中医治疗】

1. 辨证论治

　　　　明目地黄肝肾亏，八珍汤治气血虚。
　　　　气滞血瘀血府逐，湿浊上泛三仁取。

简注

```
                      ┌ 肝肾亏损证——明目地黄丸
飞蚊症（蝇影飞越、云  │ 气血亏虚证——八珍汤
雾移睛）辨证论治      │ 气滞血瘀证——血府逐瘀汤
                      └ 湿浊上泛证——三仁汤
```

2. 中成药剂

　　二陈磁朱桑麻三，杞菊明目地黄丸。

　　黄金视宝可两用，一为内服一滴眼。

简注 上述中成药指：①二陈丸；②磁朱丸；③桑麻丸；④杞菊地黄丸；⑤明目地黄丸；⑥黄金视宝。

3. 对药疗法

组方 ①桑麻、黑芝麻（炒）；②黄金视宝滴眼液、黄金视宝丸；③桑麻丸、明目地黄丸。

方义 ①桑麻与黑芝麻（炒）组成桑麻丸，功用滋养肝肾、祛风明目，主治飞蚊症肝肾亏损证。②黄金视宝滴眼液、黄金视宝丸一为滴眼，一为内服，主治飞蚊症肝肾亏损证，疗效较好。③桑麻丸与明目地黄丸合用于飞蚊症肝肾亏损证，疗效亦好。

4. 针灸疗法

（1）常选穴位

　　健侧太溪下三皇，天皇与副光明当。

　　同侧翳风牵引法，倒马针连手少阳。

简注 ①董氏奇穴针灸学是董师绍研究发展自成一派的独具特色的针灸体系，包含的针法甚广，董氏针灸的三大特色是倒马针法、牵引针法与动气针法。其内容不但丰富异于传统，而且治法简便，疗效显著。治疗飞蚊症先选健侧下三皇加太溪，

下三皇就是倒马针法的穴位：天皇穴位于阴陵泉下 1 寸；天皇副穴位于天皇穴下 1.5 寸；光明穴位于太溪穴上 1 寸，三针形成倒马针，疗效显著。②此外，还要应用牵引针法，取同侧翳风穴留针 45min，共奏消除"蝇影飞越"之良效。③翳风属手少阳三焦经，为手、足少阳之会。主治耳鸣、耳聋、口眼歪斜、视物不清等。

（2）精选对穴与方义

眼明 1 号、眼明 2 号：此对穴属于全息共振经络系统穴位针疗法，为飞蚊症的治疗提供了快捷有效、经济简便的治疗手段。"眼明 1 号"位于第二、三掌骨之间，平合谷高度；"眼明 2 号"位于前臂掌侧当曲泽与大陵的连线上，距腕横纹上 1.5 寸。针直刺后做较长时间捻转，观察有无循经感传发生，如有则继续行针直至针感入眼。

【中西医结合治疗】

处方 ①卵磷脂络合碘（沃丽汀）、黄金视宝丸；②氨肽碘滴眼液、明目地黄丸；③菠萝蛋白酶、桑麻丸。

简注 ①卵磷脂络合碘（沃丽汀）用于玻璃体混浊飞蚊症，辅以黄金视宝丸用于飞蚊症肝肾亏损证较好。②氨肽碘滴眼液、明目地黄丸合用于飞蚊症肝肾亏损证亦好。③菠萝蛋白酶、桑麻丸亦可合用于飞蚊症肝肾亏损证。

【心悟】

应掌握飞蚊症的治疗原则。

对因治疗必求本，西三中四记分明。

抗衰老及原发病，补肾健脾控病情。

简注 ①治病必求于本，而肾为先天之本，脾为后天之本。临症应从脾肾入手。脾与肾的关系是先天与后天的关系，是相互资助，相互促进的。②西医治疗三原则：对因治疗如抗衰老、矫正高度近视、积极治疗高血压病与糖尿病等原发病；如有炎症、出血、外伤可使用激素、抗生素、止血药，以及碘剂、钙剂、酶制剂等促进血液吸收的药物；必要时应用激光、超短波等理疗及手术治疗。中医治则有四，即补益肝肾、益气养血、健脾化痰、活血祛瘀，以控制病情的发展，最重要的是补肾健脾，因肾为先天之本，脾为后天之本。

七十七、老年性白内障

晶状体混浊称白内障，其危险因素有老化、遗传、辐射、免疫、烟酒、糖尿病、应用激素等，自由基损伤是导致白内障的共同途径。白内障有多种分类法，其中老年性白内障是最常见的类型。老年性白内障又称年龄相关性白内障，患者视力渐进性下降，终至仅有光感甚至完全失明。50岁以上的中老年多见，我国60岁以上的人群患病率为46.8%，随着年龄的再增长，发病率还会再增加。在全世界致盲性眼病排名中，老年性白内障位居首位。通常是双眼先、后发病，相当于中医的"圆翳内障""如银内障"。

根据晶状体混浊部位的不同，临床上将老年性白内障分为三型，即皮质性白内障、核性与后囊下白内障，皮质性白内障又分为四期，即初发期、膨胀期或未成熟期、成熟期与过熟期。

【诊断】

双眼视力降渐进，环境疾病高危因。
临床三型各分期，症状体征可拟诊。
裂隙灯下体混浊，排除局部全身病。

简注 ①根据年龄、病史、症状、体征可初步诊断为老年性白内障。②我国60岁以上的人群本病患病率高达46.8%，通常是双眼先后发病，视力渐进性下降乃至失明。环境污染，高血压、糖尿病等老年病，以及烟酒过度等均为本病的高危因素。③临床上本病分三型，即皮质性白内障、核性白内障与后囊下白内障，皮质性白内障又分为四期，即初发期、膨胀期或未成熟期、成熟期与过熟期。依据其临床表现可初步诊断。

- 皮质性白内障最常见：初发期晶状体水化，出现空泡、分离，以后楔形混浊，可有视力障碍；膨胀期或未成熟期晶状体混浊加重，视力明显下降；成熟期晶状体完全混浊，视力高度障碍，只有手动或光感，眼底不能窥见；过熟期晶状体缩小，皮质乳化，可产生继发性青光眼、严重的葡萄膜炎。
- 核性白内障发病年龄较早，进展较慢，远视力下降缓慢。后期由于晶状体核严重混浊，视力严重下降，眼底不能窥见。
- 后囊下白内障病情逐渐发展。早期可见晶状体后囊下锅巴样混浊，视力明显下降，可合并皮质和核混浊，最后发展为完全性白内障。

④结合裂隙灯下晶状体混浊，有助于确诊。⑤还要排除引起晶状体混浊的局部眼病与全身病。如晶状体溶解性青光眼、晶状体过敏性眼内炎、葡萄膜炎、高血压病、糖尿病等。

【西医治疗】

1. 常用疗法

手术尽量早进行，超声乳化植人晶。
眼液针对不同类，谷胱甘肽卡他灵。
莎普爱思苄达赖，氨肽碘与法可林。
内服维 C/E/B_2，还有维 A 前体身。
阿司匹林五抑制，防治"老白"新功能。

简注 ①鉴于药物治疗老年性白内障的长期性与不确定性，手术是老年性白内障的首选，应及早进行。如果有特殊情况，那就刻不容缓了。比如后囊下白内障；曾有眼部手术史；正患有眼底血管性疾病如糖尿病视网膜病变；伴高度近视的患者。②目前更常采用超声乳化联合移植人工晶状体手术。③药物治疗以局部应用滴眼液为主，滴眼液要针对不同类型的白内障患者。滴眼液主要包括：抗氧化药如谷胱甘肽制剂、卡他灵（吡诺克辛、白内停）；醛糖还原酶抑制药如苄达赖氨酸滴眼液（莎普爱思）；溶解变性蛋白质的药物如法可林；改善眼部新陈代谢的药如氨肽碘。④本病还可内服抗自由基药如维生素C、维生素E、维生素B_2，以及维生素A前体（身）β-胡萝卜素。⑤近年来发现，阿司匹林除有解热、镇痛、抗炎、抗风湿、抗凝血等作用外，还具有防治老年性白内障的新功能，其机制主要有五方面（五抑制）：抑制晶状体中的糖基化反应；抑制脂质氧化；抑制晶状体中的氨基甲酰化反应；抑制金属离子诱导催化的氧化反应；抑制细胞膜上的环加氧酶，防止氧化作用引起晶状体的聚合反应。

2. 偶联疗法

处方 ①维生素E、苄达赖氨酸滴眼液（莎普爱思）；②维生素C、卡他灵滴眼液（吡诺克辛、白内停）；③β-胡萝卜素、法可林滴眼液；④维生素B_2、法可来辛滴眼液；⑤肠溶阿司匹林片、氨肽碘滴眼液；⑥肠溶阿司匹林片、牛磺酸滴眼液。

解析 ①维生素E内服抗自由基，抗衰老，有助于延缓老年性白内障的进展；莎普爱思（苄达赖氨酸滴眼液）是醛糖还原酶抑制药，可防治老年性白内障。二药配伍，全身与局部用药相结合，具有协同作用。②维生素C具有较强的还原性与抗氧化功能，可保持晶状体透明性；卡他灵滴眼液（吡诺克辛、白内停）是一种羧酸制剂，可以保护巯基免受氧化，阻止醌型物质对晶状体可溶蛋白的氧化变性作用，从而达到防治老年性白内障的作用。③β-胡萝卜素是维生素 A 的前体、前身,也能抗自由基;法可林滴眼液溶解变性蛋白质,也可防治老年性白内障。④老年性白内障伴有维生素 B_2 缺乏,故应及时补充;法可来辛滴眼液也是醛糖还原酶抑制药,也可防治老年性白内障。⑤肠溶阿司匹林片还具有防治老年性白内障的新功能,氨肽碘滴眼液可改善眼部新陈代谢。⑥肠溶阿司匹林片已如前述,牛磺酸滴眼液可清除眼内的羟基自由基与超氧阴离子,用于早中期白内障。

【中医治疗】

1.辨证论治

  肝肾亏损六味丸,石决明散肝目犯。

  阴虚湿热甘露饮,脾虚补中益气参。

简注

老年性白内障(圆翳内障、如银内障)辨证论治	肝肾亏损证——六味地黄丸 肝热犯目证——石决明散 阴虚湿热证——甘露饮 脾气虚弱证——补中益气汤

2.中成药剂

  石斛夜光六味丸,障眼明片日服三。

  麝珠明目滴眼液,临用摇匀障翳散。

简注 上述中成药指:①石斛夜光丸(颗粒);②明目地黄丸;③障眼明片;④麝珠明目滴眼液;⑤障翳散滴眼液。

3.对药疗法

组方 ①石斛夜光丸、麝珠明目滴眼液;②障眼明片、障翳散滴眼液。

方义 ①石斛夜光丸用于白内障肝肾亏损证;麝珠明目滴眼液用于白内障初中期及视疲劳。二成药配伍,一为内服,一为局部滴眼，具有协同作用。②障眼明片亦用于白内障肝肾亏损证；辅以障翳散滴眼液临用摇匀，疗效更好。

4. 针灸疗法

（1）常选穴位

主穴有三六配穴，每次二三交替选。
承泣睛明健明主，辅以二俞合谷连。
头颈奇穴经外取，球后翳明太阳三。

简注 ①老年性白内障常选主穴3个，即承泣、睛明与健明；配穴6个，即肝俞、肾俞、合谷、球后、翳明与太阳。②3个主穴中，承泣属足阳明胃经，睛明属足太阳膀胱经，而健明穴位于睛明上0.4寸稍外眶下缘内，乃经验穴。③6个配穴中，肝俞与肾俞属足太阳膀胱经；合谷属手阳明大肠经；球后、翳明、太阳三穴均属头颈部十四经外奇穴，有较特殊功能。④具体操作每次取二三穴，交替选用，可延缓其病情进展。

（2）精选对穴与方义

角孙、丝竹空：角孙属手少阳三焦经，主治目中生翳；丝竹空亦属手少阳三焦经，主治视物模糊。针刺二穴，主治老年性白内障。

【中西医结合治疗】

处方 ①石斛夜光丸、苄达赖氨酸滴眼液（莎普爱思）；②明目地黄丸、卡他灵滴眼液（吡诺克辛、白内停）；③维生素E、麝珠明目滴眼液；④肠溶阿司匹林片、障眼明片。

简注 ①石斛夜光丸用于白内障肝肾亏损证；苄达赖氨酸滴眼液（莎普爱思）是醛糖还原酶抑制药，可防治老年性白内障。二药配伍，用于白内障肝肾亏损证疗效好。②明目地黄丸亦用于白内障肝肾亏损证（杞菊地黄丸亦可）；卡他灵滴眼液（吡诺克辛、白内停）阻止醌型物质的氧化变性作用，从而达到防治老年性白内障的作用。③维生素E有助于延缓老年性白内障的进展；辅以麝珠明目滴眼液，用于白内障早、中期较好。④肠溶阿司匹林片已如前述，障眼明片亦用于白内障肝肾亏损证。

【心悟】

应掌握老年性白内障的治疗原则。

治疗对因必求本，西三中四应遵循。

手术联合植入体，辨证论治控病情。

简注 ①治病必求于本，首先应对因治疗。②西医治则有三：手术是老年性白内障复明的首选；手术常联合植入人工晶状体；初发期可选择药物延缓白内障发展进程，成熟期则进行手术为宜，特殊情况则需及早手术。③中医治则有四，对于初发期、未成熟期及不愿手术者，可针对患者的肝肾亏损、肝热犯目、阴虚湿热、脾气虚弱等病机特点辨证为四型而论治以控制病情的发展。

皮肤科常见病

七十八、荨麻疹

荨麻疹是由于皮肤、黏膜小血管反应性扩张及渗透性增加，产生的一种局限性水肿反应，主要表现为边缘清楚的红色或苍白性瘙痒性皮损——风团，隶属中医"瘾疹"范畴。本病为常见皮肤病，临床上一般分为急性和慢性两类。

【诊断】

主依"临表"与特点，分类初诊不算难。
病因诊断较棘手，病史体检与"辅检"。
全面分析综合定，急慢各型即了然。

简注 ①初诊主要依据临床表现与各型特点：急性荨麻疹起病急，发展快，皮肤出现瘙痒性红色风团，骤起骤消，反复发作，消后不留痕迹，严重者出现不同程度的全身症状，病程少于6周；慢性荨麻疹皮损反复发作超过6周，长达数月或数年，除瘙痒外全身症状较轻；特殊型有7种，各有其局部与全身症状与体征（从略）。②病因诊断较为困难，需要详细询问病史，全面体检及必要的辅助检查，综合分析，最后确定。③病程长短是诊断急、慢性荨麻疹的一个重要依据。

【西医治疗】

1. 常用疗法

急性区分症轻重，症轻抗组胺药用。
一般多选二三代，维C钙剂可协同。
疗效不佳加激素，或联雷尼治顽症。
症重静滴甲泼龙，或用氢考地米松。
慢性抗组胺药主，多药交替序贯用。

酮加拮抗白三烯，肥大细胞膜稳定。

外用药物参季节，洗液夏用乳霜冬。

简注 ①急性症较轻者：多选第二代抗组胺药如氯雷他定、西替利嗪、特非那定，第三代抗组胺药如地氯雷他定、左西替利嗪、非索非那定，因均优于第一代抗组胺药苯海拉明、氯苯那敏、异丙嗪等，表现在无中枢抑制作用、抗胆碱作用轻微；常配伍维生素 C 与葡萄糖酸钙静脉注射或静脉滴注，以降低血管通透性，与抗组胺药（H_1 受体拮抗药）有协同作用；如疗效不佳，可加用激素如泼尼松口服或联用雷尼替丁等 H_2 受体拮抗药。②急性症重或喉头水肿者：静脉滴注甲泼尼龙；或静脉滴注氢化可的松；或静脉滴注地塞米松。③慢性者主要使用抗组胺药，常交替、序贯应用以避免耐药性；单独使用 H_1 受体拮抗药疗效不佳者，可联用 H_2 受体拮抗药（雷尼替丁等）、白三烯拮抗药（齐留通）、肥大细胞膜稳定剂（色甘酸钠、酮替芬）。④无论急性慢性、症轻症重，皆应配合外用药物。夏天可用炉甘石洗液、锌氧洗液，冬天可用卤米松乳膏、苯海拉明霜。

2. 偶联疗法

处方 ①氯苯那敏（扑尔敏）、氯雷他定；②氢化可的松、维生素 C；③地氯雷他定、雷尼替丁；④阿司咪唑、炉甘石洗剂（或苯海拉明霜）；⑤左西替利嗪（畅然）、氟轻松（肤轻松）软膏；⑥非索非那定、卤米松乳膏；⑦复方甘草苷（片或注射液）、丁酸氢化可的松软膏。

解析 ①氯苯那敏（扑尔敏）为第一代（经典）H_1 受体拮抗药，其特点是抗组胺作用较强，用量小，不良反应少，适用于多种过敏性疾病；氯雷他定商品名开瑞坦，系国家基本药物，属第二代新型 H_1 受体拮抗药，其抗组胺作用起效快，效强而持久，优于第一代抗组胺药，也优于第二代的阿司咪唑、特非那定。治疗急性荨麻症，通常要2种抗组胺药合用，故联用氯苯那敏与氯雷他定。②如病情较重，可静脉滴注氢化可的松与维生素C。③对顽固性荨麻症，可合并应用H_1受体拮抗药与H_2受体拮抗药，故联用地氯雷他定与雷尼替丁。地氯雷他定又称地洛他定，是氯雷他定的主要活性代谢产物，属第三代抗组胺药。④阿司咪唑商品名息斯敏，为第二代H_1受体拮抗药，作用强而持久，且无中枢镇静作用与抗胆碱作用，用于慢性荨麻疹较好，同时可外用洗剂与乳剂，夏季用炉甘石洗剂，冬季用苯海拉明霜。⑤左西替利嗪（畅然）为第三代抗组胺药，氟轻松（肤轻松）软膏止痒作用显著而不良反应少。二药合用，用于荨麻疹较好。⑥非索非那定亦为第三代抗组胺药，卤米松乳膏局部应用具有抗炎、抗过敏、收缩血管与抗增生作用，能迅速减轻或消除皮肤瘙痒。二药合用，用于荨麻疹亦好。⑦复方甘草苷（片或注射液）由甘草酸单铵、甘氨酸、蛋氨酸、半胱氨酸组成，具有抗过敏、抗炎作用，辅以丁酸氢化可的松软膏可治疗荨麻疹。

【中医治疗】

1. 辨证论治

急三慢一详辨证，风热疏风清热饮。
风寒麻桂各半汤，胃肠湿热二方用。
防风通圣茵陈蒿，当归饮子宜慢性。
酌加散郁逍遥散，盖因气血虚燥风。

简注

```
                    ┌ 风热犯表证——疏风清热饮
              ┌ 急性 ┤ 风寒束表证——麻桂各半汤
荨麻疹（瘾疹）┤      └ 胃肠湿热证——防风通圣散合茵陈蒿汤
辨证论治      │
              └ 慢性：血虚风燥证——当归饮子合逍遥散
```

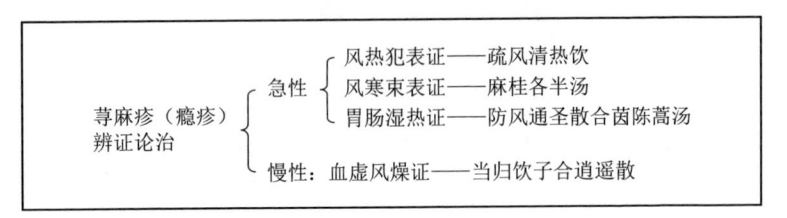

2. 中成药剂

消风止痒皮敏消,人参败毒五苓效。

简注 上述中成药指:①消风止痒颗粒;②皮敏消胶囊;③人参败毒胶囊;④五苓片(散)。

3. 对药疗法

组方 ①浮萍、紫草;②蝉蜕、薄荷;③刺蒺藜、荆芥;④刺蒺藜、地肤子;⑤防风、乌梅;⑥五苓片(散)、人参败毒胶囊;⑦消风止痒颗粒、皮敏消胶囊。

方义 ①浮萍属发热风热药,紫草为清热凉血药,浮萍偏走气分,紫草专走血分,二药配伍,气血两清,祛风止痒,透疹解毒,相得益彰。②蝉蜕、薄荷组成二味消风散,源于《景岳全书》。此二药皆属发散风热药,蝉蜕善走皮腠,薄荷辛凉行散,二药合用,祛风止痒之功倍增,故可用于治疗荨麻疹。③刺蒺藜为平肝息风药,可镇静止痒,荆芥发散风寒,可治风疹瘙痒,二药配伍治疗本病有良效。④刺蒺藜又称白蒺藜,可治风疹瘙痒;地肤子利尿通淋,清热利湿,祛风止痒,用于皮肤瘙痒。二药配伍,相辅相成,可用于荨麻疹。⑤防风与乌梅合用源于《经验方》,用于治疗"风团块"即荨麻疹。防风辛温解表,祛全身之风,乌梅敛肺和胃,对抗过敏。二药配伍,一散一收,相互为用,抗敏止痒之功更强。⑥五苓片(散)源于《伤寒论》,温阳化气、利水渗湿、健脾祛湿,可用于治疗荨麻疹;人参败毒胶囊源于《太平惠民和剂局方》,可益气解表,散风祛湿、补脾益肺,用于体虚者的荨麻疹。二成药配伍,用于荨麻疹甚好,无论急性还是慢性患者。⑦消风止痒颗粒化裁了《太平惠民和剂局方》与《外科正宗》的消风散方,具有清热除湿、疏风止痒之功;皮敏消胶囊清热凉血、利湿解毒、祛风止痒,用于急性荨麻疹。二成药合用,主要用于急性荨麻疹患者。

4. 针灸疗法

（1）常选穴位

    基本治疗取穴五，手阳曲池与合谷。

    膈俞血海配伍好，三阴交穴脾经属。

简注 ①基本治疗取穴5个，即曲池、合谷、膈俞、血海与三阴交。②曲池与合谷均属手阳明大肠经，能通经活络、行气疏风活血，可用于多种皮肤病。③膈俞属足太阳膀胱经，能活血止痒；血海属足太阴脾经，能养血凉血。二穴配伍符合"治风先治血，血行风自灭"的原则。④三阴交亦属足太阴脾经，能养血活血，润燥止痒。

（2）精选对穴与方义

①阳溪、曲池：皆属于手阳明大肠经。阳溪主治各种热病烦心、瘾疹痂疥；曲池清热祛风、凉血润燥，为整体调理的常用穴。二穴配伍，可治急性荨麻疹。②血海、天井：血海属足太阴脾经，能调理脾胃，通达十二经之气血，而"治风先治血，血行风自灭"，故可治瘾疹等血热性皮肤病；天井属手少阳三焦经合穴，能疏三焦经气火，化经络痰湿，主治瘾疹、瘰疬等。二穴配伍，主要用于慢性荨麻疹。

【中西医结合治疗】

处方 ①氯雷他定、消风止痒颗粒；②阿司咪唑、人参败毒胶囊。

简注 ①氯雷他定与消风止痒颗粒合用于急性荨麻疹疗效较好；②阿司咪唑与人参败毒胶囊合用于慢性荨麻疹疗效较好。

【心悟】

慢性荨麻疹的心理因素及心理疗法。

    慢性性格两极分，攻击或者忍从型。

辅以心理治疗法，认知行为等六种。

疏泄放松音乐疗，精神分析缓病情。

简注 本病为常见皮肤病，根据病程，分为急性和慢性两类。慢性荨麻疹患者常具攻击型或忍从型性格，患者在幼儿期有爱的欲求得不到满足从而产生攻击性心理或者是一些过度服从别人意志的人，他们缺乏自信，多为依赖、顺从、被动的性格。病机有变态反应性与非变态反应性两种，特别是精神紧张、不安、愤怒时，可通过副交感神经释放乙酰胆碱使得痒阈、痛阈下降，加之血管通透性增加，就引起局部水肿而表现为荨麻疹。

本病的治疗以抗组胺药为主，同时还应辅以心理治疗法。常用的心理疗法如下。

①认知疗法：荨麻疹与患者的情绪、性格有关，改变错误认知可改善病情。②行为疗法：避免接触变应原，如某些食物、动植物、药物等，还要注意生活规律，陶冶情操，锻炼身体，增强体质。③心理疏泄法：医生应引导患者倾诉全部痛苦，并给予安慰、疏导与鼓励。④放松疗法：如三线放松法、渐进放松法等。⑤精神分析法：本病可能与患者的幼年生活经历和亲子关系不良有关，精神分析可宣泄被压抑的心理能量，从而缓解病情。⑥音乐疗法：此类患者主要实施音乐催眠疗法，背景音乐播可选带有指导语的音乐，如《让紧张消失》，包括四部分。第一周听第一部分，每天3或4次，以后的3周，每周听一个新的部分。每天2次，并继续适当听前面部分，以逐渐掌握并巩固这些技巧。此外还应积极聆听一些刚劲威武、雄浑豪放、奋发向上的乐曲，如贝多芬的《英雄交响曲》、老约翰的《拉德斯基进行曲》、岳飞的《满江红》、《中国人民解放军进行曲》、《长征组歌》等以逐渐矫正性格缺陷，培养主动、

积极、优秀、强盛的人格。

七十九、湿症

湿症是由多种病因引起的皮肤真皮与表皮的炎性病变，病因复杂，一般认为与变态反应有关，具有对称性、渗出性、瘙痒性、多形性和复发性的特点。本病容易复发，属中医"湿疮"范畴。神经-精神因素与本病发生有密切的关系，如精神紧张、过度疲劳等，个体素质也与发病有关，Graham 的研究表明，负性生活事件与湿症显著相关，主要是挫折感和消极的情绪体验。Brown 的对照调查发现，48% 受过较严重的精神打击，21% 湿症患者有与亲人分离的生活经历，但病情轻重取决于个体对各种因素的易感性和耐受性，因此除使用抗组胺药与抗焦虑药外，还应针对性地进行心理-行为疗法，多采用心理疏泄法与音乐等艺术疗法。

湿症也称湿疹，临床上湿症与湿疹通用。

【诊断】

     过敏体质内外因，临床三种特点明。
     特定部位有七处，尚有五种特殊型。
     表皮真皮病理异，排除癣疾真菌定。

简注 ①诊断依据之一是病史，本病多为迟发Ⅳ型变态反应。患者为过敏体质且有外因、内因。前者如鱼、虾、尘螨、花粉、动物皮毛、皮屑、肥皂、化妆品、合成纤维等；后者如慢性感染灶、消化功能障碍、血循环障碍、内分泌改变，以及情绪激动、精神抑郁和过度疲劳等。②临床表现也是诊断依据之一，临床特点有助于明确湿症的种类与型别：依据病程和皮疹特点，湿症分为急性、亚急性与慢性三种；依据发病部位，特定部位有手部湿症、耳部湿症、乳房湿症、外阴湿症、阴囊湿症、肛门湿症与小腿湿症的不同；特殊类型有钱币状湿症、汗疱疹、自体敏感性湿症、传染性湿症样皮炎及裂纹性湿症。③辅助检查也是诊断依据之一：组织病理急性期与慢性期各有特点。急性期表皮内海绵形成和出现水疱，真皮浅层毛细血管扩张；慢性期表皮棘层肥厚，真皮浅层毛细血管壁增厚。真菌检查如果为阴性，则可排除手足癣。

【西医治疗】

1. 常用疗法

> 长效抗组胺急性，氯雷他定畅然用。
> 夜间止痒扑尔敏，苯海拉明赛庚啶。
> 静注钙剂大苏打，泛发短期泼尼松。
> 局部硼酸炉甘石，慢性激素霜外用。

简注 ①急性期使用长效抗组胺药如氯雷他定、畅然（左西替利嗪）等。②夜间止痒可用氯苯那敏（扑尔敏）、苯海拉明、赛庚啶等。③急性期还可静脉注射葡萄糖酸钙、大苏打（硫代硫酸钠），疗效不佳的泛发湿症，可短期口服泼尼松，同时外用3%硼酸溶液或炉甘石洗剂。④慢性期除内服长效抗组胺药外，还应外用激素霜如氟轻松（肤轻松）软膏、卤米松乳膏。

2. 偶联疗法

处方 ①葡萄糖酸注射液、30%硼酸溶液；②硫代硫酸钠（大苏打）、维生素C；③赛庚啶、醋酸氟轻松软膏；④左西替利嗪（畅然）、卤米松乳膏；⑤复方甘草苷（片或注射液）、丁酸氢化可的松软膏。

解析 ①湿症急性期应静脉注射葡萄糖酸钙注射液，本品能降低毛细血管通透性，有抗炎、消肿与抗过敏作用；硼酸溶液消毒防腐，刺激性小，局部湿敷有助于湿症的好转。②本病急性期还可静脉注射硫代硫酸钠与维生素C，前者有抗过敏作用，用于急性湿症；后者具有抗组胺作用且降低毛细血管通透性，两者合用有协同作用。③赛庚啶抗组胺作用优于氯苯那敏，可用于湿症与寒冷性荨麻症；氟轻松为外用皮质激素，疗效好而不良反应小，适用于湿症，尤其是婴儿湿症，制剂有软膏与乳膏。④左西替利嗪（畅然）辅以卤米松乳膏，既可用于荨麻疹，也可用于湿症。⑤复方甘草苷（片或注射液）具有抗过敏、抗炎作用，辅以丁酸氢化可的松软膏既可治疗荨麻疹，也可治疗湿症。

【中医治疗】

1. 辨证论治

　　　　急性湿热浸淫证，龙胆泻肝草薢渗。
　　　　脾虚湿蕴亚急性，参苓白术或胃苓。
　　　　慢性血虚风燥证，当归饮子四消风。

简注

```
              ┌ 湿热浸淫证——龙胆泻肝汤合草薢渗湿汤
湿症（湿疮）   │
辨证论治     ─┤ 脾虚湿蕴证——参苓白术散或除湿胃苓汤
              │
              └ 血虚风燥证——当归饮子或四物消风饮
```

2. 中成药剂

　　　　参苓白术四妙丸，冰黄肤乐黄白散。

简注

上述中成药指：①参苓白术散；②四妙丸；③冰黄肤乐软膏；④雄黄、白矾（二味拔毒散）。

3. 对药疗法

组方 ①刺蒺藜、地肤子；②防风、乌梅；③四妙丸、冰黄肤乐软膏；④雄黄、白矾（二味拔毒散）；⑤土茯苓、白鲜皮；⑥苦参、蛇床子。

方义 ①刺蒺藜与地肤子合用，不仅可治疗荨麻疹，还可治疗湿症。②防风与乌梅合用，可治疗荨麻疹与湿症。③四妙丸清热渗湿，舒筋利痹，可治疗急性湿症与慢性湿症，包括阴囊湿症；冰黄肤乐软膏清热燥湿，活血祛风，消炎止痒，适量外用，涂擦患处，可治疗湿症。二成药合用于湿症，具有协同作用。④雄黄与白矾适量等份外用，名二味拔毒散，可治湿症疥癣。雄黄主要含二硫化二砷（As_2S_2），对皮肤真菌有不同抑制作用，另外还可增强机体的细胞免疫功能；白矾外用治湿症瘙痒，单用就有效，其化学成分为含水硫酸铝钾，可广谱抗菌。⑤土茯苓解毒、除湿，故可用于湿热引起的湿症湿疮，其化学成分主含黄根苷、胡萝卜苷、琥珀酸等，除有抑菌、镇痛、利尿等作用外还可选择性抑制细胞免疫反应；白鲜皮清热燥湿、祛风止痒，可治湿症疥癣，其化学成分主含白鲜碱、白鲜内酯、黄柏酮等，对致病性真菌有不同程度的抑制作用。二药适量煎汤外洗，治疗湿症有良效。⑥苦参与蛇床子适量煎汤外洗，亦可治疗湿症。苦参清热燥湿、杀虫利尿，单用煎汤外洗治湿症就有效，本品含苦参碱、槐果碱、苦参醇等，具有抗炎、抗过敏、抗肿瘤等作用；蛇床子杀虫止痒、燥湿祛风，外用亦可治湿症疥癣。其化学成分主含蛇床明毒，花椒毒素，具有抗炎、抑菌和镇痛作用。

4. 针灸疗法

（1）常选穴位

主取足太阴脾经，三阴交并阴陵泉。

健脾化湿足三里，曲池湿热湿气清。

简注 ①共选四穴，即三阴交、阴陵泉、足三里与曲池，主要取足太阴脾经的三阴交与阴陵泉。②足三里属足阳明胃经，健脾化湿、疏通经络、调和气血、泄热开闭，标本兼治。③曲池属手阳明大肠经，可除胃肠湿热，清肌肤湿气。

（2）精选对穴与方义

①曲池、血海：曲池属手阳明大肠经合土穴，疏风解表、

调和气血；血海属足太阴脾经，行血活血、祛风止痒。曲池清肺走表，血海调血走里，一表一里，表里双清，相得益彰，二穴配伍，用于湿症甚好。②大椎、三阴交：大椎属督脉，其能够宣阳解表，祛风调气，镇静安神；三阴交属足太阴脾经，可运脾化湿，除肌肤之湿热。二穴配伍，祛风止痒，用于湿症较好。

【中西医结合治疗】

处方 ①赛庚啶、四妙丸；②阿司咪唑（息斯敏）、消风止痒颗粒；③氯雷他定、冰黄肤乐软膏。

简注 ①赛庚啶用于湿症疗效较好，辅以四妙丸效更好。②阿司咪唑（息斯敏）亦可用于湿症；消风止痒颗粒既可用于荨麻症，也可用于湿症。③氯雷他定为国家基本药物，属第二代新型H_1受体拮抗药，用于湿症疗效良好，辅以冰黄肤乐软膏疗效更好。

【心悟】

湿症、荨麻疹的鉴别

　　　　鉴别六条三方面，病因病史本质先。

　　　　临床特点及分类，辅助检查亦相关。

简注 湿症与荨麻疹的鉴别。

湿症与荨麻疹的鉴别		
鉴别点	湿 症	荨麻疹
本质	Ⅳ型变态反应	多为Ⅰ型变态反应，少数为Ⅱ型、Ⅲ型变态反应
中医范畴	湿疮	瘾疹
病因病史	患者为过敏体质且有家族倾向及外因、内因，其中心理因素相当重要	患者也是过敏体质有全身系统病；病因复杂，其中心理因素与慢性荨麻疹尤为相关
病程分类	急性、亚急性、慢性三种	急性与慢性两种

续表

鉴别点	湿症	荨麻疹
临床特点	具有瘙痒性、对称性、多形性、渗出性、复发性等特点：红斑丘疹（小疙瘩），渗水糜烂，对称发生，消退较慢，瘙痒较剧，易迁延而慢性化，慢性则易苔藓化	皮肤、皮下风团（大疙瘩），发无定处，消退较快且不留任何痕迹，也可转为慢性
辅助检查	组织病理	免疫学检查

湿症的心理治疗

①心理疏泄法：约半数患者受过较严重的精神打击，故应引导患者倾诉全部痛苦，并给予安慰、疏导与鼓励。②行为疗法：避免接触可疑变应原，如鱼虾蟹乳等，避免辛辣调料与酒类，避免过度洗烫，避免滥用化妆品；清除体内慢性病灶，积极治疗全身性疾病。③放松疗法：如三线放松法、渐进放松法等。④自我训练法：每日至少做3次，借以调整神经－内分泌功能。⑤积极心理疗法：积极心理疗法包括三个方面与五个阶段，见前述。⑥愉悦疗法：包括欢笑疗法与幽默疗法。⑦音乐疗法：治疗湿症主要采用音乐共乘法，即音乐与情绪同步原则与方法。治疗师对聆听的乐曲要作精心安排，具体来说可分为三个阶段：首先是宣泄悲痛情绪，如先听柴可夫斯基的《悲怆交响曲》、华彦钧《二泉映月》、民乐《江河水》、前南斯拉夫民歌《深深的海洋》等一类歌曲，然后再逐渐引导和调整，聆听平静舒缓的乐曲，如圣桑的《天鹅》、何占豪的《梁山伯与祝英台》等，最后引入欢快的乐曲，如西班牙民歌《鸽子》、贝多芬《欢乐颂》、广东音乐《旱天雷》与《步步高》及山东民乐《百鸟朝凤》等。

八十、痤疮

痤疮又称青年痤疮，俗称青春痘，是一种青春期常见的毛囊皮脂腺慢性炎症性皮肤病。表现为粉刺、丘疹、脓疱、结节、囊肿及瘢痕，好发于颜面、前胸、后背等富含皮脂腺的部位，相当于中医的"肺风粉刺"。

痤疮包括寻常性痤疮、聚合性痤疮、暴发性痤疮、药物性痤疮、职业性痤疮、婴儿痤疮与月经前痤疮，临床上以寻常性痤疮最多见。寻常性痤疮又分为三度四级，即轻度、中度、重度；1级、2级、3级、4级。1级对应于轻度，2级、3级对应于中度，4级对应于重度。

【诊断】

依据青年皮脂溢，好发颜面肩胸背。

皮损粉刺黑白头，轻度痒痛多种类。

丙酸杆菌可检出，血清增高 IgG。

简注 ①诊断依据之一是病史，本病多发于青春期男女，好发于颜面、上胸、肩背等皮脂腺丰富的部位，皮损初起为黑、白头粉刺，继而出现结节、囊肿、脓肿、瘢痕，可有轻度痒痛。②痤疮中可检出丙酸杆菌。③患者血清中 IgG 水平增高。④辅助检查有助于本病的确诊。

【西医治疗】

1. 常用疗法

内服三素辅外用，己烯雌酚与四红。

维 A 酸异维 AB，螺内酯与雷尼丁。

结节囊肿聚合性，短期少量波尼松。

简注 ①可内服抗生素、激素与维生素，如四环素、红霉素、维生素 A、维生素 B_2、维生素 B_6、己烯雌酚等，辅以外用复方硫黄洗剂或过氧苯甲酰乳剂。②维 A 酸是维生素 A 的代谢中间体，属细胞诱导分化药，可用于寻常性痤疮；异维 A 酸（13-顺维 A 酸）商品名为泰尔丝，较重的患者可内服、外用异维 A 酸。③患者还可使用作用于内分泌的制剂如螺内酯(安体舒通)、雷尼替丁等，疗程 1 个月。④对伴有结节、囊肿的聚合性痤疮，可短期、少量口服泼尼松片。

2. 偶联疗法

处方 ①罗红霉素、维生素 A；②多西环素、维生素 B_2；③己烯雌酚、维生素 B_6；④异维 A 酸（泰尔丝）、过氧苯甲酰乳剂；⑤螺内酯（片剂、胶囊）、克林霉素甲硝唑搽剂；⑥雷尼替丁胶囊、异维 A 酸/红霉素凝胶。

解析 ①罗红霉素抑制痤疮丙酸杆菌；维生素 A 维持上皮组织的正常功能。二药配伍，符合治疗痤疮的原则。②多西环素杀灭痤疮丙酸 B_6 杆菌，辅以维生素 B_2 疗效更好。③己烯雌酚调节内分泌失衡，辅以维生素 B_6 疗效更好。④异维 A 酸（泰尔丝）可减少皮脂腺分泌，抑制毛囊内痤疮丙酸杆菌；过氧苯甲酰乳剂为强氧化剂，可杀灭痤疮丙酸杆菌，二药合用于痤疮，一为内服，一为外用，具有协同作用。⑤螺内酯（片剂、胶囊）可调节内分泌系统，克林霉素甲硝唑搽剂可杀灭痤疮丙酸杆菌，二药合用于痤疮，亦具有协同作用。⑥雷尼替丁胶囊亦可调节内分泌系统，异维 A 酸/红霉素凝胶亦能杀灭痤疮丙酸杆菌，二药合用于痤疮，一为内服，一为外用。

【中医治疗】

1. 辨证论治

　　　风热枇杷清肺饮，湿热蕴结茵陈蒿。
　　　海藻玉壶参苓术，二方合用痰湿凝。

简注

```
                    ┌ 肺经风热证——枇杷清肺饮
痤疮（肺风粉    ┤ 湿热蕴结证——茵陈蒿汤
刺）辨证论治    └ 痰湿凝结证——海藻玉壶汤合参苓白术散
```

2. 中成药剂

清热珍珠暗疮片，丹参酮与消痤丸。

简注 上述中成药指：①清热暗疮片；②复方珍珠暗疮片；③丹参酮胶囊（片）；④消痤丸。

3. 对药疗法

组方 ①紫草、丹参；②知柏地黄丸、白果仁；③丹参酮胶囊（片）、消痤丸；④清热暗疮片、金花消痤丸；⑤丹栀逍遥丸、黄连上清丸。

方义 ①紫草凉血解毒，丹参活血化瘀，二药配伍，主治痤疮。②知柏地黄丸清热解毒、滋阴降火；白果仁清热解毒、敛肺化痰。二药配伍，一为内服，一为外涂，可治痤疮。③丹参酮胶囊（片）降脂、抑菌，消痤丸清热利湿、解毒散结。二药配伍，亦可治痤疮。④清热暗疮片清热解毒、凉血散瘀、泻火通腑；金花消痤丸清热泻火、解毒消肿。二药配伍，治疗痤疮有协同作用。⑤丹栀逍遥丸疏肝解郁、清热调经；黄连上清丸清热泻火。二药配伍，治疗痤疮亦有协同作用。

4. 针灸疗法

（1）常选穴位

六穴可治青春痘，局部阳白颧髎疏。

督脉大椎阳明三，内庭曲池与合谷。

简注 ①共选六穴，即阳白、颧髎、大椎、内庭、曲池与合谷。②针灸的原则是以局部与阳明穴为主。局部阳白、颧髎疏通经气，通畅肌肤疏泄功能；手阳明穴曲池与合谷，足阳明内庭穴清泻阳明邪热。③大椎属督脉，可清热泻火，凉血解毒。

（2）精选对穴与方义

合谷、三阴交：合谷属手阳明大肠经，可清泄肺气，通降肠胃；三阴交属足太阴脾经，可补脾健胃、去除湿热。二穴配伍，用于肺经风热证与湿热蕴结证。

【中西医结合治疗】

处方 ①红霉素胶囊、丹参酮胶囊；②多西环素、消痤丸；③己烯雌酚、丹栀逍遥丸；④异维A酸、复方珍珠暗疮片。

简注 ①红霉素胶囊配伍丹参酮胶囊，符合治疗痤疮的原则。②多西环素与消痤丸合用于痤疮湿热蕴结证较好。③己烯雌酚拮抗雄激素分泌，辅以丹栀逍遥丸疗效良好。④严重的痤疮要用异维A酸，辅以复方珍珠暗疮片疗效更好。

【心悟】

综合治疗痤疮疗效好。

中西结合疗效高，治疗原则需明了。

行为指导不可少，综合优势发挥好。

简注

①本病的西医治则为祛脂、抗菌、消炎、溶解角质、调节皮脂腺分泌，减少毛囊内菌群，特别是痤疮丙酸杆菌。②中医治疗具有独特优势，以调理气血、清肺健脾为原则。③行为指导有以下几方面：常用温水、硫黄香皂洗脸；切勿滥用化妆品；多食蔬菜、水果，忌食辛辣肥甘厚腻食物；保持乐观心态，保持大便通畅；禁止用手挤压粉刺。

八十一、酒渣鼻

本病又称玫瑰痤疮，是一种发生在鼻、面中部，以红斑、丘疹及毛细血管扩张为特点的慢性皮肤病，常伴发痤疮与脂溢性皮炎，相当于中医的"鼻赤"。根据皮损特点，临床上将酒渣鼻分为三期，即红斑期、丘疹脓疱期与鼻赘期。本病多见于中年人，男女均可发病。

【诊断】

中年慢性皮肤病，鼻尖鼻翼红斑损。

三型皆有典型症，常可检出蠕螨虫。

简注 ①诊断依据之一是病史，本病好发于中年人，多发于颜面中部，尤其是鼻尖与鼻翼出现红斑，故称酒渣鼻。②根据皮损特点，临床三型（或称三期）各有典型表现：红斑期主要是鼻尖与鼻翼出现红斑，常伴毛细血管扩张；丘疹脓疱期出现皮疹、脓疱，有轻度瘙痒；鼻赘期鼻尖部肥大，皮肤增厚，有结节状隆起。③在毛囊皮脂腺中常可检出蠕形螨虫（毛囊虫）。

【西医治疗】

1. 常用疗法

四环素或红霉素，螨虫甲硝唑加服。
或用羟氯喹调免，严重泰尔丝口服。
克林霉素维甲酸，霜剂凝胶辅局部。
新用软膏百多邦，连同夫西地酸乳。

简注 ①可内服四环素或红霉素，如炎症较重，应服用2个月。如有螨虫感染，应加服甲硝唑或替硝唑或奥硝唑。②羟氯喹具有免疫调节与抗炎作用，可用于酒渣鼻。病情严重者口服泰尔丝。③局部可用克林霉素凝胶、维A酸（维甲酸）乳膏、莫匹罗星（百多邦软膏）、夫西地酸乳膏。

2. 偶联疗法

处方 ①四环素、维生素B_2片；②红霉素、甲硝唑凝胶；③泰尔丝、克林霉素凝胶；④多西环素、莫匹罗星（百多邦软膏）；⑤奥硝唑、夫西地酸乳膏。

解析 ①四环素为广谱抗生素，可杀灭螨虫，辅以维生素B_2片改善消化功能，有助于对酒渣鼻的治疗。②红霉素亦可杀灭螨虫，辅以甲硝唑凝胶外用，疗效良好。③病情严重者口服泰尔丝。泰尔丝辅以克林霉素凝胶外用，疗效更好。④多西环素又名强力霉素，具有强效、长效、速效的特点，是四环素类药物中的首选药；莫匹罗星（百多邦软膏）又称假单胞菌酸，具有很强的抗菌活性，为局部外用抗生素。二药配伍，治疗酒渣鼻有良效。⑤奥硝唑为第三代硝基咪唑类衍生物,杀灭螨虫疗效好;夫西地酸乳膏对感染皮肤的微生物与寄生虫疗效好。二药配伍,治疗酒渣鼻有协同作用。

【中医治疗】

1. 辨证论治

　　　枇杷清肺肺胃热,气滞血瘀通窍活。
　　　黄连解毒热毒蕴,再加凉血四物合。

简注

```
酒渣鼻(鼻赤)    ┌ 肺胃热盛证——枇杷清肺饮
辨证论治       ┤ 气滞血瘀证——通窍活血汤
              └ 热毒蕴肤证——黄连解毒汤合凉血四物汤
```

2. 中成药剂

　　　防风通圣颠倒散,大风子油珍珠散。

简注 上述中成药指:①防风通圣散;②颠倒散;③大风子油;④珍珠散。

3. 对药疗法

组方 ①大黄、硫黄;②千里光、百部;③连翘、苦参;④桑白皮、黄芪;⑤龙胆、冰片;⑥防风通圣散、颠倒散;⑦大风子油、珍珠散。

方义 ①大黄、硫黄等分研末,名为颠倒散,凉水调敷于患处,可治酒渣鼻。②千里光清热解毒,水煎内服或外洗,可治酒渣鼻;百部碱有抑菌杀虫作用,既可煎服,也可外搽。二药配伍,相得益彰。③连翘清热解毒,为"疮家之圣药",用治痈肿疮毒;苦参清热、燥湿、杀虫,可煎服,可外用。二药配伍,可治酒渣鼻。④桑白皮泻肺火、除恶肉,黄芪补气健脾、托毒生肌。二药配伍,亦可治酒渣鼻。⑤龙胆清热燥湿、泻肝胆火，冰片清热解毒，防腐生肌。二药配伍入丸，可治酒渣鼻。⑥防风通圣散用于外科疮毒，辅以颠倒散可治酒渣鼻。⑦大风子油祛风除湿、润肤止痒，外涂可治酒渣鼻；珍珠散外用，收湿敛疮。二药交替局部使用，可治酒渣鼻。

4.针灸疗法

（1）常选穴位

主六配三九穴共，轻捻留针三十分。

任督奇穴各选一，胃二肠四消化重。

简注 ①共选九穴，主穴取六，配穴取三。主穴取任脉承浆、督脉素髎、奇穴印堂、胃经地仓、大肠经迎香、小肠经颧髎；配穴取胃经大迎、大肠经合谷、曲池。②本病与消化功能障碍密切相关，故胃经取二穴：地仓、大迎；小肠经取颧髎；大肠经取迎香、合谷与曲池。③针灸手法进针后轻捻，留针30min，每隔2天1次。

（2）精选对穴与方义

上迎香、迎香：上迎香为经外奇穴之一，出自《银海精微》。穴在鼻部，手阳明大肠经迎香穴之上方，故名。又名鼻通、鼻穿、穿鼻。功能清利鼻窍，通络止痛。主治过敏性鼻炎、肥大性鼻炎、萎缩性鼻炎、鼻窦炎、鼻息肉、酒渣鼻等；迎香穴在鼻翼外缘中点旁0.5寸当鼻唇沟中，属于手阳明大肠经，出自《针灸甲乙经》，具有疏散风热、通利鼻窍的功能，主要用于治疗鼻塞、衄、酒渣鼻等。

【中西医结合治疗】

处方 ①四环素、大风子油；②多西环素、防风通圣散。

简注 ①四环素内服可杀灭螨虫，辅以大风子油外涂，具有协同作用。②多西环素强效、长效、速效，优于四环素2~10倍，辅以防风通圣散疗效更好。

【心悟】

治疗酒渣鼻要中西医并重

卫生方针有四条，中西并重明智高。

治则明确高屋瓴，优势互补协同好。

简注 ①我国新时期卫生工作的四大方针是：预防为主；中西医并重；为人民健康服务；依靠科技进步，突出卫生事业在国民经济和社会发展中的地位。中西医并重、中西医结合是明智之举。②西医治则：加强一般治疗，注意劳逸结合，避免饮酒与刺激性食物，避免情绪波动，纠正胃肠功能障碍与内分泌失调；辅以理疗与局部治疗；积极抗螨虫（毛囊虫）感染。③中医治则为辨证论治，辅以外治与针灸。④明确了中西医治则，犹如高屋建瓴，纲举目张，有利于优势互补，从而发挥了"1+1>2"的协同作用。

酒渣鼻的心理治疗　本病病因尚不明了，可能与精神心理因素、颜面血管运动神经功能失调、胃肠功能紊乱、内分泌失调、蠕形螨虫感染等有关，其中精神心理状态是最重要的因素之一。Wittokoner 研究了 50 名酒渣鼻患者，发现其中 36 名有自卑不安感和不平感心理，EPQ 提示内倾个性。本病患者性格温顺、腼腆，男性常带有几分女性气质，恬静寡合并喜欢一人独乐。

1. 行为指导法

包括以下几个方面：①生活应有规律，注意劳逸结合；②禁酒、浓茶、浓咖啡及辣椒等刺激性调料；③保持大便通畅；④避免长时间日光照射；⑤避免局部过冷、过热的刺激。

2. 行为矫正法

培养外向型人格，超越自卑，积极上进，多参加集体活动，消除腼腆、羞涩状态与自卑感、罪恶感。

3. 音乐疗法

由于音乐影响人的个性，塑造良好行为，故音乐疗法完全可用来矫正酒渣鼻患者的自卑心理与不安型人格,主要是聆听贝多芬的第三、五、九交响曲、老约翰的《拉德斯基进行曲》、小约翰的《蓝色多瑙河》,以及广东音乐《旱天雷》《步步高》等。

八十二、斑秃

斑秃为突然发生的非炎症性、非瘢痕性的片状脱发,亦称圆形秃发,近来认为是一种自身免疫病,又称"心因性秃发",俗称"鬼剃头",中医称为"油风"。情绪在本病起病中极为重要,心理应激和严重不安可使患者突然脱发甚至全秃,脱发伴神经症者占63%,凡有神经症状群的人都有共同的性格特征:男性患者多有破坏性冲动,女性时有不修边幅的慵懒愿望,总之是以无意识放弃"力"与"美"为象征的毛发,作为其发病的心理动机。另外,儿童患者常与父母管教过严、要求过高,以及过于溺爱、放纵有关。

【诊断】

头皮脱发类圆形,平滑光亮无炎症。

病前精神创伤史,全身无症可确诊。

简注 诊断要点如下。

①头部突然出现圆形、椭圆形的脱发斑。②局部皮肤无炎症,平滑而光亮,全身亦无症状。③发病前常有精神创伤史或精神高度紧张、情绪应激。④有自愈倾向,但可再发。

【西医治疗】

1.常用疗法

谷维素与维生素,一般胱氨酸口服。

病情严重泼尼松,疗程月余递减除。

外搽氮芥长压定,心情舒畅睡眠足。

简注 ①一般口服胱氨酸片与谷维素片,同时内服维生素

或注射维生素 B_1、维生素 B_{12}。胱氨酸片为氨基酸类药,能促进细胞氧化还原功能,使肝脏功能旺盛,并能促进细胞增生、阻止病原菌发育,用于脱发症有一定疗效。②病情严重时,泼尼松可内服,病情稳定后剂量递减,疗程月余。③外搽盐酸氮芥酒精或米诺地尔(长压定),均可促进皮肤血管扩张、改善局部血液循环、促进毛发生长。④还要保持心情舒畅与充足的睡眠。

2. 偶联疗法

处方 ①胱氨酸片、谷维素片;②胱氨酸片、维生素 B_{12};③泼尼松、米诺地尔(长压定)。

解析 ①胱氨酸片用于脱发症有一定疗效,辅以谷维素片改善神经精神失调。②胱氨酸片促进细胞增生,辅以维生素 B_{12} 维持细胞的神经营养功能。③泼尼松调整免疫,用于病情严重者;外搽米诺地尔(长压定)促进毛发生长。

【中医治疗】

1. 辨证论治

辨证论治分四型,血热风燥凉消风。

气滞血瘀用二方,逍遥散合四桃红。

气血亏虚八珍汤,七宝美髯亏肝肾。

简注

斑秃(油风)辨证论治
- 血热风燥证——凉血消风散
- 气滞血瘀证——逍遥散合桃红四物汤
- 气血亏虚证——八珍汤
- 肝肾不足证——七宝美髯丹

2. 中成药剂

七宝美髯八珍丸,甘草酸苷白芍苷。

简注 上述中成药指:①七宝美髯丹;②八珍丸;③复方甘

草酸苷；④白芍总苷。

3. 对药疗法

组方 ①七宝美髯丹、白芍总苷；②八珍丸、复方甘草酸苷。

方义 ①七宝美髯丹用于肝肾不足证，白芍总苷抗炎并调节免疫。二药合用，具有协同作用。②八珍丸双补气血，用于气血亏虚证；复方甘草酸苷是以甘草甜素为主要成分的复方制剂，具有免疫调节作用和肾上腺皮质激素样作用，但少有激素样的不良反应。二药合用，亦具有协同作用。

4. 针灸疗法

（1）常选穴位

基本治疗取穴六，百会肝俞肾俞求。

风池通天大椎用，远近任督辨证候。

简注 ①共选六穴，主穴取三，即百会、肝俞、肾俞；配穴取三，即风池、通天、大椎。②百会为足太阳经与督脉交会穴，可激发诸阳经之气，补气生血；肝俞、肾俞补益肝肾，养血生发。③风池为足少阳胆经与阳维脉交会穴，可疏通气血；通天属足太阳膀胱经，为局部取穴；大椎亦属督脉，鼓舞阳气。④以上六穴符合取穴原则，即邻近选穴、任督选穴及辨证候而特定选穴。

（2）精选对穴与方义

百会、风池：百会为足太阳经与督脉交会穴，可激发诸阳经之气，补气生血；风池为足少阳胆经与阳维脉交会穴，可疏通气血。二穴均近脱发患处，合用而平补平泻，每日1次，疗程15天，疗效明显。

【中西医结合治疗】

处方 ①胱氨酸片、八珍丸；②泼尼松片、白芍总苷。

简注 ①胱氨酸片促进细胞增生，八珍丸双补气血，二药双联，具有协同作用。②泼尼松片用于斑秃较严重者，白芍总苷抗炎并调节免疫。二药双联，疗效较好。

【心悟】

必须对斑秃实施心理治疗。前已述及，情绪在本病起病中极为重要，因此，必须对斑秃实施心理治疗。

心理治疗的根本在于消除精神神经刺激，包括解决患者的工作学习方面、睡眠方面、性格方面、情绪方面的特殊具体问题，这样有望不用任何药物而迅速治愈本病，而音乐治疗就能消除患者的心理矛盾冲突与精神创伤，使他（她）们学会放松、摆脱忧郁、焦虑状态，常用治疗斑秃的心理疗法如下。

1. 认知疗法

要让患者认识到心理应激在发病中极为重要，而心理治疗的根本目的在于消除精神神经刺激，包括解决患者的工作学习方面、睡眠方面、性格方面、情绪方面的特殊具体问题，这样可望不用任何药物而迅速治愈本病。

2. 音乐疗法

音乐治疗能消除患者的心理矛盾冲突与精神创伤，使他（她）们学会放松、摆脱忧郁、焦虑状态，常用治疗斑秃的音乐疗法如下。

（1）音乐催眠法：在背景音乐的伴随下，催眠词首先说明斑秃的病因是社会环境和工作压力太大，考虑问题太多、精度刺激过强，身心过度疲劳，这就导致了头部血管的收缩、毛发营养障碍从而引起斑秃；然后嘱患者把注意力集中在头顶，并暗示头顶发热，这就促使头皮血管扩张，局部神经营养改善而有利于毛发再生。一般经10次左右的催眠，患者头发开始生长。

（2）自主训练合背景音乐法：自主训练的本质是自我暗示、自我催眠，主要按舒尔茨标准六公式训练。背景音乐选择《让紧张消失》。

（3）生物反馈合背景音乐法：生物反馈仪多采用皮温型。背景音乐同上。

（4）积极聆听法：针对患者的严重焦虑不安，可倾听门德尔松的《乘着那歌声的翅膀》《仲夏夜之梦序曲》《婚礼进行曲》《e小调小提琴协奏曲》等，因为门德尔松的温馨可使人得到安宁。此外，还可聆听莫扎特的竖笛协奏曲，此曲充满了平静和温暖，也是很好的安宁音乐。

有些致病因素一时难以清除，例如学生追求高分，导致休息长期欠佳，性情急切难以改变，以及家长平素管教不严、放纵溺爱，导致积习难改、积重难返，对此，患者缺乏信心，陷入忧郁。针对此种情况，主要聆听贝多芬的《月光奏鸣曲》《命运交响曲》《春天奏鸣曲》《欢乐颂》等。

3. 行为指导法

消除心理应激，注意劳逸结合，可望数月内痊愈。对于全秃、体像改变者，宜暂戴假发以减轻心理负担。

4. 行为调节药

应内服精神安定药如地西泮、谷维素、舒必利等。

5. 家庭疗法

应改变家长平素管教不严、放纵溺爱或者管教过严、要求过高的极端做法，提倡严父慈母式家教。

常见传染病

八十三、细菌性痢疾

细菌性痢疾是由痢疾杆菌引起的肠道传染病,简称菌痢,主要病变为结肠化脓炎症,临床表现为发热、腹痛、腹泻、里急后重、黏液脓血便,中医称为"痢疾""滞下""时疫痢""肠澼"。

细菌性痢疾可分为急性与慢性两类,急性又有普通型、轻型、中毒型的不同,后者又有三种亚型,即休克型、脑型与混合型;慢性菌痢分为隐匿型、迁延型与急性发作型三种类型。

【诊断】

夏秋黏液脓血便,里急后重腹痛泻。

红白巨噬粪检出,确诊培养病原见。

急性三型慢亦然,慢性腹泻过两月。

简注 ①夏秋季进食不洁食物或与菌痢患者有接触史。②临床表现为发热、腹痛、腹泻、里急后重及黏液脓血便、左下腹明显压痛等。③粪便镜检有多数红细胞、白细胞、脓细胞,如有巨噬细胞,更有助于本病的诊断。④确诊有赖于粪便培养出痢疾杆菌,用基因探针或PCR法可进一步探测出四种痢疾杆菌核酸,从而可进行菌型鉴定,明确病原体是痢疾杆菌哪一群。痢疾杆菌属肠杆菌科志贺菌属,目前分为4群:A群为痢疾志贺菌,B群为福氏志贺菌,C群为鲍氏志贺菌,D群为宋内志贺菌,我国多数地区多年来一直是B群福氏菌为主要流行菌群。⑤分型诊断。

- 急行菌痢分为普通型、轻型、中毒型。普通型具有典型临床表现；轻型全身毒血症和肠道症状均较轻，不发热或低热，腹泻每日数次，无明显里急后重，病程3～7天；中毒型以儿童多见，有高热、惊厥、意识障碍及呼吸循环衰竭，而胃肠道症状轻微，甚至无腹痛与腹泻。
- 慢性菌痢是包括慢性迁延型、急性发作型与慢性隐匿型，其诊断依据是具有急性菌痢史、腹泻2个月以上及痢疾杆菌培养阳性结果。

【西医治疗】

1. 常用疗法

急性隔离病原疗，沙星磺呋与头孢。

庆大丁卡宜口服，慢性药敏疗程调。

毒痢低右强效药，脑型甘露畅气道。

简注 ①急性菌痢的治疗：一般治疗：隔离至症状消失1周或大便镜检连续两次为阴性结果。病原治疗：抗菌药包括氟喹酮类（氟哌酸、环丙沙星等）、磺胺类（复方磺胺甲噁唑）、呋喃类（呋喃唑酮，商品名为痢特灵）半合成青霉素类（阿莫西林）、头孢菌素类（头孢噻肟），此外还可口服庆大霉素与阿米卡星（丁胺卡那霉素）。②慢性菌痢的治疗：应做细菌药物敏感试验，以便合理选择应用有效抗菌药；常需联合应用2种不同类型的抗菌药。疗程要长，需1～3个疗程。③中毒性菌痢应采用综合措施，包括：积极抗休克治疗，可快速静脉滴注右旋糖酐-40及糖盐水，继而应用血管活性药如山莨菪碱、多巴胺、酚妥拉明或间羟胺（阿拉明）。病原治疗：应用高效抗菌药如环丙沙星静脉滴注，也可用头孢噻肟静脉滴注。高热用亚冬眠疗法，尽快使体温保持在37℃左右。脑型中毒性菌痢出现脑水肿时用20%甘露醇快速静脉推入，并吸氧保持呼吸道通畅防治呼吸道衰竭，如出现呼衰要用呼吸兴奋药尼可刹米（可拉明）或洛贝林（山梗菜碱），必要时切开气管及应用人工呼吸机。

上述治疗措施可归纳为下表。

	细菌性痢疾治疗措施		
	急性痢疾		慢性痢疾
	普通型与轻型	中毒型	
一般治疗	• 隔离至症状消失 • 少渣、易消化、全流质或半流质饮食 • 输液	• 观察生命征 • 护理 • 减少并发症	• 避免过度紧张与劳累 • 富营养、易消化饮食 • 治疗慢性病
病原治疗	• 喹诺酮 • 复方磺胺甲噁唑与呋喃唑酮 • 其他：甲硝唑、庆大霉素、丁胺卡那、阿莫西林	• 环丙沙星 • 左旋氧氟沙星 • 头孢噻肟	• 药敏 • 联用抗菌药 • 灌肠
对症治疗	• 高热：物理降温 • 腹痛：解痉药 • 毒血症：激素	• 降温镇静 – 休克型:右旋糖苷-40+血管活性药+激素+毛花苷C – 脑型：甘露醇+山莨菪碱+激素+呼吸兴奋药	• 镇静 • 解痉 • 乳酸杆菌或双歧杆菌

西医的治疗原则是急性菌痢以病原治疗为主，慢性菌痢则辅以中药，中毒型痢疾应及时抢救

2. 偶联疗法

处方 ①环丙沙星、山莨菪碱；②阿莫西林、十六角蒙脱石（思密达）；③头孢曲松钠、庆大霉素；④左氧氟沙星、冬眠合剂；⑤右旋糖酐-40、多巴胺；⑥甘露醇、尼可刹米；⑦阿奇霉素、乳酶生。

解析 ①环丙沙星为氟喹酮类抗菌药，抗菌谱广，杀菌作

常见传染病 | 435

用强，口服吸收好，是成人痢疾的首选药物。腹痛剧烈者，可用山莨菪碱对症治疗。②阿莫西林为半合成青霉素，亦可作为痢疾的病原治疗；如腹泻频繁，可加用十六角蒙脱石（思密达）。③头孢曲松钠即菌必治，可对抗痢疾杆菌多重耐药菌株；口服庆大霉素注射液也能杀灭痢疾杆菌。④中毒性痢疾需静脉滴注左氧氟沙星，高热惊厥者可给予冬眠合剂。⑤出现休克应快速静脉滴注右旋糖酐-40，常需加用多巴胺。⑥脑型中毒性菌痢出现脑水肿时用20%甘露醇快速静脉推入，并吸氧保持呼吸道通畅防治呼吸道衰竭，如出现呼衰要用呼吸兴奋药尼可刹米。⑦耐药时需用阿奇霉素，辅以乳酶生疗效更好。

【中医治疗】

1. 辨证论治

　　　　湿热芍药汤加减，寒湿平胃疫毒白。
　　　　阴虚驻车虚寒二，真人养脏桃花开。
　　　　休息痢治分两期，发作连理缓细裁。
　　　　补中理中乌梅汤，逐瘀八大少腹筛。

简注

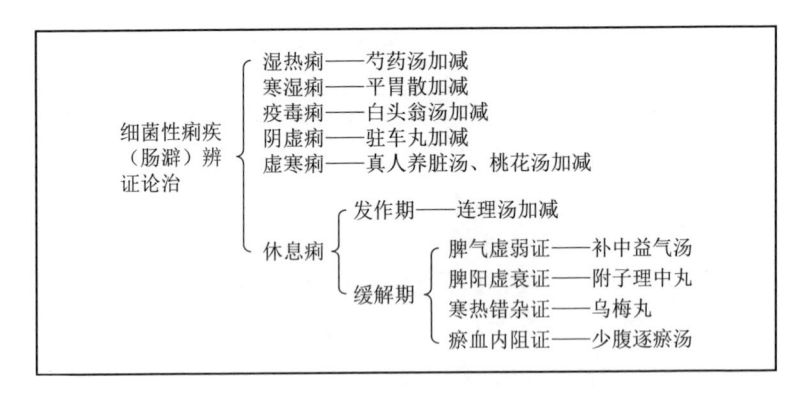

细菌性痢疾（肠澼）辨证论治
- 湿热痢——芍药汤加减
- 寒湿痢——平胃散加减
- 疫毒痢——白头翁汤加减
- 阴虚痢——驻车丸加减
- 虚寒痢——真人养脏汤、桃花汤加减
- 休息痢
  - 发作期——连理汤加减
  - 缓解期
    - 脾气虚弱证——补中益气汤
    - 脾阳虚衰证——附子理中丸
    - 寒热错杂证——乌梅丸
    - 瘀血内阻证——少腹逐瘀汤

中医宜调补，即"调气则后重自除，行血则脓血自愈"，且应顾护胃气。

2. 中成药剂

葛根芩连黄连片,香连木香槟榔丸。

<u>简注</u> 上述中成药指:①葛根芩连片;②黄连片;③香连丸;④木香槟榔丸。

3. 对药疗法

<u>组方</u> ①木香、黄连(香连丸);②吴茱萸、黄连(左金丸);③马齿苋、扁豆花;④赤石脂、禹余粮;⑤诃子、肉豆蔻;⑥白芍、左金丸;⑦木香槟榔丸、枳实导滞丸;⑧参苓白术散、乌梅丸。

<u>方义</u> ①木香、黄连配伍源于《太平惠民和剂局方》香连丸,二药治疗湿热痢疾最为常用。木香主含紫杉烯、紫罗兰酮,抑制多种细菌,调气行滞,消除里急后重;黄连主含小檗碱、黄柏酮,清热燥湿、泻火解毒,对痢疾杆菌等有较强的抗菌作用。二药合用,治疗痢疾疗效甚好。②吴茱萸、黄连配伍源于《丹溪心法》左金丸,二药治疗虚寒型下痢水泄最为常用。③马齿苋、扁豆花配伍,不仅可治伤寒,而且可治痢疾。④赤石脂、禹余粮配伍源于《伤寒论》赤石脂禹余粮汤,可治伤寒下痢不止,现用于慢性痢疾。⑤诃子涩肠止泻、敛肺止咳、利咽开音;肉豆蔻涩肠止泻、健胃温中、行气消食,二药合用,治疗慢性痢疾疗效较好。诃子含大量鞣质,其主要成分是诃子酸、鞣酸酶,对各种痢疾杆菌均有抑制作用,用于久泻久痢;肉豆蔻含挥发油、丁香酚,对细菌和霉菌均有抑制作用,用于虚泻、冷痢,为治疗虚寒痢的要药。⑥白芍、左金丸组成戊己丸,二药治疗虚寒型下痢证属肝胃不和者。左金丸前已述及,白芍含芍药苷、苯甲酸、挥发油等,明显抑制急性炎症,且具较强的解痉作用。⑦木香槟榔丸用于伴有积滞的湿热痢;枳实导滞丸消积导滞、清利湿热,用于痢疾里急后重较好。二成药配伍,可治细菌性痢疾。⑧参苓白术散用于缓解期的休息痢,辅以乌

梅丸可治寒热错杂证。

4.针灸疗法

（1）常选穴位

基本治疗四穴伍，大肠募穴"下合"主。

天枢合谷上巨虚，脾阴陵泉化湿助。

简注 ①本病的基本治疗是四穴配伍，即天枢、合谷、上巨虚与阴陵泉，以大肠募穴、"下合"穴为主。②天枢是大肠募穴；上巨虚是大肠下合穴；合谷是大肠原穴。三穴同用能通调大肠腑气，从而湿化滞行。③阴陵泉属足太阴脾经，可助上述三穴化湿之功。

（2）精选对穴与方义

①天枢、神阙：配伍源于《针灸逢源》，可治中气虚寒，腹痛泻痢。天枢为大肠募穴，可疏调肠腑，理气消滞；神阙属任脉，一般不针，艾灸神阙，可温通元阳，健运脾胃，化湿热、祛积滞。②合谷、足三里：配伍源于《医学入门》，可治痢疾。合谷为大肠原穴，足三里为胃腑下合穴，合治内腑。③长强、命门：配伍源于《神灸经纶》，可治赤白痢，均灸。长强属督脉，具有调和阴阳，理肠止泻之功，主治痢下赤白泄泻便血；命门亦属督脉，具有培元补肾，止泻止带之功，主治遗精、泄泻等。

【中西医结合治疗】

处方 ①呋喃唑酮（痢特灵）、小檗碱（黄连素）；②卡那霉素、小檗碱（黄连素）；③氢化可的松、大蒜素。

简注 ①呋喃唑酮商品名痢特灵，口服不易吸收，主要在肠道生效，临床上主要用于治疗肠道感染性疾病如肠炎、痢疾、霍乱等；小檗碱（黄连素）对痢疾杆菌等有较强的抗菌作用。②卡那霉素、小檗碱（黄连素）灌肠可治痢疾。③氢化可的松、大蒜素灌肠亦可治痢疾。

【心悟】

细菌性痢疾与阿米巴痢疾的鉴别诊断。

三个方面六鉴别，病史病原本质先。

临床症状与体征，大便检查亦相关。

简注

细菌性痢疾与阿米巴痢疾的鉴别		
鉴别点	细菌性痢疾	阿米巴痢疾
病原	痢疾杆菌	阿米巴原虫
流行病学	流行性	散发性
全身症	重、多有发热及毒血症	轻、多不发热，少有毒血症
胃肠道症状	腹痛重，有里急后重	腹痛轻，无里急后重
体征	左下腹压痛	右下腹压痛
粪便	量少、黏液脓血便	量多、暗红色果酱样
	镜检红白细胞、吞噬细胞	镜检白细胞少、红细胞多
	培养痢疾杆菌（+）	培养溶组织阿米巴（+）

八十四、病毒性肝炎

病毒性肝炎是各种肝炎病毒引起的以肝脏炎性损害为主的一组传染病，具有传染性强、流行面广，发病率高等特点，临床表现主要为食欲缺乏、恶心、厌油、乏力、巩膜黄染、肝大及肝功异常等。其病原学分类有五型，即甲型肝炎、乙型肝炎、丙型肝炎、丁型肝炎与戊型肝炎；其临床类型包括急性肝炎、慢性肝炎、重型肝炎、淤胆型肝炎、肝炎后肝硬化、特殊人群（小儿、老年、妊娠期）的肝炎。急性肝炎又有黄疸型与无黄疸型的不同，前者分为三期，即黄疸前期、黄疸期与恢复期，后者症状虽轻但却是更重要的传染源。本病属于中医的"黄疸""胁痛"等范畴。

【诊断】

诊断依据

　　　　流行资料要查清，症状体征肝功能。
　　　　临床类型急慢重，病原诊断共七种。

甲型肝炎

　　　　潜伏期均三十天，典型表现为黄疸。
　　　　甲肝抗体是阳性，肝功异常酶最先。

乙型肝炎

　　　　体液传播最常见，潜伏期均六十天。
　　　　常无发热易转慢，确诊乙肝八项检。

简注

诊断依据　①流行病学资料：有与肝炎患者与隐性感染者的接触史。②临床表现支持，特别是出现了黄疸。③实验室检查肝功能异常，表现为血清谷丙转氨酶（ALT）升高、血清总胆红素（STB）浓度升高、γ-谷氨酰转肽酶（γ-GT）升高、血清白蛋白浓度下降、白/球（A/G）下降，甚至倒置。④根据潜伏期、临床表现及肝功能等实验室检查，可确定患者的临床类型是急性肝炎、慢性肝炎，还是重型肝炎。⑤进行病原学诊断，根据抗体水平可确定七种肝炎（甲型、乙型、丙型、丁型、戊型、庚型，以及 TTV 型）中的哪一种。

甲型肝炎　①潜伏期约 1 个月，包括黄疸型与无黄疸型两种亚型，无黄疸型较多见，症状较轻。②急性黄疸型甲型肝炎的主要临床表现是黄疸的出现，临床表现的阶段性较明显，可分三期。

- 黄疸前期：起病急，有畏寒发热、乏力、恶心呕吐、肝区痛、腹泻、尿色深，病期平均 5～7 天。
- 黄疸期：巩膜、皮肤黄染、尿色继续加深、大便色浅、皮肤瘙痒、心动过缓、肝大，有压痛及叩击痛，病期

2～6周。

- 恢复期：病期平均1个月。

③甲型肝炎抗体阳性：即在血清中出现了抗-HAV IgM。
④肝功能中以谷丙转氨酶（ALT）测定为最常用、最敏感，黄疸出现前3周，ALT即开始增高。

乙型肝炎 ①流行病学资料：有与乙肝患者或HBsAg携带者密切接触史（体液接触）或有输血史。②潜伏期约2个月。③起病缓慢，常无发热，临床表现与甲肝相似，但在黄疸前期可有皮疹、关节痛，大部分病例宜转变为慢性肝炎，也就是说，乙型肝炎主要表现为慢性肝病，可发展为肝硬化和肝癌。④确诊有赖于病原学诊断及乙肝五项、乙肝八项的检测。乙肝八项除乙肝两对半外尚有抗-HBcIgG、HBV-DNA与HBV-DNAP，乙肝两对半即乙肝五项，包括表面抗原（HBsAg）、表面抗体（抗-HBs）、e抗原（HBeAg）、e抗体（抗-HBe）及核心抗体（抗-HBc）IgM；HBV-DNA检测常用斑点杂交法或PCR法（聚合链酶反应）检测。具有典型临床表现，而血清HBsAg、HBeAg、HBcAg、HBV-DNA、HBV-DNAP、抗-HBc IgM当中有一项阳性时，可确诊为乙型肝炎，单独抗-HBe或抗-HBc阳性时，需同时伴有上述当中的1项阳性才能确诊。

乙型肝炎标志物的检测与分型

序号	HBsAg	抗-HBs	HBeAg	抗-HBe	抗-HBc	临床意义
1	-	-	-	-	-	正常人
2	-	+	-	-	-	乙肝疫苗注射后
3	+	-	+	-	+	传染性强（大三阳）
4	+	-	-	+	+	有传染性（小三阳）

续表

序号	HBsAg	抗-HBs	HBeAg	抗-HBe	抗-HBc	临床意义
5	+	−	−	−	+	传染性弱
6	+	−	−	+	−	传染性弱,易癌变
7	+	−	+	−	−	急性乙肝潜伏期或早期
8	+	−	−	−	−	健康带病毒者
9	−	+	−	−	+	乙肝恢复期

【西医治疗】

1. 常用疗法

治疗原则

　　足够休息勿过劳，避免饮酒损肝药。
　　合理营养辅药物，治疗方法少特效。
　　急丙慢乙抗病毒，丙通沙与三基药。

急性肝炎

　　早期卧床支持疗，饮食清淡热量高。
　　维B维C葡萄糖，利巴韦林与"干扰"。
　　丙肝首选丙通沙，临床必需疗效好。

慢性肝炎

　　蛋白饮食糖脂少，降酶制剂对症疗。
　　非特异性保肝药，抑制病毒免疫调。

重型肝炎

　　绝对卧床蛋白少，防治出血与肝脑。
　　控制感染防肾衰，肝移植与再生药。

简注

治疗原则　①肝炎治疗原则以足够的休息与合理营养为主，特效药物较少。②避免饮酒、过度劳累和避免应用损害肝脏的药物如氯丙嗪、苯妥英钠、甲基多巴、四环素、吡嗪酰胺等。③辅以适当保肝药与维生素类药物。④急性肝炎一般不予抗病毒治疗，但急性丙型肝炎与慢性乙型肝炎则需抗病毒。恩替卡韦、替诺福韦二吡呋酯（韦瑞德）、重组人干扰素被认为是"乙肝三基药"，治疗慢性乙型肝炎的效果较好；而急性丙型肝炎使用索磷布韦维帕他韦（丙通沙）疗效确切，本品是全球首个也是国内唯一一个口服、泛基因型、单一片剂的丙肝治疗新药，是临床必需的药品。⑤抗病毒药从化学结构分析，无非是核苷类、非核苷类及酶抑制药。

急性肝炎　①一般治疗包括强调早期卧床，至症状明显减退，可逐步增加活动；应饮食应清淡，热量足够，蛋白摄入争取达到 1～1.5g/（kg·d），适当补充维生素。②支持疗法：进食过少者，可由静脉补充葡萄糖及维生素 C、维生素 B。③抗病毒治疗：早期应用干扰素，可取得较好疗效；丙型肝炎患者首先用索磷布韦维帕他韦（丙通沙）口服，可以治愈丙型肝炎，也可用利巴韦林（病毒唑）口服。

慢性肝炎　①支持疗法指适当进食较多蛋白质，避免高热量饮食，以防止肝脏脂肪变性，也不宜进食过多的糖，以免导致糖尿病。②动静结合的疗养措施。③对症治疗主要指应用降酶制剂如联苯双酯（即五味子有效成分）、垂盆草等。④非特异护肝药包括：维生素类（维生素 B、维生素 C、维生素 E、维生素 K）；促进解毒功能的药物（如葡醛内酯）；还原型谷胱甘肽、维丙胺、硫甲酸等；促进能量代谢药 ATP；促进蛋白合成的药如水解蛋白；改善微环境药如丹参、右旋糖酐 -40 等。但宜精简用药，避免过多使用，否则反而增加肝脏负担。⑤抗病毒治疗：干扰素与利巴韦林（病毒唑）；治疗慢性乙型肝炎则使用乙肝三基药，即恩替卡韦、替诺福韦二吡呋酯（韦瑞德）与重组人干扰素。⑥免疫调整药如特异性免疫增强药抗-HBV免疫RNA；非特异性免疫增强药如胸腺肽、白介素-2（IL-2）等。

重型肝炎 ①一般和支持治疗：患者应绝对卧床休息，密切观察病情，尽可能减少饮食中的蛋白质，以控制肠内氨的来源，进食不足可静脉滴注葡萄糖，补充维生素B、维生素C、维生素K。②对症治疗。

- 出血的防治：使用足量止血药物，输入新鲜血浆、血液、血小板或凝血酶原复合物。雷尼替丁可防治消化道出血，如发生DIC，可静脉滴注丹参与右旋糖酐-40以改善微循环。

- 肝性脑病（肝昏迷）的防治：降氨疗法，低蛋白饮食、口服乳果糖、口服诺氟沙星，静脉滴注乙酰谷酰胺；补充正常神经递质，如静脉滴注左旋多巴；维持氨基酸平衡，如肝安静脉滴注；防止脑水肿，尽早使用甘露醇和呋塞米，必要时两药合用。

- 继发感染的防治：胆道系统感染，使用针对革兰阴性杆菌的抗生素如阿莫西林、阿米卡星等；自发性腹膜炎可应用甲硝唑与替硝唑；严重感染时使用第三代头孢菌素如头孢噻肟、头孢他啶；合并真菌感染时，应用抗真菌药如酮康唑。

- 急性肾衰竭的防治：避免引起血容量降低的各种因素；少尿时，应扩张血容量，静脉滴注右旋糖酐-40、血浆及人血白蛋白，可并用多巴胺以增加肾血流量，必要时肌内或静脉注射呋塞米（速尿）。

③促进肝细胞再生的措施：胰高血糖素–胰岛素疗法，胰高血糖素与胰岛素加入10%葡萄糖溶液中静脉滴注，每日1次，疗程14天；促肝细胞生长因子（P-HGF）：静脉滴注，每日1

次，疗程1个月。④肝移植适用于：伴晚期肝硬化及肝衰竭的患者；乙型肝炎患者，但手术前后要使用拉米夫定；晚期丙型肝炎患者。

上述病毒性肝炎的治疗方法，可归纳在中。

病毒性肝炎的治疗措施		
急 性	慢 性	重 型
• 一般 　- 早期卧床 　- 清淡、足热量、适当维生素 • 支持：葡萄糖注射液＋维生素C＋维生素B • 抗病毒（丙肝） 　- 早期：干扰素 　- 加用利巴韦林（病毒唑） 　- 首先用索磷布韦、维帕他韦（丙通沙）	• 支持：适量蛋白质＋糖 　动静结合 • 对症：联苯双酯、垂盆草 　保肝药：葡醛内酯（肝泰乐）、维生素、ATP、丹参 • 抗病毒药：①干扰素；②利巴韦林；③拉米夫定；④乙肝三基药，即恩替卡韦、替诺福韦二吡呋酯（韦瑞德）与重组人干扰素 • 免疫调节药	• 一般与支持 　- 绝对卧床 　- 减少蛋白质 　- 葡萄糖注射液＋维生素B、维生素C、维生素K • 对症 　- 止血药、雷尼替丁、丹参 　- 肝昏迷：乙酰谷酰胺、左旋多巴 　- 抗感染 　- 急性肾衰竭 • 促进肝细胞再生 　- 胰高血糖素－胰岛素 　- 促肝细胞生长因子 　- 肝移植

2. 偶联疗法

处方 ①干扰素、牛磺酸；②拉米夫定、维生素C；③聚乙二醇干扰素、利巴韦林；④联苯双酯、葡醛内酯（肝泰乐）；⑤拉米夫定、腺苷三磷酸（ATP）；⑥干扰素、胸腺肽；⑦促肝细胞生长素（肝复肽）、谷氨酸钠；⑧门冬氨酸钾镁、磷酸胆碱；⑨索磷布韦、维帕他韦；⑩恩替卡韦、维生素B_6。

解析 ①目前抗乙肝病毒药有两类，即干扰素与核苷酸类似物，前者如普通α干扰素与聚乙二醇α干扰素，后者如拉米夫定与阿德福韦酯。急性乙型肝炎一般不用干扰素，但慢性乙型肝炎可用普通α干扰素；牛磺酸化学名为2-氨基乙磺酸，具有强肝利胆作用，可用于急慢性肝炎。②拉米夫定是核苷酸类似物，辅以保肝药维生素C治疗慢性乙型肝炎疗效更好。③急性丙型肝炎可联用聚乙二醇干扰素与利巴韦林抗病毒治疗，以免急性丙型肝炎慢性化。④联苯双酯是我国创制的降酶药，临床适用于迁延性肝炎；配伍葡醛内酯（肝泰乐）可治疗慢性肝炎。葡醛内酯（肝泰乐）能使肝糖增加，脂肪储量减少，可用于急慢性肝炎的辅助治疗。⑤拉米夫定配伍腺苷三磷酸（ATP）主要治疗慢性肝炎。ATP是一种辅酶，同时又是体内能量的主要来源，可用于肝炎的辅助治疗。⑥干扰素辅以胸腺肽亦可治疗慢性肝炎，胸腺肽为免疫调节药。⑦重型肝炎可用促肝细胞生长素（肝复肽）。如出现肝昏迷，可用谷氨酸钠。⑧门冬氨酸钾镁主要治疗急性黄疸型肝炎；磷酸胆碱适用于急性黄疸型肝炎和无黄疸型肝炎。⑨索磷布韦、维帕他韦两种药组成了索磷布韦维帕他韦，其商品名为丙通沙。是全球首个也是国内唯一可口服、泛基因型、单一片剂的丙肝治疗特效药。⑩恩替卡韦为鸟嘌呤核苷类似物，用于病毒复制活跃，血清转氨酶ALT持续升高或有活动病变的慢性成人乙型肝炎的治疗。不良反应有呕吐、腹泻、腹痛等，故辅以维生素B_6矫正其不良反应。

【中医治疗】

1. 辨证论治

阳黄湿热辨分明，热重茵陈蒿汤用。
湿重二方需化裁，甘露消毒茵五苓。
阴黄茵陈术附汤，急黄犀角散千金。
后期病情主三证，肝郁柴胡疏肝行。
气滞血瘀逍遥散，肝肾阴虚一贯通。

简注

```
                    ┌ 热重于湿证——茵陈蒿汤
              ┌ 阳黄 ┤ 湿重于热证——茵陈五苓散合甘露消毒丹
              │     └ 疫毒炽盛证（急黄）——犀角散
肝炎（黄疸、胁 ┤
痛）辨证论治   │ 阴黄：寒湿阻遏证——茵陈术附汤
              │       ┌ 肝郁气滞证——柴胡疏肝散
              └ 黄疸后期┤ 气滞血瘀证——逍遥散
                       └ 肝肾阴虚证——一贯煎
```

2. 中成药剂

益肝灵片护肝片，云芝肝泰乙肝健。

简注 上述中成药指：①水飞蓟宾（益肝灵）片；②护肝片；③云芝肝泰冲剂；④乙肝健。

3. 对药疗法

组方 ①水飞蓟宾（益肝灵）片、山豆根注射液（肝炎灵注射液）；②垂盆草颗粒、茵栀黄注射液；③护肝片、肝舒乐颗粒。

方义 ①水飞蓟主含黄酮类化合物，具有明显的保护及稳定肝细胞膜的作用，临床用于急慢性肝炎；山豆根主含苦参碱与黄酮类化合物，有保肝作用，可降低转氨酶，提高免疫力，用于慢性活动性肝炎。②垂盆草颗粒清热解毒、利湿退黄，主含甲基异石榴皮碱，具有保肝作用，用于急慢性肝炎湿热淤积证；茵栀黄注射液用于急慢性肝炎肝胆湿热证。二药配伍，有协同作用。③护肝片疏肝理气、健脾消食，可降低转氨酶，用于慢性肝炎及早期肝硬化；肝舒乐颗粒清热利湿、疏肝利胆，用于急慢性肝炎肝胆湿热证。二药配伍，主要治疗慢性肝炎。

4. 针灸疗法

（1）常选穴位

阳黄五穴阴六取，胆俞阴陵泉均与。

阳黄肝胆经为主,太冲内庭"阳陵"俱。

阴黄脾胃经为主,脾俞中脘"二三"予。

简注 ①阳黄基本治疗取五穴,阴黄基本治疗取六穴,都要取胆俞与阴陵泉。②治疗阳黄以肝胆经为主,尚有太冲、内庭、阳陵泉,共奏疏肝利胆、除湿退热之功,黄疸可退。③治疗阴黄以脾胃经为主,尚有脾俞、中脘、足三里、三阴交,共奏健脾胃、化湿邪之效。

(2)精选对穴与方义

①脾俞、至阳:脾俞属足太阳膀胱经,用于治疗胁痛、黄疸;至阳属督脉,用于治疗胸胁胀满、黄疸等肝胆病证。二穴配伍,可治急性黄疸型肝炎。②足三里、阳陵泉:配伍可治各种慢性肝炎。足三里属足阳明胃经,具有理气消胀、健脾和胃之功;阳陵泉属足少阳胆经,亦具有理气消胀、健脾和胃之功。二穴皆为合土之穴,合治内腑,一补一泻,疏泄肝胆。③肝俞、足三里:配伍可治慢性肝炎证属肝脾不和者。二穴合用,源于《玉龙歌》,可治肝胃不和、脾胃不健。④阴陵泉、太冲:配伍可治黄疸型肝炎,这是中国工程院院士石学敏的经验之谈。黄疸发病,主要是湿邪。阴陵泉是脾经合穴,可健脾化湿;太冲是肝经原穴,可治黄疸、胁痛、呕逆等肝为病证。二穴配伍,疏肝利胆,黄疸易退。

【中西医结合治疗】

处方 ①拉米夫定、水飞蓟宾(利肝隆)颗粒;②齐墩果酸、甘草酸二胺(甘利欣);③丙通沙、水飞蓟宾(益肝灵)片;④恩替卡韦、水飞蓟宾(益肝灵)片。

简注 ①拉米夫定是核苷类抗病毒药;利肝隆颗粒清热解毒、疏肝解郁、益气养血,用于急慢性肝炎湿热淤积证、气血两虚证。②齐墩果酸可促进肝细胞再生,减轻肝细胞变性、坏死,用于急性黄疸型肝炎与慢性肝炎;甘草酸二胺

（甘利欣）具有较强的抗炎、保护肝细胞及改善肝功能的作用，主要适用于慢性活动性肝炎与慢性迁延性肝炎。③丙通沙即索磷布韦维帕他韦，治疗急性丙肝有特效；水飞蓟宾（益肝灵）片具有明显的保护及稳定肝细胞膜的作用。两药合用，具有协同作用。④恩替卡韦是治疗慢性乙肝三基药中疗效较好、不良反应较少的药物，辅以水飞蓟宾（益肝灵）片疗效更好。

【心悟】

医患均应学会分析"乙肝五项"。

　　　乙肝五项应掌握，临床诊断价值多。

　　　大小三阳易传染，两项阳性传染弱。

简注

八十五、流行性腮腺炎

本病是由腮腺炎病毒引起的一种常见急性呼吸道传染病，临床以发热、腮腺非化脓性肿痛为特征，中医称之为"痄腮""大头瘟""蛤蟆瘟"。除侵犯腮腺外，还可侵犯神经系统与腺体，如儿童可引起脑膜炎，青春期患者可引起睾丸炎、卵巢炎与胰腺炎。

本病主要发生在儿童与青少年，多为良性经过且呈自限性，故一般预后好。

【诊断】

　　　接触患者一月前，腮腺肿痛单侧先。

　　　三天左右对侧累，腮腺管口红肿连。

　　　多脏损伤炎十种，淀粉酶高查病原。

简注 ①依据之一是1个月前曾有患者接触史。②临床表现：单侧腮腺先有肿痛，3天左右累及对侧；腮腺管口（第二磨牙相对颊黏膜处）红肿；多脏器损伤可有10种：睾丸炎、胰腺炎、肾炎、心肌炎、肝炎、甲状腺炎、乳腺炎、前列腺炎、涎腺炎与关节炎。③辅助检查：90%的患者血清淀粉酶高；病原学检查有助于确诊，PCR可发现腮腺炎病毒。

【西医治疗】

1. 常用疗法

　　　盐水漱口一般疗，利巴韦林使用早。
　　　睾丸炎用干扰素，己烯雌酚预防好。
　　　对症镇痛重激素，甘露醇治颅压高。

简注 ①一般治疗中注意口腔卫生，餐后要用生理盐水漱口。②发病早期可用利巴韦林，疗程5~7天。③成人合并睾丸炎可用干扰素，为预防睾丸炎发生，早期可用己烯雌酚。④患者如有头痛、腮腺胀痛，可对症使用镇痛药。⑤病情严重或合并脑膜炎、心肌炎者，需用地塞米松，疗程5~7天。⑥高颅压者静脉滴注甘露醇，每4~6小时1次。

2. 偶联疗法

处方 ①利巴韦林（病毒唑）、布洛芬；②干扰素、己烯雌酚；③地塞米松、甘露醇。

解析 ①早期要用利巴韦林（病毒唑）抗腮腺炎病毒；可用解热镇痛药布洛芬减轻局部疼痛与退热。②如并发睾丸炎可用干扰素，并早期使用己烯雌酚。③重症小剂量短期使用地塞米松，如并发高颅压可用甘露醇。

【中医治疗】

1. 辨证论治

　　　温毒袭表疏银翘，热毒壅盛普济消。
　　　邪陷心肝清营汤，窜睾龙胆加乌桃。
　　　气阴两虚生脉饮，外敷二散三鲜好。

简注 ①流行性腮腺炎的辨证论治。②外敷二散指青黛散、如意金黄散；三鲜指鲜蒲公英、鲜马齿苋、鲜仙人掌。

```
流行性腮腺炎（痄  ┌ 温毒袭表证——银翘散
腮）辨证论治      │ 热毒壅盛证——普济消毒饮
                 ┤ 邪陷心肝证——清营汤
                 │ 邪窜睾腹证——龙胆泻肝汤加乌药、桃仁等
                 └ 气阴两虚证——生脉饮
```

2. 中成药剂

银翘解毒穿心莲，龙胆泻肝双黄连。

简注 上述中成药指：①银翘解毒片；②穿心莲片；③龙胆泻肝丸；④双黄连注射液。

3. 对药疗法

组方 ①板蓝根、夏枯草；②银翘解毒片、青黛散；③黄连上清片、穿心莲片；④苦参片、双黄连注射液；⑤龙胆泻肝丸、蒲公英。

方义 ①板蓝根清热解毒，凉血利咽；夏枯草清热泻火，消肿散结。二药配伍，可治疗流行性腮腺炎。②银翘解毒片口服用于痄腮邪犯少阳证；青黛散清热解毒，消肿止痛，外用于患处，可治痄腮。③黄连上清片口服用于痄腮温毒袭表证；穿心莲片增强机体吞噬功能，对痄腮有一定的治疗作用。④苦参片主含苦参碱，具有抗炎、升高白细胞等作用；双黄连注射液由金银花、黄芩、连翘组成，具有抗炎、抗病毒等作用；二药配伍，亦可治疗流行性腮腺炎。⑤龙胆泻肝丸用于痄腮邪窜睾腹证；蒲公英清热解毒，消肿散结，外用于患处可治痄腮。

4. 针灸疗法

（1）常选穴位

五穴可治"大头瘟"，少阳阳明手足经。

近取颊车远合谷，翳风外关与关冲。

简注 ①本病基本治疗选五穴，即颊车、合谷、翳风、外

关与关冲。其中，颊车、外关与关冲属手少阳三焦经，合谷属手阳明大肠经，颊车属足阳明胃经。②本病的取穴原则是以手少阳、阳明经与足阳明经为主，局部、远端相结合，共奏清热解毒、消肿散结之功。

（2）精选对穴与方义

交替针刺。

①翳风、颊车：本病针灸的治疗原则亦是清热解毒、消肿散结，故以手少阳经与手足阳明经穴为主。翳风、颊车为局部取穴，分属手少阳经与足阳明经穴，可宣散患部气血蕴结。②外关、合谷：应选取手少阳络穴外关与手阳明经原穴合谷，以清泄少阳经与阳明经之郁热温毒。

【中西医结合治疗】

处方 ①利巴韦林（病毒唑）、元胡止痛片；②干扰素、穿心莲片。

简注 ①利巴韦林（病毒唑）用药宜早；元胡止痛片由延胡索与白芷组成，可理气、活血、止痛。②并发睾丸炎可用干扰素，并辅以穿心莲片。

【心悟】

应加强对痄腮的预防。

    预防痄腮强三环，控制隔离传染源。
    消毒切断传播径，疫苗接种最关键。
    提高免疫主被动，中药银花与板蓝。

简注 ①包括痄腮在内的传染病的预防均为三个基本环节，即控制传染源、切断传播途径及保护易感人群。②控制传染源主要是及早隔离，检疫三周；切断传播途径主要是加强消毒（狭义与广义）。③保护易感人群，提高免疫力，有主动与被动两类。前者指接种腮腺炎减毒活疫苗，90%以上可产生抗体，效果好,最关键;后者指注射高价免疫球蛋白,也有一定的预防作用。④煎服中药金银花与板蓝根可预防痄腮。

八十六、流行性感冒

流行性感冒简称"流感",是由流感病毒(甲、乙、丙型)引起的急性呼吸道传染病,其中,甲型极易变异,可引起反复流行。本病的临床特点为"上感"症状轻而发热与全身中毒症较重,中医称为"风温""冬瘟""时气病""时行感冒"。其临床类型有轻型、单纯型、肺炎型与其他型,后者又包括胃肠型、脑膜脑炎型、心肌炎或心包炎型及肌炎型等亚型。

【诊断】

　　高热剧咳衰竭症,气道症轻全身重。
　　结合季节流行史,病毒分离可确诊。

简注 ①依据突发高热不退、剧烈咳嗽、呼吸气促、全身不适甚至全身衰竭等症。②本病特点是全身中毒、发热症较重而上呼吸道卡他症状相对较轻或不明显。③结合发病季节等流行病学资料,特别是短时间出现较多数量的相似患者。④确诊"流感"主要靠病毒分离和血清抗体检测阳性。在疾病的第2~3天可从鼻咽部、气管分泌物中直接分离出流感病毒;IgG抗体滴度4倍以上增长即为阳性。

【西医治疗】

1. 常用疗法

　　解热镇痛对症疗,多饮卧床要及早。
　　抗病毒药有三类,金刚乙胺甲型好。
　　各型病毒唑达菲,继发肺炎抗菌药。

简注 ①对症治疗:"流感"并无特效治疗,主要是对症处理,包括解热镇痛药与中草药的使用。高热与肌痛较重者,可用解热镇痛药,但应防治出汗过多所导致的虚脱;发热、中毒症

常见传染病 | 453

明显者,给予输液与物理降温;干咳可用喷托维林(咳必清)与可待因;中药感冒冲剂、苦甘冲剂、板蓝根冲剂可减轻症状,应及早应用。②"流感"患者要及早卧床,恢复体能、体力、多饮水,加强支持治疗。③抗病毒药有三类,即离子通道 M_2 阻滞药、广谱抗病毒药与神经氨酸酶抑制药,代表药物有金刚乙胺、利巴韦林(病毒唑)与奥司他韦(达菲)。④金刚乙胺优于金刚烷胺与甲基金刚烷胺,其抗甲型流感作用强,可减轻患者症状,缩短发热时间,加速疾病康复。甲基金刚烷胺不良反应较轻,更适合临床应用,但要注意 65 岁以上肾功能减退的老年人应减少剂量。病毒唑对各型"流感"均有一定疗效;达菲通过特异性抑制甲、乙型流感病毒的神经氨酸酶,具有抑制病毒释放,减少病毒传播的作用。⑤有慢性心肺疾病的患者易继发细菌性肺炎,病原菌为肺炎球菌、葡萄球菌、流感嗜血杆菌,若合并感染性肺炎,应给予有效抗生素如青霉素、阿米卡星(丁胺卡那霉素)、多西环素(强力霉素)。

2. 偶联疗法

处方 ①金刚烷胺、布洛芬;②金刚乙胺、喷托维林(咳必清);③奥司他韦(达菲)、地西泮;④利巴韦林(病毒唑)、阿莫西林。

解析 ①金刚烷胺为离子通道 M_2 阻滞药,仅对甲型流感病毒有效,且宜在病程初期应用,属对因治疗;布洛芬为解热镇痛药,应用布洛芬属对症治疗。②金刚乙胺抗病毒活性高于金刚烷胺,且半衰期较长;喷托维林(咳必清)属中枢镇咳药,用于流行性感冒出现干咳的对症治疗。③奥司他韦(达菲)是神经氨酸酶抑制药,能抑制病毒释放和减少病毒传播;地西泮用于流行性感冒出现烦躁的对症治疗。④利巴韦林(病毒唑)对各型"流感"皆有一定疗效;阿莫西林用于本病继发细菌感染者。

【中医治疗】

1. 辨证论治

　　风热袭表银翘散，荆防败毒治风寒。
　　湿邪内蕴香薷饮，麻杏石甘宣肺邪。
　　热陷心包清营汤，暑湿藿香正气煎。

简注

```
                    ┌ 风热袭表证——银翘散
                    │ 风寒袭表证——荆防败毒散
流行性感冒           │ 湿邪内蕴证——新加香薷饮
（时行感冒）  ┤ 邪热壅肺证——麻杏石甘汤
辨证论治             │ 热陷心包证——清营汤
                    └ 暑湿滞胃证——藿香正气散
```

2. 中成药剂

　　连花清瘟双黄连，板蓝冲剂参附液。

简注 上述中成药指：①连花清瘟胶囊；②双黄连注射液；③板蓝根冲剂；④参附注射液。

3. 对药疗法

组方 ①板蓝根颗粒、苦甘冲剂；②连花清瘟胶囊、流感丸。

方义 ①板蓝根清热解毒，凉血利咽；苦甘冲剂疏风清热，止咳平喘。二成药配伍，可治疗流行性感冒。②连花清瘟胶囊清瘟解毒，宣肺泄热，用于流行性感冒热毒袭肺证；流感丸清热解毒，可治疗流行性感冒。二成药配伍，亦可治疗流行性感冒。

4. 针灸疗法

（1）常选穴位

　　时行感冒六穴取，太阴阳明手经倚。
　　合谷列缺大椎督，风池外关太阳奇。

常见传染病 | 455

简注 ①"流感"主要取6个穴位,即合谷、列缺、大椎、风池、外关与太阳,以手太阴肺经、手阳明大肠经为主。列缺属肺经、合谷属大肠经。②大椎属督脉,可疏散表邪。风池属胆经,可疏散风邪,与太阳奇穴相配可清利头目。③外关属手少阳三焦经,为手少阳之络,是八脉交会穴之一。具有清热解毒、解痉止痛、通经活络之功。

(2)精选对穴与方义

①陶道、肺俞:二穴合用源于《百症赋》,可治"流感"发热。陶道属督脉,具有解表退热,补虚益损之功,用于时行感冒;肺俞属足太阳膀胱经,亦用于治疗时行感冒。②风池、风府:二穴合用源于《千金方》,可治"流感"发热头痛。风池属足少阳胆经,可用于伤风感冒、偏正头风;风府属督脉,主治中风不语,感冒风寒。③百会、合谷:配伍源于《玉龙歌》,可治"流感"头痛剧烈。百会采用艾灸,合谷采用泻法。百会属督脉,主治中风、头痛等;合谷为手阳明大肠经原穴,可治疗时行感冒。④后溪、通里:配伍主要用来治疗流行性感冒。后溪属手太阳小肠经,具有清热、镇痛、祛风等功能;通里为手少阴心经络穴,主治流行性传染病。⑤大椎、束骨:配伍主要用来治疗时行感冒。大椎属督脉,可疏散表邪;束骨为足太阳膀胱经腧(木)穴,而"输主体重节痛",故能解表散寒镇痛。

【中西医结合治疗】

处方 奥司他韦(达菲)、连花清瘟胶囊。

简注 奥司他韦(达菲)是目前我国已获批准临床使用的神经氨酸酶抑制药,建议尽早口服;连花清瘟胶囊清瘟解毒,用于流行性感冒热毒袭肺证。

【心悟】

需要鉴别上呼吸道感染("上感")与流行性感冒("流感")。

鉴别六点三方面,病史病因明病原。

结合血象血清学,临床症征何特点。

多种类型亦应知,并发何症皆相关。

简注 "上感"与"流感"的鉴别。

\"上感\"与\"流感\"的鉴别		
鉴别点	上呼吸道感染	流行性感冒
病原	70%~80%由病毒引起,包括流感病毒、副流感病毒、呼吸道合胞毒、腺病毒、鼻病毒等;常见的细菌为溶血性链球菌、流感嗜血杆菌、葡萄球菌等	甲型、乙型、丙型流感病毒(RNA病毒);甲型易于变异,主要是血凝素与神经氨酸酶N,H有15种,N有9种
流行病学	散发性	流行性
临床特点与类型	局部症状重、全身症状较轻,临床有5种类型,即普通感冒(Ⅰ型)、病毒性咽喉炎(Ⅱ型)、疱疹性咽峡炎(Ⅲ型)、咽结膜热(Ⅳ型)、细菌性咽-扁桃体炎(Ⅴ型)。成人多为Ⅰ型、Ⅱ型、Ⅴ型,儿童常为Ⅲ型、Ⅳ型	全身症状重、局部症状较轻,临床有4种类型,即轻型、单纯型、肺炎型与其他型,后者又包括胃肠型、脑膜脑型、心肌炎或心包炎型及肌炎型等亚型
症状	鼻塞、流涕、咽干、咽痒、咽痛、轻咳、发热	突发高热不退、剧烈咳嗽、呼吸气促、全身不适甚至全身衰竭等症
体征	鼻黏膜充血水肿、咽红肿、咽及扁桃体肿大、局部淋巴结肿大和触痛	呼吸衰竭、循环衰竭
血象与血清学	如果为病毒感染,白细胞计数正常或偏低,而淋巴细胞比例增高;如果为细菌感染,白细胞总数及中性粒细胞增高,严重时可有核左移现象 必要时可进行细菌培养和病毒分离或病毒血清学检查,免疫荧光法、酶联吸附法、血凝抑制试验等可判断病毒类型	白细胞计数不高或降低,淋巴细胞比例相对增高 鼻咽分泌物或口腔含漱液可用于分离出流感病毒,快速血清病毒PCR法有助于早期诊断

八十七、新型冠状病毒感染

新型冠状病毒感染简称"新冠感染",是指2019新型冠状病毒感染导致的疾病,相当于中医的"风瘟"。目前,中国疾控中心已将本病从"乙类甲管"调整为"乙类乙管"。

新型冠状病毒易于变异,WHO使用希腊字母α、β、γ、ο等来标识这些重要的新冠突变病毒株。新冠感染传播途径主要为直接传播、气溶胶传播和接触传播。患者以发热、乏力、干咳为主要临床表现,可出现缺氧低氧状态,鼻塞、流涕等上呼吸道症状少见。其潜伏期是1~14天,多为3~7天。但是也有个别人的潜伏期可以长达28天左右。约半数患者在1周后出现呼吸困难,严重者快速进展为急性呼吸窘迫综合征、呼吸衰竭、脓毒血症、中毒性休克,以及难以纠正的代谢性酸中毒和出血、凝血功能障碍。值得注意的是,重症、危重症患者病程中可为中低热,甚至无明显发热。部分患者起病症状轻微,可无发热,多在1周后恢复。多数患者预后良好,少数患者病情危重,甚至死亡,也可出现无症状感染者从而成为新感染源。

【诊断】

>依据不外三部曲,接触滥食蝙甲危。
>发热干咳气急多,重症窘迫损伤肺。
>血象不高肝酶升,胸片实变毛玻璃。
>核酸阳性可确诊,分型诊断四种记。

简注 ①"新冠感染"的诊断依据与其他疾病一样,也不外乎是病史、临床表现(症状与体征)与辅助检查(胸部影像学的改变、血液学改变与病原学检测)三方面。高危人群与传染源的接触史是本病的主要诊断依据,如直接接触和滥食携带"新型冠状病毒的蝙蝠、穿山甲等"②临床表现也是重要的诊断依据，患者以发热、干咳、气急（呼吸困难）为主要临床表现，严重者快速进展为急性呼吸窘迫综合征、中毒性休克甚至死亡。③实验室检查提示白细胞正常或下降、淋巴细胞下降，严重的患者表现为肌酶、肝酶的升高，肌红蛋白的升高。还要进行血清学检查：新冠病毒 IgM 抗体、IgG 抗体阳性。④胸部 CT 的检查表现为两肺的多发性斑片阴影、间质性的改变，进展到大片的磨玻璃阴影，甚至肺实变。可表现为肺内大片毛玻璃样阴影与肺实变影像。⑤新冠病毒核酸检测阳性为确诊的首要标准。病原学检测要留取呼吸道的标本：鼻咽拭子，口咽拭子、痰液或者是支气管肺泡灌洗液，进行病毒的核酸（荧光 RT-PCR）检测；还可以从呼吸道标本、粪便标本等分离、培养获得新冠病毒。⑥应进行分型诊断，根据严重程度的不同，分为轻型、中型、重型、危重型（国家卫健委第十版）。轻型是指临床症状轻微且影像学上没有肺炎的表现；中型是指临床症状较轻，但是伴有影像学肺炎的表现；重型是指呼吸频率≥30 次/分，静息状态下血氧饱和度≤93%，或者是氧和指数＜300 中的一条；危重型是指呼吸休克，呼吸衰竭，需要呼吸机机械通气，或者是多脏器功能衰竭，需要入住 ICU，满足其中一条即可。

【西医治疗】

1. 常用疗法

　　　　治疗原则有三条，呼吸循环支持好。
　　　　短期激素血浆净，抗病毒药免疫疗。
　　　　托珠单抗重型用，危重监护应尽早。

简注 ①治则三条：对本病的疑似病例、临床诊断病例和确诊病例均应进行隔离；支持、对症和抗病毒治疗为主；重症患者应尽早送入 ICU 病房救治。②一般治疗包括密切监测生命体征，及时吸氧，加强营养，定期复查血常规、血生化、胸部CT等。③呼吸支持：鼻导管、面罩吸氧；气管插管和机械通气；对肺功能特别差、严重的呼吸衰竭的患者，可使用体外膜肺氧合（ECMO）。④对有脓毒性休克的患者，需要进行循环支持：充分液体复苏；改善微循环，使用血管活性药物如多巴胺、间羟胺等；必要时进行血流动力学监测。⑤对病情进展快、炎症反应重的可以酌情短期使用糖皮质激素，改善毒血症状。使用糖皮质激素，建议地塞米松5mg/d或甲泼尼龙40mg/d，一般不超过10天。⑥抗病毒药目前有多种，根据患者的不同的情况选择，不建议同时使用3种或以上的抗病毒药物，因不良反应较多。

- 奈玛特韦片/利托那韦片（组合包装Paxlovid）适用于发病5天以内的中型且伴有进展为重症高风险因素的成年患者及重型患者。
- 阿兹夫定片适用于中型新冠病毒感染的成年患者。
- 莫诺拉韦胶囊适用于发病5天以内的轻、中型且伴有进展为重症高风险因素的成年患者。
- 静脉注射COVID-19人免疫球蛋白可在病程早期用于有重症高风险因素、病毒载量较高、病情进展较快的患者。

⑦还可酌情使用国家药品监督管理局批准的其他抗新冠病毒药。⑧如条件允许，可考虑行康复者血浆治疗及血浆置换与净化。还可进行免疫治疗，如新冠疫苗、丙种球蛋白、胎盘球蛋白。还可使用白细胞介素-6（IL-6）抑制剂：托珠单抗。对于重型、危重型且实验室检测IL-6水平升高者可试用。用法：首次剂量4～8mg/kg，推荐剂量400mg，生理盐水稀释至100ml，输注时间＞1h，注意变态反应，有结核等活动性感染者禁用。⑨对于双肺广泛病变及重型患者，可试用托珠单抗（雅美罗）治疗。⑩对病情重的患者要积极地防治并发症，注意

继发的感染，可使用抗菌药；还要积极抗凝血，如低分子肝素皮下注射。⑪加强对基础疾病等治疗，如高血压病、糖尿病等。

2. 偶联疗法

处方 ①羟氯喹、维生素 B_6；②重组干扰素、维生素 A；③甲泼尼龙、益生元；④地塞米松、维生素 B_6；⑤瑞德西韦、托珠单抗（雅美罗）；⑥莫那比拉韦、复合维生素 B。

解析 ①羟氯喹原为抗疟药，可用于恶性疟、间日疟及三日疟，也用于治疗肠外阿米巴病、风湿病、光敏感性疾病（如日晒红斑）。近来发现该药物在细胞水平上能抑制新型冠状病毒的感染。但只对部分患者有效。耶鲁大学公共卫生学院流行病学教授哈维·里施最近表示，如果羟氯喹早期广泛用于"新冠感染"，可以大大降低住院患者的死亡率。因常有胃肠道反应，故辅以维生素 B_6。②"新冠感染"早期可用重组干扰素抗病毒，辅以维生素 A 调节免疫系统。③对病情进展快、炎症反应重的可以酌情短期使用糖皮质激素（3~5 天），改善毒血症状。首选甲泼尼龙大剂量冲击疗法。辅以肠道微生态调节剂益生元可强化人的免疫系统，常用低聚果糖或半乳糖益生元。益生元通过选择性的刺激一种或几种肠道细菌的生长与活性，而对宿主产生有益的影响，从而改善宿主健康。它可作为一种免疫佐剂，增强抗原的效价和人体体液免疫力。④地塞米松可消除细胞因子风暴引起的急性呼吸窘迫综合征和多脏器功能衰竭。"新冠肺炎"致死原因不仅是病毒血症，而且是由于患者自身免疫系统被细胞因子风暴激发引起强烈的免疫反应。所谓细胞因子风暴是指机体感染微生物后引起体液中多种细胞因子迅速大量产生的现象，细胞因子风暴才是夺命杀手。又由于地塞米松具有胃肠道刺激（恶心、呕吐）不良反应，故应辅以维生素 B_6。⑤对于双肺广泛病变及重型患者，可试用瑞德西韦与托珠单抗（雅美罗）联合治疗。瑞德西韦与阿昔洛韦、利巴韦林同属于核苷类抗病毒药，即靶向 RNA 复制酶。瑞德西韦是一种前药形式，在体内代谢为三磷酸活性产物，才能引起病毒的 RNA 链延伸过程的错配或终止。托珠单抗（雅美罗）是一种重组人源化抗人白介素 -6（IL-6）受体单克隆抗体，由中国仓鼠卵巢（CHO）细胞通过 DNA 重组技术制得。本品原用于抗风湿，治疗中至重度活动性类风湿关节炎的成年患者，近来发现可治疗"新冠感染"重型患者，与瑞德西韦合用疗效更好。⑥莫那比拉韦是一种针对 RNA 病毒的小分子广谱抗病毒口服药，可抑制新冠病毒的复制。莫那比拉韦的治疗原理是释出一种名为 NHC 的化合物并渗入新冠病毒基因内，并在病毒自我复制时造成大量变异，从而杀死病毒。它优于瑞德西韦之处在于不同于瑞德西韦直接抑制病毒的 RNA 复制酶，莫那比拉韦是让病毒复制 RNA 的过程中引入错误的碱基；莫那比拉韦可有恶心、呕吐、腹泻等胃肠道反应，故辅以复合维生素 B 助消化。

【中医治疗】

1. 辨证论治

轻型中型均三方，良效宣肺败毒汤。

化湿败毒加重型，凝练十四源临床。

"清肺排毒"四型用，二十一味用途广。

简注

新型冠状病毒感染（风瘟）辨证论治 { 轻型、中型——宣肺败毒汤
轻型、中型、重型——化湿败毒方
轻型、中型、重型、危重型——清肺排毒方

①四型皆可用三方，即宣肺败毒汤、化湿败毒方与清肺

排毒汤；②化湿败毒方主要适用于新冠肺炎轻型、中型和重型患者的治疗；③清肺排毒汤适用于新冠肺炎轻型、中型、重型、危重型患者。

2. 中成药剂

连花清与金花清，注射液用血必净。

简注 上述中成药指：①连花清瘟胶囊；②金花清感颗粒；③血必净注射液。

3. 对药疗法

组方 ①连花清瘟胶囊、玉屏风颗粒（口服液、胶囊）；②金花清感颗粒、藿香正气丸（口服液、软胶囊）；③血必净注射液、生脉饮（颗粒、胶囊、注射液）。

方义 ①连花清瘟胶囊清瘟解毒，宣肺泄热，在治疗轻型、中型新冠肺炎患者方面显示出良好的疗效，在缓解发热、咳嗽、乏力等症状方面疗效明显。同时，可以有效地减轻转重症的发生，促进核酸转阴。本药来源于经典名方麻杏石甘汤和银翘散。主要成分由连翘、金银花、灸麻黄、绵马贯众、板蓝根、石膏、薄荷脑、广藿香、红景天、鱼腥草、大黄、炒苦杏仁、甘草13味药物组成，辅以玉屏风颗粒相得益彰。玉屏风颗粒由黄芪、防风、白术三味药组成，三者相辅相成，固表而不留邪，祛风而不伤正。现代药理研究证实：本品提高机体的细胞免疫与体液免疫的功能，可增加免疫球蛋白（IgA、IgG、IgM）与补体（CH_{50}、C_3）。此外，还可抑制变态反应。这是因为：黄芪主含苷类、多糖、黄酮、氨基酸、微量元素等，能促进机体代谢，增强机体的免疫功能，能抗衰老、抗缺氧、抗心律失常，保护心血管系统，还有较广泛的抗菌、抗病毒功能；白术主含苍术酮、苍术醇、杜松脑，双向调节肠道活动，促进细胞免疫功能，还能保肝利胆，抗血凝、降血糖、抗菌、抗肿瘤；防风主含挥发油、甘露醇、苦味苷，有解热止痛、抗炎抗菌、抗过敏等作用。

②金花清感颗粒亦适用于新冠肺炎轻型、中型患者的治疗。主要功效为疏风宣肺、清热解毒，能缩短发热时间，淋巴细胞、白细胞复常率提高。其主要成分由12味中药组成，即金银花、石膏、麻黄、苦杏仁、黄芩、连翘、浙贝母、知母、牛蒡子、青蒿、薄荷与甘草，辅以藿香正气丸疗效更好。后者由11种成分组成，即藿香、大腹皮、紫苏、甘草、桔梗、陈皮、茯苓、厚朴、白术、半夏曲、远志。具有解表化湿、理气和中的功能。现代药理研究证实：本品具有镇痛、解痉、抑菌等作用，此外，还可增强机体的细胞免疫功能。其镇痛、解痉作用类似阿托品；其对多种细菌均有抑制作用，尤其对藤黄八叠球菌、金黄色葡萄球菌作用较强。③血必净注射液主要成分是红花、赤芍、川芎、丹参、当归。适用于治疗新冠肺炎重型、危重型患者，主要功效为化瘀解毒，治疗脓毒症。与生脉饮合用，具有协同作用。后者共三味药组成，即人参、麦门冬、五味子。三药合用，益元补肺、敛肺止汗、润肺生津，一补一敛一润，保肺清心治暑淫。现代药理研究证实，本品兴奋中枢神经系统，兴奋单核巨噬细胞系统，促进肾上腺皮质功能，增强免疫功能，增加心肌收缩力，增加冠脉血流量，降低心肌耗氧量，改善心血管功能，改善血液流变学。人参含多种人参皂苷、挥发油、氨基酸等，可兴奋心肌，增加心排血量，促进代谢，促进造血系统功能，改善微循环；麦冬含多种甾体皂苷、β-谷甾醇、氨基酸与高异黄酮类化合物，可强心利尿，扩张冠状动脉，抗心律失常，升高血糖；五味子主要成分为五味子素，可兴奋呼吸中枢，增强细胞免疫功能，加强肾上腺皮质功能，具有与人参相似的适应原样作用。

附注 "三药三方"是在抗疫实践中筛选出的方药，成为我国疫情防控的一大亮点。"三药"即连花清瘟胶囊、金花清感颗粒和血必净注射液；"三方"是指清肺排毒汤、化湿败毒方、宣肺败毒方三个方剂，在新冠肺炎的治疗中"三药三方"发挥了重要的作用，显示出良好的临床疗效。

①清肺排毒汤：清肺排毒汤是来自张仲景《伤寒杂病论》的经典名方组合，主要成分由以下21味中药组成：麻黄、炙甘草、杏仁、生石膏、桂枝、泽泻、猪苓、白术、茯苓、柴胡、黄芩、姜半夏、生姜、紫菀、冬花、射干、细辛、山药、枳实、陈皮、藿香。

清肺排毒汤适用于新冠肺炎轻型、中型、重型、危重型患者。主要功效为宣肺透邪、清热化湿、健脾化饮。改善发热、咳嗽、乏力等症状，见效较快且明显，有效促进重症患者肺影像学改善、肺部病灶吸收。

②化湿败毒方：化湿败毒方是由国家中医医疗队在早期国家诊疗方案推荐使用方剂基础上，结合金银潭医院临床实践，总结凝练出的核心方。主要成分由以下14味中药组成：生麻黄、藿香、生石膏、杏仁、法半夏、厚朴、苍术、草果、茯苓、生黄芪、赤芍、葶苈子、生大黄、甘草。

化湿败毒方主要适用于新冠肺炎轻型、中型和重型患者的治疗。化湿败毒方的主要功效为解毒化湿、清热平喘。可明显缩短核酸转阴时间、平均住院天数，明显改善临床症状、促进理化检查及肺CT好转。

③宣肺败毒方：宣肺败毒方来源于麻杏石甘汤、麻杏薏甘汤等经典名方。主要成分由生麻黄、苦杏仁、生石膏、生薏苡仁、茅苍术、广藿香、青蒿草、虎杖、马鞭草、干茅根、葶苈子、化橘红、生甘草13味中药组成。

宣肺败毒方主要适用于新冠肺炎轻型、中型患者的治疗。主要功效为宣肺化湿、清热透邪、泻肺解毒。能缩短临床症状消失时间、体温复常时间、平均住院天数等，能在一定程度上阻断轻型、中型转重型。

4.针灸疗法

（1）常选穴位

新冠感染九穴取,太阴阳明手经倚。

膀胱二俞任与督,脾胃肾胱亦表里。

简注 ①"新冠感染"主要取9个穴位,即太渊、曲池、肺俞、肾俞、关元、阴陵泉、足三里、百会与太溪。②太渊属手太阴肺经,曲池属手阳明大肠经,肺与大肠相表里。③阴陵泉属足太阴脾经,足三里属足阳明胃经,脾与胃相表里。④太渊穴五行属土。肺主气,主宰一身之气。太渊穴是肺经的原穴,肺的元气所发之处,是人体中气的大补穴位,所以,刺激太渊穴可以有效地缓解因肺的元气不足所引起的咳嗽、气喘、乏力等各种肺部病症。足三里是一个强壮保健要穴,具有调节机体免疫力、增强抗病能力、调理脾胃、补中益气、通经活络、疏风化湿、扶正祛邪的作用。关元属任脉,亦有强壮作用,可培补元气,提高人体免疫力。⑤肺俞与肾俞皆属足太阳膀胱经,太溪属足少阴肾经,用于肾虚证。肾与膀胱亦为表里！⑥百会属督脉,可升阳举陷阱,能固摄补气。

（2）精选对穴与方义

①太渊、关元:太渊属手太阴肺经,是人体中气的大补穴位;关元属任脉,亦有强壮作用,可提高人体免疫力。两穴合用,相得益彰。②足三里、肾俞:足三里属足阳明胃经,是一个强壮保健要穴;肾俞属足太阳膀胱经,可益肾助阳,强腰利水,而肾为先天之本。③百会、太溪:百会属督脉,能固摄补气;太溪属足少阴肾经,用于肾虚证。二穴配伍,可提高人的免疫力。

【中西医结合治疗】

处方 阿兹夫定片、连花清瘟胶囊。

简注 阿兹夫定本是治疗艾滋病新药，它是一种艾滋病毒逆转录酶（RT）抑制药，近来发现，阿兹夫定片成为国内首款自主研发的口服小分子新冠治疗药，适用于中型新冠病毒感染的成年患者。连花清瘟胶囊清瘟解毒，宣肺泄热，在治疗轻型、中型新冠肺炎患者方面显示出良好的疗效，在缓解发热、咳嗽、乏力等症状方面疗效明显。

【心悟】

临床医生应有哲学头脑，善于比较，懂得自然辩证法。

开拓思路相似论，触类旁通大作用。

"新冠""非典"颇类似，诊疗小异而大同。

简注 ①哲学是自然知识、社会知识与人类思维的概括和总结，是关于世界观与方法论的学说。临床医生应有哲学头脑，善于比较，懂得唯物辩证法。相似论就属于辩证法范畴。②相似论创立于20世纪30年代，能开拓思路，起到触类旁通及类比推理、归纳演绎等作用。③比较新型冠状病毒感染与传染性非典型性肺炎，发现此二病颇为类似。首先是两种病毒在氨基酸序列及3D结构上86%相似，进入人体的分子通道即人类受体都是血管紧张素转换酶Ⅱ（ACEⅡ），发病率均较高；治疗原则与方法也大同小异。西医以支持、对症治疗与抗病毒为主；中医实施辨证施治，总之，中、西医具体疗法也基本雷同。

鉴别点	新型冠状病毒感染	传染性非典型性肺炎
\multicolumn{3}{c|}{"新冠"与"非典"的鉴别}
病原	新型冠状病毒（COVID-19）	SARS冠状病毒（SARS-CoA），其基因中氨基酸序列86%与"新冠"相同
流行病学	更强流行性，传染源主要为感染者，传播途径为直接传播、气溶胶传播和接触传播	较强流行性，传染源主要为感染者，传播途径为直接传播，有"非典"患者接触史

常见传染病

续表

鉴别点	新型冠状病毒感染	传染性非典型性肺炎
症状	以发热、干咳、气急（呼吸困难）为主要临床表现，严重者快速进展为急性呼吸窘迫综合征、中毒性休克甚至死亡	以发热为首发症状，体温一般超过38℃，可伴全身酸痛、腹泻、干咳、偶有血丝痰，可有胸闷、气促、呼吸困难，严重时呼吸窘迫甚至呼吸衰竭
体征	有肺实变体征、休克体征，呼吸频率加快且有节律异常	有肺实变体征，部分患者可闻少许湿啰音
辅助检查	• 实验室检查提示白细胞正常或下降，淋巴细胞下降，严重的患者表现为肌酶、肝酶升高，肌红蛋白升高	• 实验室检查：外周白细胞计数总数一般不升高或降低，淋巴细胞常减少
辅助检查	• 胸部CT检查表现为两肺的多发性斑片阴影、间质性改变，进展到大片磨玻璃样阴影，甚至肺实变；可表现为肺内大片毛玻璃样阴影与肺实变影像 • 病原学检测要留取呼吸道的标本：鼻咽拭子、口咽拭子、痰液或者支气管肺泡灌洗液，进行病毒的核酸（荧光RT-PCR）检测，如果为阳性就可以确诊	• 胸部X线检查：肺部有不同程度的片状、斑片状浸润性阴影或呈网状改变，而且进展迅速 • 分子生物学方法：聚合酶链反应（PCR）
治疗	抗病毒药：目前有多种，如利巴韦林、α干扰素、洛匹那韦/利托那韦、磷酸氯喹与阿比朵尔、瑞德西韦等 调整免疫：甲泼尼龙、地塞米松、丙种球蛋白 其他：呼吸支持、循环支持、力托珠单抗、疫苗	抗病毒治疗：利巴韦林、奥司他韦 调整免疫：甲泼尼龙、转移因子 对症：阿奇霉素、吸氧、物理降温
治疗	中医中药：①轻型、普通型——宣肺败毒汤；②轻型、普通型和重型——化湿败毒方；③轻型、普通型、重型、危重型——清肺排毒汤 中成药：连花清瘟胶囊、金花清感颗粒和血必净注射液	中医：①早期：银翘散、麻杏石甘汤；②中期：清营汤、清瘟败毒散；③晚期：达原饮、石斛夜光丸

八十八、艾滋病

艾滋病（AIDS）是获得性免疫缺陷综合征的简称。它是人类免疫缺陷病毒（HIV）所引起的致命性慢性传染病，临床主要表现为发热、淋巴结肿大、全身皮疹、慢性腹泻等，本病属中医学"疫毒""虚劳"范畴。艾滋病被认为是"超级瘟疫"，WHO确定每年的12月1日为"世界艾滋病日"。

【诊断】

> 两项以上高危人，高度警惕艾滋病。
> 再参流行病学史，临床四期三类分。
> 血清检查可确诊，抗体抗原皆阳性。

简注 ①高危人群，如男同性恋者，性乱交者、静脉药瘾者、血友病和多次输血者。发病年龄主要是50岁以下的青壮年。②高危人群有下列情况两项或两项以上者应考虑艾滋病的可能：体重下降10%以上；慢性咳嗽或腹泻1个月以上；间歇或持续发热1个月以上；全身淋巴结肿大；反复出现带状疱疹或慢性播散性单纯疱疹感染；口咽念珠菌感染。③流行病学资料：有性乱交、静脉药瘾，应用了输血制品等。④临床四期表现是诊断艾滋病重要依据之一。

Ⅰ期：急性感染类似血清病症状。

Ⅱ期：无症状感染。

Ⅲ期：持续性全身淋巴结肿大综合征（PGL）主要表现为腹股沟淋巴以外全身其他部位两处或两处以上的淋巴肿大，其特点是质地柔韧，无痛觉、无粘连。

Ⅳ期：本期可出现5种表现：体质性疾病，发热、盗汗、乏力、厌食、慢性腹泻、肝脾大；神经系统症状，头痛、癫痫、下肢瘫，进行性痴呆；严重临床免疫缺陷，出现各种机会性病原体感染，如念珠菌、结核杆菌、疱疹病毒、EB病毒等；继发肿瘤如卡波西肉瘤、非霍奇金淋巴瘤；其他如慢性淋巴性间质性肺炎等。⑤确诊依据是血清学检查：HIV 抗体或 HIV 抗原出现阳性。⑥确诊以后不仅要进行分期诊断，还要进行 HIV 感染的分类诊断。目前 WHO 将艾滋病分为三大类。

A 类：包括原发性临床 HIV 感染（即急性 HIV 感染）、无症状 HIV 感染和持续性全身淋巴肿大综合征。

B 类：为 HIV 相关细胞免疫缺陷所引起的临床表现。包括继发细菌性肺炎或脑膜炎、咽部或阴道念珠菌病、颈部肿瘤、口腔毛状白斑、复发性带状疱疹、肺结核、特发性血小板减少性紫癜等。

C 类：包括出现神经系统症状，各种机会性病原体感染，因免疫缺陷而继发肿瘤及并发其他疾病。

【西医治疗】

1. 常用疗法

　　早抗病毒是关键，三类制剂三四联。
　　鸡尾酒法源实践，沙奎那韦一线选。
　　支持对症预防疗，免疫缺陷要改善。

简注 ①迄今对艾滋病尚无特效疗法，早期抗病毒治疗是关键。②目前抗 HIV 药有三类：核苷类逆转录酶抑制药（NRTI），包括齐多夫定（AZT）、拉米夫定（3TC）；非核苷类逆转录酶抑制药（NNRTI），主要制剂奈非雷平（Nevirapine）；蛋白酶抑制药（PI）如沙奎那韦（Saquinavir）与利托那韦（Ritonavir）。鉴于仅用一种抗病毒药物易诱发 HIV 突变并产生耐药性，因而主张联合用药，常用三联或四联，即上述三类抗 HIV 药物的各种组合，可形象地比拟为鸡尾酒疗法。鸡尾酒疗法来源于临床实践，实践证明，它能延缓 AIDS 的发病和延长患者的生命，需终身维持治疗。③在蛋白酶抑制药中沙奎那韦毒性小，与其他蛋白酶抑制药之间无交叉耐药，因而常作为一线选用药。但标准一线方案为：齐多夫定（AZT）或司他夫定（d4T）＋拉米夫定（3TG）＋奈韦拉平（NVP）；常用的二线方案为：替诺福韦（TDF）＋拉米夫定（3TG）＋克力芝（复合制剂）。④支持与对症治疗：包括输血及营养支持疗法，补充维生素特别是维生素 B_{12} 和叶酸。对于进行性消瘦者，可用乙酸甲地孕酮刺激食欲。⑤预防性治疗：结核菌素试验阳性者，要用异烟肼治疗 1 个月；医务人员被污染者，在 2h 内应进行 AZT 等治疗，疗程 4～6 周。⑥免疫治疗：抗病毒药与基因重组白介素 -2（IL-2）同时应用，可明显改善免疫功能。

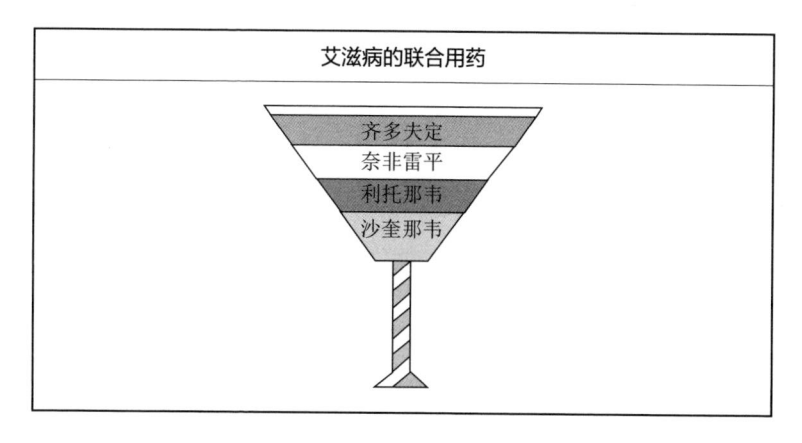

艾滋病的联合用药

齐多夫定
奈非雷平
利托那韦
沙奎那韦

2. 偶联疗法

处方 ①未接受过抗病毒治疗者采用标准一线方案：齐多夫定（AZT）、拉米夫定（3TG）；司他夫定（d4T）、奈韦拉平（NVP）；司他夫定（d4T）、沙奎那韦（SQV）。②接受过抗病毒治疗者采用二线方案：替诺福韦（TDF）、拉米夫定（3TG）；洛匹那韦（LPV）、利托那韦（RTV）。③免疫治疗：一线方案或二线方案、白细胞介素 -2（IL-2）。④并发症的治疗：一线方案或二线方案、克霉唑；一线方案或二线方案、阿昔洛韦；

一线方案或二线方案、螺旋霉素;一线方案或二线方案、阿奇霉素;一线方案或二线方案、干扰素。

解析 白细胞介素-2(IL-2)可增加T细胞的作用,从而提高患者的免疫功能。并发真菌感染加用克霉唑;并发带状疱疹感染加用阿昔洛韦;并发弓形虫病加用螺旋霉素;并发鸟分枝感染加用阿奇霉素;并发卡波西肉瘤加用干扰素。

【中医治疗】

1. 辨证论治

　　七型主次症分明,热毒"清金"伍"麻杏"。
　　气阴两虚两方合,"百合固金""生脉"沁。
　　气虚血瘀邪毒蕴,"补中益气""血府"征。
　　肝经风火湿毒结,"龙胆泻肝"仍可行。
　　气郁痰阻"逍遥"并,"参苓白术"亏脾肾。
　　元气虚衰肾亏涸,"补天大造"滋肾阴。

简注

艾滋病(疫毒、虚劳)辨证论治
- 热毒壅肺证——清金化痰汤合麻杏石甘汤
- 气阴两虚证——生脉散合百合固金汤
- 气虚血瘀证——补中益气汤合血府逐瘀汤
- 肝风火结证——龙胆泻肝汤
- 气郁痰阻证——消瘰丸合逍遥丸
- 脾肾亏虚证——参苓白术散
- 气衰肾亏证——补天大造丸

2. 中成药剂

　　羚羊清肺二母宁,养阴清肺生脉饮。
　　补中益气血府逐,龙胆泻肝防风通。
　　内消瘰病逍遥丸,参苓白术与四神。
　　六味地黄参麦液,补天大造左归真。

简注 上述中成药指:①羚羊清肺散、二母宁嗽丸;②养阴清肺丸、生脉饮;③补中益气丸、血府逐瘀口服液;④龙胆泻肝丸、防风通圣丸;⑤内消瘰疬丸、逍遥丸;⑥参苓白术散、四神丸;⑦六味地黄丸、参麦注射液;⑧补天大造丸、左归丸。

3. 对药疗法

组方 ①板蓝根冲剂、银翘解毒片;②川芎茶调散、正柴胡饮;③人参归脾丸、丹栀逍遥散;④羚羊清肺散、二母宁嗽丸;⑤生脉散、养阴清肺丸;⑥血府逐瘀口服液、补中益气丸;⑦内消瘰疬丸、牛黄解毒片;⑧参苓白术散、四神丸;⑨参麦注射液、六味地黄丸;⑩防风通圣丸、冰硼散。

方义 ①板蓝根冲剂、银翘解毒片合用于艾滋病急性期风热型。②川芎茶调散、正柴胡饮合用于艾滋病急性期风寒型。③人参归脾丸、丹栀逍遥散合用于艾滋病无症状期气血虚亏与肝郁型。④羚羊清肺散、二母宁嗽丸合用于本综合征艾滋病期热毒内蕴证。⑤生脉散、养阴清肺丸合用于本综合征艾滋病期气阴两虚证;⑥血府逐瘀口服液、补中益气丸合用于本综合征艾滋病期气虚血瘀证。⑦内消瘰疬丸、牛黄解毒片合用于本综合征艾滋病期气郁痰浊证。⑧参苓白术散、四神丸合用于本综合征艾滋病期脾肾阳虚证。⑨参麦注射液、六味地黄丸合用于本综合征艾滋病期元气虚衰证。⑩防风通圣丸、冰硼散合用于本综合征艾滋病期肝经风火、湿毒蕴结证。防风通圣丸内服,冰硼散外涂于患处。

4. 针灸疗法

(1) 常选穴位

三穴可治艾滋病,任脉首穴取会阴。

阳明胃经足三里,肾俞太阳膀胱经。

简注 治疗艾滋病可取三穴,即任脉的会阴、足阳明胃经的足三里及足太阳膀胱经的肾俞。会阴疏通体内脉结,促进阴阳气的交接与循环,对调节生理和生殖功能有独特的作用;

常见传染病 | 473

足三里具有健脾和胃，强体健身之功；肾俞益水壮火，温阳化气。

（2）精选对穴与方义

交替针刺。

①关元、足三里：关元属任脉，具有培肾固本，补益元气之功；足三里属足阳明胃经，具有健脾和胃，强体健身之功；二穴配伍，具有协同作用。②脾俞、肾俞：均属足太阳膀胱经。脾俞补脾阳、助运化、益营血；肾俞益水壮火，温阳化气。而肾为先天之本，脾为后天之本，故二穴配伍，具有协同作用。交替针刺上述两组穴，皆是针灸治疗艾滋病综合征的主穴。

【中西医结合治疗】

处方 ①一线方案或二线方案、人参归脾丸；②一线方案或二线方案、补中益气丸。

解析 一线方案或二线方案是当前西医比较成熟的抗艾滋病治疗方法；人参归脾丸与补中益气丸可恢复元气，补脾益肾，增强免疫功能，是当前中医比较常用的抗艾滋病成药。二成药配伍，具有协同作用。

【心悟】

艾滋病应立足预防：三环九条

洁身自好不滥交，正确使用安全套。

医疗器具一次性，输血定要筛选好。

远离毒品意志坚，疫苗接种亦重要。

针灸毫针一次性，避免怀孕流产早。

规范治疗性病患，三环九条应记牢。

简注 ①包括艾滋病在内的传染病的预防均为三个基本环节，即控制传染源、切断传播途径及保护易感人群。②控制传染源主要是及早识别患者并注意适当隔离高危人群，但不能歧视患者。切断传播途径主要是：洁身自好；注意正确使用安全套；医疗器具、器械一次性使用；把好输血关；远离毒品；针灸毫针一次性使用；规范治疗性病；避免妊娠，流产要及早。③保护易感人群，提高免疫力。目前研发的HIV疫苗包括HIV灭活疫苗、HIV减毒活疫苗、亚单位疫苗、活载体病毒蛋白疫苗、DNA疫苗等。这是三环第九条。据报道，HIV疫苗已经取得突破，"艾滋末日"指日可待。④三环九条，三环为三个基本环节；九条为切断传播途径（8条）以及使用疫苗。

艾滋病的心理疗法：七法　迄今对艾滋病尚无特效疗法，早期抗病毒治疗是关键，同时还应加强心理治疗。

1. 支持性心理疗法

医生要给患者以生的希望，更多地关心、体贴和抚慰患者，鼓励患者同艾滋病做斗争，增强其信心，解除其孤立和隔绝状态，消除患者的恐惧心理和罪恶感，消除其悲观、抑郁情绪，切勿对患者歧视、冷落、排斥、嫌弃、厌恶。

2. 心理疏泄法

一般分三阶段实施，即疏通阶段、矫正阶段与引导阶段。第一阶段要营造良好的疏导环境，进行言语疏导，为患者解除思想顾虑、激发艾滋病患者的自信心；第二阶段要矫正艾滋病的基本心理特征与发病后的心理特征，稳定其情绪，缓解其心理失衡；第三阶段要引导患者自我领悟，克服绝望情绪，缓和尖锐的心理冲突。

3. 集体心理疗法

在高发区可进行集体心理治疗，分组治疗一般不超过8人，患者同病相怜，可宣泄负性情感，还可通过示范作用唤起抗病潜能，增强康复信心。

4. 家庭疗法

本法派生于集体心理疗法，其本质又属于关爱疗法，爱人的关怀极有助于患者度过心理危机，减轻乃至消除其悲观绝望情绪。

5. 行为疗法

患者要努力做到"高洁其志行，严谨其操守"，志当高远，勿玩物丧志，勿自暴自弃，勿沉溺于庸俗低级、腐朽淫秽的色情之中。吸毒者采用系统脱敏疗法；夫妻同房时宜用避孕套；不共用牙具、刮面刀；无症状病毒携带者应注意隔离；营养支持疗法也属于行为疗法大范畴。

6. 认知疗法

要让患者认识到人类将迅速攻克艾滋病这个"超级癌症"，从而树立起逐渐康复的信心。早在1996年，何大一医生就提出了艾滋病联合疗法——鸡尾酒疗法并获得显著疗效，再结合免疫疗法、营养支持与对症疗法、中医药疗法，应该是大有希望的。

7. 情志相胜法

主要应用中医内经"喜胜悲""思胜恐"原理，分别采用中医自然疗法（包括景观疗法、色彩疗法、花木疗法、高山疗法）、中医娱乐疗法及正言开导法等。

常见社区急症

呼吸系统急症

八十九、支气管哮喘急性发作

支气管哮喘是一种由多种炎细胞参与的气道变态反应性（变应性）与高反应性的疾病，临床特征为反复发作的喘息与呼气性呼吸困难伴哮鸣音。临床分为六型、三期、四度（级）：六型指典型的外源性、内源性与混合性哮喘，以及不典型的咳嗽变异性、胸闷变异性、运动性哮喘；三期即急性发作期、慢性持续期和缓解期。支气管哮喘急性发作即急性哮喘，急性哮喘又分为四度（级），即轻、中、重、危重度，中医称为"哮病""喘证"。

【诊断】

哮喘病史症征依，临床特点肺功低。

血气分析胸片示，严重程度分四级。

排除气胸左心衰，病因诱因 IgE。

简注 ①其诊断要点包括：既往哮喘发作史；突然发生喘咳胸闷与呼气性呼吸困难等症状；患者恐惧面容、颜面苍白发绀，胸廓饱满，呼气延长，可有三凹征，脉搏加快或呈奇脉，叩诊呈过清音，听诊有广泛哮鸣音与湿啰音（体征）；肺功能低下，呼气流量峰值（PEF）下降，第一秒用力呼气量（FEV_1）下降；血气分析提示氧分压下降，二氧化碳分压增高，血氧饱和度低下；胸部 X 线片示双肺过度充气，有条索状浸润。总之，不外病史、临床表现与辅助检查三大方面。②根据临床特点与血气分析，急性哮喘分为轻度、中度、重度与极重度（危重四级。重度或极重度哮喘出现呼吸困难加重，说话困难，焦虑不安或出现嗜睡等意识障碍，心率超过 120 次/分，氧分压＜60mmHg，二氧化碳分压＞45mmHg，血氧饱和度≤90%，pH降低。③还要排除气胸、急性左侧心力衰竭。④更重要的是进行病因诊断，明确急性哮喘的病因是外源性、内源性还是其他的。外源性要找出变应原与感染原；内源性要弄清是遗传还是应激；其他如运动性、月经妊娠性、药物性、咳嗽变异型等。⑤诱因包括某些食物、药物、宠物、病毒与细菌感染、精神刺激、疲劳、剧烈运动、气候剧变等。⑥测定血清 IgE 有助于外源性哮喘与内源性哮喘的鉴别，前者血清 IgE 增高，后者正常或降低。

【西医治疗】

1. 常用疗法

脱离激源最有效，急用七类平喘药。

危重吸氧二素用，输液纠酸需及早。

呼衰通气有无创，并发引流灌肺泡。

简注 ①立即脱离应激源即变应原是治疗哮喘最有效的方法。②急性哮喘的药物治疗有七类：β_2 受体激动药是控制哮喘急性发作的首选药，如沙丁胺醇、特布他林；糖皮质激素如倍氯米松；M 受体拮抗药如异丙托溴铵；茶碱类如氨茶碱；钙通道阻滞药如硝苯地平；新型抗变态反应药酮替芬；白三烯调节药如孟鲁司特。③危重哮喘的处理包括：高浓度吸氧；应用广谱抗生素与糖皮质激素如头孢拉定与氢化可的松；及早补液、纠正酸中毒，纠正水与电解质紊乱；处理呼吸衰竭先用无创辅助通气，无效再用有创机械通气。前者如应用呼吸兴奋药与呼吸机；后者指气管插管与切开。④急性哮喘如合并张力性气胸，应给予胸腔闭式引流；如出现痰栓阻塞应及时吸痰，必要时实施支气管肺泡灌洗。

2.偶联疗法

处方 ①沙丁胺醇(舒喘灵)、氨茶碱;②头孢曲松钠、氢化可的松。

解析 ①沙丁胺醇(舒喘灵)、氨茶碱的药理作用见前述"支气管哮喘"内容。②头孢曲松钠商品名菌必治,系第三代头孢菌素;氢化可的松系抗炎性平喘药之一,二药配伍,可治疗急性哮喘。

【中医治疗】

1.辨证论治

哮喘急发两证分,寒哮证与热哮证。

前者射干麻黄汤,后者定喘汤力宏。

简注

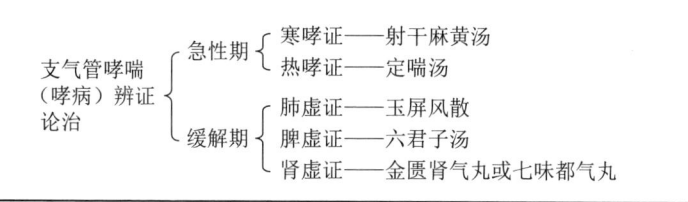

```
                    ┌ 急性期 ┌ 寒哮证——射干麻黄汤
支气管哮喘          │        └ 热哮证——定喘汤
(哮病)辨证 ────┤        ┌ 肺虚证——玉屏风散
  论治              └ 缓解期┤ 脾虚证——六君子汤
                             └ 肾虚证——金匮肾气丸或七味都气丸
```

2.中成药剂

百合固金小青龙,河车大造大可通。

简注 上述中成药指:①百合固金丸;②小青龙颗粒;③河车大造丸;④大可通胶囊。

3.对药疗法

组方 ①杏仁、葶苈子;②射干、麻黄;③银杏叶、麻黄。

方义 ①杏仁宣肺平喘,葶苈子泻肺平喘,二药合用,气机通畅,平喘疗效良好;②射干、麻黄合用源于张仲景《金匮要略》中的射干麻黄汤,用于支气管哮喘寒哮证;③银杏叶、麻黄合用源于《摄生众妙方》中的定喘汤主药白果、麻黄,鉴于白果是银杏的种子且有小毒，银杏叶功效类似白果而不良反应少，故以银杏叶代替白果。

4.针灸疗法

（1）常选穴位

寒哮交替二组穴，定喘肾俞孔最先。

肺俞大椎足三里，一个疗程十五天。

简注 主要用于冷哮：第一组定喘、肾俞、孔最；第二组肺俞、大椎、足三里。

（2）精选对穴与方义

①定喘、肾俞：定喘系经外奇穴背部穴，为平喘要穴；肾俞属足太阳膀胱经，可益水壮火、补纳肾气。二穴配伍，用于哮喘虚寒证。②肺俞、孔最：肺俞属足太阳膀胱经，为肺之气血聚集于背部之处，具宣肺平喘的功效；孔最为手太阴肺经郄穴，为肺之气血深集之处，具润肺止喘的功效，二穴配伍，一宣一润，相得益彰，用于"哮病"甚好。③璇玑、气海：璇玑属任脉，功效宣通气机、下气止喘；气海亦属任脉，功效调补元气、纳气平喘，二穴配伍，亦源于《玉龙歌》。④列缺、足三里：列缺为手太阴肺经络穴，又为八脉交会穴，用于咳嗽气喘；足三里为足阳明胃经下合穴、土合穴，用于咳嗽痰喘诸证。二穴皆为四总穴，二穴配伍，源于《杂病穴法歌》。

【中西医结合治疗】

处方 ①克仑特罗、洋金花；②克仑特罗、黄芩；③沙丁胺醇（舒喘灵）、小青龙颗粒。

简注 ①盐酸克仑特罗与洋金花总生物碱可组成止喘灵气雾剂，前者是中效 β_2 受体激动药，后者是 M 受体拮抗药。②盐酸双氯醇胺与黄芩提取物是喘舒片的主要成分，双氯醇胺即克仑特罗，黄芩提取物主要化学成分为黄酮类，包括黄芩苷、黄芩素等。黄芩的抗炎作用与其抗组胺释放及抑制花生四烯酸代谢从而减少炎性介质的生成和释放有关。③沙丁胺醇（舒喘灵）也是中效 β_2 受体激动药，小青龙颗粒解表化饮、止咳平喘，可合用于支气管哮喘急性发作期。

【心悟】

抢救支气管哮喘急性发作应掌握治疗原则。

有谓名医不治喘，贯彻治则化顽难。

西五中三需结合，雾化吸入应规范。

简注

西医治则　①脱离变应原，扩张支气管，控制气管炎症，注重药物治疗与非药物治疗相结合；②坚持早期、长期、持续、规范、个体化用药原则；③联合应用控制性药物（抗炎药）与缓解性药物（解痉平喘药等），前者需较长期使用，后者则按需使用；④急性发作期的患者需制订个体化长期治疗方案，以最小量、最便捷、最简单的联合，达到最佳疗效为原则；⑤正确使用雾化吸入药物，如糖皮质激素与 β_2 受体激动药等。

中医治则　①未发以扶正气为主，既发以攻邪气为急，发时治标，平时治本；②分清正邪虚实。实喘治肺，以祛邪利气为主，虚喘以培补摄纳为主，或补肺或补肾或健脾；③治病必求本，不能见喘治喘。

九十、自发性气胸

气胸是由于胸膜破裂，空气进入胸腔、肺组织受压导致的呼吸功能障碍，其临床特征为骤然胸痛及呼吸困难。气胸有创伤性、自发性的不同，临床上以后者居多，自发性气胸又可分类为特发性与继发性。自发性气胸以继发于 COPD 与肺结核最为多见，其次是特发性气胸，其临床类型包括闭合性（单纯性）、交通性（开放性）、张力性（高压性）三种，属于中医的厥症或胸胁痛范畴。据内经论厥症，有"暴厥""寒厥""热厥""煎厥""薄厥""尸厥"等，后世又有"痰厥""食厥""气厥""血厥""蛔厥""暑厥"等。

【诊断】

突发胸痛常单侧，气促憋气刺激咳。

胸廓饱满叩鼓音，依据症征初诊可。

胸片 CT 可确诊，病因类型并发何。

简注 气胸的诊断依据有以下几个方面。

①根据临床症状如突感单侧胸痛、呼吸困难、憋气，可有咳嗽但痰少等。②胸部积气体征：患侧胸部隆起，语颤减弱至消失，叩诊呈鼓音，听诊呼吸音减弱以至消失，左侧气胸可在心前区闻及与心脏搏动一致的噼啪声（Hamman 征）。③根据上述症状与体征可初步诊断为气胸。④胸部 X 线片与 CT 显示的气胸征象是确诊的依据：患侧肺部透亮度增加，纹理消失；肺门被压缩，呈团块萎缩、线状阴影、外缘呈弧形或分叶状；健侧代偿肺气肿，纵隔推向健侧；膈肌下降；液平面：气胸合并胸腔积液时可见。

气胸的主要临床表现	
症 状	体 征
突感单侧胸痛	发绀、患侧胸部隆起
胸闷、呼吸困难	语颤减弱以至消失
咳嗽、少痰	叩诊鼓音
心悸、烦躁、恐惧等	听诊 Hamman 征

⑤重要的是要明确病因与诱因：病因见图 10-2；诱因有剧烈咳嗽、屏气、大笑、用力过猛、负重、喷嚏、高喊、便秘、酣睡等。⑥进行临床类型的诊断，即闭合性、交通性、张力性三种。胸腔内测压计可协助诊断是哪一种临床类型，闭合

性胸膜腔内压接近或稍超过大气压，交通性"O"上下，接近大气压，而张力性气胸为高度正压，超过1个标准大气压。此型胸膜腔内压测定常超过10cmH$_2$O，甚至超过20cmH$_2$O。⑦完整的诊断还要包括并发症的诊断，需要明确有无并发呼吸衰竭、痰栓阻塞、血气胸、脓气胸等。

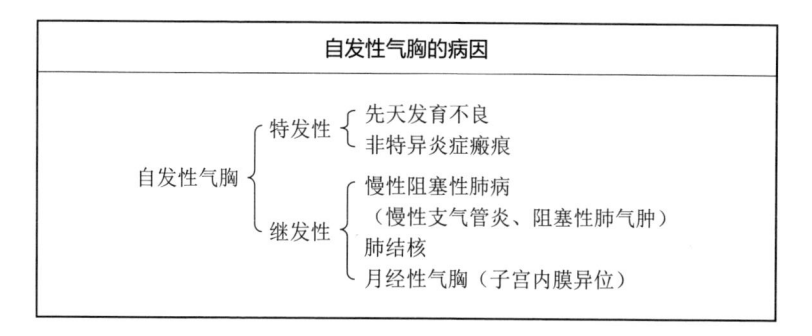

自发性气胸的病因
自发性气胸 ┬ 特发性 ┬ 先天发育不良 　　　　　│　　　　└ 非特异炎症瘢痕 　　　　　└ 继发性 ┬ 慢性阻塞性肺病 　　　　　　　　　│ （慢性支气管炎、阻塞性肺气肿） 　　　　　　　　　├ 肺结核 　　　　　　　　　└ 月经性气胸（子宫内膜异位）

【西医治疗】

1.常用疗法

　　闭合保守多可愈，镇静止痛氧气吸。
　　交通负压吸引机，张力粗针速排气。
　　针对并发诱因避，基础疾病应处理。

简注 气胸的治疗原则是排气减压、消除病因与防治并发症。

①闭合性气胸：气胸量常小于20%，经保守治疗多可治愈，气体可在7~10天内吸收。应严格卧床，酌情给予镇静、镇痛等药物，经鼻导管或面罩吸入40%以下的氧，可达较满意疗效。②交通性气胸：可试用负压吸引，在肺复张过程中，胸膜裂口可能随之关闭。③张力性气胸危及生命，必须尽快排气，紧急时可临时用注射器抽气或经胸壁（锁中线第二前肋）插针，尾端用胶管连接水封瓶引流，亦可用一粗注射针，尾部扎上橡皮指套，指套末端剪一小裂缝，插入胸腔临时排气。为确

保有效持续排气，通常应用胸腔闭式水封瓶引流。④及时处理可能出现的并发症，如感染、脓气胸、血气胸、纵隔气肿与皮下气肿等。⑤还要注意避免诱因，如抬举重物、用力过猛、剧烈喷嚏、高喊、屏气，甚至大笑等。⑥基础疾病的治疗即原发病的治疗对于自发性气胸患者，不可忽视肺部基础疾病的治疗。前已述及，COPD与肺结核多见，故应积极治疗慢性支气管炎、肺气肿、支气管哮喘；积极控制肺部感染，解除支气管痉挛；合理应用抗结核药。对于子宫内膜胸膜异位症所引起的月经性气胸，则应给予黄体酮，抑制排卵。

2. 偶联疗法

处方 ①布洛芬（芬必得）、阿普唑仑；②对乙酰氨基酚、氯哌斯汀（咳平）。

解析 ①布洛芬缓释胶囊（芬必得）属非甾体抗炎药，可解热镇痛抗炎；阿普唑仑（佳静安定）属抗焦虑镇静药。两药配伍，可用于闭合性气胸，因为闭合性气胸经保守治疗多可治愈，应严格卧床，酌情给予镇静、镇痛、止咳等药。②对乙酰氨基酚（扑热息痛），亦属解热镇痛抗炎药；氯哌斯汀（咳平）为非成瘾性中枢镇咳药，用于频繁咳嗽。两药配伍，亦可用于闭合性气胸。

【中医治疗】

1. 辨证论治

　　　　气胸三证主二方，肺气虚证补肺汤。
　　　　百合固金肺阴虚，气阴两虚合用良。

简注

自发性气胸（厥症、胸胁痛）辨证论治 { 肺气虚证——补肺汤
肺阴虚证——百合固金汤
气阴两虚证——补肺汤合百合固金汤

2. 中成药剂

百合固金口服液，养无极牌补肺丸。

简注 上述中成药指：①百合固金口服液；②补肺丸（养无极牌）。

3. 对药疗法

组方 ①百合、川贝母；②黄芪、五味子。

方义 ①百合与川贝母是百合固金口服液的主药。源于明朝周之干著述《慎斋遗书》的百合固金汤，其中百合养阴润肺，清心安神；川贝母润肺止咳，清热化痰。两药合用，相得益彰。②黄芪与五味子是养无极牌补肺丸的主药。补肺丸（养无极）源于金元时期《永类钤方》补肺汤，其6种成分是黄芪、党参、五味子、熟地黄、紫菀、桑白皮。黄芪补益肺气，升阳举陷；五味子上敛肺气，下滋肾阴，可用于肺气虚证。

4. 针灸疗法

（1）常选穴位

膀胱两穴督脉三，大椎素髎水沟选。

风门肺俞足太阳，五穴点刺加火罐。

简注 ①共取五穴，其中督脉三穴，即大椎、素髎与水沟（人中）；足太阳膀胱经选两穴，即风门与肺俞。②五穴点刺不留针，起针后加火罐。

（2）精选对穴与方义

①肺俞、水沟：肺俞属足太阳膀胱经，乃肺之精气输入转出之所。针刺肺俞可治疗气胸，水沟即人中穴，斜刺或点刺皆可治疗气胸。②大椎、素髎：大椎属督脉，又是手、足三阳与督脉交会穴，有肃肺调气、清心定志之功；素髎亦属督脉，在鼻尖正中，斜刺或点刺亦可治疗气胸。

【中西医结合治疗】

处方 ①布洛芬（芬必得）、百合固金口服液；②对乙酰氨基酚、补肺丸（养无极）。

简注 中西药配伍合理，可获协同作用。

【心悟】

有必要了解自发性气胸在呼吸系统疾病中的权重。

四分之一呼吸病，临床专科三部分。

肺与胸膜气管疾，气胸虽少却严重。

简注

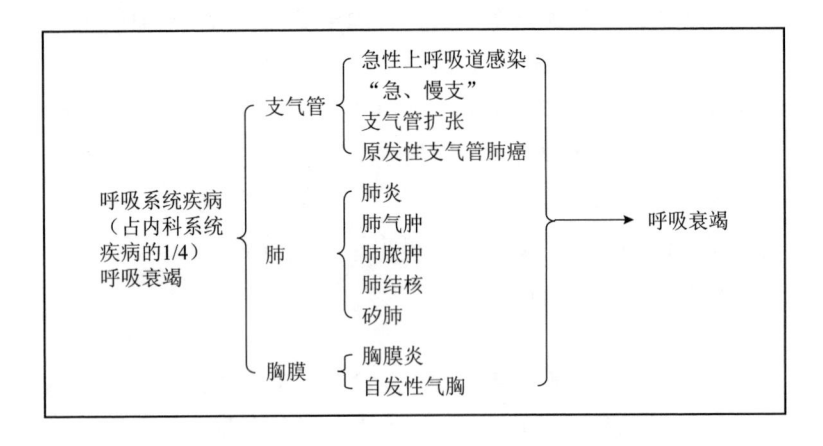

呼吸系统疾病（占内科系统疾病的1/4）呼吸衰竭：
- 支气管
  - 急性上呼吸道感染
  - "急、慢支"
  - 支气管扩张
  - 原发性支气管肺癌
- 肺
  - 肺炎
  - 肺气肿
  - 肺脓肿
  - 肺结核
  - 矽肺
- 胸膜
  - 胸膜炎
  - 自发性气胸

→ 呼吸衰竭

循环系统急症

九十一、心搏骤停

心搏骤停是指意外发生心脏泵血功能的突然停止，导致脑血流的中断而发生心脏泵血功能的突然停止，导致脑血流的中断而引起的意识丧失、呼吸停止、瞳孔散大，为心脏急症中最严重的情况，中医称为"卒死"、心阳暴脱证。

【诊断】

意识丧失脉不扪，呼吸停止三联征。

瞳散抽搐无血压，心电表现有三型。
心脏病史有或无，病因诊断首心梗。

简注 ①心搏骤停的诊断依据包括病史、临床表现与辅助检查三方面。②心搏骤停的典型临床表现是意识突然丧失、大动脉搏动消失和呼吸停止"三联征"，依次还可出现心音消失、血压测不出、短暂抽搐与双侧瞳孔散大等。③心电图特点：异常心电图有三型，即心室颤动、心电－机械分离与心室停顿。其中，心室颤动最为常见，占90%以上，心电图上QRS-T波群消失，代之以连续不规则的室颤波、频率200～400次/分；其次为心室停顿，或称心室静止，心室无收缩，心电图显示一条直线，或心电图上仅见P波而无QRS-T波；少数表现为心电－机械分离，即心脏虽有电活动，但为无效机械收缩，又称无脉搏心电活动，心电图表现为缓慢心室自主心律，间断出现宽而畸形、振幅较低的QRS波群。

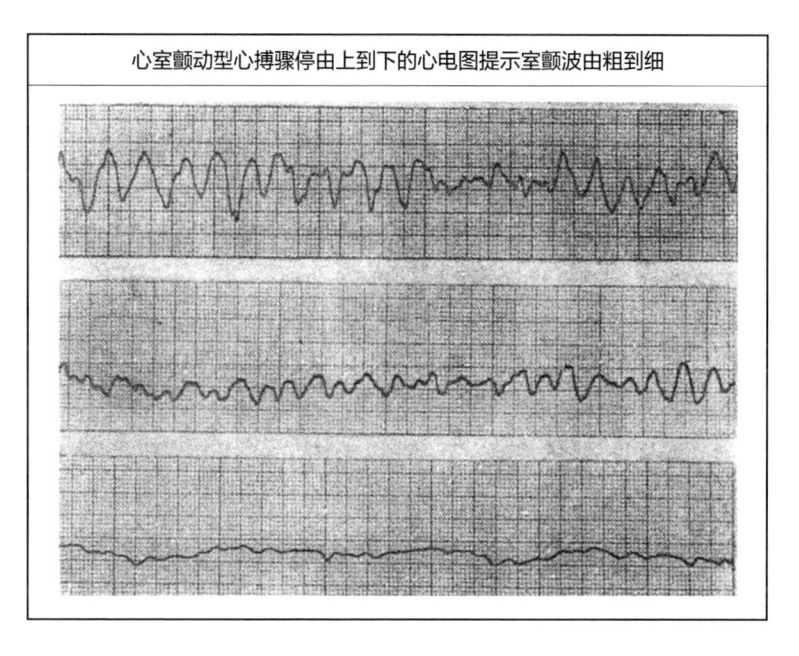

心室颤动型心搏骤停由上到下的心电图提示室颤波由粗到细

心室停顿（心室电活动完全停止）

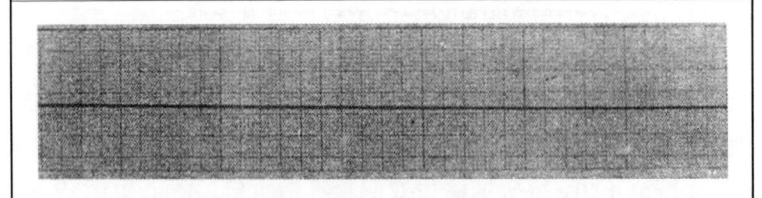

心电－机械分离（心室自主心律，心室率＜30次/分）

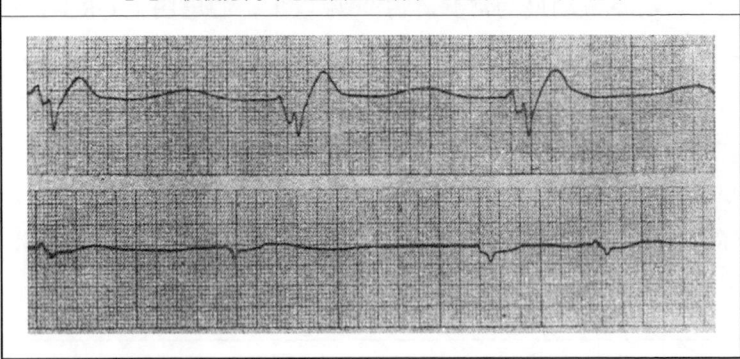

④明确病因诊断。
- 心脏病变：心脏病变以冠心病最常见，尤其是急性心肌梗死；主动脉瓣狭窄；梗阻性肥厚型心肌病；急性重症心肌炎；双束支传导阻滞，二度Ⅱ型与三度房室传导阻滞；严重室性心律失常；心力衰竭；急性心脏压塞；Q-T间期延长综合征；神经—内分泌因素所致电不稳定性。
- 非心脏病变如触电、雷击、溺水、药物中毒或过敏等。

【西医治疗】

1.常用疗法（心肺脑复苏十要）

A（airway）　　　头向后仰　气道通畅。
B（breath）　　　人工呼吸　切莫遗忘。
C（circulation）　重建循环　按压心脏。

D（drugs）	各种药物	随时跟上。
E（electrocardiogram）	心电监护	判明真相。
F（fibrillation treatment）	治疗室颤	迅速妥当。
G（gauge）	逐项检查	血气尿量。
H（hypothermia）	减低代谢	体温要降。
I（intensive care）	集中治疗	纠正异常。
J（juxtapose）	脑肾并列	勿忘预防。

简注 A：患者一旦心搏骤停，应立即对其进行捶击复律或咳嗽复律，捶击部位为胸骨中下 1/3 交界处，捶击 1 或 2 次后，部分患者可瞬即复律。如患者意识并未丧失，仍处清醒状态，可嘱患者用力咳嗽，提高胸膜腔内压，同时还要注意清理患者呼吸道，保持气道通畅。抢救者可一手置患者前额用力加压，使患者头部后仰，另手托起患者下巴，使头颈部后伸，保持下颌尖、耳垂与地面垂直，以畅通气道。

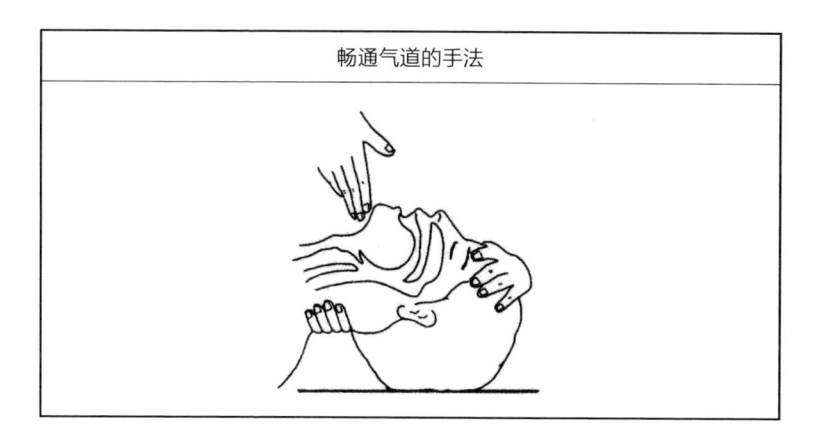

畅通气道的手法

B：如患者自主呼吸已停止，应迅速做人工呼吸，以口对口人工呼吸最好。抢救者以拇指与示指捏紧患者鼻孔，然后深吸一口气，紧贴患者口唇做深而快的用力吹气，反复进行，16～20 次 / 分。

人工呼吸示意图

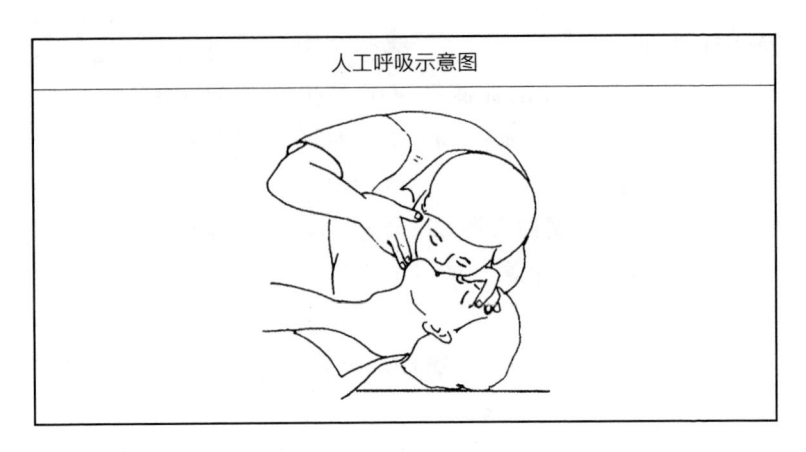

C：以剑突为定位标志，将示、中两指横放剑突上方，手指上方的胸骨正中部位即为按压区。抢救者一手掌根部放在按压区，另一手放在前一手背上垂直用力按压，每分钟80~100次，按压应平稳、均匀、有规律，避免用力过度，以免造成肋骨与胸骨骨折。

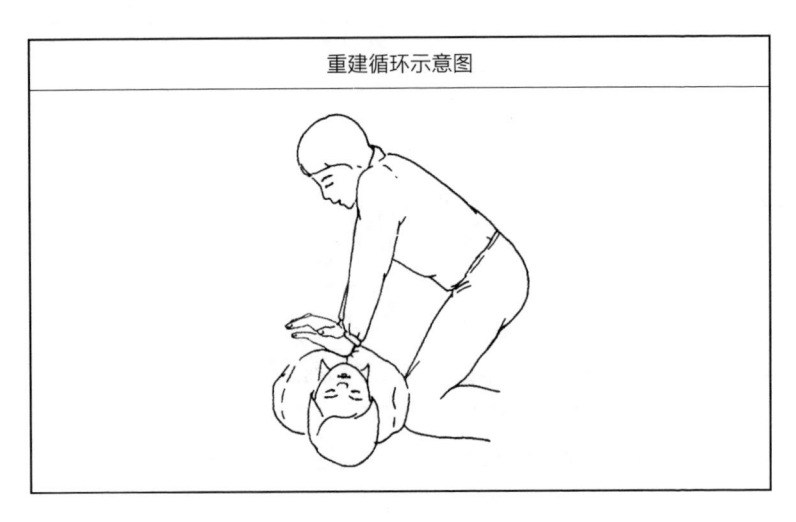

重建循环示意图

D：心肺复苏（CPR）常用药物有利多卡因、溴苄胺、硫酸镁、普鲁卡因胺、碳酸氢钠、肾上腺素、阿托品等，可根据患者病情，及时应用。

E：心电监护仪的监测要贯穿于抢救全过程，即使复苏成功也要继续监护，应将患者送入监护病房，连续监护至少48～72h。

F：迅速恢复窦性心率是复苏成功至关重要的一步，一旦心电监测确定为心室颤动或持续性快速室性心动过速，应即刻用200J能量进行直流电除颤。

G：在抢救的全过程中，要动态观察生命体征、血尿常规、水电酸碱，以及各项生化指标、血气分析等数据变化，以随时调整治疗方案。

H：心搏骤停后脑组织急性缺氧，必然导致缺氧性脑损伤，甚至出现脑水肿。此时应积极降温，可降低颅内压和脑代谢，提高脑对缺氧的耐受性，减轻脑水肿。降温应及早进行并以头部降温为主，一般降至32℃为宜，可用冰帽、冰袋物理降温，必要时可加用冬眠药物。

I：心脏复苏成功后，仍不能松懈，应进一步强化治疗，包括维持有效的循环、呼吸功能，预防再次心搏骤停，维持水与电解质平衡，防治脑水肿及急性肾衰竭与继发感染等。

J：心脑肾都是人体重要的器官，脑复苏是心脏复苏最后成败的关键，部分患者虽心肺复苏成功，但终因不可逆转的脑损害而致死亡或遗留严重后遗症。因此，抢救措施除降温外、还包括用脱水剂甘露醇、高压氧疗及防治抽搐（常用地西泮静脉注射）。护肾则早注意留置导尿管，准确记录尿量以防急性肾衰竭，应避免使用对肾有损害的药物包括庆大霉素、卡那霉素、阿米卡星、多黏菌素等。一旦出现急性肾衰竭，可使用大剂量呋塞米（速尿）与小剂量多巴胺，以及透析疗法等综合治疗。近年来研究证实，预防心脏性猝死，埋藏式心脏复律除颤器优于目前常用的抗心律失常药，为预防心脏性猝死开辟了新途径。

2.偶联疗法

处方 ①肾上腺素、碳酸氢钠；②肾上腺素、利多卡因；③肾上腺素、阿托品。

解析 ①肾上腺素是 CPR 的首选药物，可用于电击无效的心室颤动、无脉室性心动过速或无脉性电生理活动。产生的代谢性酸中毒可积极补充碳酸氢钠。②如无效可用肾上腺素与抗心律失常利多卡因配伍。③如出现缓慢性心律失常，可反复使用肾上腺素与阿托品。

【中医治疗】

1.辨证论治

气阴两脱生脉散，痰蒙神窍需加减。
菖蒲郁金汤开窍，元阳暴脱两方连。
独参四味回阳饮，危在顷刻命攸关。

简注

心搏骤停（心阳暴脱证）辨证论治 { 气阴两脱证——生脉散
痰蒙神窍证——菖蒲郁金汤
元阳暴脱证——独参汤或四味回阳饮

2.中成药剂

生脉参附注射用，痰蒙神窍醒脑静。

简注 上述中成药指：①生脉注射液；②参附注射液；③醒脑静注射液。

3.对药疗法

组方 ①红参、麦冬；②人参、制附子；③麝香、冰片。

方义 ①红参与麦冬配伍，源于药王孙思邈的《千金方》生脉饮。现代据此制成参麦注射液，可益气固脱，养阴生津，用于治疗气阴两虚证。红参为人参经过蒸制后的干燥根及根茎，红参在补虚作用方面强于人参，但价格较高。②人参与制附子配伍，源于《景岳全书》四味回阳汤，功用益气回阳救脱，主治元阳虚脱，危在顷刻者。③麝香与冰片配伍，是经科学方法提取精制而成的新型中药注射剂"醒脑静"的主药，可开窍醒脑，凉血行气、活血化瘀、清热解毒，可用于痰蒙神窍证。

4. 针灸疗法

（1）常选穴位

基本治疗三穴用，百会内关与人中。

内关心包经络穴，百会人中督脉均。

简注 共取三穴，其中督脉两穴，即百会与人中（水沟），可醒脑开窍；内关为心包经络穴，可醒神宁心。三穴相配，相得益彰。

（2）精选对穴与方义

①人中、中冲：人中属督脉，可醒脑开窍；中冲为心包经井穴，能调阴阳经气之逆乱，二穴均为治疗心阳暴脱证的要穴。②厉兑、金门：厉兑是足阳明胃经的井穴，能开窍醒神，通经活络；金门又称关梁、梁关，是足太阳经郄穴，可补阳益气，疏导水湿。此二穴配伍，亦可治疗心阳暴脱证。

【中西医结合治疗】

处方 肾上腺素、醒脑静注射液。

简注 肾上腺素是CPR的首选药物，醒脑静注射液包括麝香、冰片、栀子、郁金，可清热泻火，凉血解毒，开窍醒脑。此二药配伍，可抢救心阳暴脱证。

【心悟】

全科医生必须掌握心肺复苏CAB三部曲

初级复苏CAB，应知三部曲意义。

基础生命速支持，胸部按压最火急。

简注 ①初级复苏即基础生命速支持。②初级复苏 CAB 三部曲，应知其意义。

C——circulation：指实施人工胸外按压术。

A——airway：指畅通气道的手法。

B——breathing：指实行口对口人工呼吸。

③初级复苏中，以胸部按压十万火急，最重要！

全科医生也需要具有急诊临床思维

急诊医学是一门新兴的临床医学专业独立学科，是一门跨学科的边缘学科，包括初期急救、复苏学、危重病医学、创伤学、急性中毒、灾难医学及急诊医学体系。急诊医学是对危重急症、创伤和意外伤害评估、急诊处理、治疗和预防的学科专业体系，其核心是诊断、救治危重急症和创伤；急救医学则侧重对危重急症、创伤、灾害事件等的急救反应能力，其核心是急救的合理过程及急救技术的熟练而有效地使用。急诊与急救虽然在医疗任务上有所不同，但经常被混用，两者涉及的理论和实践相互交叉、重叠，融合在一个完整的急诊医疗服务体系之中。急诊急救工作直接关系到患者安危及预后，进行急诊急救医学教育十分迫切与重要。为此，WHO 把每年的 9 月 11 日定为"世界急救日"！

沧海横流，方显英雄本色。急诊与急救是临床的最前线，急诊患者面临生命险境，医生必须快速诊断与急救，必须熟悉急诊与急救医学的特点，即紧急性与迫切性、集中性与偶然性、责任性与技术性、协调性和社会性、复杂性与不确定性，必须很好地运用急诊临床思维，以症状为导向，利用有限的资料，尽可能在短时间内做出临床决策，缩小时间窗，在黄金时间段内抢救生命！对于全科医生来说，某些急救医术必须掌握。比如前述心肺复苏，再如气管异物的急救等。解除气管异物梗阻主要有三种方法，即海姆立克手法（Heimlich

Maneuver）、捶背法及胸部冲击法。

九十二、急性心力衰竭

急性心力衰竭是因急性心肌损害或突然加重的负荷，导致心排血量急骤降低从而使心功能短时发生衰竭的综合征，临床上以急性左侧心力衰竭较常见，主要表现为肺水肿、心源性休克等。相当于中医的"喘证""怔忡""心痹""心水"等，统称"心衰病"。

【诊断】

突发气急与发绀，频咳粉红泡沫痰。
干湿啰音奔马律，心脏病史过输液。
影像超声心电图，心功病因皆诊断。

简注 ①心搏骤停的诊断依据包括病史、临床表现与辅助检查三方面。临床特点是其诊断依据之一：突然气急、突发严重呼吸困难，呈端坐呼吸，晕厥甚至休克；面色苍白、发绀，表情焦虑，同时有频繁咳嗽；咳粉红浆液泡沫痰；听诊两肺满布湿啰音与哮鸣音（干啰音），肺底可闻粗湿啰音（大水泡音），心尖部可闻舒张期奔马律。右侧心力衰竭尚有颈静脉怒张，肝大，肺栓塞区叩诊呈浊音，P_2 亢进等体征。②询问病史也是诊断的依据，患者过去有心脏病史，现有输液过多过快，以及肺栓塞。③其他诊断要点：X 线心脏正位片可见蝶形大片阴影，克利（Kerley）B 线与胸腔积液阴影；超声心动图提示左心房大、左心室大、右心室肥大，心包积液、上腔静脉扩大；心电图提示心率快、心律失常，心电轴左偏或右偏。④进行心功能的分级诊断：目前通用的是美国纽约心脏病学会（NYHA）1928 年提出的一项分级方案，主要根据患者的自觉活动能力划分为四级。

心功能Ⅰ级：指心功能代偿期，体力活动不受限，一般活动不引起心悸、乏力、呼吸困难等症状。

心功能Ⅱ级：即心力衰竭一度，体力活动稍受限，一般活动后出现症状。

心功能Ⅲ级：即心力衰竭二度，体力活动明显受限，稍事活动后出现症状。

心功能Ⅳ级：即心力衰竭三度，体力活动完全受限，休息时也出现症状。

上述分级方案的优点是简便易行，但缺点是主观陈述缺乏客观检查的依据，为此，1994年美国心脏病学会（AHA）对NYHA进行了修订，采用并行两种分级方案，第一种即上述四级方案，第二种是客观评估，参考心电图、X线片、超声心动图等来评估心脏病变的严重程度，分ABCD四级。

A级：无心血管疾病的客观依据。

B级：客观检查有轻度心血管病。

C级：客观检查有中度心血管病。

D级：有严重心血管病的客观依据。

⑤更重要的是病因诊断，常见病因有：急性心肌梗死、心肌炎、心内膜炎、大量心包积液；高血压性心脏病、肺源性心脏病、先天性心脏病、贫血性心脏病、甲状腺功能亢进性心脏病等；严重心律失常如室性心动过速、三度房室传导阻滞。

【西医治疗】

1.常用疗法

　　　　强心利尿扩血管，吸氧安定减回血。
　　　　心律失常需控制，休克低右多巴胺。
　　　　右衰吗啡西地兰，尿酶肝素钙溶栓。

简注 ①速效洋地黄制剂的应用：常用毛花苷C（西地兰）静脉注射，首剂0.4~0.8mg，但对心肌梗死患者来说，发病24h内不宜，二尖瓣狭窄常引起的肺水肿洋地黄也无效。②快速利尿药的使用：呋塞米（速尿）20～40mg 静脉注射，于 2min 内推完，4h 重复 1 次。③应用血管扩张药，如硝普钠、硝酸甘油、酚妥拉明等。④氨茶碱兼有强心、利尿、扩血管的作用，具有辅助治疗作用。⑤高流量鼻导管给氧，每分钟 6～8 升。⑥应用强安定药即镇痛药，如吗啡或哌替啶（杜冷丁），此类药物不仅可使患者镇静下来，减少躁动带来的额外心脏负担，同时具有小血管扩张功能，因而可减轻心脏负担。⑦减少回心血量：患者取坐位，两腿下垂，以减少静脉回流；轮流结扎四肢可减少静脉回心血量；必要时静脉放血 300ml，以降低前负荷。⑧如有心律失常者应给予抗心律失常治疗，包括药物或电疗等。⑨如有心源性休克要扩容及使用血管活性药，如右旋糖酐-40、多巴胺等。⑩急性右侧心力衰竭剧烈胸痛者皮下注射吗啡，静脉注射毛花苷 C（西地兰）；肺栓塞所致者应给予溶栓，常用尿激酶与低分子肝素钙。

2. 偶联疗法

处方 ①毛花苷 C、呋塞米；②吗啡、毛花苷 C。

解析 ①急性左侧心力衰竭常用毛花苷 C 与呋塞米静脉注射。②急性右侧心力衰竭常用吗啡皮下注射；毛花苷 C 静脉注射。

【中医治疗】

1. 辨证论治

　　　　气阴两虚参麦液，气滞血瘀救心丸。
　　　　心肾阳虚心阳脱，益气固脱参附见。

简注

急性心力衰竭（心衰病）辨证论治
- 气阴两虚证——参麦注射液
- 气滞血瘀证——速效救心丸
- 心肾阳虚证或心阳虚脱证——参附注射液

常见社区急症 | 497

2. 中成药剂

舌含速效救心丸，参麦参附注射选。

简注 上述中成药指：①速效救心丸；②参麦注射液；③参附注射液。

3. 对药疗法

组方 ①川芎、冰片；②红参、麦冬；③人参、制附子。

方义 ①川芎与冰片组成了速效救心丸，能行气活血，祛瘀止痛，用于心衰病气滞血瘀型。②红参与麦冬配伍，源于孙思邈的《千金方》。可益气固脱，养阴生津，用于治疗心衰病气阴两虚证。②人参与制附子配伍，源于《景岳全书》四味回阳汤，功用益气回阳救脱，用于心衰病心肾阳虚证或心阳虚脱证。

4. 针灸疗法

（1）常选穴位

内关间使心包经，膀胱心俞心神门。

阳明胃经足三里，针刺五穴不留针。

简注 共取五穴，即内关、间使、心俞、神门与足三里，一般不留针。其中，内关、间使属手厥阴心包经；心俞属足太阳膀胱经、神门属手少阴心经；足三里属足阳明胃经。

（2）精选对穴与方义

内关、神门："心衰病"急救取穴以心经与心包经为主。内关属手厥阴心包经，神门属手少阴心经。

【心悟】

急、慢性心力衰竭的治疗原则比较。

强心利尿扩血管，急慢心衰治皆然。

制剂给途有不同，同中有异要互参。

简注 ①慢性心力衰竭的治则是强心利尿扩血管，休息限盐抗感染；而急性心力衰竭则是强心利尿扩血管，吸氧安定减回血。②对于强心苷制剂，慢性可选长效（洋地黄毒苷）、中效（地高辛）、速效（毛花苷C）；而急性只用快速洋地黄，如静脉注射毛花苷C（西地兰）。③对于利尿药，慢性可选强效（呋塞米）、中效（氢氯噻嗪）、弱效（螺内酯）；而急性只选强效利尿药呋塞米（速尿）。④对于扩血管药，慢性可选小静脉扩张药（硝酸甘油）、小动脉扩张药（卡托普利）、小动静脉扩张药（硝普钠）且多用口服；而急性则需静脉给药，临床上以静脉滴注硝普钠较为常用。

消化系统急症

九十三、急性胃肠炎

急性胃肠炎是由于饮食不当、进食不洁引起的急性单纯性胃炎，常伴肠道炎症，主要表现为呕吐与腹泻。相当于中医的"胃瘅"。

【诊断】

进食不洁病程短，恶心呕吐水样泻。

上腹不适肠胀痛，严重脱水与呕血。

轻度压痛肠鸣亢，食物粪便菌毒检。

简注 ①患者常有食用被细菌或其毒素污染的食物等病史，起病急骤，多在进食后24h内发病，病程1~2天。②临床特点是诊断本病的重要依据：常见症状有恶心呕吐、频繁水样腹泻、上腹部不适、腹胀腹痛，严重时呕血；体征包括上腹部与脐周有轻度压痛，严重时呈脱水貌及肠鸣音亢进。③食物、呕吐物、排泄物中检出与培养出致病菌，以及血清凝集素阳性均有利于协诊。

【西医治疗】

1. 常用疗法

　　　　流食禁食卧床重，对症呕吐腹泻痛。
　　　　多潘立酮易蒙停，苯乙哌啶阿托品。
　　　　进食不洁引起者，抗菌阿莫氟喹酮。

简注 ①一般疗法的饮食食谱为清淡流质，严重者需要禁食并且要卧床休息。②对症治疗包括：呕吐用多潘立酮（吗丁啉）；腹泻用洛哌丁胺（易蒙停）、地芬诺酯（苯乙哌啶）；腹痛用阿托品。③抗菌药用阿莫西林与氟喹酮类，后者常用环丙沙星、氧氟沙星、左氧氟沙星（左克）。

2. 偶联疗法

处方 ①多潘立酮（吗丁啉）、维生素 B_6；②洛哌丁胺（易蒙停）、山莨菪碱（654-2）；③阿莫西林、复合维生素 B；④左氧氟沙星（左克）、葡醛内酯片。

解析 ①本病以呕吐为主症者，可用多潘立酮（吗丁啉）与维生素 B_6 片。②本病以腹泻、腹痛为主症者，可用洛哌丁胺（易蒙停）与山莨菪碱（654-2）。③进食不洁引起者，可用阿莫西林与复合维生素 B，因阿莫西林可有胃肠道反应。④进食不洁引起者，还用左氧氟沙星（左克）配伍葡醛内酯（肝泰乐）片，因左氧氟沙星可能损伤肝功能。

【中医治疗】

1. 辨证论治

　　　　胃肠积滞保和丸，胃肠湿热观重偏。
　　　　湿重藿香正气散，热重香连丸加减。

简注

```
                 ┌ 胃肠积滞证——保和丸
急性胃肠炎       │
（胃瘅）辨  ─────┤ 胃肠湿热湿重证——藿香正气散
证论治           │
                 └ 胃肠湿热热重证——香连丸
```

2. 中成药剂

　　保和藿香正气散，惠民局方香连丸。

简注 上述中成药指：①保和丸；②藿香正气丸；③香连丸。

3. 对药疗法

组方 ①黄连、木香；②藿香正气丸、鸡内金粉。

方义 ①黄连与木香组成香连丸，源于《太平惠民和剂局方》，可清热化湿，行气止痛，用于急性胃肠炎、细菌性痢疾等。②藿香正气丸也出自《太平惠民和剂局方》本方辟秽化浊，去湿和胃，常用于治疗急性胃肠炎或四时感冒属湿滞脾胃，辅以鸡内金消食健胃，具有协同作用。

4. 针灸疗法

（1）常选穴位

　　针刺五穴治胃瘅，天枢合谷与关元。

　　大肠下合上巨虚，清化湿热阴陵泉。

简注 共取五穴，即天枢、合谷、关元、上巨虚与阴陵泉。其中，天枢为大肠募穴，合谷为小肠原穴，关元为小肠募穴，此三穴均可通调肠腑气血，理气化滞。上巨虚是大肠下合穴，而"合治内腑"，可清化湿热。阴陵泉属足太阴脾经，可助清化湿热之力。

（2）精选对穴与方义

天枢、神阙：配伍源于《针灸逢源》，可治腹痛腹泻，胃瘅菌痢。天枢为大肠募穴，可疏调肠腑，理气消滞；神阙属任脉，一般不针，艾灸神阙，可温通元阳，健运脾胃，化湿热、祛积滞。

【心悟】

急性胃肠炎（急性单纯性胃炎）在胃炎中的权重。

　　胃炎分为三类型，急四慢二特五性

　　胃瘅急性最为多，胃窦全胃白球浸

简注 ①胃炎分类。②胃瘅在急性胃炎中最多见。③急性胃肠炎（急性单纯性胃炎）的病变，可局限于胃窦，也可弥漫于全胃。固有层有淋巴细胞、浆细胞、中性粒细胞浸润，以中性粒细胞为主。④白球指白血球，即白细胞。

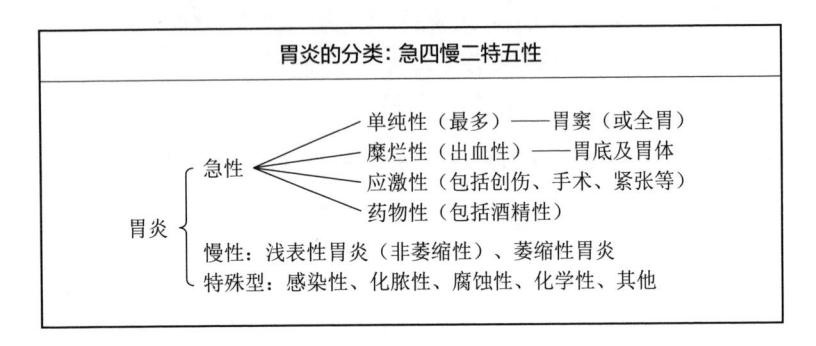

```
                胃炎的分类：急四慢二特五性

         ┌ 急性 ┬─ 单纯性（最多）──── 胃窦（或全胃）
         │     ├─ 糜烂性（出血性）──── 胃底及胃体
         │     ├─ 应激性（包括创伤、手术、紧张等）
    胃炎 │     └─ 药物性（包括酒精性）
         ├ 慢性：浅表性胃炎（非萎缩性）、萎缩性胃炎
         └ 特殊型：感染性、化脓性、腐蚀性、化学性、其他
```

九十四、急性胰腺炎

急性胰腺炎是由于胰酶在胰腺内激活引起自身消化导致的急性化学性炎症，病理类型为单纯水肿型与出血坏死型，临床表现为上腹痛，恶心呕吐，发热与血尿淀粉酶增高，相当于中医的"胰瘅"。

【诊断】

　　既往高脂胆道病，暴食酗酒为诱因。
　　呕吐发热上腹痛，血尿淀粉酶增升。
　　轻症水肿型可定，重症休克五彩呈。
　　腹膜刺激血钙低，并发 B 超 CT 明。

简注 ①急性胰腺炎是由于胰酶在胰腺内激活引起自身消化导致的急性化学性炎症，病理类型为单纯水肿型与出血坏死型，临床表现为上腹痛、恶心呕吐、发热与血尿淀粉酶增高。患者既往常有胆道疾病与高脂血症。②本病的诱因如暴饮暴食、酗酒等。③典型的临床特征是上腹痛与呕吐、发热及血尿淀粉酶增高：急性上腹痛轻重不一，可为钝痛、刀割样、钻痛或绞痛，呈持续性，可有阵发性加剧，可向背部呈带状放射；多在起病后呕吐出食物与胆汁，呕吐后腹痛并不减轻；发热程度轻中度以上，持续 3～5 天；血清淀粉酶（AMS）起病后 6～12h 开始增高，AMS > 5000 苏氏单位/升即可确诊；尿淀粉酶在起病后 12～14h 开始增高。④轻症水肿型依据既往史、典型临床表现与血尿淀粉酶升高可确诊。⑤重症坏死型的重要体征是休克、腹腔内血性渗出物、腹膜刺激征与手足搐搦症：休克时出现皮肤湿冷、苍白青紫、脉搏细数，血压下降，少尿无尿，神志淡漠等；发病 1～2 天出现黄疸；脐周出现青紫（卡伦征）、两侧腹出现灰蓝色（格雷·特纳征）；出现压痛、反跳痛、肌紧张（腹膜刺激征）；血清钙 < 1.75mmol/L 时出现手足搐搦症。⑥坏死型胰腺炎常出现并发症，可通过腹部 B 超与 CT 知晓：B 超提示有无局部并发症如胰腺脓肿与假性囊肿，同时有助于判断有无胆道疾病；CT 是诊断坏死型胰腺炎的最佳方法，对鉴别水肿型与坏死型也有较大价值，对有无全身并发症如 ARDS、急性肾衰竭、消化道出血、DIC 等也有重要价值。

【西医治疗】

1. 常用疗法

急性水肿型胰腺炎（轻症，MAP）

　　雷尼奥美阿托品，抗炎甲硝氟喹酮。

　　不佳泰能奥曲肽，支持对症暂食禁。

急性坏死型胰腺炎（重症，SAP）

　　监护支持与对症，胃肠减压与食禁。

　　透析手术治并发，抑液抑酶四药用。

简注

急性水肿型胰腺炎的治疗　　①减少胰腺外分泌：主要应用

H_2受体拮抗药雷尼替丁抑制胃酸分泌而间接减少胰腺分泌，质子泵抑制药奥美拉唑也可应用。阿托品不仅抑制胰液分泌，而且还有解痉镇痛的作用，但可能诱发和加重肠麻痹。②抗感染：抗生素应针对革兰阴性菌与厌氧菌为主，首选甲硝唑合并氟喹酮类，疗效不佳时可改用亚胺培南（泰能）。③减少胰腺外分泌的方法还有：暂时禁食；应用生长抑素类似物奥曲肽。④一般疗法主要有：营养支持，积极补充体液及电解质，维持有效血容量；对症治疗主要是用哌替啶（杜冷丁）缓解腹痛。

急性坏死型胰腺炎的治疗 ①SAP应转入重症监护病房（ICU），密切监测各种生命体征。②营养支持尤为重要，早期采用全胃肠外营养（TPN），禁食期间实施静脉内高营养，以保证患者的热量和营养需要。③腹胀严重者行胃肠减压。④对症治疗包括：维持水与电解质平衡；腹痛可用哌替啶（杜冷丁），也可针刺足三里、天枢、合谷、阳陵泉等穴位；烦躁不安者肌内注射地西泮（安定）；抗感染联合应用抗生素，如青霉素与阿米卡星，喹诺酮类或亚胺培南联合应用替硝唑或奥硝唑，还要注意真菌的感染。⑤常用的减少胰液分泌与抑制胰酶活性的三种药物有：奥曲肽（善得定）、抑肽酶与加贝酯。⑥腹膜透析早期进行效果好，可将腹腔内大量有毒性作用的酶、肽类、内毒素、炎性因子连同渗液一起排出体外，适用于SAP伴急性肾衰竭者。⑦内科保守治疗无效者可考虑手术，但SAP不宜早期手术，除非有适应证。⑧并发症的防治。ARDS：早期吸氧、足量短期激素和机械通气等（见前述）；急性肾衰竭：可实施连续肾替代治疗（CRRT），有利于降低血肌酐与尿素氮水平。

2. 偶联疗法

处方 ①奥美拉唑（洛赛克）、左氧氟沙星（左克）；②奥曲肽、奥硝唑；③奥曲肽、抑肽酶；④奥曲肽、亚胺培南/西拉司丁（泰能）；⑤山莨菪碱（654-2）注射液、哌替啶（杜冷丁）。

解析 ①奥美拉唑（洛赛克）属质子泵抑制药，具有强大的抗酸作用，进而间接减少胰腺分泌；左氧氟沙星（左克）属第三代喹诺酮类即氟喹酮类抗菌药，它对敏感菌引起的多种急慢性感染、难治性感染均有良好效果，而重症胰腺炎常需抗感染以防并发症。②奥曲肽是治疗急性胰腺炎较好的药物，既能抑制胰液分泌，又能抑制胰酶活性；奥硝唑是一种广谱抗厌氧菌感染的药物，能防治本病的并发症。③奥曲肽既能治疗急性水肿型胰腺炎（轻症，MAP），又能治疗急性坏死型胰腺炎（重症，SAP），后者还需配伍抑肽酶。抑肽酶抑制胰酶活性，应早期、足量使用。④注射用亚胺培南/西拉司丁商品名为泰能。亚胺培南即亚胺硫霉素，对革兰阳性菌、革兰阴性菌（无论需氧和厌氧）均有抗菌作用，其单独应用时，受肾肽酶的影响而分解，而西拉司丁是肾肽酶的抑制药，可保护亚胺培南不被破坏且减轻其肾毒性，故配伍组成了泰能。奥曲肽与泰能合用，可治疗急性坏死型胰腺炎。⑤山莨菪碱（654-2）注射液属抗胆碱药，能减少胰液分泌并缓解平滑肌痉挛，腹痛剧烈时应加用哌替啶（杜冷丁）。

【中医治疗】

1. 辨证论治

小柴胡汤大承气，肝郁气滞热肠胃。

肝胆湿热用二方，龙胆泻肝合清胰。

简注

急性胰腺炎（胰瘅）辨证论治
- 肝郁气滞证——小柴胡汤
- 肠胃热结证——大承气汤
- 肝胆湿热证——龙胆泻肝合清胰汤

2. 中成药剂

木香槟榔清胰片,清胰利胆栀花丸。

简注 上述中成药指:①木香槟榔丸;②清胰片;③清胰利胆颗粒;④栀子金花丸。

3. 对药疗法

组方 ①木香槟榔丸(水丸)、清胰片;②栀子金花丸(水丸)、清胰利胆颗粒。

方义 ①木香槟榔丸(水丸)行气导滞、泻热通便,用于急性胰腺炎肠胃热结证;清胰片即清胰汤,其成分是柴胡、黄连、黄芩、大黄、枳实、厚朴、木香、白芍、芒硝,用于轻症急性胰腺炎有良效。②栀子金花丸(水丸)清热泻火、凉血解毒,用于急性胰腺炎肝胆湿热证;清胰利胆颗粒疏肝利胆、行气活血,亦用于急性胰腺炎肝胆湿热型。二成药配伍,疗效更好。

4. 针灸疗法

(1) 常选穴位

梁门天枢足三里,三穴皆属阳明胃。

胆经筋会阳陵泉,任脉中脘脐上取。

简注 强刺激五穴,即梁门、天枢、足三里、阳陵泉与中脘。

(2) 精选对穴与方义

①足三里、梁门:皆属足阳明胃经。足三里乃足阳明胃经下合穴,又是四总穴,有健脾和胃、强体健身之功;梁门穴居上腹,故能近治腑病,调中气、和肠胃、促运化。二穴配伍,可治"胰瘅"。②内关、公孙:配伍源于《席弘赋》。内关属手厥阴心包经络穴、八脉交会穴,有强心安神、和胃止痛之功;公孙为足太阴脾经腧穴、络穴,又为八脉交会穴之一,可调气机、扶脾胃,主治胸、脘、腹痛。二穴配伍,亦可治"胰瘅"。

【中西医结合治疗】

处方 ①奥曲肽、清胰片;②奥曲肽、栀子金花丸(水丸)。

简注 ①奥曲肽与清胰片配伍可治疗急性水肿型胰腺炎。②奥曲肽与栀子金花丸（水丸）配伍可治疗急性坏死型胰腺炎。

【心悟】

急性水肿型胰腺炎（轻症，MAP）的临床表现。

　　　　十之八九水肿型，症状体征应分清。
　　　　三症腹痛呕吐热，三征异常视触听。
　　　　痛苦面容轻压痛，减弱稀少肠鸣音。

简注 ①急性胰腺炎按病理改变分为间质水肿型与出血坏死型；按临床表现分为轻症急性胰腺炎与重症急性胰腺炎。水肿型占大多数，约 90%，病情轻，预后较好；坏死型病情重，预后差，并发症多，病死率较高。所以，应更好地掌握急性水肿型胰腺炎（轻症，MAP）的临床表现。轻症三大症状为上腹痛、恶心呕吐与发热；三大体征为痛苦面容，面色苍白或黄疸；轻度上腹压痛；肠鸣音减弱或稀少。②临床表现。

急性水肿型胰腺炎的临床表现	
症　状	体　征
• 上腹痛：首发与主症 　− 诱因：饮食或饮酒后（1~2h） 　− 性质：钝痛、刀割样、钻痛或绞痛 　− 部位｛中上腹 　　　　　胰头偏右尾偏左 　　　　　半数向腰部放射 　　　　　剧烈持续 　　　　　阵发性加剧 　− 机制｛炎症 　　　　　胰管痉挛恶心呕吐 • 恶心呕吐：①多在饭后发生；②伴胆汁 • 发热，一般＜38.5℃，少数＞38.5℃，3~5天退热	• 痛苦面容、面色苍白、皮肤湿冷 • 部分一过性黄疸（阻塞性） • 上腹压痛不明显、无肌紧张、反跳痛或轻度 • 肠鸣音减少

常见社区急症 | 507

常见理化因素所致疾病

九十五、中暑

中暑是在高温和湿度较大的环境下，机体体温调节功能紊乱、汗腺功能衰竭而引起的以中枢神经系统、循环系统障碍，以及水、电解质丢失过多为特征的疾病。相当于中医的"中热""冒暑""暑厥"等范畴。依据不同病情，中暑的临床类型可区分先兆中暑、轻症中暑与重症中暑，重症中暑又分为热痉挛、热衰竭与热（日）射病，热射病又分为两种亚型，即劳力性与非劳力性。

【诊断】

根据病史主诱因，结合环境与症征。

血气分析心电图，常规生化肝肾功。

排除高温综合征，依据病情定三型。

简注 ①根据某些疾病病史与用药史，结合季节、环境、地区、气温，以及主因诱因，中暑的诊断并不困难。

- 主要因素：个体对高温环境适应性差是致病的主要原因。在气温升高（>32℃），湿度较大（相对湿度>60%）环境中，长时间露天工作直接受到太阳暴晒或强体力劳动，又无充分防暑降温措施时，缺乏对高热环境适应能力者，极易发生中暑。此外，在室温较高、通风不良的环境中，年老体弱、肥胖者也易发生中暑。
- 易患因素：主要指某些疾病病史与用药史：疾病状态如酒精中毒、神经疾病、心血管疾病、皮肤与汗腺病、糖尿病、甲状腺功能亢进症、慢性阻塞性肺病、低血钾、精神病等；药物如抗胆碱药、抗组胺药、抗抑郁药、催眠药、巴比妥类、抗帕金森药、β受体拮抗药、利尿药、乙醇、吩噻嗪类等。

- 诱发因素：如睡眠不足、过度疲劳、饮酒过量、饥饿脱水、营养不良、水土不服、紧身衣裤，以及汗腺功能障碍，后者见于系统性硬化病、先天性汗腺缺乏、严重烧伤等。

②症状与体征也是中暑的重要诊断依据。通常将中暑分为先兆中暑、轻度中暑与重度中暑。

- 先兆中暑：大量出汗，出现口渴，轻度头痛，明显疲乏、心悸胸闷、耳鸣眼花。
- 轻度中暑：除上述先兆中暑症状外，体温＞38.5℃，无神志改变。
- 重度中暑：常伴早期休克。热痉挛，大量出汗后出现肌痉挛；热衰竭，出现明显脱水症；热（日）射病，表现为高热（＞40℃）和神志障碍，又分为两种亚型，即劳力性与非劳力性。

③辅助检查有助于中暑诊断：血气分析可判断患者有无呼吸性酸中毒和代谢性酸中毒；心电图提示患者有无心血管系统异常；外周血细胞增高，中性粒细胞占优势，尿中可有蛋白、红细胞和管型；血液生化检查包括血钾、血钠、血氯、血糖与酶的检查；肝功能主要指谷丙转氨酶（ALT）、谷草转氨酶（AST），肾功能常有尿素氮（BUN）升高、二氧化碳结合力（CO_2CP）下降。④注意排除其他高温综合征，如脑炎、脑膜炎、急性脑血管病、脓毒血症、甲状腺危象、中毒性细菌性痢疾、伤寒及抗胆碱药中毒等。⑤进行中暑类型的诊断，三型一般指先兆中暑、轻度中暑与重度中暑。

【西医治疗】

1. 常用疗法

降温黄金半小时，体外体内药相济。

轻度静滴糖盐水，热衰热痉治亦宜。

热射严重亚冬眠，治疗并发辅支持。

简注 ①虽然中暑类型和病因不同，但治疗方法基本相同，快速降温是治疗的基础。包括体外降温、体内降温与药物降温。降低劳力性热射病的黄金时间，已由原来的1h改为0.5h。②轻症中暑静脉滴注糖盐水，热衰竭与热痉挛亦然。③热射病属内科急症，须迅速降温。

- 体外降温：让患者脱衣，进行皮肤、肌肉按摩，促进散热；冰水擦浴或将躯体浸入27~30℃水中，传导散热降温；循环虚脱者，可用电风扇空调降温。
- 体内降温：体外降温无效者，可用冰盐水进行灌肠；也可用20℃或9℃无菌生理盐水进行腹膜透析或血液透析。
- 药物降温：用亚冬眠疗法。生理盐水加氯丙嗪静脉滴注，应监测血压。

④治疗并发症并加强对症、支持治疗。

- 如出现昏迷：立即气管内插管；脑水肿、高颅压，应该静脉滴注甘露醇；昏迷者宜用抗生素防治感染；心律失常、心力衰竭时应给予抗心律失常药与强心药，但心力衰竭合并肾衰竭有高血钾时，避免应用洋地黄；出现代谢性酸中毒时，应给予5% $NaHCO_3$；低血压时静脉滴注生理盐水或糖盐水，也可静脉滴注异丙肾上腺素提高血压，但勿用血管收缩压迫。
- 肝衰竭合并肾衰竭：肝衰竭时应移植肝脏；应用H_2受体拮抗药或质子泵（氢泵）抑制药防治上消化道出血；静脉滴注甘露醇以保护肾脏，发生急性肾衰竭时，应进行血液透析或腹膜透析。
- 对症治疗包括：热痉挛常静脉注射10%葡萄糖酸钙；热衰竭血压下降时，可给升压药如多巴胺、间羟胺等。

2. 偶联疗法

处方 ①葡萄糖生理盐水（糖盐水）、葡萄糖酸钙；②氯丙嗪、氢化可的松；③冰盐水、冬眠合剂；④糖盐水、异丙肾上腺素；⑤甘露醇、法莫替丁。

解析 ①轻（症）度中暑与热痉挛需静脉滴注糖盐水，热痉挛患者常有肌痉挛，应给予10%葡萄糖酸钙。②重（症）度中暑热射病属内科急症，应迅速降温，可用氯丙嗪与氢化可的松。③热射病也可用冰盐水灌肠，同时应用冬眠合剂，包括冬眠Ⅰ号、Ⅱ号、Ⅲ号。④如出现低血压时，应静脉滴注糖盐水，同时静脉滴注异丙肾上腺素以提高血压。⑤如并发了脑水肿，可静脉滴注甘露醇，如有上消化道出血，可应用H_2受体拮抗药如法莫替丁。

【中医治疗】

1. 辨证论治

   阳证白虎汤加减，阴证"参龙"生脉散。

   暑热蒙心用"三宝"，生风"羚角"紫雪丹。

简注 中暑的辨证论治。温病三宝指安宫牛黄丸、局方至宝丹与紫雪丹。

中暑（伤暑）辨证论治
- 中暑阳证——白虎汤（石膏知母汤）
- 中暑阴证——参附龙牡汤+生脉散
- 暑热蒙心证——安宫牛黄丸、至宝丹或紫雪丹
- 暑热生风证——羚羊角汤+紫雪丹

2. 中成药剂

   藿香正气六一散，人丹六合定中丸

简注 上述中成药指：①藿香正气散；②六一散；③人（仁）丹；④六合定中丸。

3. 对药疗法

组方 ①滑石、甘草（六一散）；②绿豆、乌梅；③人（仁）丹、十滴水（胶囊）；④庆余避瘟丹、藿香正气水（口服液、胶囊、颗粒）。

方义 ①滑石与甘草组成六一散，本方源于《素问宣明论方》，有清暑利湿之功效，用于先兆中暑与轻（症）度中暑患者。②绿

常见社区急症 | 511

豆消暑利水、清热解毒；乌梅生津液、止烦渴，二药配伍，可用于轻（症）度中暑。③人丹清暑开窍、辟秽排浊，用于中暑呕吐、头晕胸闷；十滴水（胶囊）健胃、祛风，用于中暑引起的头晕、恶心、腹痛等，二药亦用于轻（症）度中暑。④庆余避瘟丹辟秽气、止吐泻，用于感受暑邪、头晕胸闷、腹痛腹泻；藿香正气水解表化湿、理气和中，用于夏伤暑热所致的胃肠型感冒。

4. 针灸疗法

（1）常选穴位

督脉手厥阴为主，前者百会大椎伍。

后者内关与曲泽，再加合谷可解暑。

简注 治疗中暑共取五穴，即百会、大椎、内关、曲泽与合谷。百会与大椎属解暑督脉，内关与曲泽属手厥阴心包经，合谷为足阳明胃经原穴，此五穴为解暑的基本治疗。

（2）精选对穴与方义

①人中、内关：人中属督脉，可清热开窍、回阳救逆，内关属手厥阴心包经络穴，宽胸理气、强心定志。二穴配伍，醒脑开窍，可用于重度中暑。②曲池、中冲：曲池属手阳明大肠经，属合土穴，可调和气血、通经活络、利水除湿；中冲属手厥阴心包经，为井木穴，具有开心窍、醒神志，回阳救逆之功；用于脑卒中、中暑。二穴配伍，升降和合、止呕除晕，用于重度中暑。③曲泽、委中：曲泽属手厥阴心包经，为合水穴，具有通心络、调阴阳，回阳救逆之功；委中属足太阳膀胱经，为合土穴，可用于中风、中暑。二穴配伍，一阴一阳，一表一里，调和阴阳，和解表里，行气活血，清热解毒。用于中暑、暑厥诸症较好。

【中西医结合治疗】

处方 ①糖盐水、六合定中丸；②冰盐水、红灵散。

简注 ①轻（症）度中暑可静脉滴注糖盐水，同时给予六合定中丸。六合定中丸源于《太平惠民和剂局方》，功用祛暑化湿，健脾和胃，主治夏伤暑湿、胸闷恶心。②重（症）度中暑需用冰盐水灌肠，同时辅以红灵散。红灵散由朱砂、硼砂、冰片、麝香等组成，能祛暑、开窍、辟瘟、解毒，用于中暑晕厥、恶心呕吐等重症患者。

【心悟】

需要了解中暑诊治流程。

　　　　首先确诊为本病，进而确定三类型。
　　　　重症再分亚亚型，具体应对措施明。
　　　　快速降温疗基础，先兆轻度中医行。

简注

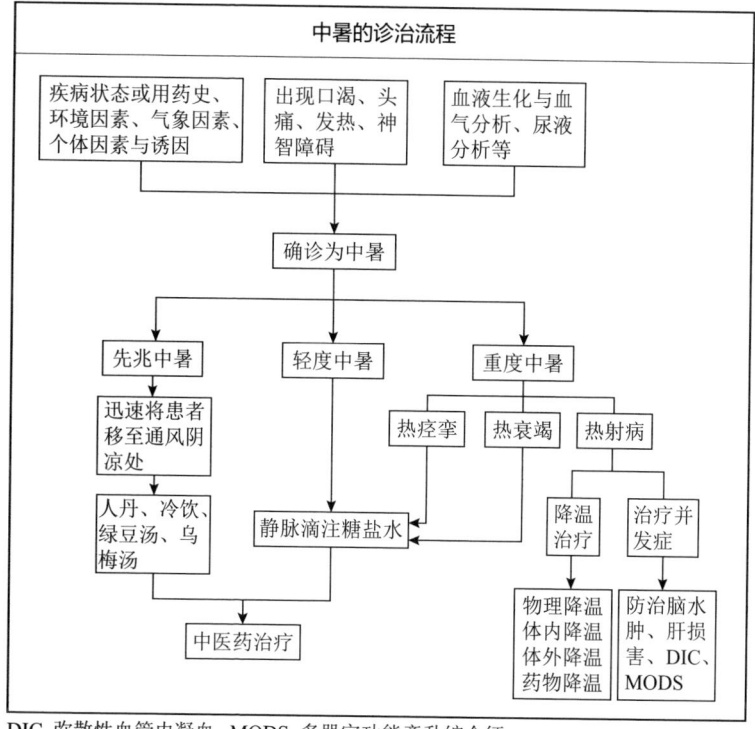

```
                    中暑的诊治流程
┌──────────────┬──────────────┬──────────────┐
│ 疾病状态或用药史、│ 出现口渴、头  │ 血液生化与血 │
│ 环境因素、气象因素、│ 痛、发热、神  │ 气分析、尿液 │
│ 个体因素与诱因 │ 智障碍       │ 分析等       │
└──────┬───────┴──────┬───────┴──────┬───────┘
       │              │              │
       └──────────────┼──────────────┘
                      ▼
                  确诊为中暑
       ┌──────────────┼──────────────┐
       ▼              ▼              ▼
   先兆中暑        轻度中暑        重度中暑
       │                       ┌────┼────┐
       ▼                       ▼    ▼    ▼
  迅速将患者                  热痉挛 热衰竭 热射病
  移至通风阴                         │
  凉处                               ▼
       │                      ┌──────┬──────┐
       ▼                      ▼      ▼
  人丹、冷饮、  ──►  静脉滴注糖盐水   降温   治疗并
  绿豆汤、乌                         治疗   发症
  梅汤                                │      │
       │                              ▼      ▼
       ▼                          物理降温 防治脑水
  中医药治疗                      体内降温 肿、肝损
                                  体外降温 害、DIC、
                                  药物降温 MODS
```

DIC. 弥散性血管内凝血；MODS. 多器官功能紊乱综合征

常见社区急症 | 513

九十六、急性有机磷农药中毒

本病是指有机磷杀虫药进入人体内抑制胆碱酯酶（ChE）活性，引起体内乙酰胆碱大量堆积，从而出现毒蕈碱样（M样）、烟碱样（N样）和神经精神系统等中毒症状与体征。

有机磷类杀虫药是我国目前使用最多的农业杀虫药种类之一，有机磷杀虫药中毒或称有机磷农药中毒，简称有机磷中毒，其常见原因有生产性中毒、使用性中毒与生活性中毒。急性有机磷中毒临床分为三型，即轻度、中度与重度中毒。轻度中毒只出现M样症状，ChE活性为0.50～0.70；中度中毒同时具有M样症状与N样症状，ChE活性为0.30～0.50；重度中毒不仅具M样、N样症状，而且还有神经精神系统症状，ChE活性＜0.30。

【诊断】

确切接触史，典型MN症。

特殊大蒜臭，针尖小瞳孔。

胆碱酶测定，特异可确诊。

症征分程度，活力定轻重。

简注 ①诊断依据首先是有机磷杀虫药的确切接触史。②有典型的M样症状与N样症状。

- M样症状即毒蕈碱样症状，临床表现为：咳嗽、气促、肺水肿、呼吸困难；心率减慢、血压下降；恶心、呕吐、腹泻、腹痛；流泪、流涕、流涎、大汗淋漓、尿频、二便失禁；瞳孔缩小。
- N样症状即烟碱样症状，临床表现为：肌纤维颤动；肌肉强直性痉挛；全身紧缩、压迫感、肌力减弱以致瘫痪；呼吸肌麻痹引起周围性呼吸衰竭。以上为N_2受体过度兴奋表现。出现血压升高、心率加快和心律失常，为N_1受体过度兴奋的表现。

③有典型的体征如特殊大蒜臭味与瞳孔针尖样缩小。④确切的诊断需要测定全血胆碱酯酶（ChE）活力。全血 ChE 活力是诊断有机磷杀虫药中毒的特异性实验指标，对中毒程度轻重、疗效判断和预后估计极为重要。⑤中毒程度的判断。

轻度有机磷中毒，只出现 M 样症状，ChE 活性为 0.50～0.70；中度中毒同时具有 M 样症状与 N 样症状，ChE 活性为 0.30～0.50；重度中毒不仅具有 M、N 样症状，而且还有神经精神系统症状，如头晕、头痛、疲乏、共济失调、烦躁不安、谵妄、抽搐、昏迷等，ChE 活性＜0.30。

有机磷中毒的典型三组临床表现

M 样症状	N 样症状	神经系统症状
· 咳嗽、气促、肺水肿、呼吸困难 · 心率减慢、血压下降 · 恶心、呕吐、腹泻、腹痛 · 流泪、流涕、流涎、大汗淋漓、尿频、二便失禁 · 瞳孔缩小，小如针尖，视物模糊	· 肌纤维颤动 · 肌肉强直性痉挛 · 全身紧缩、压迫感、肌力减弱甚至瘫痪 · 呼吸肌麻痹引起周围性呼吸衰竭 · 血压升高、心率加快和心律失常	· 早期：头晕、眩晕、头痛、嗜睡、神志恍惚、失眠多梦、倦怠乏力 · 晚期：意识模糊、共济失调、抽搐惊厥，甚至昏迷，严重时呼吸衰竭、肺水肿而死亡

【西医治疗】

1. 常用疗法

　　毒物迅速廓清，特殊解毒药用。

　　解磷定阿托品，对因辅以对症。

　　维持心肺功能，治疗脑肺水肿。

　　防止感染复发，输血输液并重。

简注 本病的治疗原则是：紧急给予处理，迅速消除毒物，应用特殊解毒剂，恢复 ChE 活性，治疗方法如下。

①迅速清除毒物：立即撤离现场，脱掉被污染的衣服。②用肥皂水彻底清洗皮肤、毛发、指甲。③口服中毒者，用清水、2% $NaHCO_3$（敌百虫忌用）或 1:5000 $KMnO_4$（对硫磷忌用）反复洗胃，继而用 $NaSO_4$ 或 $MgSO_4$ 导泻；眼部污染时用 2% $NaHCO_3$ 或生理盐水冲洗。④特殊解毒药的应用：ChE 复活剂如碘解磷定、氯解磷定、双复磷、双解磷等，注意及早应用，防止磷酰化 ChE 老化；抗胆碱药阿托品也要及时应用，注意要实现阿托品化，继而减少用量。此二类药物常联合应用，可以取长补短，发挥协同效应。⑤对症治疗：对症应以维持心肺功能为重点，保持呼吸畅通，要正确使用氧疗，必要时使用人工呼吸器，休克用升压药，按心律失常类型及时应用抗心律失常药；肺水肿要用阿托品，脑水肿用脱水剂甘露醇与糖皮质激素如地塞米松；注意防止复发与防止感染，重度中毒患者应逐步减少解毒药，直至症状消失，停药后至少观察 3～7 天，还要注意应用抗生素以防感染；必要时输血输液，危重时可输全血，输液要防过量，最好用中心静脉压（CVP）监测。上述内容。

有机磷中毒的抢救方法	
主要疗法	对症治疗
• 迅速清除毒物 • 阿托品 • 胆碱酯酶复活药 • 治疗并发症	• 维持心、肺功能 • 治疗脑、肺水肿 • 防治感染复发 • 输血输液并重

2. 偶联疗法

处方 ①阿托品、硫酸钠（Na_2SO_4）；②阿托品、氯解磷定；③长托宁、氯解磷定。

解析 ①轻度有机磷中毒只有 M 样症状（毒蕈碱样症状），故单用抗胆碱药即常用硫酸阿托品肌内注射；口服中毒者，还可内服硫酸钠导泻，以迅速清除毒物。②中、重度中毒者，必须早期、足量、联合和重复应用特殊解毒剂，要同时应用抗 M 胆碱药与胆碱酯酶复能剂，常合用阿托品与氯解磷定。③氯解磷定复能作用强、毒性小、水溶液大，优于碘解磷定，是临床上首选的解毒药之一。新型抗胆碱药长托宁也要及时应用，注意要实现阿托品化，继而减少用量。长托宁化学名为盐酸戊乙奎醚，目前推荐用以代替阿托品，作为抢救有机磷中毒的首选药物之一。这是因为长托宁明显优于阿托品，效应更强，还能对抗 N 受体，具有中枢和外周双重抗胆碱效应，不引起心动过速，半衰期长，可减少用药次数，所需剂量小，中毒发生率低。

【中医治疗】

1. 辨证论治

　　主要适用恢复期，扶正解毒为主题。
　　安宫牛黄生脉液，昏迷休克急救逆。

简注 ①中医药一般适用于有机磷中毒恢复期治疗，以扶正解毒为主；②安宫牛黄丸鼻饲，昏迷时选用，也可精选其主要成分，制成醒脑静注射液；③生脉注射液用于有机磷中毒后遗症及其并发的中毒性心肌炎等。

2. 中成药剂

　　安宫牛黄醒脑静，生脉注射静脉用。

简注 上述中成药指：①安宫牛黄丸；②醒脑静注射液；③生脉注射液。

3. 对药疗法

组方 ①天仙子、洋金花；②牛黄、麝香；③绿豆、甘草（绿豆甘草汤）；④安宫牛黄丸、生脉注射液。

方义 ①天仙子又名莨菪子、小癫茄子，主要含天仙子胺、东莨菪碱、阿托品等，具有解痉止痛、安神定痛的作用；洋金花

常见社区急症 | 517

化学成分主要也是东莨菪碱、天仙子胺，故有麻醉镇痛、止咳止痛作用。二药合用，可解除有机磷中毒的部分症状（M样症状即毒蕈碱样症状）。②牛黄化痰开窍、清热解毒、凉肝息风，用于热病神昏，其主要成分含胆酸、胆甾醇等，具有解热、镇静、保肝、利胆、抗炎等作用；麝香开窍醒神、活血止痛、辟秽化浊，用于闭证神昏。本品主含麝香酮、睾酮、雌二醇等成分，具有强心、抗炎、抗癌等作用。此二药是安宫牛黄丸、牛麝散、醒脑静的主药，故可用于重症患者。③绿豆清热解毒、消暑利水，可用于药物与食物中毒；甘草补脾益气、清热解毒、调和诸药，亦可用于药物与食物中毒。二药组成绿豆甘草汤，用于轻度有机磷中毒。④安宫牛黄丸清热解毒、镇静开窍、回阳救逆，生脉注射液亦能回阳救逆，二成药合用于重度有机磷中毒有昏迷者。

4. 针灸疗法

（1）常选穴位

神昏强刺不留针，常取四穴跨四经。

大肠合谷十宣奇，任督膻中与人中。

简注 治疗中毒昏迷常取四穴，即人中、十宣、膻中与合谷。强刺激，不留针。合谷乃五要穴之一，属手阳明大肠经；人中即水沟穴，属督脉；膻中属任脉；十宣为上肢经外奇穴。经外奇穴简称为奇穴，虽不归属于十四经，但具有一定名称、固定位置和一定主治作用。其中部分穴位如膏肓俞、厥阴俞等，还补充到十四经穴中，可见经外奇穴本身也是经穴发展的来源。

（2）精选对穴与方义

①人中、劳宫：人中即水沟穴，属督脉，有开窍醒脑、回阳救逆之功，用于昏迷、休克、呼吸衰竭等急危重症；劳宫属手厥阴心包经，为荥火穴，具有清心火、安心神、凉血息风之功，用于脑卒中昏迷者。②人中、涌泉：人中回阳救逆，用于昏迷；涌泉属足少阴肾经井木穴，亦有苏厥回逆之功。二穴

配伍,可用于肝昏迷,亦可用于有机磷中毒昏迷者。

【中西医结合治疗】

处方 ①阿托品、安宫牛黄丸;②长托宁、醒脑静注射液。

简注 ①阿托品为抢救有机磷中毒的常用解毒药,辅以安宫牛黄丸疗效更好。②长托宁疗效优于阿托品;醒脑静注射液由麝香、冰片、郁金与栀子组成,具有开窍醒脑、凉血解毒之功效,可用于中重度有机磷中毒患者。

【心悟】

应掌握有机磷农药中毒的抢救原则。

四条原则记分明,撤离现场毒快清。

早用特殊解毒剂,对症防治并发症。

简注 抢救原则有以下四条。

①立即撤离现场。②迅速清除毒物,同时及早给予抗胆碱药与胆碱酯酶复活剂。③重视对症治疗,防治并发症。④恢复期实施中西医结合治疗。

九十七、急性一氧化碳中毒

由于吸入过量"CO"而发生的机体组织缺氧,导致急性中枢神经损害的疾病称急性"CO"中毒,俗称煤气中毒,它是一种较为常见的生活性中毒和职业性中毒。其临床类型分为三型,即轻度、中度与重度中毒。部分重度中毒患者复苏后,经过2~60天的"假愈期"可出现迟发性脑病。

需要说明的是,职业性煤气中毒可见于工业与化学工业的生产事故、煤矿瓦斯爆炸及失火救火现场,而生活性煤气中毒则有所减少。这是因为一些城市家庭开始告别管道煤气而使用管道天然气,天然气主要成分是甲烷,它不像一氧化碳那样具有毒性。但木炭取暖、燃气热水器超期使用及连续大量吸烟等均可导致"CO"中毒。

【诊断】

一氧化碳接触史，中枢损害症与征。

中毒程度分三级，中重昏迷皮樱红。

[HbCO] 呈阳性，三度中毒应分清。

简注 ①吸入了较高浓度"CO"的接触史。②中枢神经系统急性损害的症状与体征：突然出现剧烈头痛、心悸、恶心、谵妄、幻觉、惊厥、抽搐甚至昏迷；生理反射减弱以至消失，锥体束征阳性。③中重度患者皮肤出现红肿与水泡，口唇黏膜樱红色。④血液一氧化碳血红蛋白浓度（[HbCO]）测定为阳性结果：轻度中毒，[HbCO] 为 10%～20%；中度中毒，[HbCO] 为 30%～40%；重度中毒，[HbCO] > 50%。⑤根据临床特点结合 [HbCO] 测定，可进行中毒程度的诊断，中毒程度分三级即轻度、中度和重度。

轻度中毒：头晕、头痛、眼花、耳鸣、心悸、胸闷、恶心呕吐、四肢无力、意识模糊。

中度中毒：呼吸困难、呼吸加快、谵妄、幻觉、意识丧失，瞳孔对光反射与角膜反射迟钝、膝腱反射减弱。

重度中毒：出现深昏迷、各种反射消失，呈去大脑皮质状态，常有脑水肿、心律失常、心肌梗死、呼吸衰竭。锥体束征阳性，其余病理反射为阳性。

不同程度一氧化碳中毒的临床表现

中毒程度	[HbCO]	症状与体征	吸 O_2 后	有无并发症与后遗症
轻度	10%～20%	• 四肢无力、头晕头痛、恶心、呕吐、眼花、耳鸣、感觉迟钝、心悸、胸闷 • 原有冠心病可出现心绞痛	即刻好转，数小时恢复	无

续表

中毒程度	[HbCO]	症状与体征	吸 O_2 后	有无并发症与后遗症
中度	30%～40%	• 呼吸、脉搏加快 • 嗜睡、不稳步态 • 皮肤黏膜樱红 • 对光反应迟钝	加压吸氧，很快清醒，数日恢复	一般无
重度	＞50%	• 迅速昏迷、潮式呼吸、四肢厥冷、血压降低、脑肺水肿、心肌损害、高热惊厥、大汗淋漓、二便失禁、迟发脑病 • 各种反射消失，锥体束征阳性，皮肤红肿、水疱，瞳孔缩小或散大	加压逐渐苏醒	3%～10% 遗留神经精神障碍 • 神经衰弱、中毒性精神病 • 帕金森病、去大脑皮质综合征 • 瘫痪、失语、失明 • 继发性癫痫 • 运动性失语、假性延髓性麻痹

【西医治疗】

1. 常用疗法

　　急救首要撤现场，保持呼吸道通畅。

　　"甘露"防止脑水肿，氧舱纠正脑缺氧。

　　促进脑细胞恢复，并发迟发要治防。

简注 ①急救措施。

- 首先要脱离中毒环境，将患者移至通风良好处。
- 平卧保暖，松解衣扣，保持呼吸道通畅，清除分泌物。
- 纠正脑缺氧：迅速纠正缺氧状态。吸入 3 个标准大气压的纯氧，可将排出 [HbCO] 时间缩短至 20min；高压氧舱能增加血液中溶解氧，迅速纠正组织缺氧。呼吸停止时，应及时进行人工呼吸或用呼吸机维持呼吸。
- 防止脑水肿：最常用 20% 甘露醇静脉快速滴注。

- 促进脑细胞恢复：应用能量合剂、腺苷三磷酸（ATP）、辅酶 A（CoA）、细胞色素 C、大量维生素 C 及甲氯芬酯（氯酯醒）、胞磷胆碱等。近年来使用纳洛酮治疗重度 CO 中毒，疗效良好。

②防治并发症和迟发症。

- 防治并发症：加强护理，定时翻身以防压疮（褥疮）；如有高热，采用物理降温方法，必要时可用冬眠药；如有肺炎，应选择广谱抗生素；注意加强营养，必要时鼻饲。
- 防治迟发症：严防神经系统和心脏后发症，尤其要防止迟发性脑病。

2. 偶联疗法

处方 ①甘露醇、地塞米松；②胞磷胆碱、纳洛酮；③腺苷三磷酸（ATP）、细胞色素 C。

解析 ①重度中毒者应防治脑水肿，可用 20% 甘露醇快速静脉滴注，同时每日给予地塞米松静脉注射。②严重中毒患者可用胞磷胆碱促进脑细胞代谢，还要用吗啡受体拮抗药纳洛酮催醒。前者增强脑干网状结构激动系统的功能，增加脑血流量，促进大脑能量代谢；后者为吗啡受体拮抗药，可增加急性中毒患者的呼吸频率并使其血压上升，恢复生命中枢的功能。③腺苷三磷酸与细胞色素 C 皆可促进脑细胞代谢，用于煤气中毒的急救。前者是一种辅酶，同时又是体内能量的来源；后者为生物氧化过程中的电子传递体，作用与辅酶相似，用于各种组织缺氧的急救，包括一氧化碳中毒。

【中医治疗】

1. 辨证论治

急性两证辨得当，肝风痰浊涤痰汤。

阴竭阳脱应回阳，生脉参附合之良。

中毒后发痰滞证，半夏白术天麻方。

痰瘀阻络补阳五，成药常用苏合香。

简注

```
                        ┌ 急性中毒 ┬ 肝风痰浊证——涤痰汤
急性一氧化碳           │          └ 阳竭阳脱证——生脉注射液+参附注射液
中毒辨证论治           │
                        └ 中毒后发病 ┬ 痰浊滞留证——半夏白术天麻汤
                                     └ 气虚痰瘀阻络证——补阳还五汤
```

2. 中成药剂

安宫牛黄醒脑静，苏合香丸清开灵。

简注 上述中成药指：①安宫牛黄丸；②醒脑静注射液；③苏合香丸；④清开灵注射液。

3. 对药疗法

组方 ①苏合香丸、醒脑静注射液；②安宫牛黄丸、清开灵注射液。

方义 ①苏合香丸芳香开窍、行气止痛，可治多种原因引起的昏迷；醒脑静开窍醒脑、凉血解毒，二成药可合用于煤气中毒。②安宫牛黄丸清热解毒、开窍回阳，清开灵清热解毒、镇静安神，二成药合用有协同作用，可用于煤气中毒。

4. 针灸疗法

（1）常选穴位

昏迷急救四穴用，归属三经一外经。

督脉人中奇十宣，中冲心包涌泉肾。

简注 抢救煤气中毒引起的昏迷常取四穴，即人中、中冲、涌泉与十宣。人中即水沟穴，属督脉；中冲是手厥阴心包经的井穴；涌泉属足少阴肾经井木穴。十宣为上肢奇穴，经外奇穴指不归属于十四经，但具有一定名称、固定位置和一定主治作用的腧穴，简称为奇穴。

经外奇穴一般都是在阿是穴的基础上发展来的，其中部分穴位如膏肓俞、厥阴俞等，后来还补充到十四经穴中，可见经外奇穴本身也是经穴发展的来源。

（2）精选对穴与方义

①百会、隐白：百会属督脉，清热开窍、回阳固脱；隐白属足太阴脾经，为井木穴、温阳救逆、启闭开窍。二穴配伍，源于《杂病穴法歌》，一上一下，醒脑开窍，可用于煤气中毒病笃者。②百会、人中：皆属督脉，二穴皆能醒脑救逆，合用疗效更好。

【中西医结合治疗】

处方 胞磷胆碱、醒脑静脉注射液。

简注 胞磷胆碱不仅能促进脑细胞能量代谢，而且还可催醒，与醒脑静注射液有协同作用。

【心悟】

应掌握急性一氧化碳中毒的抢救原则。

五条原则牢记心，纠正缺氧最要紧。

均应给予甘露醇，积极防治并发症。

简注 抢救原则有以下五条。

①首先脱离现场，迅速纠正缺氧，中、重度中毒早期应实施高压氧疗。②无论昏迷与否，均应给予甘露醇防治脑水肿。③严重兴奋躁动者，首选安定类试治。④积极防治并发症，应实施中西医结合治疗以提高疗效。⑤恢复期进行功能锻炼与康复训练。

九十八、镇静催眠药中毒

镇静催眠药（安眠药）是指具有镇静、催眠作用的中枢神经系统抑制药，主要包括：①苯二氮䓬类，如地西泮（安定）、阿普唑仑（佳静安定）；②巴比妥类，如苯巴比妥（长效）、司可巴比妥（短效）；③吩噻嗪类，如氯丙嗪（冬眠灵）、奋乃静。三类药一次性大剂量进入体内，导致呼吸衰竭、休克与昏迷称镇静催眠药中毒，急性镇静催眠药中毒是常见内科急症之一。

【诊断】

服药过量大剂量，呼吸抑制血压降。

意识障碍锥外征，血尿胃液检出阳。

安定巴比吩噻嗪，浓度测定种类详。

简注 ①三类镇静催眠药大剂量用药史是诊断依据之一。②临床表现也是诊断依据之一：苯二氮䓬类中毒主要表现为嗜睡、意识模糊等意识障碍；巴比妥类中毒出现呼吸抑制、血压下降与较重的意识障碍；吩噻嗪类代表药物是氯丙嗪，其中毒最常出现锥体外系反应如震颤、惊厥、肌肉痉挛、静坐不能、血压降低等。③实验室药物浓度测定，包括血、尿及胃液中药物浓度检测及镇静催眠药成分的鉴定对诊断具有重要参考价值。

【西医治疗】

1. 常用疗法

洗胃导泻透析等，特殊解毒与对症。

氟马西尼纳洛酮，对症针对吩噻嗪。

安坦莨菪利多卡，苯海拉明扩血容。

简注 ①清除毒物对口服中毒者尤为重要，包括洗胃（6h内效果最好）、导泻（洗胃后灌入泻药）与血液透析（血液净化治疗）。②特殊解毒疗法：氟马西尼是苯二氮䓬类特效解毒药；巴比妥类可应用纳洛酮，促进意识恢复。③对症治疗主要针对吩噻嗪类中毒，包括震颤性麻痹选用盐酸苯海索（安坦）与氢溴酸东莨菪碱；如有心律失常首选利多卡因；肌痉挛应用苯海拉明；血压下降者升压以扩充血容量为主，必要时使用间羟胺、去甲肾上腺素等。

2. 偶联疗法

处方 ①氟马西尼、维生素B_6；②纳洛酮、维生素B_1；③呋塞米、碳酸氢钠（小苏打）；④多巴胺、贝美格。

解析 ①氟马西尼是苯二氮䓬受体拮抗药，是阻断苯二氮䓬类中毒的特殊解毒剂。由于可能出现恶心、呕吐等反应，故可辅以维生素B_6片。②巴比妥类中毒无特效解毒药，可应用吗啡受体拮抗药纳洛酮促进意识恢复，辅以维生素B_1有助于促醒。③由于巴比妥酸属于弱酸，故用小苏打碱化尿液有利于消除毒物，加用强效速效利尿药呋塞米更有助于其排泄，尤其是对长效巴比妥类的中毒更有效。④巴比妥类中毒如出现低血压多由血管扩张，可给予多巴胺；如出现呼吸抑制，可给予贝美格解救。

【中医治疗】

1. 辨证论治

　　阴阳两脱用两方，生脉散或参附汤。

　　毒蒙心窍证清开灵，腑实郁热"黄甘"当。

简注

镇静催眠药中毒辨证论治 { 阴阳两脱证——生脉散或参附汤
毒蒙心窍证——清开灵注射液
腑实郁热证——黄甘散 }

2. 中成药剂

　　三种注射液常用，生脉参附清开灵。

简注 上述中成药指：①生脉注射液；②参附注射液；③清开灵注射液。

3. 对药疗法

组方 生脉颗粒（胶囊或注射液）、清开灵注射液。

方义 生脉颗粒益气复脉、养阴生津；重度中毒者常并发感染，故宜辅以清开灵清热解毒、镇静安神。

4. 针灸疗法

（1）常选穴位

昏迷急救四穴用，归属三经记脑中。

督脉人中与素髎，内关心包涌泉肾。

简注 抢救安眠药中毒引起的昏迷常取四穴，即人中、素髎、涌泉与内关。人中属督脉，可清热开窍、回阳救逆；素髎亦属督脉，主治厥脱、昏迷等。内关属手厥阴心包经络穴，可宽胸理气，强心定志；涌泉属足少阴肾经井木穴，可通关开窍、苏厥回逆。

（2）精选对穴与方义

①人中、合谷：配伍可治用尸厥、气厥、暑厥与昏厥诸证。人中属督脉，可醒脑开窍、回阳救逆；合谷属手阳明大肠经，行气开窍、通经活络。二穴配伍，一上一下，一开一降，可用于镇静催眠药中毒。②涌泉、足三里：涌泉属足少阴肾经井木穴，可通关开窍、苏厥回逆；足三里属足阳明胃经，乃回阳九针穴之一，可疏通经络、调和气血。二穴配伍，可兴奋呼吸、回升血压，有助于安眠药中毒的康复。

【中西医结合治疗】

处方 ①氟马西尼、生脉颗粒；②纳洛酮、清开灵注射液。

简注 ①氟马西尼是苯二氮䓬类中毒的特效解毒剂，合用生脉颗粒疗效更好。②巴比妥类中毒可用纳洛酮催醒，合用清开灵注射液疗效更好。

【心悟】

应掌握镇静催眠药中毒的诊治流程。

三条确诊为本病，即刻洗胃导泻行。

吸氧通畅呼吸道，进而确定药何种。

安定巴比吩噻嗪，具体应对措施明。

简注 镇静催眠药中毒的诊治流程（三条指疾病诊断依据的三个方面，即病史、临床表现与辅助检查）。

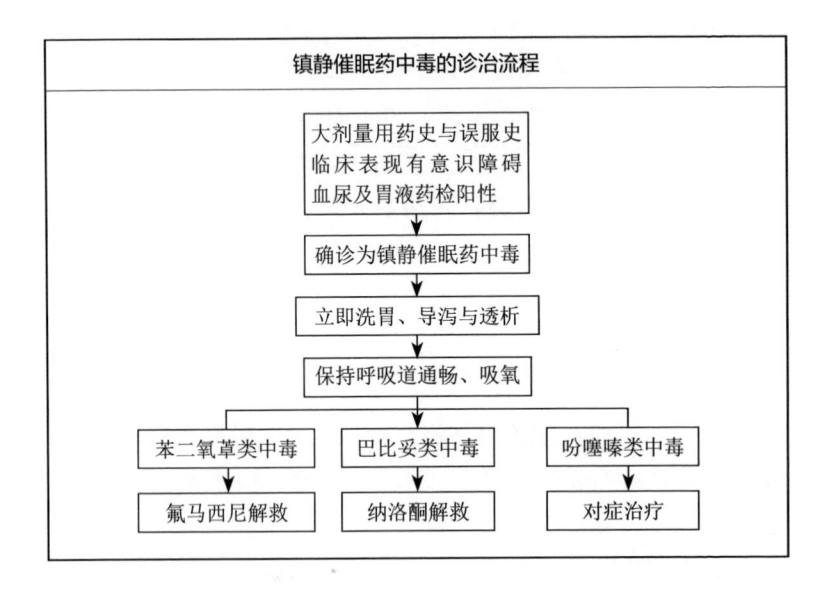

```
              镇静催眠药中毒的诊治流程
              ┌─────────────────────┐
              │ 大剂量用药史与误服史 │
              │ 临床表现有意识障碍   │
              │ 血尿及胃液药检阳性   │
              └──────────┬──────────┘
                         ↓
              ┌─────────────────────┐
              │ 确诊为镇静催眠药中毒 │
              └──────────┬──────────┘
                         ↓
              ┌─────────────────────┐
              │ 立即洗胃、导泻与透析 │
              └──────────┬──────────┘
                         ↓
              ┌─────────────────────┐
              │ 保持呼吸道通畅、吸氧 │
              └──────────┬──────────┘
        ┌────────────────┼────────────────┐
        ↓                ↓                ↓
  ┌──────────┐    ┌──────────┐    ┌──────────┐
  │苯二氧䓬类│    │巴比妥类  │    │吩噻嗪类  │
  │中毒      │    │中毒      │    │中毒      │
  └────┬─────┘    └────┬─────┘    └────┬─────┘
       ↓               ↓               ↓
  ┌──────────┐    ┌──────────┐    ┌──────────┐
  │氟马西尼  │    │纳洛酮    │    │对症治疗  │
  │解救      │    │解救      │    │          │
  └──────────┘    └──────────┘    └──────────┘
```

九十九、急性吗啡类中毒

吗啡类属于麻醉性镇痛药，此类药包括天然提取的吗啡、可待因（甲基吗啡）、罂粟碱，以及人工合成的哌替啶（杜冷丁）、海洛因（二乙酰吗啡）、布桂嗪（强痛定）等。本类药易产生依赖性或成瘾，一旦停药会出现戒断综合征，故属于管制药品之列。此类药物一次用量过大或滥用可引起急性中毒，表现为意识障碍、呼吸抑制和循环功能障碍甚至死亡。

【诊断】

烫燃针眼吸毒史，四期表现轻重知。

针尖瞳孔终昏迷，首先兴奋后抑制。

呕吐尿液胃内容，血尿定性定量时。

简注 ①吸毒史是本类药急性中毒的依据之一，常可从烫伤、燃烧伤与针眼观察判断。②四期的临床表现也是吗啡类中毒的诊断依据。四期是指前驱期、中毒期、麻痹期与恢复期：前驱期短暂，患者面红头痛；中毒期出现恶心呕吐、针尖样瞳孔；麻痹期深昏迷，血压下降，呈现潮式呼吸；恢复期可出现便秘和尿潴留，患者有疲惫感。四期的症状与体征还有助于判断病情的轻重。③四期中毒期具特征性的是瞳孔缩小，小如针尖，严重时导致昏迷甚至死亡。④吗啡类中毒的临床特点是先兴奋，后抑制。最初出现惊厥抽搐、肌肉震颤、烦躁谵妄，牙关紧闭，角弓反张；以后出现感觉迟钝，时空感消失，肌无力，反射消失、呼吸抑制。⑤现场搜集患者的呕吐物、胃内容与尿液，迅速进行定性有助于明确诊断。⑥有条件可做血药浓度定量测定：吗啡中毒浓度为 0.1～1mg/L，致死浓度值＞4.0mg/L。

【西医治疗】

1. 常用疗法

　　　　洗胃导泻需立即，吸氧插管早通气。
　　　　呼吸兴奋血净化，特效吗啡拮抗药。
　　　　对症肺炎脑水肿，纠酸支持强护理。

简注 ①立即洗胃。先用 1∶5000 高锰酸钾（$KMnO_4$）溶液洗胃，然后灌入 2% 药用炭悬液，并用硫酸镁 15g 导泻，甘露醇导泻亦可。②吸入含 5% CO_2 的氧，必要时宜早做气管插管或切开进行机械通气。③联合或交替应用呼吸兴奋药如洛贝林、尼可刹米（可拉明）、安钠咖、二甲弗林（回苏灵）等。④血液净化疗法是救治重度中毒的最有效的方法之一，包括血液透析与血液灌流。⑤应用特效拮抗药如纳洛酮与烯丙吗啡（纳络芬）。⑥对症治疗包括：防治肺炎；消除脑水肿（如甘露醇与地塞米松）；维持水与电解质、酸碱平衡；加强护理。

2. 偶联疗法

处方 ①洛贝林、二甲弗林（回苏灵）；②纳洛酮、地塞米松；③烯丙吗啡（纳络芬）、头孢唑啉（先锋Ⅴ）。

解析 ①洛贝林又称山梗菜碱，通过兴奋颈动脉体-主动脉体化学感受器而反射性兴奋呼吸中枢，可用于吗啡类中毒引起的呼吸衰竭；二甲弗林（回苏灵）对呼吸中枢兴奋作用强，苏醒率可达90%以上，用于各种原因引起的中枢性呼吸衰竭，二药配伍，用于吗啡中毒较好。②纳洛酮为吗啡受体拮抗药，为阿片碱类解毒剂，如出现脑水肿，可静脉滴注地塞米松。③烯丙吗啡（纳络芬）药效优于纳洛酮；如并发肺部感染，可用头孢唑啉（先锋Ⅴ）控制感染。二药合用，对因对症，治本又治标。

【中医治疗】

1. 辨证论治

　　　　甘草泻心脾毒蕴，毒犯肺肾四虎饮。
　　　　毒聚肝胆四逆散，毒陷心脑两方用。
　　　　玳瑁郁金送丹丸，顿服玉枢丹一锭。

简注

```
            ┌ 毒蕴脾胃证——甘草泻心汤
吗啡类中毒  │ 毒犯肺肾证——陈氏四虎饮
辨证论治    │ 毒聚肝胆证——四逆散
            └ 毒陷心脑证——玳瑁郁金汤送服玉枢丹
```

2. 中成药剂

　　　　安宫牛黄四逆散，护心至宝玉枢丹。

简注 上述中成药指：①安宫牛黄丸；②四逆散；③玉枢丹；④护心至宝丹。

3. 对药疗法

组方 ①洋金花、安宫牛黄丸；②玉枢丹、四逆散。

方义 ①洋金花主要成分是阿托品、东莨菪碱,可对抗吗啡中毒引起的部分症状;安宫牛黄丸开窍回阳,可使吗啡中毒患者复苏。二药合用,有利于患者的苏醒。②玉枢丹源于宋朝王璆《百一选方》,其成分为山慈姑、红大戟、千金子霜、五倍子、麝香、雄黄、朱砂。功用化痰开窍、辟秽解毒,为通用解毒剂;四逆散源于《伤寒论》,其成分为柴胡、枳实、芍药、炙甘草,可疏肝理脾、透解郁热,用于毒聚肝胆。二成药配伍,可解救吗啡中毒。

4.针灸疗法

(1)常选穴位

常取六穴强捻转,人中合谷与十宣。

丰隆足阳明胃经,肝经太冲肾涌泉。

简注 抢救吗啡类中毒引起的昏迷常取六穴,即人中、合谷、十宣、太冲、丰隆与涌泉,需强刺激、强捻转。人中属督脉,可清热开窍、回阳救逆;合谷是手阳明大肠经原穴,主治头面部疾病;十宣为上肢奇穴,左右共10个,可用来抢救昏迷;丰隆是足阳明胃经的络穴,可治疗头痛、眩晕、癫狂等;太冲属足厥阴肝经原穴,亦可治疗头痛、眩晕、癫狂等;涌泉属足少阴肾经井木穴,可通关开窍、苏厥回逆。

(2)精选对穴与方义

膻中、内关:膻中属任脉,为八会穴之一,又是心包络的募穴,善调胸中大气,宽胸利膈;内关属手厥阴心包经,亦为八会穴之一,调气降逆、强心定志。二穴配伍,开胸散结,通窍醒神,可用于吗啡类中毒。

【中西医结合治疗】

处方 烯丙吗啡(纳络芬)、安宫牛黄丸。

简注 烯丙吗啡(纳络芬)为吗啡受体拮抗药,用于阿片中毒甚好,辅以安宫牛黄丸疗效更好。

【心悟】

应掌握急性吗啡类中毒的诊治流程。

　　　三条确诊为本病，即刻洗胃导泻行。
　　　吸氧通畅呼吸道，血液净化与对症。
　　　必用特效拮抗药，纳洛酮或纳络芬。

简注 吗啡类中毒诊治流程（三条指疾病诊断依据的三个方面，即病史、临床表现与辅助检查）。

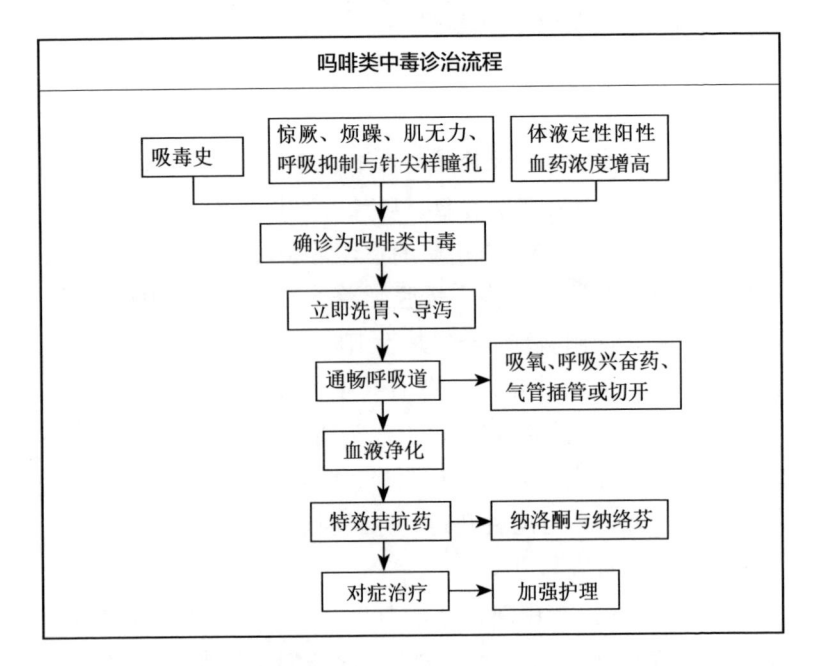

```
          吗啡类中毒诊治流程
                                     
 ┌──────┐  ┌──────────────┐  ┌──────────┐
 │吸毒史│  │惊厥、烦躁、肌无力│  │体液定性阳性│
 │      │  │呼吸抑制与针尖样瞳孔│  │血药浓度增高│
 └──┬───┘  └──────┬───────┘  └─────┬────┘
    └─────────────┼────────────────┘
              ┌───▼────────┐
              │确诊为吗啡类中毒│
              └───┬────────┘
              ┌───▼────────┐
              │ 立即洗胃、导泻 │
              └───┬────────┘
              ┌───▼────┐   ┌──────────────┐
              │通畅呼吸道│──▶│吸氧、呼吸兴奋药、│
              └───┬────┘   │气管插管或切开  │
                  │        └──────────────┘
              ┌───▼────┐
              │ 血液净化 │
              └───┬────┘
              ┌───▼────┐   ┌──────────────┐
              │特效拮抗药│──▶│纳洛酮与纳络芬 │
              └───┬────┘   └──────────────┘
              ┌───▼────┐   ┌──────────┐
              │ 对症治疗 │──▶│ 加强护理 │
              └────────┘   └──────────┘
```

一〇〇、急性酒精中毒

一次饮入过量酒精或烈酒，引起中枢神经系统兴奋转入抑制状态称急性酒精中毒，表现为中枢神经系统、心血管系统、呼吸系统功能紊乱，又称乙醇中毒，中医称谓"酒悖"。

【诊断】

　　　饮酒过量与酗酒，三期表现并发有。

兴奋失调昏迷期，浓郁气味呼气呕。

结合乙醇浓度测，呼气血清勿遗漏。

简注 ①酗酒豪饮与饮酒史是酒精中毒的依据之一。②相应临床表现也是诊断依据之一，急性酒精中毒临床上分为三期，即兴奋期、共济失调期与昏迷期，各期临床表现。③并发症也有助于诊断。少数酒精中毒者可并发低血糖、肺炎、消化道出血、急性胰腺炎。④结合呼气乙醇浓度测定及血清乙醇浓度测定，对诊断急性酒精中毒、判断中毒轻重及评估预后都具有重要参考价值。

急性酒精中毒的临床分期				
	兴奋期	共济失调期	昏迷期
血清浓度	>500mg/L	>1500mg/L	>2500mg/L
临床表现	・浓郁酒味 ・欣快兴奋 ・多语饶舌，也可沉默 ・情绪不稳 ・喜怒无常 ・粗鲁无理或有攻击行为	・行动笨拙 ・步态不稳 ・言语含糊 ・视物模糊 ・眼球震颤 ・恶心呕吐 ・呼气与呕吐物均为酒味	・瞳孔散大 ・血压下降 ・呼吸减慢且有鼾声 ・严重者呼吸衰竭与循环衰竭

【西医治疗】

1. 常用疗法

紧急吐洗泻通气，降低颅压早透析。

促进氧化维 BC，纳洛酮为促醒剂。

升压止血抗惊厥，支持对症重脏器。

简注 ①重症酒精中毒应立即予以催吐，必要时洗胃、导泻，洗胃后可灌入牛奶、蛋清等保护胃黏膜。昏迷患者要充分供氧，保持气道通畅，必要时气管插管、人工呼吸。②如出现脑水肿、高颅压，可用50%葡萄糖、20%甘露醇或者10%呋塞米静脉滴注。③严重急性中毒可采用血液透析或腹膜透析，以促使体内乙醇迅速排出。透析的指征是血清乙醇浓度＞5000mg/L。④维生素B_1、维生素B_6与维生素C等，可促进乙醇氧化为乙酸，从而达到解毒目的。⑤静脉注射纳洛酮,对昏迷者有促醒作用。⑥支持与对症治疗包括：保暖；保护心脑肾等重要脏器功能；低血压者升压抗休克；呕血者可给予雷尼替丁或奥美拉唑以止血；狂躁与惊厥患者可予小剂量地西泮或氯丙嗪肌内注射。

2. 偶联疗法

处方 ①呋塞米、维生素B_6；②纳洛酮、维生素B_1；③奥美拉唑、维生素C。

解析 ①10%呋塞米静脉滴注可治疗酒精中毒引起的脑水肿、高颅压；维生素B_6可促进乙醇氧化为乙酸，从而达到解毒目的。②静脉注射纳洛酮，对昏迷者有促醒作用；维生素B_1亦可促进乙醇氧化。③如出现呕血,可给予奥美拉唑以止血；维生素C能促进乙醇氧化而解酒毒。

【中医治疗】

1. 辨证论治

　　简单明了两证分，肝胆湿热痰热蒙。
　　前者葛花解酲汤，后者葛根散奏功。

简注

急性酒精中毒（酒悖）辨证论治 { 痰热上蒙证——葛根散
肝胆湿热证——葛花解酲汤

2. 中成药剂

　　酒悖三方称经典，葛根瓜蒂白蔻散。

简注 上述中成药指：①葛根散；②瓜蒂散；③白蔻散。

3. 对药疗法

组方 ①葛花、枳椇子；②瓜蒂、胆矾。

方义 ①葛花为豆科植物野葛的未开放花蕾，主含大豆苷、葛根素，善解酒毒、醒脑和胃，主要用于饮酒过度；枳椇子为鼠李科植物枳椇的果实，主含黑麦草碱、枳椇苷，功效利水消肿、善解酒毒。二药配伍，用于急性酒精中毒甚好。②瓜蒂即甜瓜蒂，主含葫芦素B，能刺激胃感觉神经，反射性兴奋呕吐中枢而致吐；胆矾是人工制成的含水硫酸铜（$CuSO_4 \cdot 5H_2O$），可刺激胃壁神经，引起反射性呕吐。二药皆为涌吐药，合用于重症酒精中毒，因重度中毒应立即予以催吐。

4. 针灸疗法

（1）常选穴位

　　　　常取三穴补泻法，实泻虚补效堪夸。
　　　　人中百会属督脉，内关络穴肘以下。

简注 抢救酒精中毒引起的昏迷常取三穴，即人中、百会与内关。其中，人中、百会属督脉；内关是手厥阴心包经的络穴，又是八脉交会，位于肘关节以下腕横纹上2寸。

（2）精选对穴与方义

素髎、内关：素髎属督脉，可调和肺气，开窍回阳；内关属手厥阴心包经，可宽胸理气、宁心安神。二穴配伍，并走于上，心肺同治，回阳救逆。

【中西医结合治疗】

处方 纳洛酮、瓜蒂散。

简注 纳洛酮促醒，瓜蒂散涌吐，二药合用于急性酒精中毒。瓜蒂散由甜瓜蒂、赤小豆与豆豉组成，共奏酸苦涌吐之效。本方源于《伤寒论》。

【心悟】

应掌握急性酒精中毒的诊治流程。

三条确诊为本病，即刻催吐首当冲。

吸氧通畅呼吸道，血液透析脱水肿。

解毒剂用维生素，支持对症纳洛酮。

简注 急性酒精中毒的诊治流程（三条指疾病诊断依据的三个方面，即病史、临床表现与辅助检查）。

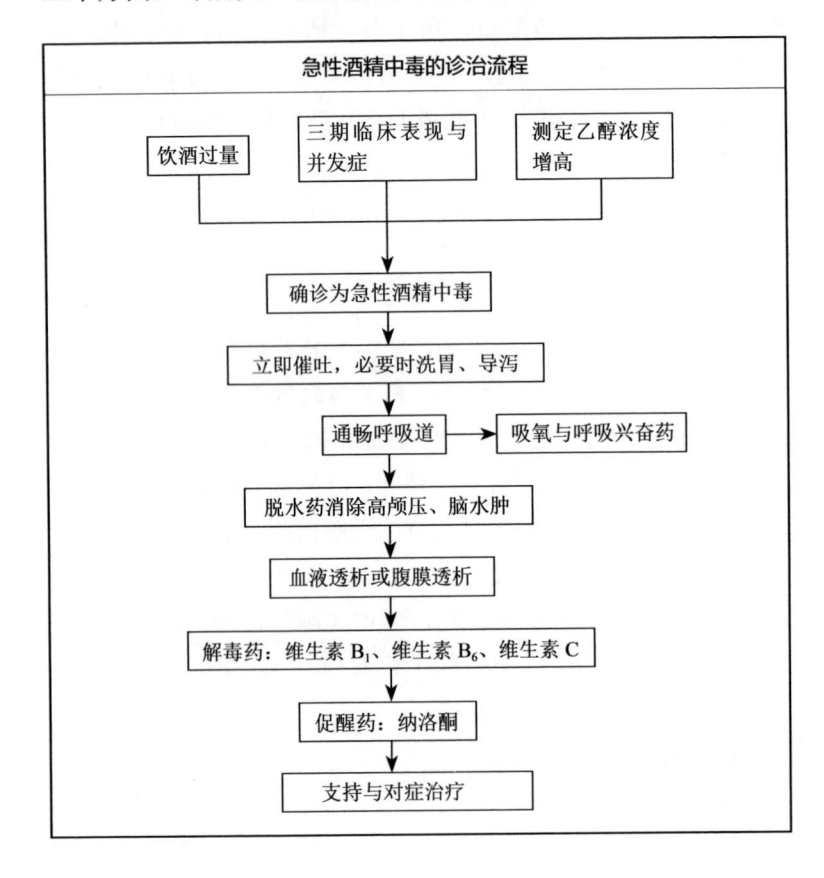

```
急性酒精中毒的诊治流程

  ┌──────┐   ┌─────────────┐   ┌──────────┐
  │饮酒过量│   │三期临床表现与│   │测定乙醇浓度│
  │      │   │  并发症     │   │  增高    │
  └──────┘   └─────────────┘   └──────────┘
                     ↓
            ┌─────────────────┐
            │ 确诊为急性酒精中毒 │
            └─────────────────┘
                     ↓
            ┌─────────────────────┐
            │立即催吐，必要时洗胃、导泻│
            └─────────────────────┘
                     ↓
            ┌──────────┐   ┌──────────────┐
            │ 通畅呼吸道 │ → │ 吸氧与呼吸兴奋药 │
            └──────────┘   └──────────────┘
                     ↓
            ┌─────────────────────┐
            │脱水药消除高颅压、脑水肿│
            └─────────────────────┘
                     ↓
            ┌──────────────────┐
            │ 血液透析或腹膜透析 │
            └──────────────────┘
                     ↓
            ┌──────────────────────────────┐
            │解毒药：维生素 B₁、维生素 B₆、维生素 C│
            └──────────────────────────────┘
                     ↓
            ┌──────────────┐
            │ 促醒药：纳洛酮 │
            └──────────────┘
                     ↓
            ┌──────────────┐
            │ 支持与对症治疗 │
            └──────────────┘
```

参考文献

[1] 于晓松,路孝琴.全科医学概论[M].5版.北京:人民卫生出版社,2018.

[2] 姜建国.中医全科医学概论[M].北京:中国中医药出版社,2016.

[3] 崔天国,崔晓丽,卢笑晖.全科医师手册[M].5版.北京:人民军医出版社,2012.

[4] 吉济华.全科医生处方手册[M].2版.南京:江苏科技出版社,2009.

[5] 陈新谦,金有豫,汤光.新编药物学[M].18版.北京:人民卫生出版社,2018.

[6] 钟赣生.中药学[M].9版.北京:中国中医药出版社,2017.

[7] 许利萍.实用中成药手册[M].北京:中国中医药出版社,2010.

[8] 葛均波,徐永健,王辰.内科学[M].9版.北京:人民卫生出版社,2019.

[9] 林果为,王吉耀,葛均波.实用内科学[M].15版.北京:人民卫生出版社,2017.

[10] 贾建平,陈生弟.神经病学[M].8版.北京:人民卫生出版社,2018.

[11] 郝伟,陆林.精神病学[M].8版.北京:人民卫生出版社,2018.

[12] 陈孝平,汪建平,赵继宗.外科学[M].9版.北京:人民

卫生出版社，2018.

[13] 谢幸，孔北华，段涛.妇产科学[M].9版.北京：人民卫生出版社，2018.

[14] 王卫平，孙锟，常立文.儿科学[M].9版.北京：人民卫生出版社，2018.

[15] 张伯礼，吴勉华.中医内科学[M].10版.北京：中国中医药出版社，2016.

[16] 陈志强，杨关林.中西医结合内科学[M].10版.北京：中国中医药出版社，2016.

[17] 何请胡.中西医结合外科学[M].北京：中国中医药出版社，2016.

[18] 杜慧兰.中西医结合妇产科学[M].10版.北京：中国中医药出版社，2016.

[19] 王雪峰.中西医结合儿科学[M].10版.北京：中国中医药出版社，2016.

[20] 王华，杜元灏.针灸学[M].9版.北京：中国中医药出版社，2018.

[21] 吕景山.施今墨对药[M].4版.北京：人民军医出版社，2012.

[22] 吕玉娥，吕运权，等.吕景山对穴[M].3版.北京：人民军医出版社，2011.

[23] 李殊响，陶功定，李凌霞，等.内科病中西医结合治疗要诀[M].北京：人民军医出版社，2012.

[24] 李殊响.内科疾病的心理治疗[M].2版.北京：人民卫生出版社，2011.

[25] 李殊响.全科医师合理用药指南[M].北京：人民军医出版社，2015.

[26] 李殊响.常见老年病治疗简编[M].北京：人民卫生出版社，

2016.

[27] 李殊响，李凌霞. 李殊响对药对穴 [M]. 太原：山西科技出版社，2018.

[28] 李殊响，李凌霞. 最新国家基本药物歌诀 [M]. 北京：中国协和医科大学出版社，2020.

[29] 李殊响，杨继明，梁瑞贞，等. 皮温生物反馈并放松训练治疗高血压病154例观察 [J]. 中华理疗杂志，2000，23(5)：278-280.